药物学研究与合理用药

AOWUXUE YANJIU YU HELI YONGYAO

主编　矫金庆　薛子成　吴玉华　张燕明

张玉秀　张丽丽　张荣梅

黑龙江科学技术出版社

HEILONGJIANG SCIENCE AND TECHNOLOGY PRESS

图书在版编目(CIP)数据

药物学研究与合理用药 / 矫金庆等主编. -- 哈尔滨：
黑龙江科学技术出版社，2023.4
ISBN 978-7-5719-1895-8

Ⅰ. ①药… Ⅱ. ①矫… Ⅲ. ①药物学②用药法 Ⅳ.
①R9②R452

中国国家版本馆CIP数据核字（2023）第065575号

药物学研究与合理用药
YAOWUXUE YANJIU YU HELI YONGYAO

主　　编	矫金庆　薛子成　吴玉华　张燕明　张玉秀　张丽丽　张荣梅	
责任编辑	陈兆红	
封面设计	宗　宁	
出　　版	黑龙江科学技术出版社	

地址：哈尔滨市南岗区公安街70-2号　邮编：150007
电话：（0451）53642106　传真：（0451）53642143
网址：www.lkcbs.cn

发　　行	全国新华书店
印　　刷	黑龙江龙江传媒有限责任公司
开　　本	787 mm×1092 mm　1/16
印　　张	23.75
字　　数	605千字
版　　次	2023年4月第1版
印　　次	2023年4月第1次印刷
书　　号	ISBN 978-7-5719-1895-8
定　　价	198.00元

编 | 委 | 会

主　编

矫金庆（德州市陵城区人民医院）

薛子成（枣庄市妇幼保健院）

吴玉华（滕州市工人医院）

张燕明（山东阳光融和医院有限责任公司）

张玉秀（德州市中医院）

张丽丽（泰安市第一人民医院）

张荣梅（庆云县人民医院）

副主编

冯　兰（聊城市卫健委）

吴光涛（聊城市人民医院）

荆树英（桓台县荆家镇卫生院）

杨小红（湖北省红安县中医医院）

王国利（玉田县医院）

张晓红（郑州卫生健康职业学院）

前 言
FOREWORD

药物学是连接健康科学和化学科学的医学，承担着确保药品安全和有效使用的职责。药物学与临床医学联系紧密，其主要任务是为临床诊疗工作不断提供更有效的药物并提高药物质量，保证用药安全，让人类能更好地同疾病作斗争。随着现代科学技术的迅速发展，药物学得到了迅猛发展，在许多方面都取得了重大突破。新的药物和新的制剂不断出现，一些老药在临床应用中也开拓出了新用途。为了反映现代药理学和临床药物治疗学的新进展，我们在参阅国内最新、最权威文献资料的基础上，编撰了本书。

本书分为西药篇和中药篇。西药篇的前二章分别介绍了药物代谢动力学和药物制剂的稳定性，进一步巩固读者的药物学理论知识；从第三章至第十一章则重点对西药的临床合理使用进行详细阐述，如抗病毒药、抗真菌药、催眠药、抗惊厥药、抗癫痫药、镇咳药、调血脂及抗动脉粥样硬化药、抗酸及治疗消化性溃疡药等，对药物的用途、注意事项及用法用量等均有详细说明。中药篇首先对中药制剂技术进行简述，如固体分散技术、包合技术、微型包囊技术；然后对中药口服速释固体制剂和中药黏膜给药制剂进行详细讲解；最后对具有代表性的中药进行系统介绍。本书将临床合理用药与相关药物研究成果进行有效结合，框架清晰、广度适宜，不仅对临床药学专业人员有一定的帮助，还可以作为各级医院临床医师治疗用药的参考工具。

鉴于时间仓促，学识水平有限，书中可能存在不足之处，希望广大读者及同仁批评指正，以共同进步，为临床药学事业发展贡献我们的力量。

《药物学研究与合理用药》编委会
2023 年 1 月

目 录
CONTENTS

中 药 篇

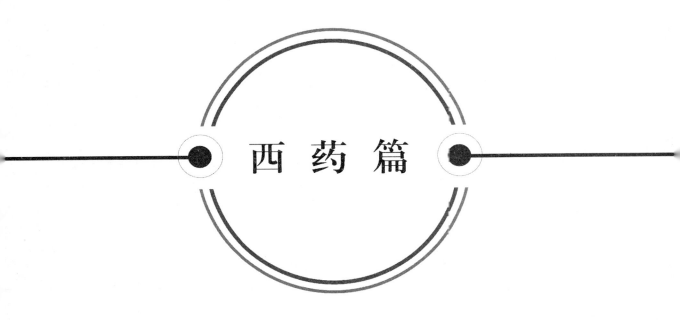

西药篇

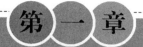

第一章

药物代谢动力学

第一节 药物作用强度的影响因素

药物防治疾病的疗效受多方面因素的影响,如患者的年龄、性别、病理状态、个体差异、遗传因素、精神因素等。药物的剂量和剂型、给药途径、反复给药的间隔时间长短和持续次数也可影响药物的作用强度,甚至改变机体对药物的敏感性。临床上,常同时应用多种药物,故了解药物间的相互作用十分重要,既保证疗效,又能减少不良反应。现归纳为机体和药物两方面的影响因素加以叙述。

一、药物因素

(一)药物剂量与剂型

1.剂量

同一药物在不同浓度或剂量时,作用强度不同,有时可适用于不同用途。如防腐消毒药乙醇,用于皮肤及体温计消毒时,使用浓度为75%(体积分数);较低浓变乙醇(40%~50%)涂擦皮肤可防治压疮;而0~30%乙醇涂擦皮肤,能使局部血管扩张,改善血液循环,为高烧患者降低体温。又如小剂量催眠药产生镇静作用,增加剂量有催眠作用,再增加剂量可出现抗惊厥作用。

2.剂型

药物可制成气雾剂、注射剂、溶液剂、糖浆剂、片剂、胶囊、颗粒剂、栓剂和贴皮剂等,各适用于相应的给药途径。药物剂型影响药物的体内过程,主要表现为吸收和消除。如水溶剂注射液吸收较油剂和混悬剂快,但作用维持时间较短。口服给药的吸收速率:水溶液>散剂>片剂。但散剂或胶囊、片剂、糖衣片、肠溶片或肠溶胶囊,可减少药物对胃的刺激。缓释制剂可使药物缓慢释放,吸收和药效维持时间也较长。此外,如将药物与某些载体结合,能使药物导向分布到靶器官,减少不良反应,提高疗效。

3.给药途径

不同给药途径可影响药物作用,不同给药途径药物的吸收速率不同,一般规律是静脉注射>吸入>肌内注射>皮下注射>口服>直肠给药>贴皮。不同给药途径其治疗剂量可相差很大,如硝酸甘油静脉注射 5～10 μg,舌下含服 0.2～0.4 mg,口服 2.5～5.0 mg,贴皮 10 mg,分别用于急救、常规或长期防治心绞痛。

(二)联合用药与药物相互作用

临床常联合应用两种或两种以上药物,以达到多种治疗目的,并利用药物间的协同作用以增加疗效或利用拮抗作用以减少不良反应及解救药物中毒。但不合理的联合用药往往由于药物间相互作用而使疗效降低甚至出现意外的毒性反应。因此联合用药时,应注意以下可能发生的药物作用。

1.配伍禁忌

药物在体外配伍直接发生物理性或化学性的相互作用而影响药物疗效或毒性反应称为配伍禁忌。注射剂在混合使用或大量稀释时易发生化学或物理改变,因此在静脉滴注时尤应注意配伍禁忌。

2.影响药动学的相互作用

影响药动学的相互作用因素有如下几点。

(1)阻碍药物吸收:药物吸收的主要部位在小肠,亦受胃排空速度的影响。空腹服药吸收较快,饭后服药吸收较平稳且对胃刺激较少。促进或抑制胃排空的因素都可能影响药物吸收速度。此外,胃肠道 pH 改变能影响药物的解离度,有些药物及食间可相互作用形成络合物,如钙、镁等离子能与四环素药物形成不溶性络合物,浓茶中的鞣酸可与铁制剂或生物碱产生沉淀。

(2)血浆蛋白结合:血浆蛋白结合率高、分布容积小、安全范围窄及消除半衰期较长的药物合用时,与其他药物竞争和血浆蛋白结合而使药理作用加强甚至产生中毒作用。

(3)肝脏生物转化:肝药酶诱导剂及抑制药均可改变肝药酶系的活性,使药物的血药浓度升高或降低,从而影响其药理效应。如肝药酶诱导剂苯巴比妥、利福平、苯妥英及香烟、酒等能增加在肝转化药物的消除而使药效减弱。肝药酶抑制药如异烟肼、氯霉素、西咪替丁等能减慢在肝转化药物的消除而使药效加强。

(4)肾排泄:体液及尿液 pH 的改变可影响药物的解离度,通过离子障作用影响药物的被动跨膜转运,如碱化尿液可加速酸性药物自肾排泄,减慢碱性药物自肾排泄。反之,酸化尿液可加速碱性药物排泄。弱碱性及弱酸性药物可通过竞争性抑制弱碱性和弱酸性药物的主动转运载体而减慢同类型药物的排泄。

3.影响药效学的相互作用

联合用药时,不同的药效学作用机制可产生相反或相同的生理功能调节作用,综合表现为药物效应减弱(拮抗作用)或药物效应增强(协同作用),主要表现有如下三种。

(1)生理性拮抗或协同:药物可作用不同靶点而呈现拮抗作用或协同作用,如服用催眠镇静药后饮酒(或喝浓茶、咖啡)会加重(或减轻)中枢抑制作用,影响疗效,又如抗凝血药华法林和抗血小板药阿司匹林合用可能导致出血反应。

(2)受体水平的协同与拮抗:药物可作用于不同或相同的受体而产生拮抗作用或协同作用。如许多抗组胺药、吩噻嗪类、三环类抗抑郁药都有抗 M 胆碱作用,如与阿托品合用可能引起精神错乱、记忆紊乱等不良反应;β 受体阻断药与肾上腺素合用可能导致高血压危象等,都是非常危险的反应。

(3)干扰神经递质的转运:三环类抗抑郁药抑制神经递质儿茶酚胺再摄取,可增加肾上腺素及其拟似药如酪胺等的升压反应,减弱可乐定及甲基多巴的中枢降压作用。

二、机体因素

(一)年龄

1.儿童

儿童特别是新生儿与早产儿机体各种生理功能,包括自身调节功能尚未充分发育,与成年人有很大差别,对药物的反应一般比较敏感。新药批准上市不需要小儿临床治疗资料,缺少小儿的药动学数据,临床用药量时常由成年人剂量估算。新生儿体液占体重比例较大,水盐转换率较成人快;血浆蛋白总量较少,药物与血浆蛋白结合率较低;肝、肾功能尚未充分发育,药物清除率低;这些因素能使血中游离药物及进入组织的药量增多。儿童的体力与智力都处于迅速发育阶段,易受中枢抑制药影响,如新生儿肝脏葡萄糖醛酸结合能力尚未发育,应用氯霉素或吗啡将分别导致灰婴综合征及呼吸抑制。因此对婴幼儿用药必须考虑他们的生理特点。

2.老年人

老年人对药物的反应也与成人不同。老年人对药物的吸收变化不大,但老年人血浆蛋白量较低、体水较少、脂肪较多,故药物血浆蛋白结合率偏低,水溶性药物分布容积较小而脂溶性药物分布容积较大。肝、肾功能随年龄增长而自然衰退,故药物清除率逐年下降,各种药物血浆半衰期都有程度不同的延长。在药效学方面,老年人对许多药物反应特别敏感。例如,中枢神经药物易致精神错乱,心血管药易致血压下降及心律失常,非甾体抗炎药易致胃肠出血,抗 M 胆碱药易致尿潴留、大便秘结及青光眼发作等。因此对老年人用药应慎重,用药剂量适当减少,避免不良反应的发生。

(二)性别

性别差异可导致某些药物的代谢异常和妇产科问题。在动物中除大白鼠外,一般动物对药物反应的性别差异不大。女性体重较男性轻,脂肪占体重比率高于男性,而体液总量占体重比例低于男性,这些因素均可影响药物分布。在生理功能方面,妇女有月经、妊娠、分娩、哺乳期等特点,在月经期和妊娠期禁用剧泻药和抗凝血药,以免引起月经过多、流产、早产或出血不止;妊娠的最初三个月内用药应特别谨慎,禁用抗代谢药、激素等能使胎儿致畸的药物。对于已知的致畸药物如锂盐、乙醇、华法林、苯妥英钠及性激素等在妊娠第一期胎儿器官发育期内应严格禁用。此后,在妊娠晚期及授乳期间还应考虑药物通过胎盘及乳汁对胎儿及婴儿发育的影响,因为胎盘及乳腺对药物都没有屏障作用。孕妇本身对药物的反应也有其特殊情况,需要注意。例如,抗癫痫药物产前宜适当增量,产前还应禁用阿司匹林及影响子宫肌肉收缩或可抑制胎儿呼吸的药物。

(三)遗传因素

个别患者用治疗量药物后出现极敏感或极不敏感反应,或出现与往常性质不同的反应,称为特异质。某些药物的特异性反应与先天性遗传异常有关。目前已发现至少百余种与药物效应有关的遗传异常基因。特异质药物反应多数已从遗传异常表型获得解释,从而形成一个独立的药理学分支——遗传药理学。药物转化异常是遗传因素对药动学的主要影响,可分为快代谢型(EM)及慢代谢型(PM)。前者使药物快速灭活,后者使药物灭活较缓慢。而遗传因素对药效学的影响是在不影响血药浓度的条件下,机体对药物的异常反应,如 6-磷酸葡萄糖脱氢酶(G6PD)缺乏者对伯氨喹、磺胺药、砜类等药物易发生溶血反应。这些遗传异常只有在受到药物激发时才出现异常,故不是遗传性疾病。

（四）心理因素

患者的精神状态与药物疗效关系密切,安慰剂是不具药理活性的剂型(如含乳糖或淀粉的片剂或含盐水的注射剂),对于头痛、心绞痛、手术后痛、感冒咳嗽、神经官能症等,30%～50%的疗效就是通过心理因素取得的。安慰剂对心理因素控制的自主神经系统功能影响较大,如血压、心率、胃分泌、呕吐、性功能等。它在患者信心不足时还会引起不良反应。安慰剂在新药临床研究的双盲对照中极其重要,可用于排除假阳性疗效或假阳性不良反应。安慰剂对任何患者都可能取得阳性效果,因此医师不可能单用安慰剂作出真病或假病(心理病)的鉴别诊断。医师的任何医疗活动,包括一言一行等服务态度都可能发挥安慰剂的作用,要充分利用这一效应;但不应利用安慰剂去敷衍或欺骗患者,而延误疾病的诊治并可能破坏患者对医师的信心。对于情绪不佳的患者尤应多加注意,氯丙嗪、利血平、肾上腺皮质激素及一些中枢抑制性药物在抑郁患者中可能引发悲观厌世倾向,用药时应慎重。

（五）病理因素

疾病的严重度与药物疗效有关,同时存在的其他疾病也会影响药物的疗效。肝、肾功能不足时,分别影响在肝转化及在肾排泄药物的清除率,可以适当延长给药间隔和/或减少剂量加以解决。神经功能抑制(如巴比妥类中毒)时,能耐受较大剂量中枢兴奋药而不致惊厥,惊厥时却能耐受较大剂量的苯巴比妥。此外,要注意患者有无潜在性疾病避免影响药物疗效。例如,氯丙嗪诱发癫痫、非甾体抗炎药激活溃疡病、氢氯噻嗪加重糖尿病、抗 M 胆碱药诱发青光眼等。在抗菌治疗时,白细胞缺乏、未引流的脓疡、糖尿病等都会影响疗效。

（六）机体对药物的反应变化

在连续用药一段时间后,机体对药物的反应可能发生改变,从而影响药物效应。

1.致敏反应

在连续用药一段时间后,可能产生变态反应。

2.快速耐受性

药物在短时内反复应用数次后药效递减直至消失。例如,麻黄碱在静脉注射三四次后升压反应逐渐消失;临床用药两三天后对支气管哮喘就不再有效,这是由于药物会促进神经末梢释放儿茶酚胺,当释放耗竭时即不再有作用。

3.耐受性

连续用药后机体对药物的反应强度递减,程度较快速耐受性轻也较慢,不致反应消失,增加剂量可保持药效不减,这种现象叫作耐受性。有些药物在产生耐受性后,如果停药患者会发生主观不适感觉,需要再次连续用药。如果只是精神上想再用,这称为习惯性,万一停药也不致对机体形成危害。另一些药物称为麻醉药品,用药时产生欣快感,停药后会出现严重的生理功能紊乱,称为成瘾性。由于习惯及成瘾性都有主观需要连续用药,故统称依赖性。药物滥用是指无病情根据的大量长期的自我用药,是造成依赖性的原因。麻醉药品的滥用不仅对用药者危害极大,对社会危害也大,吗啡、可卡因、印度大麻及其同类药都属于麻醉药品。苯丙胺类、巴比妥类、苯二氮䓬类等亦被列入国际管制的成瘾性精神药物。

4.耐药性

病原体及肿瘤细胞等对化学治疗(简称化疗)药物敏感性降低称为耐药性,也称抗药性。有些细菌还可对某些抗生素产生依赖性。在抗癌化疗中也有类似的耐药性问题。

三、合理用药原则

怎样才算合理用药现尚缺一具体标准,对某一疾病也没有统一的治疗方案。由于药物的有限性(即品种有限及疗效有限)和疾病的无限性(即疾病种类无限及严重度无限),因此不能简单以疾病是否治愈作为判断用药是否合理的标准。从理论上说,合理用药是要求充分发挥药物的疗效而避免或减少可能发生的不良反应。当然这也不够具体,因此只能提几条原则供临床用药参考。

(1)明确诊断:选药不仅要针对适应证还要排除禁忌证。

(2)根据药理学特点选药:尽量少用所谓的"撒网疗法",即多种药物合用以防漏诊或误诊,这样不仅浪费而且容易发生相互作用。

(3)了解并掌握各种影响药效的因素:用药必须个体化,不能单纯公式化。

(4)祛邪扶正并举:在采用对因治疗的同时要采用对症治疗法,这在细菌感染及癌肿化疗中尤其不应忽视。

(5)对患者始终负责开出处方:仅是治疗的开始,必须严密观察病情反应,及时调整剂量或更换治疗药物。要认真分析每一病例的成功及失败的关键因素,总结经验教训,不断提高医疗质量,使用药技术更趋合理化。

（薛子成）

第二节 体内药量的时间变化

一、药物浓度-时间曲线

体内药量随时间而变化的过程是药动学研究的中心问题。在药动学研究中,药物在体内连续变化的动态过程可用体内药量或血药浓度随时间变化表示。在给药后不同时间采血,测定机体血药浓度,以血药浓度为纵坐标、时间为横坐标所绘制的曲线图称为药物浓度-时间蓝线图(简称药-时曲线)。通过药-时曲线可定量分析药物在体内的动态变化过程。

图 1-1 所示的是单次非血管途径给药后药物浓度与时间的关系及变化规律。药-时曲线可分为三期:潜伏期、持续期及残留期。潜伏期是指给药后到开始出现疗效的一段时间,主要反映药物的吸收和分布过程。静脉注射给药一般无潜伏期。当药物的吸收消除相等时达到峰浓度(C_{max}),通常与药物剂量成正比。从给药时至峰浓度的时间称为药峰时间(t_{peak})。持续期是指药物维持有效浓度的时间,长短与药物的吸收及消除速率有关;在曲线中以位于最小有效浓度(MEC)以上的时段称为有效维持时间。残留期是指体内药物已降到有效浓度以下,但又未能从体内完全消除,其长短与消除速率有关。由图 1-1 可知,药物在体内的吸收、分布和排泄没有严格的界限,只是在某一个阶段以某一过程为主。由药-时曲线与横坐标形成的面积称为线下面积(AUC),反映进入体循环药物的相对量,其大小与进入体内的药量成正比。

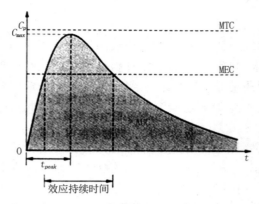

图 1-1　药物浓度-时间曲线

二、药代动力学模型

房室模型是研究和应用较多的模型,它是依据药物在体内转运的速率和差异性,以实验与理论相结合而设置的数学模型。房室模型假设人体作为一个系统,按动力学特点内分很多房室。这个房室的概念与解剖部位或生理功能无关,而是将对药物转运速率相同的部位均视为同一房室。目前常用的动力学分析有一室模型、二室模型和非房室模型。

(一)开放性一室模型

用药后,药物进入血液循环并立即分布到全身体液和各组织器官中而迅速达到动态平衡,见图 1-2。

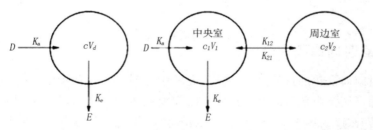

D-用药剂量;K_a-吸收速率常数;c-血药浓度;Vd-表观分布容积;cV_d-体内药量;
K_e-消除速率常数;E-消除药量;K_{12}-药物由中央室转至周边室的一级速率常数

图 1-2　药代动力学模型

(二)开放性二室模型

药物在体内组织器官中的分布速率不同,即中央室(血流丰富的器官如心、肝、肾)和周边室(血流量少的器官如骨、脂肪)。给药后药物迅速分布到中央室,然后再缓慢分布至周边室。中央室及周边室间的转运是可逆的,即 $K_{12}=K_{21}$,但药物只能从中央室消除。大多数药物在体内的转运和分布符合二室模型。

三、药物消除动力学模型

从生理学上看,体液被分为血浆、细胞间液及细胞内液几个部分。为了说明药动学基本概念及规律,现假定机体为一个整体,体液存在于单一空间,药物分布瞬时达到平衡(一室模型)。问题虽然被简单化,但所得理论公式不失为临床应用提供了基本规律。按此假设条件,药物在体内随时间的变化可用下列基本通式表达。

$$\frac{\mathrm{d}c}{\mathrm{d}t} = kc^n$$

式中,c 为血药浓度,常用血浆药物浓度;k 为常数;t 为时间。

由于 c 为单位血浆容积中的药量(A),故 c 也可用 A 代替:$\mathrm{d}A/\mathrm{d}t = kc^n$($n=0$,为零级动力学;$n=1$,为一级动力学)。药物吸收时 c(或 A)为正值,消除时 c(或 A)为负值。

（一）零级消除动力学

单位时间内体内药物按照恒定量消除,称为零级动力学消除,又称恒量消除。公式如下。

$$\frac{\mathrm{d}c}{\mathrm{d}t} = -kc^n$$

当 $n=0$ 时,$-\mathrm{d}c/\mathrm{d}t = Kc_0 = K$（为了和一级动力学中消除速率常数区别,用 K 代替 k）。其药一时曲线的下降部分在半对数坐标上呈曲线（图 1-3）,称为非线性动力学。体内药物浓度远超过机体最大消除能力时,机体只能以最大消除速率将体内药物消除。消除速率与 c_0 大小无关,因此是恒速消除。例如,饮酒过量时,一般常人只能以每小时 10 mL 酒精恒速消除。当血药浓度下降至最大消除能力以下时,则按一级动力学消除。按零级动力学消除的药物,其 $t_{1/2}$ 不是一个恒定的值,可随血药浓度变化而变化。

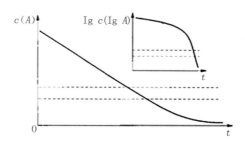

图 1-3　药物在体内消除过程的药-时曲线

（二）一级消除动力学

单位时间内体内药物按恒定的比例消除,称为一级动力学消除,又称恒比消除。公式如下。

$$\frac{\mathrm{d}c}{\mathrm{d}t} = -kc^n$$

当 $n=1$ 时,$\mathrm{d}c/\mathrm{d}t = k_e c^1 = ke^c$（k 用 k_e 表示消除速率常数）。当机体消除能力远高于血药浓度时,药物从体内的消除按一级动力学消除。进入体内的药物大多是按一级动力学消除的,药物的 $t_{1/2}$ 是恒定的。

$t=0$ 时,$c_t = c_0 e^{-k_e t}$。取自然对数,$\ln c_t = \ln c_0 - k_e t$。

换算成常用对数,公式如下。

$$\ln c_t = \ln c_0 - \frac{k_e}{2.303}t$$

$$t = \lg \frac{c_0}{c_t} \times \frac{2.303}{k_e}$$

当 $c_t = 1/2 c_0$ 时,t 为药物半衰期（$t_{1/2}$）。

$$t_{1/2} = \lg 2 \times \frac{2.303}{k_e} = \frac{0.693}{k_e}$$

可见,按一级动力学消除的药物半衰期与 c 大小无关,是恒定值。体内药物按瞬时血药浓度(或体内药量)以恒定的百分比消除,单位时间内实际消除的药量随时间递减。消除速率常数(k_e)的单位是 h^{-1},它不表示单位时间内消除的实际药量,而是体内药物瞬时消除的百分率。例如,$k_e = 0.5\ h^{-1}$ 不是说每小时消除 50%(如果 $t_{1/2} = 1$ 小时则表示每小时消除 50%)。按 $t_{1/2} = 0.693/k_e$ 计算,$t_{1/2} = 1.39$ 小时,即需 1.39 小时后才消除 50%。再按计算,1 小时后体内尚存 60.7%。绝大多数药物都按一级动力学消除。这些药物在体内经过 t 时后尚存。

$$A_t = A_0 c^{-k_e t}, \quad k_e = 0.693/t_{1/2}$$

t 以 $t_{1/2}$ 为单位计算(即 $t = n \times t_{1/2}$),则公式如下。

$$A_t = A_0^{0.693} \times n = A_0 \left(\frac{1}{2}\right)^n$$

当 $n = 5$ 时,$A_t \approx 3\% A_0$,即经过 5 个 $t_{1/2}$ 后体内药物已基本消除。与此相似,如果每隔一个 $t_{1/2}$ 给药一次(A_0),则体内药量(或血药浓度)逐渐累积,经过 5 个 $t_{1/2}$ 后,消除速率与给药速率相等,达到稳态。

四、药代动力学的重要参数

(一)生物利用度
生物利用度是指药物经肝脏首关消除后,进入机体循环的相对量和速度,其公式如下。
绝对生物利用度:$F = (\text{AUC 血管外}/\text{AUC 血管内}) \times 100\%$。
相对生物利用度:$F = (\text{AUC 受试制剂}/\text{AUC 标准制剂}) \times 100\%$。
从图 1-4 可以看出,某药剂量相等的三种制剂,它们的 F(AUC)值相等,但 t_{peak} 及 C_{max} 不等。

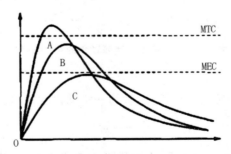

图 1-4 某药剂量相等的三种制剂的生物利用度比较

绝对生物利用度是血管外给药的 AUC 与静脉给药的 AUC 比值的百分率;而相对生物利用度是以相同给药途径来比较测试药物的 AUC 与对照标准药物 AUC 比值的百分率,常用于比较和评价不同厂家生产的同一剂型或同一厂家某一剂型不同批号的吸收率,是衡量药物制剂质量的重要指标。

(二)血浆清除率(plasma clearance,CL)
它是肝肾等药物消除率的总和,即单位时间内多少容积血浆中的药物被消除干净,单位用 $L \cdot h^{-1}$ 或 mL/min,计算公式如下。

$$CL = k_e V_d = c_0 V_d / \text{AUC} = A / \text{AUC}$$

按照一级动力学消除的药物,V_d(表观分布容积)和 CL 都是很重要的药动学参数。V_d 由药物的理化性质所决定。而 CL 由机体清除药物的主要组织器官的清除能力决定。

$$CL = CL_{肾脏} + CL_{肝脏} + CL_{其他组织}$$

可见药物的血浆清除率受多个器官功能的影响。当某个重要脏器如肝或肾的功能下降时,CL 值将下降,从而影响机体的血浆清除率。肝功能下降常影响脂溶性药物的清除率,肾功能下降则主要影响水溶性药物的清除率。

(三)表观分布容积

按测得的血浆浓度计算该药应占有的血浆容积。它是指静脉注射一定量(A)药物待分布平衡后,计算公式如下。

$$V_d = A/c_0 = FD/c_0$$

式中,A 为体内已知药物总量;c_0 为药物在体内达到平衡时测得的药物浓度;F 为生物利用度;D 为给药量。V_d 是表观数值,不是实际的体液间隔大小。除少数不能透出血管的大分子药物外,多数药物的 V_d 值均大于血浆容积。与组织亲和力大的脂溶性药物,其 V_d 可能比实际体重的容积还大。

(四)血浆半衰期($t_{1/2}$)

它是指血浆药物浓度消除一半所需的时间。

药物半衰期公式如下。

$$t_{1/2} = \frac{0.693}{k_e}$$

由此可知,按一级动力学消除的药物,其 $t_{1/2}$ 与浓度无关,为恒定值,体内药物总量每隔 $t_{1/2}$ 消除一半。

零级消除动力学的半衰期 $t_{1/2} = 0.5 c_0/k$。

血浆半衰期 $t_{1/2}$ 在临床治疗中有非常重要的意义:①血浆半衰期 $t_{1/2}$ 反映机体消除药物的能力和消除药物的快慢程度。②按一级动力学消除的药物,一次用药后,经过 5 个 $t_{1/2}$ 后可认为体内的药物基本消除(<15%);而间隔一个 $t_{1/2}$ 给药一次,则连续 5 个 $t_{1/2}$ 后体内药物浓度可达到稳态水平。③肝、肾功能不良的患者,其药物的消除能力下降,药物的 $t_{1/2}$ 延长。

五、连续多次用药的血药浓度变化

临床治疗常需连续给药以维持有效地血药浓度。在一级动力学药物中,开始恒速给药时,药物吸收快于药物消除,体内药物蓄积。按计算约需 5 个 $t_{1/2}$ 达到血药稳态浓度(c_{xs})(图 1-5),此时给药速度(R_A)与消除速度(R_E)相等。

$$C_{xs} = \frac{R_E}{CL} = \frac{R_A}{CL} = \frac{D_{m/\tau}}{CL} = \frac{D_{m/\tau}}{k_e V_d} (\tau 为给药间隔时间)$$

可见,C_{xs} 随给药速度($R_A = D_{m/\tau}$)快慢而升降,到达 C_{xs} 的时间不因给药速度加快而提前,它取决于药物的是 k_e 或 $t_{1/2}$。据此,可以用药物的 $k_e V_d$ 或 CL 计算给药速度,以达到所需的有效药物浓度。

静脉恒速滴注时,血药浓度可以平稳地到达 C_{xs},分次给药虽然平均血药浓度上升与静脉滴注相同,但实际上血药浓度上下波动。间隔时间越长波动越大。

药物吸收达到 C_{xs} 后,如果调整剂量需再经过 5 个 $t_{1/2}$。方能达到需要的 C_{xs}。

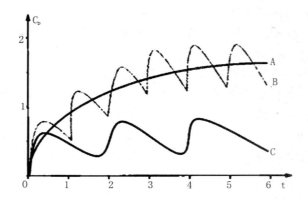

约经 5 个半衰期血药浓度达到稳态,给药间隔越短,血药浓度波动越小;给药剂虽越大,血药浓度越高

A-静脉滴注,$D_{m/t1/2}$;B-肌内注射,$D_{m/t1/2}$;C-肌内注射,$1/2 D_{m/2t1/2}$(D_m 是维持剂量)

图 1-5 连续恒速给药时的时量曲线

在病情危重需要立即达到有效血药浓度时,可于开始给药时采用负荷剂量(D_1),即每隔一个 $t_{1/2}$ 给药一次时,采用首剂加倍剂量的 D_1 可使血药浓度迅速达到 C_{xs}。

理想的给药方案应该是使 C_{xs-max} 略小于最小中毒血浆浓度(MTC)而 C_{xs-max} 略大于最小有效血浆浓度(MEC),即血药浓度波动于 MTC 与 MEC 之间的治疗窗,这时 D_m 可按下列公式计算。

$$D_m = (\text{MTC} - \text{MEC})V_d$$

$D_1 = \text{ASS} = 1.44 t_{1/2} R_A = 1.44\ t_{1/2} D_{m/\tau}$,$\tau$ 可按一级消除动力学公式推算得 $\tau = (\lg c_0 / c\tau) \times 2.303 / K\tau$,令 $c_0 = \text{MTC}, c_\tau = \text{MEC}$

$$\tau = (\lg \frac{\text{MTC}}{\text{MEC}}) \times \frac{2.303}{0.693 / t_{1/2}} = 3.323\ t_{1/2} \lg \frac{\text{MTC}}{\text{MEC}}$$

因此可以根据药物的 MTC 及 MEC 计算 D_1,D_m 及 τ_0 注意此时 $\tau \neq t_{1/2}, D_1 \neq 2D_m$(图 1-6)。

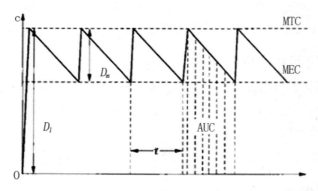

图 1-6 负荷剂量、维持剂量、给药间隔与血药浓度的关系

此外,在零级动力学药物中,体内药量超过机体最大消除能力。如果连续恒速给药,$R_A > R_E$,体内药量蓄积,血药浓度将无限增高。停药后消除时间也较长,超过 5 个 $t_{1/2}$。

临床用药可根据药动学参数如 V_d、CL、k_e、$t_{1/2}$ 及 AUC 等按以上各公式计算剂量及设计给药方案,以达到并维持有效血药浓度。除了少数 $t_{1/2}$ 特长或特短的药物及零级动力学药物外,采用每一个半衰期给予半个有效量并将首次剂量加倍是有效、安全、快速地给药方法。

有些药在体内转化为活性产物,则需注意此活性产物的药动学,如果活性产物的消除是药物消除的限速步骤,则应按该产物的药动学参数计算剂量及设计给药方案。

（张丽丽）

第三节 药物的体内转运

药物的体内过程是指药物经各种途径进入机体到排出体外的过程,包括吸收、分布、代谢和排泄统称为药物转运,药物在体内的吸收、分布、排泄过程中,不发生化学结构的改变而仅是空间位置的改变。代谢变化过程也称为生物转化,药物代谢和排泄合称消除。药物的体内过程,见图1-7。

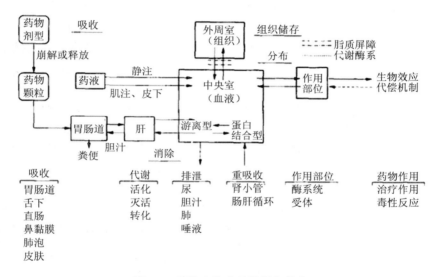

图 1-7 药物在体内的转运与转化

药动学研究反映的药物在动物或人体内动态变化规律,除可作为药效学和毒理学研究借鉴外,同时也是新药研究开发、先导化合物设计与筛选及申报临床研究或药品生产所必须提交的重要资料。研究结果还可以为确定适应证,选择给药途径、剂型,优化给药方案(如调整剂量与给药间隔时间)等临床应用提供参考依据。

一、药物的跨膜转运

药物在体内的转运与转化或从用药部位到引起药理效应,均需要通过各种生物膜。生物膜是细胞外表的质膜和细胞内的各种细胞器膜如核膜、线粒体膜、内质网膜、溶菌酶膜等的总称,它由脂质双分子层构成,其间镶嵌着外在蛋白,可伸缩活动,具有吞噬、胞饮作用;另一类为内在蛋白,贯穿整个质膜,组成生物膜的受体、酶、载体和离子通道等。药物的吸收、分布、排泄及代谢与物质的跨膜转运密切相关。

跨膜转运的方式主要有被动转运、主动转运和膜动转运,见图1-8。

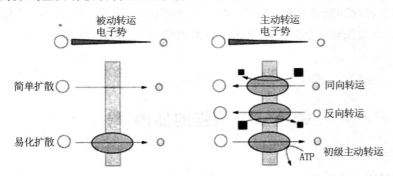

图1-8 药物的跨膜转运

(一)被动转运

被动转运是指药物分子顺着生物膜两侧的浓度梯度,由高浓度的一侧扩散到低浓度的一侧而不需要消耗 ATP,转运速度与膜两侧的浓度差成正比。浓度梯度越大,扩散越容易,当膜两侧浓度达到平衡时转运停止。生物膜脂双层分子内部为疏水性,带电荷的物质如离子很难通过。药物跨膜转运的扩散率主要取决于分子量的大小、在脂质中的相对可溶性和膜的通透性。它包括简单扩散、滤过和异化扩散。

1.简单扩散

简单扩散又称为脂溶扩散,脂溶性药物可溶于脂质而通过细胞膜。药物的脂/水分配系数越大,在脂质层浓度愈高,跨膜转运速度愈快。大多数的药物转运方式属简单扩散。其扩散速率 R 与药物的扩散常数 D、膜的面积 A 及药物的浓度梯度(c1-c2)成正比,与膜的厚度 X 成反比。其中,最主要的因素是浓度梯度。一般而言,扩散速率符合 Fiek 定律。

$$R=DA(c1-c2)/X$$

药物解离度对简单扩散有很大的影响。多数药物是弱酸性或弱碱性有机化合物,在体液中可部分解离。解离型药物极性大、脂溶性小,难以扩散;非解离型药物极性小、脂溶性大而容易跨膜扩散。非解离型药物离子化程度受其解离常数 pK_a 及体液 pH 的影响,可用 Handerson-Hasselbalch 公式表示。式中 pK_a 是药物解离常数的负对数值。

$$HA \leftrightarrow H^+ + A^-$$
$$K_a = [H^+][A^-]/[HA]$$
$$pK_a = pH + lg([HA]/[A^-])$$
$$[HA]/[A^-] = lg^{-1}(pK_a - pH)$$

$$BH^+ \leftrightarrow H^+ + B^-$$
$$K_a = [H^+][B^-]/[BH^+]$$
$$pK_a = pH + lg([BH^+]/[B])$$
$$[BH^+]/[B] = lg^{-1}(pK_a - PH)$$

pK_a 是弱酸性或弱碱性药物在 50% 解离时溶液的 pH,各药均有其固定的 pK_a。当 pK_a 与 pH 的差值以数学值增减时,药物的离子型与非离子型浓度比值相应以指数值变化,pH 的改变则可明显影响弱酸性或弱碱性药物的解离度。非离子型药物可以自由穿透,而离子型药物不易跨膜转运,这种现象称为离子障。利用这个原理可以改变药物吸收或排泄的速度,对于促进药物吸收、加速体内毒物排泄具有重要的临床意义。例如,弱酸性药物在胃液中非离子型多,在胃中即可被吸收;弱碱性药物在酸性胃液中离子型多,主要在小肠吸收;碱性较强的药物如胍乙啶($pK_a=11.4$)及酸性较强的药物如色甘酸钠($pK_a=2$)在胃肠道基本都已离子化,由于离子障原因,吸收均较难。pK_a 小于 4 的弱碱性药物如地西泮($pK_a=3.3$)及 pK_a 大于 7.5 的弱酸性药物如异戊巴比妥($pK_a=7.9$)在胃肠道 pH 范围内基本都是非离子型,吸收都快而完全。

由上述分析可知,弱酸性药物在酸性环境中不易解离,在碱性环境中易解离,弱碱性药物与之相反。在生理 pH 变化范围内,弱酸性或弱碱性药物大多呈非解离型,被动扩散较快。一般而言,pK_a 为 3.0~7.5 的弱酸药及 pK_a 为 7~10 的弱碱药受 pH 影响较大。强酸、强碱及强极性的季铵盐可全部解离,故不易透过生物膜而难以被吸收。

2.滤过

滤过又称为水溶扩散,是指直径小于膜孔的水溶性的极性或非极性药物,借助膜两侧的流体静压和渗透压被水携带到低压侧的过程。滤过是指有外力促进的扩散,如肾小球滤过等。其相对扩散率与该物质在膜两侧的浓度差成正比,相对分子质量小于 100、不带电荷的极性分子等水溶性药物可通过水溶扩散跨膜转运。

3.易化扩散

易化扩散又称为载体转运,是通过细胞膜上的某些特异性蛋白质——通透酶帮助而扩散,不需要消耗 ATP。如葡萄糖进入红细胞需要葡萄糖通透酶,铁剂转运需要转铁蛋白,胆碱进入胆碱能神经末梢、甲氨蝶呤进入白细胞等分别通过特异性通透酶,或与这种分子或离子结构非常相似的物质。当药物浓度过高时,载体可被饱和,转运率达最大值。载体可被类似物占领,表现竞争性抑制作用。

(二)主动转运

主动转运又称逆流转运,是指药物从细胞膜低浓度一侧向高浓度一侧转运,其转运需要膜上特异性的载体蛋白并消耗 ATP,如 Na^--K^+-ATP 酶(钠泵)、Ca^{2+}、Mg^{2+}-ATP 酶(钙泵)、质子泵(氢泵)、儿茶酚胺再摄取的胺泵等。主动转运具有饱和性,当同一载体转运两种药物时,可出现竞争性抑制现象,如丙磺舒可竞争性地与青霉素竞争肾小管上皮细胞膜载体,从而抑制青霉素的体内排泄,延长青霉素在机体内的有效浓度时间。

(三)膜动转运

大分子物质的转运伴有膜的运动,称为膜动转运。

1.胞饮

胞饮又称吞饮或入胞,是指某些液态蛋白质或大分子物质可通过生物膜的内陷形成小胞吞噬而进入细胞,如脑垂体后叶粉剂可从鼻黏膜给药吸收。

2.胞吐

胞吐又称胞裂外排或出胞,是指某些液态大分子物质可从细胞为转运到细胞外,如腺体分泌及递质释放等。

二、药物的体内过程

药物的体内过程包括吸收、分布、生物转化和排泄。

(一)吸收

药物的吸收是指药物自体外或给药部位经过细胞组成的屏蔽膜进入血液循环的过程。血管给药可使药物迅速而准确地进入体循环,没有吸收过程。除此之外,药物吸收的快慢和多少常与给药途径、药物的理化性质、吸收环境等密切相关。一般情况下,常用药物给药途径的吸收速度依次为雾化吸入>腹腔>舌下含服>直肠>肌内注射>口服>皮肤。

1.胃肠道吸收

口服给药是最常用的给药途径。小肠内 pH 接近中性,黏膜吸收面广、血流量大,是主要的吸收部位。药物经消化道吸收后,通过门静脉进入肝脏,最后进入体循环。有些药物在通过肠黏膜及肝脏时,部分可被代谢灭活,导致进入体循环的药量减少,称为首关消除。舌下给药或直肠给药方式分别通过口腔、直肠及结肠的黏膜吸收,虽然吸收表面积小,但血流供应丰富,可避免首关消除效应且吸收迅速;但其缺点是给药量有限,有时吸收不完全。

影响胃肠道药物吸收的因素有很多,如药物的剂型、药片的崩解速度、胃的排空速率、胃液的 pH、胃内容物的多少和性质等。排空快、蠕动增加或肠内容物多,可阻碍药物接触吸收部位,使吸收减慢变少;油及高脂肪食物则可促进脂溶性药物的吸收。

2.注射给药

肌内注射及皮下注射药物沿结缔组织吸收,后经毛细血管和淋巴内皮细胞进入血液循环。毛细血管具有微孔,常以简单扩散及滤过方式转运。药物的吸收速率常与注射部位的血流量及药物剂型有关。肌肉组织的血流量比皮下组织丰富,故肌内注射比皮下注射吸收快。水溶液吸收迅速,油剂、混悬剂或植入片可在局部滞留,吸收慢,作用持久。

3.呼吸道给药

肺泡表面积大,与血液只隔肺泡上皮及毛细管内皮各一层,且血流量大,药物到达肺泡后吸收极其迅速,气体及挥发性药物(如全身麻醉药)可直接进入肺泡。气雾剂为分散在空气中的极细气体或固体颗粒,颗粒直径为 $3 \sim 10~\mu m$,可到达细支气管,如异丙肾上腺素气雾剂可用于治疗支气管哮喘;直径 $<2~\mu m$ 可进入肺泡,但粒子过小又可随气体排出;粒径过大的喷雾剂大多滞留于支气管,可用于鼻咽部的局部治疗,如抗菌、消炎、祛痰、通鼻塞等。

4.经皮给药

完整的皮肤吸收能力差,除汗腺外,皮肤不透水,但脂溶性药物可以缓慢通透。外用药物主要发挥局部作用,如对表皮浅表层,可将药物混合于赋形剂中敷在皮肤上,待药物溶出即可进入表皮。近年来有许多促皮吸收剂可与药物制成贴皮剂,如硝苯地平贴皮剂以达到持久的全身疗效,对于容易经皮吸收的硝酸甘油也可制成缓释贴皮剂预防心绞痛发作。

(二)分布

药物进入体内循环后,经各种生理屏障到达机体组织器官的过程称为药物的分布。影响药物分布的因素主要有以下 5 种。

1.药物与血浆蛋白的结合

大多数药物与血浆蛋白呈可逆性结合,酸性药物多与清蛋白结合,碱性药物多与 α_1 酸性糖蛋白结合,还有少数药物与球蛋白结合。只有游离型药物才能转运至作用部位产生药理效应,通常也只有游离型药物与药理作用密切相关。结合型药物由于分子量增大,不能跨膜转运及代谢或排泄,仅暂时储存于血液中,称为药物效应的"储藏库"。结合型药物与游离型药物处于相互转化的动态平衡中,当游离型药物被分布、代谢或排泄时,结合型药物可随时释放游离型药物而达到新的动态平衡。通常蛋白结合率高的药物在体内消除较慢,药理作用时间维持较长。

药物与血浆蛋白结合特异性低,而血浆蛋白结合点有限,因此两个药物可能与同一蛋白结合而发生竞争性抑制现象。如某药结合率达 99%,当被另一种药物置换而下降 1% 时,游离型(具有药理活性)药物浓度在理论上将增加 100%,可能导致中毒。不过一般药物在被置换过程中,游离型药物会加速被消除,血浆中游离型药物浓度难以持续增高。药物也可能与内源性代谢物竞争与血浆蛋白结合,例如磺胺药置换胆红素与血浆蛋白结合,在新生儿中应用可能导致核黄疸症。血浆蛋白过少(如肝硬化)或变质(如尿毒症)时,药物血浆蛋白结合率下降,也容易发生毒性反应。

2.局部器官血流量

人体组织脏器的血流量分布以肝最多,肾、脑、心次之,这些器官血流丰富,血流量大。药物吸收后由静脉回到心脏,从动脉向体循环血流量大的器官分布,脂溶性静脉麻醉药如硫喷妥钠先在血流量大的脑中发挥麻醉效应,然后向脂肪等组织转移,此时脑中药物浓度迅速下降,麻醉效应很快消失。这种现象称为再分布。药物进入体内一段时间后,血药浓度趋向"稳定",分布达到"平衡",但各组织中药物并不均等,血浆药物浓度与组织内浓度也不相等。这是由于药物与组织蛋白亲和力不同所致,因此,这种"平衡"称为假平衡,此时的血浆药物浓度高低可以反映靶器官药物结合量多少。药物在靶器官的浓度决定药物效应的强弱,故测定血浆药物浓度可以估算药物效应强度。某些药物可以分布至脂肪、骨质等无生理活性组织形成储库,或结合于毛发指(趾)甲组织。

3.体液的pH

药物的pK_a及体液pH是决定药物分布的另一重要因素,细胞内液pH(约7)略低于细胞外液(约7.4),弱碱性药物在细胞内浓度略高,在细胞外浓度略低;而弱酸性药物则相反。口服碳酸氢钠碱化血液及尿液,可使脑细胞中的弱酸性巴比妥类药物向血浆转移,加速自尿排泄而缓解中毒症状,这是抢救巴比妥类药物中毒的措施之一。

4.血-脑屏障

血-脑屏障是血-脑、血-脑脊液及脑脊液-脑三种屏障的总称,能阻碍药物穿透的主要是前两者。脑是血流量较大的器官,脑毛细血管内皮细胞间紧密连接,基底膜外还有一层星状细胞包围,药物较难穿透,因此药物在脑组织的浓度一般较低,脑脊液不含蛋白质,即使少量未与血浆蛋白结合的脂溶性药物可以穿透进入脑脊液,其后药物进入静脉的速度较快,故脑脊液中药物浓度总是低于血浆浓度,这是大脑的自我保护机制。脂溶性高、游离型分子多、分子量较小的药物可以透过血-脑屏障。脑膜炎症时,血-脑屏障通透性增加,与血浆蛋白结合较少的磺胺嘧啶能进入脑脊液,可用于治疗化脓性脑脊髓膜炎。此外,为了减少中枢神经不良反应,对于生物碱可将之季铵化以增加其极性,如将阿托品季铵化变为甲基阿托品后不能通过血-脑屏障,即不致发生中枢兴奋反应。

5.胎盘屏障

将母亲与胎儿血液隔开的胎盘也能起屏障作用。胎盘的生理作用是母亲与胎儿间交换营养成分与代谢废物,药物可通过胎盘进入胎儿血液,其通透性与一般的毛细管无显著差别,只是到达胎儿体内的药物量和分布时间的差异,例如母亲注射磺胺嘧啶2小时后才能与胎儿达到平衡。应该注意的是,几乎所有药物都能穿透胎盘屏障进入胚胎循环,在妊娠期间应禁用对胎儿发育有影响的药物。

(三)生物转化

药物在体内经某些酶作用使其化学结构发生改变称为药物的生物转化,又称药物代谢,是体内药物作用消除的重要途径。

活性药物经生物转化后成为无活性的代谢物,称灭活;无活性或低活性药物转变为有活性或强活性药物,称为活化。大多数脂溶性药物在体内经生物转化变成极性大或解离型的代谢物,水溶性增大而不易被肾小管重吸收,利于从肾脏排出;某些水溶性高的药物在体内可不经转化以原型从肾脏排出。

机体内进行生物转化的器官主要是肝脏,胃肠道黏膜、肾脏、肺脏、体液和血液等也可参与重要的生物转化代谢作用。药物代谢通常分为两相,Ⅰ相反应包括氧化、还原或水鳃;Ⅱ相反应为结合反应。Ⅰ相反应主要是体内药物在某些酶,主要是肝药酶作用下,引入或除去某些功能基团如羟基、羧基和氨基等,使原型药物成为极性强的代谢产物而灭活,但少数例外(反而活化),故生物转化不能称为解毒过程。Ⅱ相反应是在某些酶作用下,药物分子结构中的极性基团与体内化学成分如葡萄糖醛酸、硫酸、甘氨酸、谷胱甘肽等结合,生成强极性的水溶性代谢产物排出体外。Ⅱ相反应和部分Ⅰ相反应的代谢产物易通过肾脏排泄。

药物在机体内的生物转化本质上是酶促反应,其催化酶主要有两大类:特异性酶与非特异性酶。特异性酶是指具有高选择性、高活性催化作用的酶,如胆碱酯酶(AchE)特异性灭活乙酰胆碱(Ach)、单胺氧化酶(monoamin oxidase,MAO)转化单胺类药物。

非特异性酶指肝脏微粒体的细胞色素 P450 酶系统,是促进药物生物转化的主要酶系统,故又简称肝药酶,现已分离出 70 余种。它是由许多结构和功能相似的肝脏微粒体的细胞色素 P450 同工酶组成的。其基本作用是获得两个 H^-,接受一个氧分子,其中一个氧原子使药物羟化,另一个氧原子与两个 H 结合成水($RH+NADPH+O_2+2H^+ \rightarrow ROH+NADP^+ + H_2O$),没有相应的还原产物,故又名单加氧酶,能与数百种药物起反应。此酶系统活性有限,在药物间容易发生竞争性抑制。它又不稳定,个体差异大,且易受药物的诱导或抑制。例如,苯巴比妥能促进光面肌浆网增生,其中 P450 酶系统活性增加,加速药物生物转化,这是其自身耐受性及与其他药物交叉耐受性的原因。西咪替丁抑制 P450 酶系统活性,可使其他药物效应敏化。

肝药酶催化的氧化反应,如图 1-9 所示。

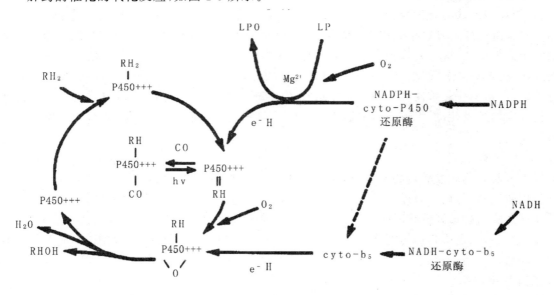

图 1-9　细胞色素 P450 酶系统对药物氧化过程示意图

(张荣梅)

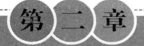

第二章

药物制剂的稳定性

第一节 化学稳定性

药物制剂中药物的化学降解可导致药物含量的下降和有关物质的增加。前者可导致药品的疗效下降,而后者则可能导致有毒杂质(有关物质)的增加或引起颜色、顺应性等改变。因此,药物制剂有效期的确定应综合各项指标进行判断,通常以最先不符合要求的指标(既可以是含量,也可以是有关物质)出现时间作为失效期。

一、药物化学降解的途径

药物的化学稳定性是指药物发生降解,因药物结构的不同,药物制剂的降解途径包括水解、氧化、光解、异构化等。例如,氯吡格雷可以发生水解和氧化反应。

(一)水解

水解反应是制剂最常见的降解途径之一。酯类药物(包括内酯类)、酰胺类(包括内酰胺类)药物、巴比妥类药物、乙内酰脲药物、酰亚胺药物、Schif 碱、含活泼卤素的药物(如酰卤等)、苷类及缩胺药物等的水溶液容易发生水解。

药物的水解可以受质子或氢氧根离子催化(专属酸或碱催化水解),也可以受广义(共轭)酸或碱催化,还可以由亲核试剂催化。药物的水解反应虽然是药物与水分子的双分子反应(二级反应),但是,由于水的浓度变化很小,可以视为常数,故当溶液中的 pH 一定时,药物的降解速度只与药物的浓度成正比,即伪一级反应。

1.酯类药物的水解

酯类药物是典型的较容易水解的药物,其水解速度一般大于酰胺类药物。酯类药物的水解包括氢离子、氢氧根离子或水催化的水解(图 2-1)。

$$R1-CO-OR_2+H_2O \xrightarrow[OH^-]{H^+} R_1-CO-OH+R_2-OH$$

图 2-1 酯类药物的水解

酯类药物中无机酸酯和低级脂肪酸酯更易于水解。有机酯类药物的水解速度在结构上取决于基团 R_1 及 R_2 的电子效应和空间效应,如果 R_1 和 R_2 使碳原子的正电荷增加(如两个基团为吸电子基团),则必将增加水解的可能性,反之亦然。

表 2-1 列出了不同取代苯甲酸乙酯($RArCOOC_2H_5$)的水解速率常数,可以看到对硝基苯甲酸乙酯大于苯甲酸乙酯,因为硝基为强吸电子基,又处于酯基的对位,有强吸电子诱导效应和共轭效应,两者方向相同,均使碳原子上的正电荷增加;对甲基苯甲酸乙酯的水解速度低于苯甲酸乙酯,因为甲基为弱给电子基,又处于酯基的对位,有给电子诱导效应和 σ-π 超共轭效应,均使碳原子上的正电荷降低;而局麻药对氨基苯甲酸乙酯的水解速度大大低于苯甲酸乙酯,是因为氨基虽为吸电子基团,但是在该结构中处于酯基的对位,有强的共轭效应,且后者远强于前者,故使碳原子上的正电荷大大降低,从而导致水解速度减小。

表 2-1 不同取代苯甲酸乙酯($RArCOOC_2H_5$)在 25 ℃和 60% 丙酮碱性水溶液的水解速率常数

R	NH_2	CH_3	H	NO_2
$k(g^{-1})$	0.029	0.403	1	85.1

一般情况下,酚酯比醇酯更易于水解,因为芳烃基为吸电子基,使碳原子的正电荷增加,而脂肪烃基与之相反。例如,阿司匹林极易水解。

酯类分子中,同时存在亲核基团时,由于其催化作用,可以增大水解速度,而且随着亲核性的提高,使水解速度加快。因这类亲核基团多在反应中心附近,故将这种作用称之为"邻助作用"。例如,阿司匹林极易水解,除上述原因外,还存在着邻位羧基负离子的邻助作用。

当酯类药物酯键附近存在大体积的基团时,因其空间障碍对酯键具有保护作用,减少药物的水解。例如,异丁酰水杨酸、1-乙基丁酰水杨酸比阿司匹林稳定,是由于结构中酯羰基连接异丙基和二乙甲基,体积较大,因空间效应而降低水解速度,阿司匹林、异丁酰水杨酸、1-乙基丁酰水杨酸的水解速度比为 100:10:1。

羧酸酯类药物是常见的易于水解的药物,常见的该类药物的降解动力学常数见表 2-2。一般来说,结构类似的羧酸酯类药物的水解动力学常数类似,例如对羟基苯甲酸乙酯与苯唑卡因的酯结构类似,其水解常数接近。因此,对于结构类似的羧酸酯类药物可以通过文献数据推断其稳定性,例如阿托品与东莨菪碱的水解动力学行为类似。

表 2-2 常见羧酸酯类药物的水解动力学常数

	$k(s^{-1})$	pH		$k(s^{-1})$	pH
喜树碱	6.0×10^{-5}(25 ℃)	7.13	普鲁卡因	6×10^{-5}(40 ℃)	8.0
阿司匹林	3.7×10^{-6}(25 ℃)	6.90	毛果芸香碱	1.7×10^{-6}(40 ℃)	8.0
甲泼尼松龙琥珀酸钠	2.5×10^{-7}(25 ℃)	7.30	阿托品	1.8×10^{-7}(40 ℃)	7.01
oxathincarboxanilide	1.8×10^{-7}(25 ℃)	6.92	哌甲酯	3.2×10^{-6}(50 ℃)	6.07
苯佐卡因	5.7×10^{-8}(25 ℃)	9.2	氢化可的松琥珀酸钠	9.0×10^{-6}(65.2 ℃)	7.0
羟苯乙酯	4.2×10^{-8}(25 ℃)	9.16		1×10^{-7}(25 ℃)	
可卡因	4.97×10^{-6}(25 ℃)	7.25	哌替啶	1.8×10^{-7}(89.7 ℃)	6.192
琥珀酰胆碱	5.0×10^{-5}(40 ℃)	8.0			

内酯是一种特殊的酯,首先其内酯结构可水解,继而与线性羧酸结构存在一定的平衡,如华法林和毛果芸香碱等。

甲基氨基酸酯是在药物结构设计中常用的酯,该类酯在弱酸性下较稳定,在强酸、碱性、中性条件下易于水解。磷酸酯是前体药物常用的酯,但该酯极不稳定,尤其进入体内后可以迅速被磷酸酯酶代谢。

2.酰胺类药物的水解

酰胺类药物水解机制类似于酯类,但水解速率一般低于酯类药物,这是因为酰胺键是平面结构,电子离域化程度高,氮原子上取代基的斥电子效应使羰基碳的电子云密度高,正电荷降低,因而其水解的活性降低。例如,水杨酰胺比水杨酸甲酯稳定得多。酰胺类药物结构中的基团 R、R' 的电子效应和空间效应均对药物的水解性有影响。例如,氯霉素分子的二氯乙酰胺基中,两个强吸电子的氯原子使酰胺键羰基碳原子的正电荷增高,有利于亲核攻击,因此,氯霉素极易水解。

β-内酰胺不是平面结构而为刚性结构,电子离域化受到限制,因而比链酰胺更易水解。青霉素结构中各有一个链酰胺键和一个 β-内酰胺环,在水溶液中 β-内酰胺环易于开环,生成青霉酸,而链酰胺键不变。内酰胺环的水解性与环的大小有关,小环内酰胺(如青霉素)比大环内酰胺(如利福霉素)易于水解。另外,β-内酰胺的水解性也与环的状态有关,单环 β-内酰胺环比并环 β-内酰胺环更稳定,例如氨曲南即是一个成功的单环 β-内酰胺抗生素,性质稳定,由美国 Squibb 公司开发成功,是第一个单环 β-内酰胺抗生素,也是唯一可以直接生产制成水溶液注射剂的 β-内酰胺抗生素。并环的张力大小也影响水解性,例如并五元环的 β-内酰胺比并六元环的 β-内酰胺更易水解。巴比妥类、乙内酰脲和酰亚胺药物作为特殊的酰胺类药物,更易于水解。

3.其他类型药物的水解

(1)卤烃类药物:卤烃类药物如果卤原子连接在碳原子上时,一般较易水解,如氯霉素、克林霉素等;连接于氮原子上也易水解,如哈拉宗;连接在芳环上时则不易水解,如地西泮、氯丙嗪等。

(2)具有苷键及其类似结构的药物:氨基苷类抗生素具有苷键,能水解成苷和糖,如庆大霉素;阿糖胞苷、安西他滨和 5-氮杂胞苷也可水解。

(3)具有缩胺类结构药物:具有缩胺类结构的药物也易水解,如碘解磷定。

(二)药物的氧化和光解

1.氧化

任何一种药物都具有还原性,在加热和强氧化剂的条件下均可以被彻底氧化破坏。这里所述的氧化则是指温和条件下药物的氧化降解,主要是指药物的自氧化反应。自氧化反应是由空气中的氧气自发引起的自由基链式反应。药物的自氧化一般是自由基链式反应,可以分为 4 个阶段:自由基形成阶段、链反应形成阶段、链反应扩展阶段和链反应终止阶段。其中自由基形成阶段是药物在一定的条件下(光照射、过渡金属的催化氧化、引发剂等),碳氢键发生均裂,形成烃基自由基和氢自由基。

药物的自氧化趋势可以从其标准氧化电位值与氧的标准氧化电位值之间的比较来判定,即氧化电位大的药物易自氧化,特别是药物的标准氧化电位值与氧的标准氧化电位值相比,前者较大时,药物更易自氧化。化合物的氧化电位值受 pH 的影响,氧分子在酸性、中性、碱性溶液中的氧化电位值分别为:-1.239 V、-0.815 V、-0.40 V,因此,药物的标准氧化电位的绝对值大于上述绝对值时,这种药物易于自氧化。例如,维生素 C 在 pH 4.58、30 ℃时的标准氧化电位值为 -0.136 V,易于自氧化。

药物氧化与其结构有很大关系,酚类、烯醇类、芳胺类、吡唑酮类、噻嗪类等结构的药物都可能发生氧化降解。例如儿茶酚类药物如甲基多巴、肾上腺素等易氧化成醌。有些药物氧化后进一步发生反应,如 5-氨基水杨酸氧化形成醌亚胺,后者进一步聚合形成有色物质近年来,含硫的化合物成为候选新药的热点之一,而含硫的化合物易于氧化,在制剂研究中应给予重视。例如硫醇比烯醇或酚类更易自氧化,且在碱性溶液中比在酸性溶液中更易自氧化。随着肽类或蛋白质药物的不断应用于临床,它们结构中硫醇的氧化性必将成为制备和贮运其制剂的障碍。

烃类药物可以发生自氧化。饱和烃类的自氧化活性与其碳原子的取代有关,叔碳＞仲碳＞伯碳。例如维生素 A 的自氧化,可发生在叔碳的 4'、8'、12 '上。当饱和碳原子上连有吸电子基团时,氢的电子云转向碳原子,易发生自氧化,如三氯甲烷自氧化生成光气,而乙醚自氧化产生过氧化物。

烯烃和芳烃比饱和烃易于自氧化,氧化发生在双键位置上。共轭烯烃的自氧化发生在1,4-位上,形成过氧化物。

醛基的 C－H 键因碳原子上连有吸电子的氧原子,容易发生自氧化反应变成酸,例如乙醛首先形成少量过乙酸,过乙酸分解成乙酸自由基和羟基自由基,继而经链反应的形成、扩展,使乙醛逐渐氧化成乙酸。

一般情况下,醇类药物较为稳定,不易自氧化,但是,如果醇羟基的 β-碳原子上连有氧原子、氮基或羟基时,自氧化的可能性增加,如去氧皮质酮的羟基即可自氧化。另外,自氧化性的大小与碳原子的状态有关,叔醇＞仲醇＞伯醇。

烯醇与酚类药物一样极易自氧化,例如,维生素 C 在铜离子的浓度低达 10^{-9} mol/L 时仍然可被铜离子催化而氧化。胺类药物也具有自氧化的可能性,常可以被氧化成 N-氧化物,如氮芥和吗啡。一般情况下,芳香胺比脂肪胺更易自氧化,例如,磺胺类药物的分子中含有芳伯胺基,能发生自氧化。

2.光解

光解是指化合物在光的作用下所发生的有关降解反应,许多药物对光不稳定,如硝苯地平类、喹诺酮类等药物,都会发生光解。光解反应有以下特点:①温度对光解的速度影响较小(温度系数 1.0～1.8);②药物浓度较低时,光解速度与浓度的关系呈一级动力学关系,高浓度时为零级动力学关系。

光解反应有不同的类型,光解产物往往比较复杂,例如氯喹光解产物有 7 种有时光解产物随后可以被氧化和/或水解。

(三)异构化和消旋

如果一个药物的光学异构体或几何异构体之间的生理活性不同,在考虑稳定性时要注意是否有异构化反应发生。异构化分为光学异构化和几何异构化。

几何异构降解是指药物的顺反式之间发生了转变,使原异构体的含量及生理活性发生了变化。如维生素 A 的活性异构体是全反式,在形成顺式异构体后,生理活性下降。又如两性霉素 B 为反式构象,可以在产物中转化为无效且有毒性的顺式构象,即两性霉素 A,因此,USP 收载的两性霉素 B 质量标准中规定,两性霉素 A 的含量不得大于 5%。

光学异构降解是指化合物的光学特性发生了变化,一般是指化合物的光学异构体之间发生了相互的转变。例如,四环素在酸性条件下,4 位上的碳原子出现差向异构的转变,使活性下降。有时,光学异构体易于产生消旋或外消旋而活性下降,虽然这种过程往往是可逆变化,但当消旋

4体中某一种异构体进一步降解时则可以导致不可逆。例如依托泊苷由反式内酯转化为顺式内酯,后者进一步水解。

(四)其他降解途径

除上述几种主要的药物降解途径外,还有其他的一些降解途径。如聚合,即两个或多个分子结合形成复杂的分子。聚合是一种常见的降解,往往伴随于氧化或光解过程。例如氨苄西林浓水溶液在贮存中发生聚合作用,一个分子的β-内酰胺环裂开,与另一个分子反应形成二聚物。此过程可再继续下去形成高聚物,据认为高聚物是产生变态反应的重要原因之一。噻替哌在水溶液中易聚合并失效,可以用聚乙二醇作溶剂制成注射剂来避免。胰岛素在酸性条件下发生脱酰胺水解而生成单脱酰胺胰岛素,而在偏碱性条件下则会发生聚合现象,使紫外吸收特性发生变化,两者均使含量和活性下降。另外,一些药物可发生脱羧反应,例如对氨基水杨酸钠脱羧形成间氨基酚,并进一步生成有色氧化产物。

(五)药物-辅料和药物-药物相互作用

药物制剂中往往含有其他药物(如复方制剂)和辅料,药物-辅料和药物-药物间的相互作用将影响药物的稳定性。如下为常见的药物-药物、药物-辅料相互作用的例子。

1. 与亚硫酸氢盐的反应

亚硫酸氢盐是常用的抗氧剂,可以与肾上腺素等药物发生化学反应,亚硫酸氢根可以取代其羟基。

2. 含胺基药物与还原糖的反应

还原糖可以和伯胺、仲胺药物发生被称为 Mailard 反应的加成反应,使药品颜色加深。例如硫酸右旋美沙酚与乳糖制成的片剂可以发生反应而使颜色加深。

3. 酯交换反应

当酯类药物与含羟基的药物混合时,可以发生酯交换反应。例如,阿司匹林与可待因可发生酯交换反应。

二、影响药物制剂降解的因素及稳定措施

通过对药物降解动力学和降解机制的研究,处方工作者可以对影响药物制剂降解的因素做出相应的判断,进而在处方和工艺设计及后续的包装贮运条件制订中避免或减少这些因素的影响,最终生产出稳定的药物制剂。

对于药物化学结构方面的因素,可以采用结构修饰或改造的办法,例如将药物制成前体药物来提高药物的稳定性,水解迅速的药物可以通过改变电子效应和空间效应来稳定。对于药物的物理结构方面的因素,例如因晶型产生的不稳定性可以通过重新选择稳定晶型来实现。但是化学结构的改变同时也可能带来生物效应的改变,稳定晶型因其水溶性小,也往往会导致生物利用度降低。因此,对于已有药物的稳定性问题,除非有特别的需要,通常建议采用制剂学方法,在不改变化学结构和物理结构的前提下,提高药物的稳定性。本节重点讨论影响药物化学稳定性的非结构影响因素,包括处方因素和非处方因素。

(一)处方因素

处方是制剂稳定与否的关键。处方环境中的 pH、缓冲盐的浓度、溶剂、离子强度、表面活性剂、赋形剂、附加剂等,都是一些经常影响稳定性的因素。

1.pH

处方的 pH 是影响制剂化学稳定性的重要因素,它对药物的水解反应、氧化反应均有影响。

(1)pH 与水解反应速率的关系:如前所述,酯类、酰胺类、含活泼卤素的药物及苷类和缩胺等药物均容易发生水解,尤以溶液状态为甚,许多药物以至于不能制备满足上市要求的水溶液制剂,如青霉素等抗生素就只能制备为粉针剂。即使在固体状态下,有些制剂不可避免地含有一定的水分,如多肽、蛋白类药物的冻干制剂就可能因残留水分的存在而发生降解。药物除受水分子催化水解外,还可能受专属酸碱催化或广义酸碱催化水解,因此,处方的 pH 环境包括缓冲液的种类与药物水解速度密切相关。

pH 对水解速度常数的影响可用以下公式表示:$k = k_0 + k_H + [H^+] + k_{OH} - [OH^-]$。

式中,k 为水解速度常数;k_0 为水分子的催化速度常数;k_H^+、k_{OH}^- 分别表示 $[H^+]$ 和 $[OH^-]$ 的专属酸碱催化速度常数。

当 pH 较低时,主要为专属酸催化,式可简化为:$\log k = \log k_{H^+} - pH$。

以 $\log k$-pH 作图为一直线,斜率为 -1。当 pH 较高时主要为碱催化,则:$\log k_{OH}^- - \log k_{H^+} + pH$。

以 $\log k$-pH 作图为一直线,斜率为 $+1$。$K_w = [H^+][OH^-]$ 称为水的离子积,当温度为 298.7 K 时,$K_w = 10^{-14}$。所以整个曲线理论上呈 V 字形。也就是说,在理论上存在一个 pH,使处方中药物的水解速度最小,这个对应于最小的反应速度常数的 pH,定义为 pH_m。如果药物水使解反应机制为专属酸碱催化,也可以用以下公式计算一些药物的理论 pH_m:

$$pH_m = \frac{1}{2}pK_m - \frac{1}{2}\log\frac{k_{H^+}}{k_{OH^-}}。$$

利用 pH-反应速率关系图,可以观察到对某一药物最稳定的 pH 范围。如青霉素的最稳定 pH 大约为 6。

例如,测得葡萄糖溶液(0.030 mol/L 盐酸溶液)在 121 ℃下的水解速度常数为 0.008 h^{-1},已知该温度下葡萄糖的自发水解速度常数为 0.001 h^{-1},试计算葡萄糖溶液在该条件下的酸催化水解速度常数。

如果药物含多级解离,如某弱酸可以解离成 HA^-、A^{2-} 时,其中 HA^- 为中间态,药物降解的 pH-反应速率关系图呈钟形,有最大值,此时往往为 HA^- 的等电点,为 $(pK_1 + pK_2)/2$。如氢氯噻嗪的降解呈钟形。

(2)pH 与自氧化反应速率的关系:药物的自氧化取决于药物的标准氧化电位值,而标准氧化电位值则受 pH 的影响,因此,处方的酸碱性将影响自氧化药物的稳定性。自氧化的典型例子是醌自氧化形成氢醌:

根据 Nernst 方程,醌-氢醌在酸碱条件下的实际氧化-还原电位可计算如下:

$$E = E_0 + \frac{0.059\ 2}{n}\lg\frac{[H^+][Q^-]}{[HQ]}。$$

式中,Q 代表醌,为氧化型;HQ 代表氢醌,为还原型;E 为实际氧化-还原电位;E_0 为标准氧化-还原电位;n 为氧化型变为还原型获得的电子数目。由式可见,氢离子浓度增加,则还原型不易变为氧化型。由此可见,还原型药物在 pH 低时比较稳定,如吗啡在 pH 4 以下较为稳定,在 pH 5.5~7.0 反应速度则迅速增加。

有些药物经自氧化后仍有后续的水解反应,则 pH 对这些药物的降解速率影响更大,例如维生素 C 在酸性条件下,可逆地氧化成去氢抗坏血酸,而在碱性条件下,去氢抗坏血酸将进一步水解成 2,3-二氧古洛糖酸,再进一步氧化成草酸和 L-苏阿糖酸,使反应变为不可逆,所以,维生素 C 注射液的 pH 应偏酸为好。

综上所述,所有药物均有最适 pH 范围,无论易水解的药物还是易氧化的药物,必须调整 pH 至一定的范围,以确保药物的稳定。

2.广义酸碱催化

除了〔H^+〕、〔OH^-〕会催化一些药物的水解反应以外,一些广义酸碱也会催化药物的水解反应。能够给出质子的物质称为广义酸,能够接受质子的物质称为广义碱。药物受广义酸碱催化的水解称之为广义酸碱催化。

在处方中有时为了使药液的 pH 稳定,常使用一些缓冲盐,如 HAc、NaAc、NaH_2PO_4、枸橼酸盐、硼酸盐等,但它们作为广义酸碱往往会催化这些药物的水解。如醋酸盐和枸橼酸盐催化氯霉素的水解,HPO_4^{2-} 催化青霉素的水解。因此在药物制剂处方设计时应加以考虑。氯霉素的水解受广义酸碱催化,在 pH 7、93 ℃下的降解速度($1/t_{50}$)与磷酸盐浓度间的关系如图 2-2 所示。

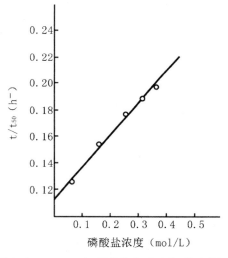

图 2-2　氯霉素在 pH 7、93 ℃下的降解速度与磷酸盐浓度间的关系

3.溶剂极性对反应速率的影响

溶剂的极性对药物水解的影响已经被许多研究所证实,但其机制尚不清楚,目前习用过渡态理论解释和推断介质的极性对水解反应的影响。根据过渡态理论,反应速度取决于过渡态的浓度,这种浓度又取决于反应物与过渡态间的平衡。

根据溶剂极性改变对平衡的影响,即对过渡态浓度的影响,则可对反应的影响作出推断。如果反应物转变为过渡态的极性增大,则增加溶剂的极性可以稳定过渡态,增加反应速度。反之,减小溶剂极性,则可以减小反应速度。

可以用溶剂介电常数来说明溶剂极性的这种影响。在溶剂中,离子间反应速度常数可以用如下关系式表示:$\lg k = \lg k_\infty \dfrac{k' Z_A Z_B}{\varepsilon}$。

式中,k 为反应速度常数;k' 为常数;ε 为介电常数;k_∞ 为 $\varepsilon \to \infty$ 时的速度常数;Z_A、Z_B 为 A、B 两种离子的电荷。

可以看出,对于离子-离子反应,如果两个离子的电荷相同,则过渡态将具有较多的电荷,极性增大,增加溶剂极性将增加反应速度,减小溶剂极性则减小反应速度。苯巴比妥钠在水溶液中解离成带负电的苯巴比妥离子,在碱性条件下水解时,在溶液中加入 60%丙二醇可降低溶剂的极性,这样可以延缓药物的水解。复方磺胺甲噁唑的注射液中加入 45%丙二醇的目的也是如此。

上述式同样表明,对于带有不同电荷的离子间的反应速度常数,溶剂极性则有相反的影响,带有不同电荷的离子间的反应过渡态将具有很少的电荷,极性减小,增加溶剂极性将减小反应速度,而减小溶剂极性则增加反应速度。

中性分子-离子反应的情况不能用上述式解释,但与不同电荷离子间反应的结果类似,这种反应的过渡态极性极小,增加溶剂的极性将降低药物的降解速度。中性的酯类、酰胺类药物分子的水解即属此类。例如,氯霉素为一个中性分子,受氢氧根离子催化而水解,该反应在丙二醇介质中反应速度快,而在水介质中反应速度较慢。

制剂处方中常常加入一些电解质,如等渗调节剂、抗氧剂、缓冲盐等,这些电解质的离子强度的增大将导致溶剂极性的增加,因此对降解速度也会有影响,可以用下式考虑:$\lg k = \lg k_0 + 1.02 Z_A Z_B I$。

式中,k 为降解速度常数;k_0 为溶液无限稀释时($I=0$)的速度常数;Z_A、Z_B 为药物所带电荷;I 为离子强度。

从式可以看出,对于相同电荷离子间的反应,例如药物离子带负电,受 OH^- 的催化,加入盐使溶液离子强度增加,则反应速度增加。对于不同电荷离子间的反应,如药物离子带负电,受 H^+ 的催化,溶液离子强度增加,则反应速度降低。

4.金属离子对降解速率的影响

处方中加入的或原辅料中带入的金属离子,特别是重金属离子,对药物的稳定性有较大的影响。由于药物的自氧化反应往往属于自由基反应或自由基链反应。金属离子对自由基形成、链反应的形成及扩展均有催化作用。

催化自氧化的金属离子有铜离子、铁离子、钴离子和锰离子等。例如铜离子在 0.06×10^{-6} 时仍然对维生素 C、肾上腺素的自氧化有催化作用,从而导致其注射液颜色变深。

为了消除金属离子对药物自氧化反应的催化作用,应注意防止这些离子的引入。但是,微量的金属离子往往很难避免,如原辅料可能带入,生产设备也可能带入。必要时可以加入掩蔽剂(螯合剂)络合金属离子,降低游离的金属离子在溶液中的浓度和活性,增加药物的稳定性。添加的螯合剂应该人体相容性好,即本身生理惰性,对人体无毒。常用的有依地酸二钠和依地酸钙钠,后者适合 pH<7 的注射剂,可以防止依地酸二钠因络合血钙而导致的血钙下降,同时确保螯合剂又能与重金属离子络合。

5.辅料的影响

处方中的基质及赋形剂等辅料对处方的稳定性也将产生影响,例如硬脂酸镁是一种常用的润滑剂,与阿司匹林共存时可加速阿司匹林的水解。其原因是,硬脂酸镁能与阿司匹林形成相应的乙酰水杨酸镁,溶解度增加,同时,硬脂酸镁具弱碱性而有催化作用。有研究表明阿司匹林单独的水解机制不同于阿司匹林和硬脂酸镁共存时的水解。所以在制备阿司匹林片时,因为考虑到主药的稳定性,故而选用滑石粉或硬脂酸而不用硬脂酸镁。又如糖类特别是乳糖、甘露醇可以和伯胺药物发生 Milard 反应。

由于药物在固体制剂中的降解很复杂,特别是在含有填充剂、润滑剂及黏合剂的片剂、胶囊剂中,很难对其中辅料的作用作出很肯定的解释。一般而言,辅料对药物稳定性产生影响的机制主要有以下几种:①起表面催化作用;②改变了液层中的 pH;③直接与药物产生相互作用。

这些作用机制又与药物及辅料性质、结晶性和处方中的水分有关。不仅药物的含水量会对固体制剂的稳定性有影响,辅料的吸湿性及结合水的能力对固体制剂稳定性也会产生较大的影响。如卡托普利本身对热和湿都很稳定,而一些辅料会使之迅速氧化。研究发现,虽然淀粉比微晶纤维素、乳糖的吸湿性大,但使卡托普利的降解量却小于后两者,这可能与辅料和水的结合强度有关。Carstensen 指出,固体药物的降解受湿度影响,但是任何一种物质在含有水分低于某一数值下,水分对药物的降解无影响,并将该值命名为临界含水量,高于此含水量药物可发生明显降解。例如,使用不同含水量的微晶纤维素对维生素 B_1 的稳定性进行研究,发现含水量达到一定值后,水能加速维生素 B_1 的降解。

表 2-3 列出了一些常见药用辅料在室温下的平衡吸湿量,通过选择含湿量较低的辅料,特别是对于一些吸湿性大的药物,可以增加药物的稳定性。

表 2-3 常见药用辅料在室温下的平衡吸湿量

辅料	25 ℃时不同相对湿度下的平衡吸湿量/%		
	33%(RH)	75%(RH)	100%(RH)
无水磷酸二钙(USP)	<0.1	<0.1	7.0
乳糖 TSP,喷雾干燥品	0.5	1.0	21.5
硬脂酸镁	3.1	3.5	
纤维素,微晶纤维素(NF)	3.7	8.1	
聚乙二醇 3350,(NF)	<0.3	2.0	62.2
预胶化淀粉,(NF)	7.8	14.7	36.4
玉米淀粉	8.0	14.4	16.5
聚维酮(USP)	12.2	27.8	

辅料及药物的几何形状对其稳定性也有影响。如有些研究表明,降低药物及辅料粒径,能减小降解速度。而在其他一些研究中,结果却完全不同。所以不能用简单的方法对固体药物的稳定性加以解释。

辅料会引起固体制剂液相中 pH 的变化,因此可能加速药物的分解,另一方面,也可为药物提供一个合适的 pH 环境,从而使药物的稳定性增加。有研究通过测定处方浆液的 pH 来估计其是否利于药物的稳定性。例如,实验证明二乙基三戊酮盐酸盐在其处方浆液 pH 为 2.4～3.5 的处方中稳定,而在处方浆液为 pH>4 的处方中不稳定。

表面活性剂在制剂中是一类常用的辅料。一些易水解的药物加入表面活性剂,可使其稳定性增加,这是因为表面活性剂可在溶液中形成胶束,形成了一种屏障,防止了一些催化基团,如 OH^-、H^+ 的进攻。但有时表面活性剂的加入也会使稳定性下降,如聚山梨酯-80 使维生素 D_3 的稳定性下降。

(二)非处方因素

除了制剂的处方因素外,外界因素与制剂的化学稳定性也有密切的关系,如温度、光线、空气、湿度等。而且这些非处方因素也是药品管理部门用于考察药品稳定性的主要条件。制剂在温度、光照、空气湿度条件下的稳定性,将决定药物制剂的储运条件和包装条件,同时也是确定药物有效期的重要依据。

1.温度对制剂稳定性的影响

温度是外界环境中影响制剂稳定性的重要因素之一,对水解、氧化等反应影响较大,而对光解反应影响较小。一般来说,温度升高,药物的降解速度增加。温度对降解速度的影响可以用van'tHof 规则及 Arhenius 指数定律来说明,这在前面已有叙述。

在制剂的制备过程中应特别注意一些需升高温度的工艺对药物稳定性的影响,如灭菌、加热溶解、干燥,特别是生物制品,对热非常敏感。可以通过降低温度、缩短受热时间,采用冷冻干燥、无菌操作等工艺,避免或减少温度对药物稳定性的不良影响。必要时应对制剂提出低温保存的要求,以确保其安全、有效。

升高温度可以加速药物降解,但冷冻条件也有可能发生双分子反应导致的药物降解。其原因是冷冻结冰的同时,非冰区域药物的浓度增加,加大了降解反应的可能性。例如对羟基苯甲乙酯、丙酯的降解反应在－14～－4 ℃加速,但有时有些反应具有最大值,例如阿莫西林钠盐在－6 ℃的降解速度大于在－4 ℃和更低冷冻温度下的降解速度(图 2-3)。

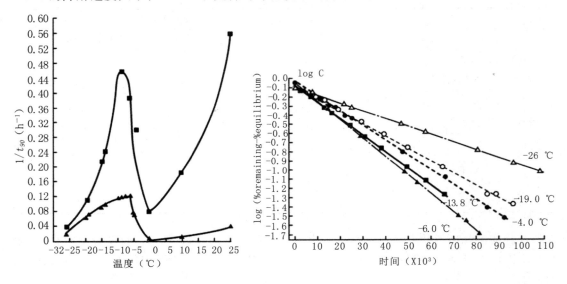

图 2-3　冷冻对药物降解速度的影响
左图:对羟基苯甲乙酯(上)、丙酯(下)的降解;右图:阿莫西林钠的水解

2.光的影响

光是一种辐射能,辐射能量的单位是光子,光子的能量与波长成反比,光线波长越短,能量越大,因此紫外线更易激发化学反应。对光敏感的药物很常见,如二氢吡啶类钙通道阻滞剂,会因光照而产生光解反应。这类药物在生产中应避光操作,对于固体制剂可以采用合适的避光措施,如硝苯地平片采用包黄色薄膜衣避光,或采用深红色胶囊装填,同时,应包装于棕色瓶中,贮运过程中应避光。

光线对药物的自氧化反应的催化作用类似于重金属离子的催化作用,能促使或导致自由基的形成,从而形成自由基链反应,也能促使自由基链反应产物过氧化物的分解。例如,氯丙嗪水溶液的自氧化与光照有关,避光放置时,氯丙嗪注射液的稳定性较好,而遇光则分解很快。

光线对药物稳定性的影响有两方面,即波长和光强度。药物往往在一定的波长下易于降解,例如,硝苯地平在 420 nm 下有最大降解速度(图 2-4)。在一定的波长下,药物的降解往往随光强的增加而增加,例如,硝普钠的降解速度随光强度的增加而加快。

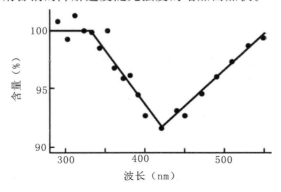

图 2-4 硝苯地平片的含量随光波长的变化

3.湿度和水分的影响

湿度和水分对固体药物的影响非常重要,水是化学反应的媒介。水进入固体制剂后,在表面形成液膜,分解反应在此发生。例如微量的水能加速阿司匹林、青霉素钠盐和氨苄西林的分解。降解反应的速度与环境的相对湿度成正比。

药物的含水量与环境湿度有一定的关系。药物对湿度的敏感性取决于其临界相对湿度(高于此湿度药物明显吸潮),化合物的临界相对湿度越低,对湿度越敏感。所以对于一些化学稳定性差的药物,易水解的药物,如口服头孢类抗生素、头孢氨苄等,应该在处方中避免使用吸湿性辅料,在加工中尽量不使用水,必要时还应该对加工环境中的相对湿度进行控制。包装可选用铝塑包装等密封性好的材料,以增加药物制剂的稳定性。

4.空气(氧气)的影响

空气中的氧气常常是药物制剂不稳定的重要原因。特别是对于一些易氧化的药物,氧气会加速药物的氧化降解。空气可存在于药物容器的空间、溶解在药物的溶剂中或吸附在固体药物制剂的表面,从而影响药物的稳定性。氧气的存在是药物自氧化的必需条件,氧的分压对药物的自氧化速率有较大的影响,如肾上腺素的耗氧量、氧化速度随氧气的浓度增大而增大,因此,应该尽量去除溶液中的氧气、制剂及其包装中的氧气,以提高具有自氧化性的药物的稳定性。

消除氧气对液体制剂稳定性影响的一个重要办法是充入惰性气体,例如通入 CO_2、N_2,其中前者具有水溶性高的特点,有利于去除溶液中的氧气。但是,二氧化碳溶于水中形成碳酸,会导致溶液的 pH 发生变化,不利于易水解的药物,而氮气水溶性小,对溶液的酸碱性影响小,适用于易水解的药物。

(冯 兰)

第二节 物理稳定性

一、辅料的物理变化与相互作用

在栓剂中普遍应用脂肪酸脂作为基质,而这类基质出现晶型转化影响制剂的应用也是很典型的例子。可可豆脂存在 α、β、γ 三种晶型,而只有 β 晶型最适合在体温 37 ℃ 左右发生软化熔融,从而与体液混合,但在贮运条件或生产条件不当时,可能得到另外两种晶型,软化温度降低或升高,影响制剂外观或药物的释放。

在片剂或胶囊剂中,虽然要求赋形剂等不得与药物发生相互作用,但是,事实上许多辅料会影响固体制剂的化学、物理稳定性。例如苯基保泰松片剂的填充剂为乳糖和微晶纤维素时,40 ℃、相对湿度 90％ 放置 14 周后,溶出速度明显降低。差热扫描结果显示:在 220 ℃ 下出现一个区别于药物和乳糖的吸热峰,提示药物与辅料发生了相互作用。通常,如乳糖、甘露糖制得的固体制剂易受高温、高湿的影响使其溶出度发生变化,而磷酸钙、纤维素类则变化小。

制剂中黏合剂与崩解剂的作用相反,前者为了增加物料的黏性,增加可压性,后者为了促进制剂的崩解,使制剂崩解成小颗粒,提高表面积,增加溶出速度。黏合剂对溶出速度的影响首先取决于处方中黏合剂的种类、性质、用量、储藏条件。含有高浓度黏合剂的制剂,暴露于高湿度下,一经干燥则易变为坚硬的片剂,降低溶出速度。当制剂中含有易胶化的物料时,在水中易形成一层黏胶屏障,阻碍药物的溶出。

二、工艺因素的影响

理论上,应用特定的工艺及确定的工艺参数制备得到的制剂,其溶出度或释放度可以控制在一定范围内。但是在具体生产过程中,有时需要根据原辅料的性质、生产批量等对工艺参数进行适当的调整,从而影响制剂的溶出度(释放度)稳定性,特别是缓控释制剂。

为了控释的目的或增加制剂的化学稳定性或使外观改善,固体制剂(例如片剂、微丸等)往往要采用聚合物、蜡及其他材料包衣。在生产和贮藏过程中,湿度、热可能会导致包衣的性质发生改变,如皱皮,更为严重的是导致溶出速度的改变,这对于控释制剂是非常危险的。在以纤维素类衍生物(甲基纤维素、CAP、羟丙甲基纤维素等)为包衣材料的制剂中,包衣膜受湿度、热的影响会发生被称之为"热胶化"的现象,导致溶出速度(释放速度)下降。例如,维生素 C 的甲基纤维素薄膜衣片,在高热、高湿度下放置一段时间后,溶出速度发生较大的变化。

一些采用高分子材料包衣的调释制剂在包衣结束后需要经过一个包衣膜老化的过程,包衣条件、包衣速度及包衣后的干燥条件如温度是影响包衣老化时间及老化程度的重要因素,不同条件包衣及老化后,刚结束时与放置一定时间后测得的释放度的差异可能会很不一致。特别是采用水性包衣液包衣时,工艺对制剂的释放度稳定性影响很大。有些制成水性包衣液的高分子材料往往具有较高的玻璃化温度,加入增塑剂可以降低其成膜温度,使之容易成膜。成膜过程中,包衣液中的聚合物胶粒虽然相互合并,但是聚合物链的链运动并未终止,随着时间的进行仍然将进一步相互组合直到完全,从而导致随时间的延长,制剂的释放度发生变化。因此,采用水性包衣液包衣时,为了提高制剂的溶出度(释放度)在贮放时的稳定性,需要经过一个升温老化膜的过程。该时间因包衣工艺及干燥温度不同可能是几分钟、几天甚至更长,而且与药物性质、衣膜处方、原辅料的比例等有很大关系。当然,有机溶剂包衣液包衣同样也要老化,只是条件可以稍低,这主要是在溶液中聚合物的状态与在胶粒中的状态不同。

以蜡类或脂肪酸脂类材料为主的骨架型缓控释制剂的一个很大缺点是,其释放度稳定性差,其原因是这类辅料往往将经过一个晶型转化的过程,从而导致制剂的释放度随时间而发生变化。因此,在选择蜡类作为骨架材料时,一定要考虑材料是否有多晶型,在生产及贮存条件下是否会发生晶型转化及转化的速度。

糖衣片在高湿度、高温条件下,包衣的糖溶解,放回室温条件糖析出,使片剂变硬,降低溶出速度。有人研究了数种品牌的布洛芬糖衣片、薄膜衣片在 37 ℃、RH75％下放置 4 周的溶出速度的变化,结果表明:糖衣片的溶出速度均显著下降,片间差异明显增大,而薄膜衣片变化较小。

三、包装的影响

空心胶囊是胶囊剂的重要组成部分,但也可以看成是一种特殊的包装,广泛应用装填药粉、微丸、半固体制剂甚至液体,胶囊壳的崩解或溶蚀稳定性首先受胶囊壳的含水量影响。明胶是常用的制备空心胶囊的材料,在 35 ℃左右溶于水。在相对湿度 40％～60％时,胶囊壳中的含水量为 13.6％～16.0％。含水量在 12％～18％,胶囊壳的完整性较好,而低于 12％胶囊壳变脆,高于 18％则软化,导致内容物聚结成团,不易崩解,降低溶出速度。防止胶囊壳和内容物间发生水分迁移的一个简单办法是在装填胶囊内容物前,分别将胶囊壳和内容物置于相对湿度 35％～60％的环境中饱和一段时间。例如,头孢类抗生素和青霉素类抗生素的胶囊剂易于吸湿,内容物成团,溶出度下降,制备胶囊时,采用这种办法可以克服。

明胶在放置时可能发生交联,反应可能来自明胶本身,导致溶凸速度下降。这种情况往往由于胶囊壳生产厂家对明胶原料的选择及处方欠佳所致。

防止硬胶囊的溶出速度随储藏时间的延长而下降的有效办法之一是在处方中加入高效崩解剂(如羧甲基淀粉钠、交联 PVP 等)。罗红霉素胶囊由于储藏过程中内容物易吸湿而成团,75％相对湿度下放置 3 个月后,45 分钟溶出度由初始的 80％下降至 25％,而加入羧甲基淀粉钠后溶出度稳定性大大增加。

(冯 兰)

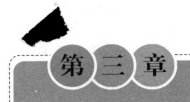

第三章

抗感染用药

第一节 抗 病 毒 药

病毒是病原微生物中最小的一种,体积微小,结构简单,其核心是核酸,外壳是蛋白质,不具有细胞结构。大多数病毒缺乏酶系统,不能独立自营生活,必须依靠宿主的酶系统才能使其本身繁殖(复制),具有遗传性和变异性。病毒的种类繁多,约 60% 流行性传染病是由病毒感染引起的,常见的有流行性感冒、普通感冒、麻疹、腮腺炎、小儿麻痹症、传染性肝炎和疱疹性角膜炎等。20 世纪 80 年代,医学家发现的人免疫缺陷病毒(HIV)所致艾滋病是危害性极大、死亡率很高的传染病。此外,病毒与肿瘤、某些心脏病、先天性畸形等也有一定关系。

抗病毒药在某种意义上说只是病毒抑制剂,不能直接杀灭病毒和破坏病毒体,否则也会损伤宿主细胞。抗病毒药的作用在于抑制病毒的繁殖,使宿主免疫系统抵御病毒侵袭,修复被破坏的组织,或者缓和病情使之不出现临床症状。目前,抗病毒药物研究的重点主要是针对人免疫缺陷病毒、疱疹病毒、流感病毒、乙肝病毒、丙肝病毒、呼吸道病毒和胃肠道病毒的抑制作用,增强机体抵御病毒感染的免疫调节剂和预防疫苗等。

抗病毒药物主要是按结构、抗病毒谱和作用分类。抗病毒药物按结构可分为核苷类药物、三环胺类药物、焦磷酸类药物、蛋白酶抑制剂、反义寡核苷酸及其他类药物。按作用(抗病毒谱)药物可分为广谱抗病毒药物、抗反转录酶病毒药物、抗巨细胞病毒药物、抗疱疹病毒药物、抗流感及呼吸道病毒药物及抗肝炎病毒药物等。其中,抗人类免疫缺陷病毒药物有核苷类反转录酶抑制剂、非核苷类反转录酶抑制剂、蛋白酶抑制剂、细胞进入抑制剂以及免疫调节药;抗肝炎病毒药物包括生物类药物、核苷类药物和免疫调节药等。抗流感病毒药物有 M_2 离子通道蛋白抑制剂及神经氨酸酶抑制剂。另外,有一些中草药,如金银花、板蓝根、大青叶、连翘、菊花、薄荷、芙蓉叶、白芍、黄连、黄芩、牛蒡子、丁香叶、大黄和茵陈等对某些病毒有抑制作用,对病毒引起的上呼吸道感染有治疗作用。

一、阿昔洛韦

本品为化学合成的一种抗病毒药,其钠盐供注射用。

其他名称:无环鸟苷、克毒星、Acyciovir 和 ZOVIRAX。

ATC 编码:J05AB01。

(一)性状

本品为白色结晶性粉末,微溶于水(2.5 mg/mL)。其钠盐易溶于水(<1∶100),5%溶液的 pH 为 11,pH 降低时可析出沉淀。在体内转化为三磷酸化合物,干扰单纯疱疹病毒 DNA 聚合酶的作用,抑制病毒 DNA 的复制。对细胞的 α-DNA 聚合酶也有抑制作用,但程度较轻。

(二)药理学

口服吸收率低(约 15%)。按 5 mg/kg 和 10 mg/kg 静脉滴注 1 小时后,平均稳态血浆药物浓度分别为 9.8 μg/mL 和 20.7 μg/mL,经 7 小时后谷浓度分别为 0.7 μg/mL 和 2.3 μg/mL。1 岁以上儿童,用量为 250 mg/m^2 者其血浆药物浓度变化与成人 5 mg/kg 用量者相近,而用量为 500 mg/m^2 者与成人 10 mg/kg 用量者相近。新生儿(3 月龄以下),每 8 小时静脉滴注 10 mg/kg,每次滴注持续 1 小时,其稳态峰浓度为 13.8 μg/mL,而谷浓度则为 2.3 μg/mL。脑脊液中药物浓度可达血浆浓度的 50%。大部分体内药物以原形自尿排泄,尿中尚有占总量 14% 的代谢物。部分药物随粪排出。正常人的 $t_{1/2}$ 为 2.5 小时;肌酐清除率每分钟 15~50 mL/1.73 m^2 者 $t_{1/2}$ 为 3.5 小时,无尿者可延长到 19.5 小时。

(三)适应证

本品用于防治单纯疱疹病毒 HSV-1 和 HSV-2 的皮肤或黏膜感染,还可用于带状疱疹病毒感染。

(四)用法和用量

口服:1 次 200 mg,每 4 小时 1 次或每天 1 g,分次给予。疗程根据病情不同,短则几天,长者可达半年。肾功能不全者酌情减量。

静脉滴注:1 次用量 5 mg/kg,加入输液中,滴注时间为 1 小时,每 8 小时 1 次,连续 7 天。12 岁以下儿童 1 次按 250 mg/m^2 用量给予。急性或慢性肾功能不全者不宜用本品静脉滴注,因为滴速过快时可引起肾衰竭。

国内治疗乙型肝炎的用法为 1 次滴注 7.5 mg/kg,每天 2 次,溶于适量输液,维持滴注时间约 2 小时,连续应用 10~30 天。

治疗生殖器疱疹,1 次 0.2 g,每天 4 次,连用 5~10 天。

(五)不良反应

不良反应有一时性血清肌酐升高、皮疹和荨麻疹,尚有出血,红细胞、白细胞和血小板计数减少,出汗、血尿、低血压、头痛和恶心等,肝功能异常、黄疸和肝炎等。静脉给药者可见静脉炎。阿昔洛韦可引起急性肾衰竭。肾损害患者接受阿昔洛韦治疗时,可造成死亡。

(六)禁忌证

对本品过敏者禁用。

(七)注意

(1)肝、肾功能不全者,脱水者,精神异常者慎用。

(2)对疱疹病毒性脑炎及新生儿疱疹的疗效尚未能肯定。

(3)注射给药,只能缓慢滴注(持续 1~2 小时),不可快速推注,不可用于肌内注射和皮下注射。

(4)应用阿昔洛韦治疗,应摄入充足的水,防止药物沉积于肾小管内。

（八）药物相互作用

（1）与膦甲酸钠联用，能增强本药对 HSV 感染的抑制作用。

（2）与更昔洛韦、膦甲酸和干扰素合用，具有协同或相加作用。

（3）与齐多夫定合用，可引起肾毒性，表现为深度昏迷和疲劳。

（4）并用丙磺舒可使本品的排泄减慢，半衰期延长，体内药物量蓄积。

（5）与肾毒性药物合用可加重肾毒性，特别是肾功能不全者更易发生。

（九）制剂

胶囊剂：每粒 200 mg。注射用阿昔洛韦（冻干制剂）：每瓶 500 mg（标示量，含钠盐 549 mg，折合纯品 500 mg）。滴眼液：0.1％。眼膏：3％。霜膏剂：5％。

（十）贮法

密闭，干燥凉暗处保存。

二、更昔洛韦

其他名称：丙氧鸟苷、丽科伟、赛美维、ClTO VIRAX、CYM EVENE。

ATC 编码：J05AB06。

（一）性状

本品为白色至类白色结晶性粉末，水中溶解度 2.6 mg/mL。其钠盐溶解度＞50 mg/mL，溶液呈强碱性。

（二）药理学

本品进入细胞后由病毒的激酶诱导生成三磷酸化物，竞争性抑制病毒的 DNA 聚合酶而终止病毒 DNA 链增长。

口服生物利用度约为 5％，食后服用可增至 6％～9％。日剂量 3 g（3 次分服），24 小时的 AUC 为 $(15.4\pm4.3)(\mu g \cdot h)/mL$；$C_{max}$ 为 $(1.18\pm0.36)\mu g/mL$。5 mg/kg 静脉滴注 1 小时，即时 AUC 达 $22.1(\mu g \cdot h)/mL$；C_{max} 达 8.27 $\mu g/mL$。体内稳态分布容积为 $(0.74\pm0.15)L/kg$，脑脊液浓度为血浆浓度的 24％～70％。口服标记药物有 86％±3％在粪便中和 5％在尿液中回收。$t_{1/2}$：静脉滴注（3.5±0.9）小时；口服给药（4.8±0.9）小时；肾功能不全者半衰期明显延长。

（三）适应证

本品适用于巨细胞病毒感染的治疗和预防，也可适用于单纯疱疹病毒感染。

（四）用法和用量

1.诱导治疗

静脉滴注 5 mg/kg（历时至少 1 小时），每 12 小时 1 次，连用 14～21 天（预防用药则为 7～14 天）。

2.维持治疗

静脉滴注，5 mg/kg，每天 1 次，每周用药 7 天；或 6 mg/kg，每天 1 次，每周用药 5 天。口服，每次 1 g，每天 3 次，与食物同服，可根据病情选择用其中之一。

3.输液配制

将 500 mg 药物（钠盐）加 10 mL 注射用水，振摇使其溶解，液体应澄明无色，此溶液在室温时稳定 12 小时，切勿冷藏。进一步可用 0.9％氯化钠、5％葡萄糖、林格或乳酸钠林格等输液稀释至含药量低于 10 mg/mL，供静脉滴注 1 小时。主要不良反应是血常规变化，表现为白细胞数下降(粒细胞减少)、血小板数减少,用药全程每周测血常规 1 次。其他不良反应尚有发热、腹痛、腹泻、恶心、呕吐、厌食、稀便、瘙痒、出汗、视觉变化和继发感染等。

(五)不良反应

对本药和阿昔洛韦过敏者禁用。严重中性粒细胞或血小板计数减少者禁用。

(六)禁忌证

(1)儿童、妊娠期妇女及哺乳期妇女使用应权衡利弊。

(2)不可肌内注射,不能快速给药或静脉推注。

(3)用药期间定期监测血常规。

(七)药物相互作用

(1)与齐多夫定或去羟肌苷联合应用,本品 AUC 减少而上述两药的 AUC 则增大。

(2)与丙磺舒联用,本品的肾清除量明显减少。

(3)本品不宜与亚胺培南/西司他汀联用。与有可能抑制骨髓的药物联用可增大本品的毒性。

(八)制剂

胶囊剂:每粒 250 mg。注射剂(冻干粉针):每瓶 500 mg。

(九)贮法

避光、密闭,干燥处保存。

三、伐昔洛韦

其他名称:万乃洛韦、明竹欣、VALTREX 和 ZELITREX。

ATC 编码:J05AB11。

(一)性状

本品为白色或类白色粉末,水中溶解度为 174 mg/mL(25 ℃)。

(二)药理学

本品为阿昔洛韦与 L-缬氨酸所成的酯,口服后迅速吸收并在体内几乎完全水解释出阿昔洛韦而起抗单纯疱疹病毒 HSV-1 和 HSV-2 和水痘-带状疱疹病毒(VZV)的作用。口服本品 1 g 在体内的生物利用度以阿昔洛韦计为 54.5%±9.1%。其吸收不受食物影响。健康者口服 1 g,C_{max} 为(5.65±2.37)μg/mL,AUC 为(19.52±6.04)(μg・h)/mL。本品在体内的蛋白结合率为 13.5%～17.9%,在体内不蓄积,其标记化合物经 96 小时在尿液和粪便中分别回收 45.60% 和 47.12%,$t_{1/2}$ 为 2.5～3.3 小时。

(三)适应证

本品主要应用于治疗带状疱疹,也用于治疗 HSV-1 和 HSV-2 感染。

(四)用法和用量

口服,成人,每天 0.6 g,分 2 次服,疗程 7～10 天。

(五)不良反应

不良反应与阿昔洛韦类同,但较轻。

(六)禁忌证

对本药和阿昔洛韦过敏者、妊娠期妇女禁用。

（七）注意

（1）儿童慎用，2岁以下儿童不宜用本品。

（2）脱水、免疫缺陷者慎用。

（3）服药期间宜多饮水，防止阿昔洛韦在肾小管内沉淀。

（八）制剂

片剂：每片200 mg；300 mg。

（九）贮法

密封，干燥处保存。

四、泛昔洛韦

其他名称：凡乐、罗汀、诺克和Famvir。

ATC编码：J05AB09。

（一）性状

本品为白色薄膜衣片，除去薄膜衣片后显白色。

（二）药理学

本品在体内迅速转化为有抗病毒活性的化合物喷昔洛韦，后者对Ⅰ型单纯疱疹病毒（HSV-1）、Ⅱ型单纯疱疹病毒（HSV-2）以及水痘带状疱疹病毒（VZV）有抑制作用。在细胞培养研究中，喷昔洛韦对下述病毒的抑制作用强弱次序为HSV-1、HSV-2和VZV。口服在肠壁吸收后迅速去乙酰化和氧化为有活性的喷昔洛韦。生物利用度为75%～77%。口服本品0.5 g后，得到的喷昔洛韦的峰浓度（C_{max}）为3.3 mg/L，达峰时间为0.9小时，AUC为8.6（mg·h）/L，血消除半衰期（$t_{1/2}$）为2.3小时。喷昔洛韦的血浆蛋白结合率小于20%。全血/血浆分配比率接近于1。本品口服后在体内经由醛类氧化酶催化为喷昔洛韦而发生作用，失去活性的代谢物有6-去氧喷昔洛韦、单乙酰喷昔洛韦和6-去氧乙酰喷昔洛韦等，每种都少于服用量的0.5%，血或尿中几乎检测不到泛昔洛韦，主要以喷昔洛韦和6-去氧喷昔洛韦形式经肾脏排出。

（三）适应证

带状疱疹和原发性生殖器疱疹。

（四）用法和用量

口服，成人1次0.25 g，每8小时1次。治疗带状疱疹的疗程为7天，治疗原发性生殖器疱疹的疗程为5天。

（五）不良反应

常见不良反应是头痛和恶心，神经系统有头晕、失眠、嗜睡和感觉异常等。消化系统常见腹泻、腹痛、消化不良、厌食、呕吐、便秘和胀气等。全身反应有疲劳、疼痛、发热和寒战等。其他反应有皮疹、皮肤瘙痒、鼻窦炎和咽炎等。

（六）禁忌证

对本品及喷昔洛韦过敏者禁用。

（七）注意

（1）一般不推荐妊娠期妇女、哺乳期妇女使用本品。儿童使用泛昔洛韦的安全性与疗效尚待确定。

（2）肾功能不全患者应注意调整用法与用量。

（3）食物对生物利用度无明显影响。

（八）药物相互作用

（1）本品与丙磺舒或其他由肾小管主动排泄的药物合用时，可能导致血浆中喷昔洛韦浓度升高。

（2）与其他由醛类氧化酶催化代谢的药物可能发生相互作用。

（九）制剂

片剂：每片 125 mg、250 mg、500 mg。

（十）贮法

避光密封，干燥处保存。

五、奥司他韦

其他名称：奥塞米韦、达菲、特敏福和 TAMIFLU。

ATC 编码：J05AH02。

（一）药理学

本品在体内转化为对流感病毒神经氨酸酶具有抑制作用的代谢物，有效地抑制病毒颗粒释放，阻抑甲、乙型流感病毒的传播。

口服后在体内大部分转化为有效活性物，可进入气管、肺泡、鼻黏膜及中耳等部位，并由尿液排泄，少于 20% 的药物由粪便排泄，$t_{1/2}$ 为 6～10 小时。

（二）适应证

本品适用于成人和 1 岁及 1 岁以上儿童的甲型和乙型流感治疗（磷酸奥司他韦能够有效治疗甲型和乙型流感，但是乙型流感的临床应用数据尚不多），用于成人和 13 岁及 13 岁以上青少年的甲型和乙型流感的预防。

（三）用法和用量

成人推荐量，每次 75 mg，每天 2 次，共 5 天。

肾功能不全者：肌酐清除率＜30 mL/min 者每天 75 mg，共 5 天；肌酐清除率＜10 mL/min 者尚无研究资料，应用应十分慎重。

（四）不良反应

主要不良反应有呕吐、恶心、失眠、头痛和腹痛，尚有腹泻、头晕、疲乏、鼻塞、咽痛和咳嗽。偶见血尿、嗜酸性粒细胞增多、白细胞计数降低、皮炎、皮疹及血管性水肿等。

（五）禁忌证

对本药过敏者禁用。

（六）注意

（1）妊娠期妇女和哺乳期妇女应用的安全尚未肯定，一般不推荐应用。儿童用量未确定。

（2）在使用该药物治疗期间，应对患者的自我伤害和谵妄事件等异常行为进行密切监测。

（3）1 岁以下儿童使用奥司他韦的效益要大于风险。流感大流行期间，1 岁以下儿童使用奥司他韦的推荐剂量为 2～3 mg/kg。

（七）药物相互作用

在使用减毒活流感疫苗两周内不应服用本品，在服用磷酸奥司他韦后 48 小时内不应使用减毒活流感疫苗。

（八）制剂

胶囊剂：每粒 75 mg（以游离碱计）。

六、扎那米韦

其他名称：依乐韦、乐感清和 Relenza。

ATC 编码：J05AH01。

（一）性状

本品为白色或灰白色粉末，20 ℃时水中的溶解度约为 18 mg/mL。

（二）药理学

扎那米韦是一种唾液酸衍生物，能抑制流感病毒的神经氨酸苷酶，影响病毒颗粒的聚集和释放。该药能有效抑制 A 型和 B 型流感病毒的复制。

口腔吸入本品 10 mg 后，1～2 小时内 4%～17% 的药物被全身吸收，药物峰浓度范围 17～142 ng/mL，药时曲线下面积为 111～1 364 ng/(mL·h)。本品的血浆蛋白结合率低于 10%。药物以原形在 24 小时内由肾排出，尚未检测到其代谢物。血清半衰期为 2.5～5.1 小时不等。总消除率为 2.5～10.9 L/h。

（三）适应证

用于治疗流感病毒感染以及季节性预防社区内 A 和 B 型流感。

（四）用法和用量

成年和 12 岁以上的青少年，每天 2 次，间隔约 12 小时。每天 10 mg，分 2 次吸入，一次 5 mg，经口吸入给药。连用 5 天。随后数天 2 次的服药时间应尽可能保持一致，剂量间隔 12 小时。季节性预防社区内 A 和 B 型流感：成人 10 mg，每天 1 次，连用 28 天，在流感爆发 5 天内开始治疗。

（五）不良反应

不良反应鼻部症状、头痛、头晕、胃肠功能紊乱、咳嗽、感染、皮疹和支气管炎。罕见变态反应、心律不齐、支气管痉挛、呼吸困难、面部水肿、惊厥和昏厥。过敏样反应包括口咽部水肿、严重皮疹和变态反应。如果发生或怀疑发生变态反应，应停用扎那米韦，并采取相应的治疗。

（六）禁忌证

对本药过敏者禁用。

（七）注意

(1)妊娠期妇女和哺乳妇慎用。儿童用量未确定。

(2)慢性呼吸系统疾病患者用药后发生支气管痉挛的风险较高。哮喘/COPD 患者应给予速效性支气管扩张剂。避免用于严重哮喘患者。在使用本药前先吸入支气管扩张剂。如果出现支气管痉挛或呼吸功能减退，应停药。

(3)有报道使用神经氨酸酶抑制剂(包括扎那米韦)的流感患者因发生谵妄和异常行为导致伤害，应密切监测。

（八）药物相互作用

吸入本药前 2 周内及后 48 小时内不要接种减毒活流感疫苗。

（九）制剂

扎那米韦吸入粉雾剂：每个泡囊含扎那米韦(5 mg)和乳糖(20 mg)的混合粉末。

（十）贮法

密闭,室温,干燥处保存。

七、阿巴卡韦

其他名称:硫酸阿波卡韦和 ZIAGEN。

ATC 编码:J05AF06。

(一)性状

常用其硫酸盐,为白色至类白色固体。溶解度约 77 mg/mL(23 ℃)。

(二)药理学

本品为核苷酸类抗反转录酶药物。在细胞内转化为有活性的三磷酸化合物而抑制反转录酶,对抗底物 dGTP,并掺入病毒 DNA,而使病毒的延长终止。

口服吸收迅速,片剂的绝对生物利用度约 83%。口服 300 mg,每天 2 次时,其血浆血药峰浓度为(3.00±0.89)μg/mL。食物对药物吸收影响不大。血浆蛋白结合率约 50%。表观分布容积为 0.86 L/kg。主要分布于血管外部位。主要由醇脱氢酶代谢为无活性的羧基化合物。对 P_{450} 无抑制作用。大部分由尿、少量由粪(16%)排泄。$t_{1/2}$ 为 1.5～2.0 小时。静脉注射后的消除率为每小时 0.8 L/kg。

(三)适应证

本品常与其他药物联合用于艾滋病治疗。

(四)用法和用量

与其他抗反转录酶药物合用。成人:一次 300 mg,每天 2 次。3 月龄至 16 岁儿童:1 次 8 mg/kg,每天 2 次。

(五)不良反应

不良反应可见变态反应,为多器官全身反应,表现为发热、皮肤瘙痒、乏力、恶心、呕吐、腹泻、腹痛或不适、昏睡、肌痛、关节痛、水肿、气短和感觉异常等,尚可检出淋巴结病、黏膜溃疡或皮疹。实验室检查可有氨基转移酶、肌酸磷酸激酶、肌酐升高和淋巴细胞减少。严重者也可伴有肝衰竭、肾衰竭和低血压,甚至死亡。

(六)禁忌证

对本药过敏者禁用。中、重度肝功能损害及终末期肾病患者避免使用。

(七)注意

(1)65 岁以上老年患者慎用。

(2)妊娠期妇女和哺乳期妇女需权衡利弊。

(八)药物相互作用

(1)与乙醇同用可致本品的 AUC 增加 41%、$t_{1/2}$ 延长 26%。

(2)与利巴韦林合用,可致乳酸性酸中毒。

(3)与大多数抗 HIV 药有协同作用。

(九)制剂

片剂:300 mg(以盐基计)。口服液:20 mg/mL。

八、阿糖腺苷

本品为嘌呤核苷,可自链霉菌 Streptomyces antibioticus 的培养液中提取或合成制备。国外产品为本品的混悬液,国内产品为本品的单磷酸酯溶液。

其他名称:Vira-A。

ATC 编码:J05AB03。

(一)性状

本品为白色结晶状粉末,极微溶解于水(0.45 mg/mL,25 ℃)。本品单磷酸酯的溶解度为 100 mg/mL。

(二)药理学

静脉滴注后,在体内迅速去氨成为阿拉伯糖次黄嘌呤,并迅速分布进入一些组织中。按 10 mg/kg 剂量缓慢静脉滴注给药,阿拉伯糖次黄嘌呤的血浆峰值为 3~6 μg/mL,阿糖腺苷则为 0.2~0.4 μg/mL。阿拉伯糖次黄嘌呤可透过脑膜,脑脊液与血浆中的浓度比为 1:3。每天用量 的 41%~53%,主要以阿拉伯糖次黄嘌呤的形式自尿排泄,母体化合物只有 1%~3%。肾功能 不全者,阿拉伯糖次黄嘌呤在体内蓄积,其血浆浓度可为正常人的几倍。阿拉伯糖次黄嘌呤的平均 $t_{1/2}$ 为 3.3 小时。

(三)适应证

有抗 HSV-1 和 HSV-2 作用,用以治疗单纯疱疹病毒性脑炎,也用于治疗免疫抑制患者的 带状疱疹和水痘感染。但对巨细胞病毒则无效。本品的单磷酸酯有抑制乙肝病毒复制的 作用。

(四)用法和用量

单纯疱疹病毒性脑炎:每天量为 15 mg/kg,按 200 mg 药物、500 mL 输液(预热至 35~ 40 ℃)的比率配液,作连续静脉滴注,疗程为 10 天。

带状疱疹:10 mg/kg,连用 5 天,用法同上。

(五)不良反应

消化道反应,如恶心、呕吐、厌食和腹泻等较常见。中枢系统反应,如震颤、眩晕、幻觉、共济 失调和精神变态等,偶见。尚有氨基转移酶升高、血胆红素升高、血红蛋白含量降低、血细胞比容 下降和白细胞计数减少等反应。用量超过规定时,出现的反应较严重。

(六)禁忌证

对本品过敏者、妊娠期妇女及哺乳期妇女禁用。

(七)注意

(1)肝、肾功能不全者慎用。

(2)大量液体伴随本品进入体内,应注意水、电解质平衡。

(3)配得的输液不可冷藏,以免析出结晶。

(4)本品不可静脉推注或快速滴注。美国已禁用本药的注射制剂。

(八)药物相互作用

(1)别嘌醇有黄嘌呤氧化酶抑制作用,使阿拉伯糖次黄嘌呤的消除减慢而蓄积,可致较严重 的神经系统毒性反应。

(2)与干扰素合用,可加重不良反应。

(九)制剂

注射液(混悬液):200 mg(1 mL);1 000 mg(5 mL)。加入输液中滴注用。

注射用单磷酸阿糖腺苷:每瓶 200 mg。

九、利巴韦林

其他名称:三氮唑核苷、病毒唑和 VIRAZOLE。

ATC 编码:J05AB04。

(一)性状

本品为白色结晶性粉末,无臭,无味,溶于水(142 mg/mL),微溶于乙醇、氯仿和乙醚等。

(二)药理学

本品为一种强的单磷酸肌苷(IMP)脱氢酶抑制剂,抑制 IMP,从而阻碍病毒核酸的合成。具广谱抗病毒性能,对多种病毒如呼吸道合胞病毒、流感病毒和单纯疱疹病毒等有抑制作用。对流感(由流感病毒 A 和 B 引起)、腺病毒肺炎、甲型肝炎、疱疹和麻疹等有防治作用,但临床评价不一。国内临床已证实,对流行性出血热有效,对早期患者疗效明显,有降低病死率,减轻肾损害,降低出血倾向,改善全身症状等作用。

(三)适应证

本品适用于呼吸道合胞病毒引起的病毒性肺炎与支气管炎,皮肤疱疹病毒感染。

(四)用法和用量

口服:每天 0.8～1.0 g,分 3～4 次服用。肌内注射或静脉滴注:每天 10～15 mg/kg,分 2 次。静脉滴注宜缓慢。

用于早期出血热,每天 1 g,加入输液 500～1 000 mL 中静脉滴注,连续应用 3～5 天。

滴鼻:用于防治流感,用 0.5％溶液(以等渗氯化钠溶液配制),每小时 1 次。

滴眼:治疗疱疹感染,浓度 0.1％,每天数次。

(五)不良反应

最主要的毒性是溶血性贫血,大剂量应用(包括滴鼻在内)可致心脏损害,对有呼吸道疾病者(慢性阻塞性肺病或哮喘者)可致呼吸困难、胸痛等。全身不良反应有疲倦、头痛、虚弱、乏力、胸痛、发热、寒战和流感症状等;神经系统症状有眩晕;消化系统症状有食欲减退,胃部不适、恶心、呕吐、轻度腹泻、便秘和消化不良等;肌肉骨骼系统症状有肌肉痛、关节痛;精神系统症状有失眠、情绪化、易激惹、抑郁、注意力障碍和神经质等;呼吸系统症状有呼吸困难、鼻炎等;皮肤附件系统出现脱发、皮疹和瘙痒等。另外,还观察到味觉异常、听力异常表现。

(六)禁忌证

对本品过敏者、妊娠期妇女禁用。禁用于有自身免疫性肝炎患者。

(七)注意

(1)活动性结核患者、严重或不稳定型心脏病不宜使用。

(2)严重贫血患者、肝肾功能异常者慎用。

(八)药物相互作用

(1)利巴韦林可抑制齐多夫定转变成活性型的磷酸齐多夫定,同用时有拮抗作用。

(2)与核苷类似物、去羟肌苷合用,可引发致命或非致命的乳酸生酸中毒。

(九)制剂

片剂:每片 50 mg;100 mg。颗粒剂:每袋 50 mg;100 mg。注射液:100 mg(1 mL);250 mg(2 mL)。

（十）贮法

避光、密闭保存。

十、齐多夫定

本品为 3'-叠氮-3'-去氧胸腺嘧啶，由人工合成制造。

其他名称：叠氮胸苷、Azidothymidine 和 AZT。

ATC 编码：J05AF01。

（一）性状

本品为白色或类白色结晶性粉末，无臭。

（二）药理学

其与病毒的 DNA 聚合酶结合，中止 DNA 链的增长，从而阻抑病毒的复制。对人的 α-DNA 聚合酶的影响小而不抑制人体细胞增殖。

口服吸收迅速。服用胶囊，经过首过代谢，生物利用度为 52%～75%。应用 2.5 mg/kg 静脉滴注 1 小时或口服 5 mg/kg 后，血药浓度可达 4～6 μmol/L（1.1～1.6 mg/L）；给药后 4 小时，脑脊液浓度可达血浆浓度的 50%～60%。V_d＝1.6 L/kg，蛋白结合率 34%～38%。本品主要在肝脏内葡萄糖醛酸化为非活性物 GAZT。口服 $t_{1/2}$ 为 1 小时，静脉滴注 $t_{1/2}$ 为 1.1 小时。约有 14% 药物通过肾小球滤过和肾小管主动渗透排泄入尿；代谢物有 74% 也由尿排出。

（三）适应证

本品可用于治疗获得性免疫缺陷综合征（AIDS）。患者有并发症（卡氏肺孢子虫病或其他感染）时尚需应用对症的其他药物联合治疗。

（四）用法和用量

成人常用量：1 次 200 mg，每 4 小时 1 次，按时间给药。有贫血的患者：可按 1 次 100 mg 给药。

（五）不良反应

本品有骨髓抑制作用，可引起意外感染、疾病痊愈延缓和牙龈出血等。可改变味觉，引起唇、舌肿胀和口腔溃疡。遇有发生喉痛、发热、寒战、皮肤灰白色、不正常出血、异常疲倦和衰弱等情况。肝功能不全者易引起毒性反应。

（六）禁忌证

对本品过敏者、中性粒细胞计数＜$0.75×10^9$/L 或血红蛋白含量＜7.5 g/dL 者禁用。

（七）注意

（1）骨髓抑制患者、有肝病危险因素者、肌病及肌炎患者长期使用本药时应慎用。

（2）在用药期间要进行定期血液检查。嘱咐患者在使用牙刷、牙签时要防止出血。叶酸和维生素 B_{12} 缺乏者更易引起血常规变化。

（3）进食高脂食物，可降低本药的口服生物利用度。

（八）药物相互作用

（1）对乙酰氨基酚、阿司匹林、苯二氮䓬类、西咪替丁、保泰松、吗啡和磺胺药等都抑制本品的葡萄糖醛酸化，而降低消除率，应避免联用。

（2）与阿昔洛韦（无环鸟苷）联用可引起神经系统毒性，如昏睡、疲劳等。

（3）丙磺舒抑制本品的葡萄糖醛酸化，并减少肾排泄，可引起中毒危险。

（九）制剂

胶囊剂：每粒 100 mg。

十一、拉米夫定

其他名称：贺普丁、雷米夫定、EPIVIR 和 HEPTOVIR。

ATC 编码：J05AF05。

（一）性状

本品为白色或类白色结晶，20 ℃时水中溶解度约 7%。

（二）药理学

本品可选择性地抑制 HBV 复制。其作用方式通过在肝细胞内转化为活性的拉米夫定三磷酸酯，竞争性地抑制 HBV-DNA 聚合酶，同时终止 DNA 链的延长，从而抑制病毒 DNA 的复制。

口服吸收迅速，1 小时血浆药物峰浓度可达 1.1～1.5 μg/mL；绝对生物利用度为 80%～85%，食物可延缓本品的吸收，但不影响生物利用度。体内分布广泛，V_d 为 1.3～1.5 L/kg，血浆蛋白结合率为 35%～50%，可通过血-脑屏障进入脑脊液。口服后 24 小时内，约 90% 以原形经肾排泄，5%～10% 被代谢为反式亚砜代谢产物并从尿中排出。消除半衰期为 5～7 小时，肾功能不全可影响本品的消除，肌酐清除率小于 30 mL/min 时应慎用。

（三）适应证

本品用于乙型肝炎病毒所致的慢性乙型肝炎，与其他抗反转录病毒药联用于治疗人类免疫缺陷病毒感染。

（四）用法和用量

成人：慢性乙型肝炎，每天 1 次，100 mg 口服；HIV 感染，推荐剂量一次 150 mg，每天 2 次，或 1 次 300 mg，每天 1 次。

（五）不良反应

常见的不良反应有上呼吸道感染样症状、头痛、恶心、身体不适、腹痛和腹泻、贫血、纯红细胞再生障碍及血小板计数减少。可出现重症肝炎、高血糖及关节痛、肌痛和皮肤变态反应等。

（六）禁忌证

对拉米夫定过敏者及妊娠期妇女禁用。

（七）注意

(1)哺乳期妇女慎用，严重肝大、乳酸性酸中毒者慎用。

(2)尚无针对 16 岁以下患者的疗效和安全性资料。

(3)肌酐清除率＜30 mL/min 的患者不宜使用。

(4)用药期间应定期做肝、肾功能检查及全血细胞计数。

（八）药物相互作用

(1)与齐多夫定合用，可使后者血药浓度增加 13%，血药峰浓度升高约 28%，但生物利用度无显著变化。

(2)不宜与扎西他滨合用，由于本药可抑制扎西他滨在细胞内的磷酸化。

（九）制剂

片剂：每片 100 mg；150 mg。

（十）贮法

避光、密闭，在 30 ℃以下干燥处保存。

（薛子成）

第二节 抗 真 菌 药

本节主要介绍治疗系统性真菌感染的药物，有多烯类（两性霉素 B 及其衍生物）、三唑类（如氟康唑、伊曲康唑和伏立康唑等）、嘧啶类（如氟胞嘧啶）及棘白菌素类（如卡泊芬净、米卡芬净）等。

多烯类：是临床上应用最早的抗真菌药物，主要是两性霉素 B 及类似物。其机制为通过与敏感真菌细胞膜上的固醇相结合，损伤细胞膜的通透性，导致细胞内重要物质，如钾离子、核苷酸和氨基酸等外漏，破坏细胞的正常代谢从而抑制其生长。该类药物的优点为抗真菌谱广、抗菌活性强，缺点为不良反应大，包括肾毒性、肝毒性及输液相关毒性等。剂型改造后脂质体包埋的两性霉素 B 通过肝脏摄取，缓慢释放入血液，避免了直接造成器官损害。目前，临床上应用的两性霉素 B 脂质复合体（ABLC，abelcet）、两性霉素 B 胆固醇复合体（ABCD、amphotec 和 amphocil）和两性霉素 B 脂质体。因分子大小、包埋颗粒等的不同，药物的药代动力学与生物活性有所不同。其中两性霉素 B 脂质体的直径小，药代动力学参数好，肝肾毒性小。

吡咯类：包括咪唑类和三唑类。本类药物作用机制为影响麦角甾醇合成，使真菌细胞膜合成受阻，影响真菌细胞膜的稳定性，导致真菌细胞破裂而死亡。其抗菌谱和抗菌活性差异较大，部分有抗曲霉菌活性。咪唑类包括酮康唑、克霉唑、咪康唑和益康唑等，因毒性较大，目前多为浅表真菌感染或皮肤黏膜念珠菌感染的局部用药。三唑类包括氟康唑、伊曲康唑和伏立康唑，均可用于治疗深部真菌感染。该类药物对肝肾功能有一定影响，部分患者可能会有视觉改变，表现为视敏度、视力范围或色觉异常。另外，该类药物通过肝脏 P_{450} 酶系统代谢，可能影响其他药物（如抗排异药物）的代谢，用于移植患者时应注意监测抗排异药物的血药浓度。另一方面，其血药浓度也容易受到其他药物的影响。

氟胞嘧啶（5-FC）：是目前临床比较常用的作用于核酸合成的抗真菌药物，其作用机制涉及干扰嘧啶的代谢、RNA 和 DNA 的合成以及蛋白质的合成等。临床上很少单独使用 5-FC，多与氟康唑和两性霉素 B 等合并使用。真菌对 5-FC 的天然耐药多是由于胞嘧啶脱氨酶或鸟苷磷酸核糖基转移酶的缺失引起。对 5-FC 耐药株曲霉菌属最常见，其次为新型隐球菌和念珠菌。

棘白菌素类：是较新的一类抗真菌药，系 1,3-β-D-葡聚糖合成酶的非竞争性抑制剂。通过抑制 1,3-β-D-葡聚糖的合成，从而破坏真菌细胞壁的完整性，导致真菌细胞壁的通透性改变、渗透压消失，最终使真菌细胞溶解。这种独特的干扰真菌细胞壁合成的作用机制，决定了该类药物对很多耐唑类药物的真菌具有良好的抗菌活性，对高等生物无影响，而且具有低毒高效的临床效果。另外，该类药物与唑类无交叉耐药，并同其他抗真菌药有协同作用和增效作用。

对抗真菌药物进行比较，就抗菌谱而言，两性霉素 B 及其脂质体的抗菌谱最广。氟康唑对近平滑念珠菌、光滑念珠菌以及克柔念珠菌疗效差，对曲霉和接合菌无抗菌活性。伊曲康唑和伏立康唑对念珠菌的抗菌活性优于氟康唑，对氟康唑耐药的念珠菌也有较强的抗菌活性，二者均有抗曲霉活性,但对接合菌感染均无效。而卡泊芬净对隐球菌、镰刀霉菌等疗效较差外,对其他临床常见真菌均有较好的抗菌作用。就安全性而言,卡泊芬净、伏立康唑和伊曲康唑与两性霉素 B 比较,毒性降低,尤以卡泊芬净最为明显。从药物之间的相互作用看,两性霉素 B 和卡泊芬净的代谢与细胞色素 P_{450} 酶无关,对其他药物的代谢影响不大。而唑类药物则相反,对其他药物的代谢有影响。就耐药性来说,多烯类药物和棘白菌素 B 衍生物产生耐药菌较少见,而真菌对唑类药物的耐药,特别是对氟康唑的耐药,最常出现于 HIV 患者口腔黏膜白色念珠菌感染长时间使用氟康唑的治疗后。近年来由于氟康唑的选择性压力,其他种类的念珠菌如光滑念珠菌和克柔念珠菌及新型隐球菌也出现耐药菌株。

一、两性霉素 B

两性霉素 B 系由链霉菌 Streptomyces nodosus 的培养液中提炼制得,国内由 Streptomyces lushanensis sp.产生,是一种多烯类抗真菌抗生素。

其他名称:二性霉素和 FUNGIZONE。

ATC 编码:J02AA01。

(一)性状

本品为黄色或橙黄色粉末,无臭或几乎无臭,无味;有引湿性,在日光下易破坏失效。在二甲亚砜中溶解,在二甲基甲酰胺中微溶,在甲醇中极微溶解,在水、无水乙醇、氯仿或乙醚中不溶。其注射剂添加有一定量的脱氧胆酸钠(起增溶作用),可溶于水形成胶体溶液,但遇无机盐溶液则析出沉淀。

(二)药理学

本品为抗深部真菌感染药。本品与真菌细胞膜上的甾醇结合,损伤膜的通透性,导致真菌细胞内钾离子、核苷酸、氨基酸等外漏,破坏正常代谢而起抑菌作用。

(三)适应证

本品可用于隐球菌、球孢子菌、荚膜组织胞浆菌、芽生菌、孢子丝菌、念珠菌、毛霉和曲菌等引起的内脏或全身感染。

(四)用法和用量

临用前,加灭菌注射用水适量使溶解(不可用氯化钠注射液溶解与稀释),再加入 5% 葡萄糖注射液(pH>4.2)中,浓度每 1 mL 不超过 1 mg。

(1)注射用两性霉素 B 静脉滴注:开始用小剂量 1~2 mg,逐日递增到每天 1 mg/kg。每天给药 1 次,滴注速度通常为 1.0~1.5 mL/min。疗程总量:白色念珠菌感染约 1 g,隐球菌脑膜炎约 3 g。

(2)两性霉素 B 脂质复合体(AmLC):成人及小儿推荐剂量为每天 5 mg/kg,静脉滴注液浓度为 1 mg/mL。小儿和心血管疾病患者可为 2 mg/mL,每天 1 次,滴注速度小时 2.5 mg/kg,时间超过 2 小时应再次摇匀。

(3)两性霉素 B 脂质体(AMBL):系统真菌感染每天 3~5 mg/kg;HIV 感染的脑隐球菌脑膜炎,每天 6 mg/kg;中性粒细胞减少症发热时的经验治疗,每天 3 mg/kg;内脏利什曼原虫病的治疗,免疫功能正常者,第 1~5 天,每天 3 mg/kg,于第 14 天和第 21 天各再加 1 剂。免疫功能不正常者第 1~5 天,每天 4 mg/kg,第 10、17、21、31 和 38 天各再给 1 剂。均为静脉滴注,每天静脉滴注 1 次,每次滴注时间约 2 小时,耐受良好者可缩短为 1 小时,药液需通过输液管内滤膜后方可给予。

（4）两性霉素B胆固醇复合体（ABCD）：成人和儿童均为每天3～4 mg/kg，每天1次静脉滴注。先用灭菌注射用水溶解，再加5％葡萄糖液稀释至0.6 mg/mL，以每小时1 mg/kg速度滴注。首次，给药前先以本品小剂量5 mg/10 mL静脉滴注30分钟以上，滴完后观察30分钟，如患者适应则可正式给药滴注2小时，如表现不耐受，则应延长给药时间，每次2小时以上。

（5）鞘内注射：对隐球菌脑膜炎，除静脉滴注外尚需鞘内给药。每次从0.05～0.10 mg开始，逐渐递增至0.5～1.0 mg（浓度为0.10～0.25 mg/mL）。溶于注射用水0.5～1.0 mL中，按鞘内注射法常规操作，共约30次，必要时可酌加地塞米松注射液，以减轻反应。

（6）雾化吸入：适用于肺及支气管感染病例。每天量5～10 mg，溶于注射用水100～200 mL中，分4次用。

（7）局部病灶注射：浓度1～3 mg/mL，3～7天用1次，必要时可加普鲁卡因注射液少量；对真菌性脓胸和关节炎，可局部抽脓后注入药5～10 mg，每周1～3次。

（8）局部外用：浓度2.5～50.0 mg/mL。

（9）腔道用药：栓剂25 mg。

（10）眼部用药：眼药水0.25％；眼药膏1％。

（11）口服：对肠道真菌感染，每天0.5～2.0 g，分2～4次服。

（五）不良反应

毒性较大，可有发热、寒战、头痛、食欲缺乏、恶心和呕吐等反应，静脉用药可引起血栓性静脉炎，鞘内注射可引起背部及下肢疼痛。对肾脏有损害作用，可致蛋白尿、管型尿，定期检查发现尿素氮＞20 mg％或肌酐＞3 mg％时，应采取措施，停药或降低剂量。尚有白细胞数下降、贫血和血压下降或升高、肝损害、复视、周围神经炎及皮疹等反应。使用期间可出现心率加快，甚至心室颤动，多与注入药液浓度过高、速度过快和用量过大，以及患者低血钾有关。

（六）禁忌证

对本药过敏者、严重肝病患者禁用。

（七）注意

（1）肝肾功能不全者慎用。

（2）用药期间应监测肝肾功能、血常规及血钾。

（3）出现低钾血症，应高度重视，及时补钾。

（4）使用期间，应用抗组胺药可减轻某些反应。皮质激素也有减轻反应的作用，但只限在反应较严重时用，勿作常规使用。

（5）静脉滴注如漏出血管外，可引起局部炎症，可用5％葡萄糖注射液抽吸冲洗，也可加少量肝素注射液于冲洗液中。

（八）药物相互作用

（1）与氟胞嘧啶合用，两药药效增强，但氟胞嘧啶的毒性增强。

（2）与肾上腺皮质激素合用时，可能加重两性霉素B诱发的低钾血症。

（3）与其他肾毒性药物合用，如氨基苷类、抗肿瘤药、万古霉素等，可加重肾毒性。

（九）制剂

注射用两性霉素B（脱氧胆酸钠复合物）：每支5 mg；25 mg；50 mg。

（十）贮法

15 ℃以下，严格避光。配成的药液也必须注意避光。

二、伊曲康唑

其他名称：依他康唑、斯皮仁诺和美扶。

ATC 编码：J02AA01。

（一）药理学

本品是具有三唑环的合成唑类抗真菌药。对深部真菌与浅表真菌都有抗菌作用。三唑环的结构使本品对人细胞色素 P_{450} 的亲和力降低，而对真菌细胞色素 P_{450} 仍保持强亲和力。本品口服吸收良好，饭后服用吸收较好，由于脂溶性强，在体内某些脏器，如肺、肾及上皮组织中浓度较高，但由于蛋白结合率很高，所以很少透过脑膜，在支气管分泌物中浓度也较低。

（二）适应证

本品主要应用于深部真菌所引起的系统感染，如芽生菌病、组织胞浆菌病、类球孢子菌病、着色真菌病、孢子丝菌病和球孢子菌病等，也可用于念珠菌病和曲菌病。

（三）用法和用量

一般为每天 100～200 mg，顿服，1 个疗程为 3 个月，个别情况下疗程延长到 6 个月。

短程间歇疗法：1 次 200 mg，每天 2 次，连服 7 天为 1 个疗程，停药 21 天，开始第 2 疗程，指甲癣服 2 个疗程，趾甲癣服 3 个疗程，治愈率分别为 97％和 69.4％。

（四）不良反应

本品对肝酶的影响较酮康唑为轻，但仍应警惕发生肝损害，已发现肝衰竭死亡病例。有恶心及其他胃肠道反应，还可出现低钾血症和水肿。本品有一定的心脏毒性，已发现充血性心力衰竭多例且有死亡者。

（五）禁忌证

对本药过敏者、室性心功能不全者禁用。

（六）注意

（1）肝、肾功能不全者，心脏病患者应慎用。

（2）儿童、妊娠期妇女及哺乳期妇女使用应权衡利弊。

（七）药物相互作用

（1）酶诱导药物如卡马西平、利福平和苯妥英等可明显降低本品的血药浓度，相反酶抑制剂如克拉霉素、红霉素能增加伊曲康唑的血药浓度。而降低胃酸的药物可能会减少伊曲康唑的吸收。

（2）与环孢素、阿司咪唑和特非那定有相互作用。同服时应减少剂量。

（3）本品可干扰地高辛和华法林正常代谢使消除减慢，同服时应减少剂量。

（八）制剂

片剂：每片 100 mg；200 mg。注射液：25 mL：250 mg。

（九）贮法

避光、密闭，25 ℃以下室温保存。

三、氟康唑

其他名称：大扶康、三维康和 DIFLUCAN。

ATC 编码:J02AC01。

(一)性状

本品为白色结晶状粉末,微溶于水或盐水中,溶于乙醇和丙酮,略溶于氯仿和异丙醇,易溶于甲醇,极微溶于甲苯。

(二)药理学

本品为氟代三唑类抗真菌药。本品高度选择抑制真菌的细胞色素 P_{450},使菌细胞损失正常的甾醇,而 14α-甲基甾醇则在菌细胞中蓄积,起抑菌作用。对新型隐球菌、白色念珠菌及其他念珠菌、黄曲菌、烟曲菌、皮炎芽生菌、粗球孢子菌和荚膜组织胞浆菌等有抗菌作用。

本品口服吸收 90%,空腹服药,1～2 小时血药达峰、$t_{1/2}$ 约 30 小时。志愿者空腹口服 400 mg,平均峰浓度为 6.72 μg/mL。剂量在 50～400 mg,血药浓度和 AUC 值均与剂量成正比。每天口服本品 1 次,5～10 天血药浓度达坪。第 1 天倍量服用,则在第 2 天即接近达坪。V_d 约与全身水量接近(40 L)。血浆蛋白结合率低(11%～12%)。单剂量或多剂量服药,14 天时药物可进入所有体液、组织中,尿液及皮肤中药物浓度为血浆浓度的 10 倍;水疱皮肤中为 2 倍;唾液、痰、水疱液和指甲中与血浆浓度接近;脑脊液中浓度低于血浆,为 0.5～0.9 倍。80% 药物以原形自尿排泄,11%以代谢物出现于尿中,肾功能不全者药物清除率明显降低。3 小时透析可使血药浓度降低 50%。

(三)适应证

本品可应用于敏感菌所致的各种真菌感染,如隐球菌性脑膜炎、复发性口咽念珠菌病等。

(四)用法和用量

(1)念珠菌性口咽炎或食管炎:第 1 天口服 200 mg,以后每天服 100 mg,疗程 2～3 周(症状消失仍需用药),以免复发。

(2)念珠菌系统感染:第 1 天 400 mg,以后每天 200 mg,疗程 4 周或症状消失后再用 2 周。

(3)隐球菌性脑膜炎:第 1 天 400 mg,以后每天 200 mg,如患者反应正常也可用每天 1 次 400 mg,至脑脊液细菌培养阴性后 10～12 周。

肾功能不全者减少用量。肌酐清除率＞50 mL/min 者用正常量;肌酐清除率为 21～50 mL/min 者,用 1/2 量;肌酐清除率为 11%～20%者,用 1/4 量。

注射给药的用量与口服量相同。静脉滴注速度约为 200 mg/h。可加入到葡萄糖液、生理氯化钠液、乳酸钠林格液中滴注。

(五)不良反应

偶见剥脱性皮炎(常伴随肝功能损害发生)。较常见的不良反应有恶心(3.7%)、头痛(1.9%)、皮疹(1.8%)、呕吐(1.7%)、腹痛(1.7%)、腹泻(1.5%)及味觉异常。其他不良反应包括头痛、头晕、中性粒细胞减少、血小板减少症和粒细胞缺乏症,肝毒性,包括很少数致死性肝毒性病例,碱性磷酸酶升高,胆红素升高,血清丙氨酸氨基转移酶(SGOT)和血清天门冬氨酸氨基转移酶(SGPT)升高。免疫系统:变态反应(包括血管神经性水肿、面部水肿和瘙痒);肝胆系统:肝衰竭、肝炎、肝细胞坏死和黄疸;高胆固醇血症、高甘油三酯血症、低钾血症。

(六)禁忌证

对本药或其他吡咯类药过敏者禁用。

(七)注意

(1)本品对胚胎的危害性尚未肯定,给妊娠期妇女用药前应慎重考虑本品的利弊。哺乳妇慎用。

（2）本品的肝毒性虽较咪唑类抗真菌药为小，但也须慎重，特别对肝脏功能不健全者更应小心。遇有肝功能变化要及时停药或处理。

（3）用药期间应监测肝肾功能。

（八）药物相互作用

（1）与华法林合用可延长凝血酶原时间。

（2）本品可抑制口服降糖药的代谢。

（3）使苯妥英的血药浓度升高。

（4）肾移植后使用环孢素者，联用本品可使环孢素血药浓度升高。

（5）利福平可加速本品的消除。

（九）制剂

片剂（胶囊）：每片（粒）50 mg；100 mg；150 mg 或 200 mg。注射剂：每瓶 200 mg/100 mL。

（十）贮法

避光、密闭，干燥处保存。

四、伏立康唑

其他名称：活力康唑、威凡、Vfend 和 VRC。

ATC 编码：J02AC03。

（一）药理学

本品为三唑类抗真菌药，通过抑制对真菌细胞色素 P_{450} 有依赖的羊毛甾醇 14α-去甲基化酶，进而抑制真菌细胞膜麦角甾醇的生物合成，使真菌细胞膜的结构和功能丧失，最终导致真菌死亡。对分枝霉杆菌、链孢霉菌属以及所有曲霉菌均有杀菌活性，对耐氟康唑的克柔念珠菌、光滑念珠菌和白色念珠菌等也有抗菌作用。

口服后吸收迅速，达峰时间为 1～2 小时，生物利用度为 96%，食物影响其吸收。本品消除半衰期为 6 小时，经肝脏细胞色素 P_{450} 酶代谢，代谢产物经尿液排出，尿中原形药物低于 5%。

（二）适应证

本品可用于治疗侵入性曲霉病，以及对氟康唑耐药的严重进入忮念珠菌病感染及由足放线病菌属和镰刀菌属引起的严重真菌感染。主要用于进行性、致命危险的免疫系统受损的 2 岁以上患者。

（三）用法和用量

负荷剂量：第 1 天静脉注射每次 6 mg/kg，每 12 小时 1 次；口服，体重＞40 kg 者每次400 mg，＜40 kg 者 200 mg，均为每 12 小时 1 次。

维持剂量：第 2 天起静脉注射每次 4 mg/kg，每天 2 次；口服，体重＞40 kg 者每次200 mg，＜40 kg 者 100 mg，均为每 12 小时 1 次。

治疗口咽、食管白色念珠菌病：口服，每次 200 mg，每天 2 次；静脉注射，每次 3～6 mg/kg，每 12 小时 1 次。

（四）不良反应

最为常见的不良事件为视觉障碍、发热、皮疹、恶心、呕吐、腹泻、头痛、败血症、周围性水肿、腹痛以及呼吸功能紊乱。与治疗有关的，导致停药的最常见不良事件包括肝功能试验值增高、皮疹和视觉障碍。

（五）禁忌证

已知对伏立康唑或任何一种赋形剂有过敏史者、妊娠和哺乳期妇女禁用。

（六）注意

（1）肝肾功能不全者慎用。12 岁以下儿童不推荐使用。

（2）对驾驶和操作机器者，本品可能会引起一过性的、可逆性的视觉改变，包括视物模糊、视觉改变、视觉增强和/或畏光。

（3）本品使用时先用 19 mL 注射用水溶解，溶解后的浓度为 10 mg/mL。本品仅供单次使用，未用完的溶液应当弃去。只有清澈的、没有颗粒的溶液才能使用。稀释后的溶液：2～8 ℃保存，不超过 24 小时。

（4）伏立康唑片剂应在餐后或餐前至少 1 小时服用。

（七）药物相互作用

（1）西罗莫司与伏立康唑合用时，前者的血浓度可能显著增高。

（2）利福平、卡马西平和苯巴比妥等酶促药，可降低本品的血药浓度。

（3）本品抑制细胞色素 P_{450} 同工酶 CYP2C19、CYP2C9 和 CYP3A4 的活性，可使特非那定、阿司咪唑、奎尼丁、麦角碱类、环孢素、他克莫司、华法林和他汀类降血脂药等血药浓度升高，从而导致 Q-T 间期延长，并且偶见尖端扭转性室性心动过速。应禁止合用。

（八）制剂

片剂：每片 50 mg；200 mg。注射用伏立康唑：每支 200 mg。

（九）贮法

密闭，阴凉干燥处保存。

五、氟胞嘧啶

其他名称：Fluorocytosin 和 5-FC。

ATC 编码：J02AX01。

（一）性状

本品为白色结晶性粉末，无臭，溶于水，溶解度为 1.2％（20 ℃）。干燥品极稳定，水溶液在 pH 6～8 时也较稳定，在低温时可析出结晶。在酸或碱液中则迅速分解，可检出含有脱氨化合物 5-氟尿嘧啶。

（二）药理学

抗真菌药，对念珠菌、隐球菌，以及地丝菌有良好的抑制作用，对部分曲菌，以及引起皮肤真菌病的分枝孢子菌、瓶真菌等也有作用。对其他真菌和细菌都无作用。口服吸收良好，3～4 小时血药达到高峰，血中半衰期为 8～12 小时，可透过血-脑屏障。

（三）适应证

用于念珠菌和隐球菌感染，单用效果不如两性霉素 B，可与两性霉素 B 合用以增疗效（协同作用）。

（四）用法和用量

口服：每天 4～6 g，分 4 次服，疗程自数周至数月。静脉注射，每天 50～150 mg/kg，分 2～3 次。单用本品时真菌易产生耐药性，宜与两性霉素 B 合用。

（五）不良反应

不良反应有氨基转移酶和碱性磷酸酶值升高、胃肠道症状、白细胞数减少、贫血、血小板数减少、肾损害、头痛、视力减退、幻觉、听力下降、运动障碍、血清钾和钙磷值下降，以及变态反应（如皮疹）等。

（六）禁忌证

对本药过敏者、严重肾功能不全和严重肝脏疾病患者禁用。

（七）注意

（1）骨髓抑制、有血液系统疾病者及肝肾功能损害者慎用。

（2）因脑脊液中药物浓度较高，故无须鞘内注射给药。

（3）如单次服药量较大，可间隔 15 分钟分次服用，以减少恶心、呕吐等不良反应。

（八）药物相互作用

（1）与两性霉素 B 联用有协同作用，应注意毒性反应。

（2）与其他骨髓抑制药合用，可增加造血系统的不良反应。

（3）与阿糖胞苷联用有拮抗作用。

（九）制剂

片剂：每片 250 mg；500 mg。注射液：2.5 g（250 mL）。

（十）贮法

避光、密闭，阴凉处保存。

六、特比萘芬

其他名称：兰美舒、疗霉舒、丁克和 Lamisil。

ATC 编码：D01AE15，D01BA02。

（一）性状

本品为白色或几乎白色粉末，微溶于水，易溶于无水乙醇和甲醇，微溶于丙酮。本品为烯丙胺类抗真菌药，抑制真菌细胞麦角甾醇合成过程中的鲨烯环氧化酶，并使鲨烯在细胞中蓄积而起杀菌作用。人体细胞对本品的敏感性为真菌的万分之一。

（二）药理学

本品有广谱抗真菌作用，对皮肤真菌有杀菌作用，对白色念珠菌则起抑菌作用。

本品口服吸收约 70%。口服 250 mg，2 小时血药浓度达峰值 0.97 μg/mL。在剂量 50～750 mg 范围内血药浓度呈正比递升。吸收 $t_{1/2}$ 为 0.8～1.1 小时，分布 $t_{1/2}$ 为 4.6 小时，$t_{1/2\beta}$ 为 16～17 小时。在体内与血浆蛋白高度结合，分布容积 V_d 约 950 L，在皮肤角质层与指甲内有较高浓度，并持续一段时间。在体内代谢后由尿排泄，肝、肾功能不全者药物的血药浓度升高。

（三）适应证

本品可用于浅表真菌引起的皮肤、指甲感染，如毛癣菌、狗小孢子菌和絮状表皮癣菌等引起的体癣、股癣、足癣、甲癣以及皮肤白色念珠菌感染。

（四）用法和用量

口服，每天 1 次 250 mg，足癣、体癣和股癣服用 1 周；皮肤念珠菌病 1～2 周；指甲癣 4～6 周；趾甲癣12周（口服对花斑癣无效）。

外用（1%霜剂）用于体癣、股癣、皮肤念珠菌病和花斑癣等，每天涂抹 1～2 次，疗程不定（1～

2 周）。

（五）不良反应

不良反应有消化道反应（腹胀、食欲缺乏、恶心、轻度腹痛和腹泻等）和皮肤反应（皮疹），偶见味觉改变。本品对细胞色素 P_{450} 酶抑制较轻，但仍有一定的肝毒性，已发现肝损害病例，其症状是胆汁淤积，在停药后恢复缓慢。

（六）禁忌证

对本药过敏者、严重肾功能不全者禁用。

（七）注意

（1）肝功能不全者和肾功能不全者慎用。2 岁以下儿童、妊娠期妇女使用要权衡利弊。

（2）进食高脂食物可使本药的生物利用度增加约 40%。

（3）如出现皮肤变态反应、味觉改变，应停止用药。

（八）药物相互作用

（1）本品可抑制由细胞色素 P_{450} 同工酶 CYP2D6 介导的代谢反应，可导致如三环类抗抑郁药、β 受体阻滞剂及选择性 5-羟色胺再吸收抑制剂等主要通过该酶代谢的药物的血药浓度改变。

（2）利福平加速本品代谢。西咪替丁抑制本品代谢。

（九）制剂

片剂：每片 125 mg 或 250 mg。霜剂 1%。

（十）贮法

避光、密封保存。

七、美帕曲星

美帕曲星系由链霉菌 S.aureofaciens 所产生的多烯类抗生素帕曲星，经甲基化，得美帕曲星。口服片的制品有两种：一种是与十二烷基硫酸钠组成复合片；另一种是不含十二烷基硫酸钠的片剂。

其他名称：克霉灵、甲帕霉素和 Montricin。

ATC 编码：A01AB16、D01AA06、G01AA09 和 G04CX03。

（一）药理学

本品为抗深部真菌药，对白色念珠菌有较强的抑制作用，其作用类似两性霉素 B，与真菌细胞膜的甾醇结构结合而破坏膜的通透性。本品对滴虫有抑制作用。

本品中的十二烷基硫酸钠为助吸收剂，使美帕曲星口服后迅速被小肠吸收，服药期间美帕曲星的血浓度远高于其 MIC。本品在肾脏中分布浓度最高，且由尿液排泄，在肝脏及肺中较低。未吸收的药物主要从粪便排泄，停药后 30 小时即从体内消除，无蓄积现象。

（二）适应证

本品可用于白色念珠菌阴道炎和肠道念珠菌病，也可用于阴道或肠道滴虫病。本品在肠道内与甾醇类物质结合成不吸收的物质，可用于治疗良性前列腺肿大。

（三）用法和用量

阴道或肠道念珠菌感染或滴虫病（用含十二烷基硫酸钠的复合片）：1 次 10×10^4 U（2 片），每 12 小时 1 次，连用 3 天为 1 个疗程。对于复杂性病例，疗程可酌情延长。宜食后服用。

治疗前列腺肿大或肠道念珠菌病、滴虫病（用不含十二烷基硫酸钠的片剂）：每天 1 次，每

次 10×10^4 U。

(四)不良反应

主要有胃肠道反应,如胃部烧灼感、消化不良、恶心、腹泻、肠胀气和便秘等不良反应。

(五)禁忌证

对本品过敏者禁用。妊娠期妇女,尤其是妊娠初 3 个月内不宜应用。

(六)注意

饭后服用减少胃肠道不良反应。

(七)制剂

肠溶片:每片 5×10^4 U。阴道片:每片 2.5×10^4 U。乳膏:供黏膜用。

八、阿莫罗芬

其他名称:盐酸阿莫罗芬、罗噻尼尔、罗每乐、Loceryl 和 Pekiron。

ATC 编码:D01AE16。

(一)药理学

本品为吗啉类局部抗真菌药,通过干扰真菌细胞膜麦角固醇的合成而导致真菌死亡。对皮肤癣菌、念珠菌、隐球菌、皮炎芽生菌、荚膜组织胞浆菌和申克孢子丝菌等有抗菌活性。

局部用乳膏剂可在甲板上形成一层非水溶性薄膜,并在 24 小时内穿入甲板达到远高于最低抑菌浓度的浓度,能维持 1 周时间。局部用药后有 $4\%\sim10\%$ 被吸收入血,血药浓度 <0.5 ng/mL。吸收后的药物主要由尿排出,少量从粪便排出。

(二)适应证

用于治疗皮肤及黏膜浅表真菌感染,如体癣、手癣、足癣、甲真菌病及阴道白色念珠菌病等。

(三)用法和用量

1.甲真菌病

挫光病甲后将搽剂均匀涂抹于患处,每周 $1\sim2$ 次。指甲感染一般连续用药 6 个月,趾甲感染,持续用药 $9\sim12$ 个月。

2.皮肤浅表真菌感染

用 0.25% 乳膏局部涂抹,每天 1 次,至临床症状消失后继续治疗 $3\sim5$ 天。

3.阴道念珠菌病

先用温开水或 0.02% 高锰酸钾无菌溶液冲洗阴道或坐浴,再将一枚栓剂置入阴道深处。

(四)不良反应

不良反应轻微,仅见一过性局部瘙痒、轻微烧灼感,个别有变态反应。

(五)禁忌证

对本品过敏者、妊娠期妇女及准备怀孕的妇女禁用。

(六)注意

(1)局部用药后,吸收极少。

(2)阿莫罗芬有较强的体外抗真菌作用,全身用药却没有活性,仅用于浅表局部感染。

(七)制剂

搽剂:每瓶 125 mg(2.5 mL)。乳膏剂:每支 0.25%(5 g)。栓剂:每枚 25 mg;50 mg。

（八）贮法

密闭，置阴凉干燥处。

九、醋酸卡泊芬净

醋酸卡泊芬净是一种由 Glarea lozoyensis 发酵产物合成而来的半合成脂肽（棘白菌素，echinocandin）化合物。

其他名称：科赛斯、Cancidas 和 GRIVULFIN。

ATC 编码：J02AX04。

（一）性状

本品为白色或类白色冻干块状物。辅料：蔗糖，甘露醇，冰醋酸和氢氧化钠（少量用于调节pH）。

（二）药理学

卡泊芬净是一种 $\beta(1,3)$-D-葡聚糖合成抑制剂，可特异性抑制真菌细胞壁的组成成分 $\beta(1,3)$-D-葡聚糖的合成，从而破坏真菌结构，使之溶解。由于哺乳动物细胞不产生 $\beta(1,3)$-D-葡聚糖，因此卡泊芬净对患者不产生类似两性霉素 B 样的细胞毒性。此外，卡泊芬净不是 CYP_{450} 酶抑制剂，因此不会与经 CYP3A4 途径代谢的药物产生相互作用。本品对许多种致病性曲霉菌属和念珠菌属真菌具有抗菌活性。

单剂量卡泊芬净经 1 小时静脉输注后，其血浆浓度下降呈多相性。输注后立即出现一个短时间的 α 相，接着出现一个半衰期为 9～11 小时的 β 相。另外，还会出现 1 个半衰期为 27 小时的 γ 相。大约 75% 放射性标记剂量的药物得到回收：其中，有 41% 在尿中，34% 在粪便中。卡泊芬净在给药后的最初 30 个小时内，很少有排出或生物转化。蛋白结合率大约为 97%。通过水解和 N-乙酰化作用卡泊芬净被缓慢代谢。有少量卡泊芬净以原形从尿中排出（大约为给药剂量的 1.4%）。原形药的肾脏消除率低。

（三）适应证

本品可用于治疗对其他治疗无效或不能耐受的侵袭性曲霉菌病；对疑似真菌感染的粒缺伴发热患者的经验治疗；口咽及食管念珠菌病。侵袭性念珠菌病，包括中性粒细胞减少症及非中性粒细胞减少症患者的念珠菌血症。

（四）用法和用量

第 1 天给予单次 70 mg 负荷剂量，随后每天给予 50 mg 的剂量。本品约需要 1 小时的时间经静脉缓慢地输注给药。疗程取决于患者疾病的严重程度、被抑制的免疫功能恢复情况以及对治疗的临床反应。对于治疗无临床反应而对本品耐受性良好的患者可以考虑将每天剂量加大到 70 mg。

（五）不良反应

不良反应常见有皮疹、面部肿胀、瘙痒、温暖感或支气管痉挛。罕见的肝脏功能失调；心血管：肿胀和外周水肿；实验室异常：高钙血症、低清蛋白、低钾、低镁血症、白细胞数减少、嗜酸性粒细胞数增多、血小板数减少、中性白细胞数减少、尿中红细胞数增多、部分凝血激酶时间延长、血清总蛋白降低、尿蛋白增多、凝血酶原时间延长、低钠、尿中白细胞增多以及低钙。

（六）禁忌证

对本品中任何成分过敏的患者禁用。

（七）注意

（1）肝功能不全者、骨髓移植患者、肾功能不全者、妊娠期妇女和哺乳期妇女慎用。

（2）不推荐 18 岁以下的患者使用。

（3）本药配制后应立即使用。

（4）与右旋葡萄糖溶液存在配伍禁忌。除生理盐水和林格溶液外，不得将本品与任何其他药物混合或同时输注。

（八）药物相互作用

（1）环孢霉素能使卡泊芬净的 AUC 增加大约 35％。AUC 增加可能是由于肝脏减少了对卡泊芬净的摄取所致。本品不会使环孢霉素的血浆浓度升高。但与环孢霉素同时使用时，会出现肝酶 ALT 和 AST 水平的一过性升高。

（2）本品与药物消除诱导剂如依非韦伦、奈韦拉平、利福平、地塞米松、苯妥英或卡马西平同时使用时，可能使卡泊芬净的浓度下降。应考虑给予本品每天 70 mg 的剂量。

（3）本品能使他克莫司的 12 小时血药浓度下降 26％。两种合用建议对他克莫司的血浓度进行标准的检测，同时适当地调整他克莫司的剂量。

（九）制剂

注射用醋酸卡泊芬净：50 mg；70 mg（以卡泊芬净计）。

（十）贮法

密闭的瓶装冻干粉末应于 2～8 ℃储存。

十、阿尼芬净

其他名称：Eraxis、VER-002 和 LY303366。

ATC 编码：J02AX06。

（一）药理学

阿尼芬净是第三代棘白菌素类的半合成抗真菌药，是棘白菌素 B 的衍生物。通过抑制 β-1,3-葡聚糖合成酶，从而导致真菌细胞壁破损和细胞死亡。临床前研究证实具有强大的体内外抗真菌活性，且不存在交叉耐药性。对绝大部分的念珠菌和真菌有强大的抗菌活性，包括氟康唑耐药的念珠菌、双态性真菌和霉菌感染。

口服生物利用度仅 2％～7％。静脉输注后，血药浓度即达峰值（C_{max}），吸收半衰期低于 1 小时，消除半衰期约 24 小时。静脉给药后迅速广泛的分布于全身组织中，表观分布容积可达到与体液相当。阿尼芬净在健康受试者体内的分布容积为 33 L（30～50 L），C_{max} 和药时曲线下面积呈剂量依赖性。血浆清除率（Cl）为 1 L/h，呈剂量依赖性。蛋白结合率为 84％。约 10％的原形药经粪便排泄，小于 1％的药物经尿排泄。

（二）适应证

本品可用于治疗食管念珠菌感染、念珠菌性败血症、念珠菌引起的腹腔脓肿及念珠菌性腹膜炎。

（三）用法和用量

静脉给药：食管性念珠菌病，第 1 天 100 mg，随后每天 50 mg 疗程至少 14 天，且至少持续至症状消失后 7 天。念珠菌性败血症等，第 1 天 200 mg，随后每天 100 mg，疗程持续至最后 1 次阴性培养后至少 14 天。

（四）不良反应

常见恶心、呕吐、γ-谷氨酰胺转移酶升高、低钾血症和头痛，尚有皮疹、荨麻疹、面红、瘙痒、呼吸困难及低血压。阿尼芬净对血液系统、血生化和心电图中的 Q-T 间期没有影响。

（五）禁忌证

对本品或其他棘白菌素类药物过敏者禁用。

（六）注意

（1）中、重度肝功能不全者慎用。

（2）妊娠期妇女、哺乳期妇女用药应权衡利弊。

（3）输注速率不宜超过 1.1 mg/min，避免不良反应发生。

（七）药物相互作用

（1）与环孢素合用，可使本药的血药浓度提高，无须调整阿尼芬净的剂量。

（2）阿尼芬净和伏立康唑合并用药，药动学参数均未见改变。阿尼芬净和不同消除机制的两性霉素 B 脂质体联合应用，彼此的药动学参数也没有统计学意义上的差别。

（八）制剂

注射用阿尼芬净：每瓶 50 mg；100 mg。

（矫金庆）

第三节　抗　结　核　药

抗结核病药根据其作用特点分为如下两类。

对结核杆菌有杀灭作用的药物有链霉素、阿米卡星、异烟肼、利福平、吡嗪酰胺、环丙沙星和左氧氟沙星等。阿米卡星对结核杆菌有较强抗菌活性，与链霉素无交叉耐药，对链霉素耐药者可用阿米卡星代替。异烟肼是抗结核病的老药，耐药率高。吡嗪酰胺对处于酸性环境中生长缓慢的结核杆菌作用最强，并可渗入吞噬细胞和结核杆菌体内，延缓结核杆菌产生耐药性。第三代氟喹诺酮类药物中有不少具有较强的抗结核分枝杆菌活性，对非结核分枝杆菌（鸟胞分枝杆菌复合群除外）亦有作用，氟喹诺酮类药物可渗入巨噬细胞，能较好地发挥细胞内杀菌作用。由于结核分枝杆菌对氟喹诺酮产生自发突变率很低，与其他抗结核药之间无交叉耐药性，这类药物已成为耐药结核病的主要选用对象。

对结核杆菌有抑制作用的药物：乙胺丁醇、对氨基水杨酸钠等均为抑菌剂，与其他抗结核药联用有协同作用且可延缓耐药菌株的产生。

抗结核药物复合制剂一般是两药或三药复合，有杀菌剂与抑菌剂、杀菌剂与增效剂等多种形式。部分复合制剂的药效仅仅是单药累加效应，目的是提高患者的依从性；另一部分则不仅提高了依从性，也起到了增进药物疗效的作用。帕司烟肼是以特殊方法将 INH 与 PAS 分子化学结合，较同剂量 INH 的效果高 5 倍，亦明显高于以物理方式混合的 INH 加 PAS，而且毒性低、耐受性良好、容易服用、耐药发生率低。用于耐药结核病和轻型儿童结核病。

结核病化疗的原则：①早期用药，药物易渗入，对药物的敏感性高，用药效果好；②联合用药，3～4 种药物联合应用，可增强疗效、减轻毒性和耐药性产生，至少联合用药 2～3 种杀菌剂或未曾用过的敏感抗结核药;③规律用药,严格遵照化疗方案所规定的品种、剂量、给药次数及间隔时间,以保持稳定有效的血药浓度;④用药疗程足够,用药疗程应维持6~8个月,并定期复查,防止复发和耐药;⑤注意用法,抗结核病药物在短时间内达到最高有效浓度比长时间维持低浓度疗效好,因此,可采用每天总量或多日总量1次给药的方法;⑥用药期间定期检查肝、肾功能,及时调整药物或剂量。

一、异烟肼

其他名称:雷米封、INH 和 RIMIFON。

ATC 编码:J04AC01。

(一)性状

本品为无色结晶,或白色至类白色结晶性粉末;无臭,味微甜后苦;遇光渐变质。在水中易溶,在乙醇中微溶,在乙醚中极微溶解。其5%水溶液的 pH 为6~8。$pK_a=1.8$、3.5、10.8。

(二)药理学

对结核杆菌有良好的抗菌作用,疗效较好,用量较小,毒性相对较低,易为患者所接受。异烟肼的口服吸收率为90%;服后1~2小时血清药物浓度可达峰;V_d 为 (0.61 ± 0.11) L/kg,蛋白结合率甚低。本品在体内主要通过乙酰化,同时有部分水解而代谢。由于遗传差异,人群可分为快乙酰化者与慢乙酰化者。他们的半衰期有显著差异,快乙酰化者的平均 $t_{1/2}$ 为1.1小时。慢乙酰化者则为3小时。本品易通过血-脑屏障。

(三)适应证

本品主要用于各型肺结核的进展期、溶解播散期和吸收好转期,尚可用于结核性脑膜炎和其他肺外结核等。本品常需和其他抗结核病药联合应用,以增强疗效和克服耐药菌。此外,对痢疾、百日咳和睑腺炎等也有一定疗效。

(四)用法和用量

口服:成人1次0.3 g,1次顿服;对急性粟粒性肺结核或结核性脑膜炎,1次0.2~0.3 g,每天3次。静脉注射或静脉滴注:对较重度浸润结核,肺外活动结核等,1次0.3~0.6 g,加5%葡萄糖注射液或等渗氯化钠注射液20~40 mL,缓慢推注;或加入输液250~500 mL 中静脉滴注。

百日咳:每天按10~15 mg/kg,分为3次服。睑腺炎:每天按4~10 mg/kg,分为3次服。

局部(胸腔内注射治疗局灶性结核等):一次50~200 mg。

(五)不良反应

不良反应有胃肠道症状(如食欲缺乏、恶心、呕吐、腹痛和便秘等);血液系统症状(贫血、白细胞数量减少和嗜酸性粒细胞数量增多,引起血痰、咯血、鼻出血和眼底出血等);肝损害;过敏(皮疹或其他);内分泌失调(男子女性化乳房、泌乳、月经失调和阳痿等);中枢症状(头痛、失眠、疲倦、记忆力减退、精神兴奋、易怒、欣快感、反射亢进、幻觉、抽搐、排尿困难和昏迷等);周围神经炎(表现为肌肉痉挛、四肢感觉异常、视神经炎和视神经萎缩等)。上述反应大多在大剂量或长期应用时发生。慢乙酰化者较易引起血液系统、内分泌系统和神经精神系统的反应,而快乙酰化者则较易引起肝脏损害。

(六)禁忌证

对本品过敏者、肝功能不全者、精神病患者和癫痫患者禁用。

（七）注意

（1）肝功能不全者、有精神病和癫痫病史者、妊娠期妇女慎用。

（2）维生素 B_6 可防治神经系统反应的发生，每天用量 $10\sim20$ mg，分 $1\sim2$ 次服，但不应作为一种常规来普遍应用。遇异烟肼急性中毒时，大剂量维生素 B_6 可对抗，并需进行其他对症治疗。

（3）每天 300 mg 1 次顿服或按 1 周 2 次，1 次 $0.6\sim0.8$ g 的给药方法可提高疗效并减少不良反应的发生率。

（4）用药期间注意检查肝功能。

（八）药物相互作用

（1）可加强香豆素类抗凝血药、某些抗癫痫药、降压药、抗胆碱药和三环抗抑郁药等的作用，合用时须注意。

（2）与利福平合用，有协同抗结核杆菌作用，肝毒性可能增强。

（3）阿司匹林乙酰化作用较强，可使异烟肼部分乙酰化，减少吸收和排泄，疗效降低。

（4）抗酸药尤其是氢氧化铝可抑制本品的吸收，不宜同服。

（九）制剂

片剂：每片 0.05 g；0.1 g；0.3 g。注射液：每支 0.1 g（2 mL）。

（十）贮法

遮光、密封保存。

二、对氨基水杨酸钠

其他名称：对氨柳酸钠、SodiumPara-aminosalicylate 和 PAS-Na。
ATC 编码：J04AA02。

（一）性状

本品为白色或类白色结晶或结晶性粉末；无臭，味甜带咸。在水中易溶，在乙醇中略溶，在乙醚中不溶，其 2% 水溶液的 pH 为 $6.5\sim8.5$。游离酸 pK_a 为 1.8（—NH_2）和 3.6（—COOH）。本品水溶液不稳定，遇热可分解，遇光迅速变色。

（二）药理学

本品与结核菌的对氨基苯甲酸合成起抑制作用，因而可抑制其生长。口服吸收良好，V_d 为 0.23 L/kg。约有 50% 药物在体内乙酰化，80% 药物（包括代谢物）由尿排出。肾功能不全时应注意。$t_{1/2}$ 为 $0.5\sim1.5$ 小时。

（三）适应证

本品很少单独应用，常配合异烟肼、链霉素等应用，以增强疗效并避免细菌产生耐药性，也可用于甲状腺功能亢进症。对于甲亢合并结核患者较适用，在用碘剂无效而影响手术时，可短期服本品为手术创造条件。本品尚有较强的降血脂作用。

（四）用法和用量

口服：每次 $2\sim3$ g，每天 $8\sim12$ g，饭后服。小儿每天 $200\sim300$ mg/kg，分 4 次服。静脉滴注：每天 $4\sim12$ g（先从小剂量开始），以等渗氯化钠注射液或 5% 葡萄糖液溶解后，配成 3%$\sim$4% 浓度滴注。小儿每天 $200\sim300$ mg/kg。胸腔内注射：每次 10%$\sim$20% 溶液 $10\sim20$ mL（用等渗氯化钠注射液溶解）。甲亢手术前：每天 $8\sim12$ g，分 4 次服，同时服用维生素 B、维生素 C。服药时间不可过长，以防毒性反应出现。

（五）不良反应

恶心、呕吐、食欲缺乏、腹泻和腹痛较多见，饭后服或与碳酸氢钠同服可减轻症状。偶见皮疹、剥脱性皮炎、药物热、结晶尿、蛋白尿和白细胞数减少，男性性欲减低、皮肤干燥、颈前部肿胀和体重加重（甲状腺肿，黏液水肿）；眼或皮肤黄染、肝损害（黄疸、肝炎）；背痛、苍白（溶血性贫血，由于 G6PD 缺乏）；发热、头痛、咽痛和乏力等。

（六）禁忌证

对本品及其他水杨酸类药过敏者禁用。

（1）肝肾功能减退者、充血性心力衰竭、胃溃疡和葡萄糖-6-磷酸脱氢酶（G6PD）缺乏症患者慎用。

（2）氨基水杨酸类可由乳汁中排泄，哺乳期妇女须权衡利弊后选用。

（3）进餐、餐后服用减少对胃的刺激。

（4）静脉滴注一般用于结核性脑膜炎等严重病例，应在避光下（在滴瓶外面用黑纸包上）在 5 小时内滴完，变色后不可再用。

（七）药物相互作用

（1）忌与水杨酸类同服，以免胃肠道反应加重及导致胃溃疡。肠溶片可减轻胃肠道反应。

（2）能干扰利福平的吸收，故与之同用时，两者给药时间最好间隔 6～8 小时。

（3）本品可增强抗凝药（香豆素或茚满二酮衍生物）的作用，因此在用对氨基水杨酸类时或用后，口服抗凝药的剂量应适当调整。

（4）与乙硫异烟胺合用时可增加不良反应。

（八）制剂

片剂：每片 0.5 g。注射用对氨基水杨酸钠：每瓶 2 g；4 g；6 g。

（九）贮法

遮光，密封保存。

三、利福平

其他名称：甲哌利福霉素、RIFAMPIN 和 RFP。

ATC 编码：J04AB02。

（一）性状

本品为鲜红或暗红色结晶性粉末；无臭，无味。在氯仿中易溶，在甲醇中溶解，在水中几乎不溶。其 1% 水混悬液的 pH 为 4.0～6.5。本品遇光易变质，水溶液易氧化损失效价。

（二）药理学

对结核杆菌和其他分枝杆菌（包括麻风杆菌等），在宿主细胞内、外均有明显的杀菌作用。对脑膜炎球菌、流感嗜血杆菌、金黄色葡萄球菌、表皮链球菌和肺炎军团菌等也有一定的抗菌作用。对某些病毒、衣原体也有效。

口服吸收可达 90%～95%，于 1～2 小时血药浓度达峰。本品易渗入机体组织、体液（包括脑脊液）中。口服常用剂量后，有效浓度约可维持 6 小时。V_d 约为 1.6 L/kg。在肝中代谢，主要代谢物仍具有抗菌活性。体内药物多自胆汁中排泄，约 1/3 药物由尿排泄，尿中药物浓度可达治疗水平。$t_{1/2}$ 为 2～5 小时。本品有酶促作用，反复用药后，药物代谢（包括首关效应）加强，约在 2 星期后 $t_{1/2}$ 可缩短为 2 小时。

(三)适应证

本品主要应用于肺结核和其他结核病,也可用于麻风病的治疗。此外,也可考虑用于耐甲氧西林金黄色葡萄球菌(MRSA)所致的感染。抗结核治疗时应与其他抗结核药联合应用。

(四)用法和用量

肺结核及其他结核病:成人,口服,1 次 0.45～0.60 g,每天 1 次,于早饭前服,疗程半年左右;1～12 岁儿童 1 次量为 10 mg/kg,每天 2 次;新生儿 1 次 5 mg/kg,每天 2 次。

其他感染:每天量 0.6～1.0 g,分 2～3 次给予,饭前 1 小时服用。

沙眼及结膜炎:用 0.1% 滴眼剂,每天 4～6 次。治疗沙眼的疗程为 6 周。

(五)不良反应

本品可致恶心、呕吐、食欲缺乏、腹泻、胃痛和腹胀等胃肠道反应,还可致白细胞数减少、血小板数减少、嗜酸性粒细胞数增多、肝功能受损、脱发、头痛、疲倦、蛋白尿、血尿、肌病、心律失常和低血钙等反应。还可引起多种变态反应,如药物热、皮疹、急性肾衰竭、胰腺炎、剥脱性皮炎和休克等,在某些情况下尚可发生溶血性贫血。

(六)禁忌证

对本品过敏者、严重肝功能不全者、胆管阻塞者和妊娠早期妇女禁用。

(七)注意

(1)肝功能不全者、婴儿和 3 个月以上妊娠期妇女慎用。

(2)用药期间应检查肝功能。

(3)服药后尿、唾液和汗液等排泄物均可显橘红色。

(4)食物可阻碍本品吸收,宜空腹服药。

(八)药物相互作用

(1)与异烟肼联合使用,对结核杆菌有协同的抗菌作用。但肝毒性也加强,应加以注意。与对氨基水杨酸钠合用也可加强肝毒性。

(2)与乙胺丁醇合用有加强视力损害的可能。

(3)有酶促作用,可使双香豆素类抗凝血药、口服降糖药、洋地黄类、皮质激素和氨苯砜等药物加速代谢而降效。长期服用本品,可降低口服避孕药的作用而导致避孕失败。

(九)制剂

片(胶囊)剂:每片(粒)0.15 g;0.3 g;0.45 g;0:6 g。口服混悬液:20 mg/mL。复方制剂:RIMACTAZIDE(含利福平及异烟肼);RIMATAZIDE＋Z(含利福平、异烟肼及吡嗪酰胺)。

(十)贮法

密封,在干燥阴暗处保存。

四、利福喷丁

本品为半合成的利福霉素类抗生素。

其他名称:环戊哌利福霉素、环戊去甲利福平、明佳欣和利福喷汀。

ATC 编码:J04AB05。

(一)性状

本品为砖红色或暗红色结晶性粉末,无臭,无味,在氯仿或甲醇中易溶,乙醇或丙酮中略溶,乙醚或水中几不溶。

(二)药理学

抗菌谱性质与利福平相同,对结核杆菌、麻风杆菌、金黄色葡萄球菌、某些病毒、衣原体等微生物有抗菌作用,其抗结核杆菌的作用比利福平强 2～10 倍。

空腹一次服本品(细晶)400 mg,血药峰浓度约为 16.8 $\mu g/mL$;在 4～12 小时间可保持 15.35～16.89 $\mu g/mL$;48 小时尚有 5.4 $\mu g/mL$。尿药浓度,在 12～24 小时间为 16.52～37.98 $\mu g/mL$。体内分布,以肺、肝和肾脏中较多,在骨组织和脑组织中也有相当浓度。本品主要以原形及代谢物形式自粪便排泄。$t_{1/2}$ 平均为 18 小时。

(三)适应证

本品主要用于治疗结核病(常与其他抗结核药联合应用)。

(四)用法和用量

1 次 600 mg,每周只用 1 次(其作用约相当于利福平 600 mg,每天 1 次)。必要时可按上量,每周 2 次。

(五)不良反应

本品不良反应比利福平轻微,少数病例可出现白细胞、血小板数减少;丙氨酸氨基转移酶升高;皮疹、头昏和失眠等。胃肠道反应较少。与其他利福霉素有交叉变态反应。

(六)禁忌证

对本品过敏者、肝功能严重不全、黄疸患者及妊娠期妇女禁用。

(七)注意

(1)酒精中毒、肝功能损害者慎用。

(2)必须空腹给药,饱食后服药或并用制酸药,则其生物利用度明显降低。

(3)本品粗晶的生物利用度低(仅为细晶的 1/4～1/3)。

(4)服用本品后,大小便、唾液、痰液和泪液等可呈橙红色。

(八)药物相互作用

(1)服药期间饮酒,可导致肝毒性增加。

(2)对氨基水杨酸盐可影响本品的吸收,导致其血药浓度减低,如必须联合应用时,两者服用间隔至少 6 小时。

(3)苯巴比妥类药可能会影响本品的吸收,不宜与本品同时服用。

(4)本品与口服抗凝药同时应用时会降低后者的抗凝效果。

(5)本品与异烟肼合用可致肝毒性发生危险增加,尤其是原有肝功能损害者和异烟肼快乙酰化患者。

(6)本品与乙硫异烟胺合用可加重其不良反应。

(九)制剂

片(胶囊)剂:每片(粒)150 mg;300 mg。

(十)贮法

密封、避光干燥处保存。

五、利福霉素钠

本品系从地中海链霉菌产生的利福霉素 B 经转化而得的一种半合成利福霉素类抗生素。

其他名称:利福霉素 SV。

ATC 编码:J04AB03。

(一)性状

本品为砖红色粉末,几无臭,味微苦。溶解于水,易溶于无水乙醇、甲醇和丙酮中,溶于氯仿,几不溶于乙醚。5%水溶液的 pH 为 6.5～7.5。本品遇光易分解变色。

(二)药理学

对金黄色葡萄球菌(包括耐青霉素和耐新青霉素株)、结核杆菌有较强的抗菌作用。对常见革兰阴性菌的作用弱。口服吸收差。注射后体内分布以肝脏和胆汁内为最高,在肾、肺、心、脾中也可达治疗浓度。与其他类抗生素或抗结核药之间未发现交叉耐药性。

(三)适应证

本品用于不能口服用药的结核患者和耐甲氧西林金葡菌(MRSA)感染,以及难治性军团菌病。

(四)用法和用量

肌内注射:成人 1 次 250 mg,每 8～12 小时 1 次。静脉注射(缓慢注射):1 次 500 mg,每天 2～3 次;小儿每天量 10～30 mg/kg。此外亦可稀释至一定浓度局部应用或雾化吸入。重症患者宜先静脉滴注,待病情好转后改肌内注射。用于治疗肾盂肾炎时,每天剂量在 750 mg 以上。对于严重感染,开始剂量可酌增到每天 1 000 mg。

(五)不良反应

本品的不良反应参见利福平。肌内注射可引起局部疼痛,有时可引起硬结、肿块。静脉注射后可出现巩膜或皮肤黄染。本品偶引起耳鸣、听力下降。

(六)禁忌证

对本品过敏者、有肝病或肝损害者禁用。

(七)注意

(1)妊娠期妇女及哺乳期妇女慎用。

(2)肝功能不全、胆管梗阻、慢性酒精中毒者应用本品应适当减量。

(3)本品不宜与其他药物混合使用,以免药物析出。

(4)用药期间应监测肝功能。用药后患者尿液呈红色,属于正常现象。

(5)静脉滴注速度宜缓慢,每次静脉滴注时间应在 1～2 小时。

(八)药物相互作用

(1)与 β-内酰胺类抗生素合用对金黄色葡萄球菌(包括耐甲氧西林金黄色葡萄球菌)、铜绿假单胞菌具有协同作用。

(2)与氨基苷类抗生素合用时具协同作用。

(九)制剂

注射用利福霉素钠:每瓶 250 mg。注射液:每支 0.25 g(5 mL)(供静脉滴注用);0.125 g(2 mL)(供肌内注射用)。

(十)贮法

遮光,保存于阴暗干燥处。

六、链霉素

本品由灰色链霉菌所产生。

其他名称:硫酸链霉素。

ATC 编码:J01GA01。

(一)性状

常用其硫酸盐,为白色或类白色粉末;无臭或几乎无臭,味略苦;有引湿性。在水中易溶,在乙醇或氯仿中不溶。其 20%水溶液的 pH 为 4.5~7.0。水溶液较稳定;遇强酸、强碱、脲或其他羰基化合物、半胱氨酸或其他巯基化合物易灭活。

(二)药理学

对布氏杆菌、土拉伦杆菌、鼠疫杆菌、小螺菌、肉芽肿荚膜杆菌、结核杆菌等有良好的抗菌作用。虽然一些肠道需氧革兰阴性杆菌,如沙门菌、痢疾杆菌、克雷伯菌、大肠埃希菌、肠杆菌属等也包括在本品的抗菌谱中,但由于耐药菌株广泛存在而不能应用于这些微生物感染疾病。

肌内注射 0.5 g 或 1 g 后,30 分钟血药浓度达高峰,分别为 15~20 μg/mL 或 30~40 μg/mL。有效血药浓度约可维持 12 小时。本品的蛋白结合率约为 35%,是氨基苷类中最高者。注射后 24 小时内,有 30%~90%的药物自尿中原形排出。本品的半衰期随年龄而延长,青年人 $t_{1/2}$ 为 2~3 小时,40 岁以上者可延长到 9 小时或更高。无尿者的 $t_{1/2}$ 为 50~100 小时。

本品可渗入腹腔和胸腔积液、结核性脓腔,透过胎盘进入羊水和胎儿循环中,但不易透过血-脑屏障。

(三)适应证

本品主要用于结核杆菌感染,也用于布氏杆菌病、鼠疫以及其他敏感菌所致的感染。

(四)用法和用量

口服不吸收,只对肠道感染有效,现已少用。系统治疗需肌内注射,一般应用 1 次 0.5 g,每天 2 次,或 1 次 0.75 g,每天 1 次,1~2 周为 1 个疗程。用于结核病,每天剂量为 0.75~1.00 g,1 次或分成 2 次肌内注射。儿童一般每天 15~25 mg/kg,分 2 次给予;结核病治疗则每天 20 mg/kg,隔天用药。新生儿每天 10~20 mg/kg。

用于治疗结核病时,常与异烟肼或其他抗结核药联合应用,以避免耐药菌株的产生。

(五)不良反应

血尿、排尿次数减少或尿量减少、食欲减退、口渴等肾毒性症状,少数可产生血液中尿素氮及肌酐值增高。影响前庭功能时可有步履不稳、眩晕等症状;影响听神经出现听力减退、耳鸣、耳部饱满感。部分患者可出现面部或四肢麻木、针刺感等周围神经炎症状。偶可发生视力减退(视神经炎),嗜睡、软弱无力、呼吸困难等神经肌肉阻滞症状。偶可出现皮疹、瘙痒、红肿及过敏性休克。少数患者停药后仍可发生听力减退、耳鸣、耳部饱满感等耳毒性症状。

(六)禁忌证

对链霉素或其他氨基苷类过敏的患者禁用。

(七)注意

(1)肾功能损害、第 8 对脑神经损害、重症肌无力或帕金森病及失水患者应慎用。儿童应慎用,尤其是早产儿和新生儿。

(2)用前应做皮肤试验,与其他氨基苷类交叉过敏。本品皮试的阳性率低,与临床上发生变态反应的符合率也不高,不应过于信赖。

(3)用药期间应定期检查肾功能和听力。

(4)引起过敏性出血性紫癜,应立即停药,并给予大量维生素 C 治疗。

（八）药物相互作用

（1）与青霉素类药联用对草绿色链球菌、肠球菌有协同抗菌作用，但不能置于同一容器中，易发生配伍禁忌。

（2）具有肾毒性及耳毒性药物均不宜与本品合用或先后应用，如其他氨基苷类、卷曲霉素、顺铂、依他尼酸、呋塞米或万古霉素（或去甲万古霉素）、头孢噻吩或头孢唑林、多黏菌素类等。

（九）制剂

注射用硫酸链霉素：每瓶 0.75 g；1 g；2 g；5 g。

（十）贮法

密闭，干燥处保存。

七、乙胺丁醇

ATC 编码：J04AK02。

（一）性状

常用其盐酸盐，为白色结晶性粉末，无臭或几乎无臭，略有引湿性。在水中极易溶解，在乙醇中略溶，在氯仿中极微溶解，在乙醚中几乎不溶。水溶液呈右旋性，对热较稳定。

（二）药理学

对结核杆菌和其他分枝杆菌有较强的抑制作用。口服吸收约 80%，血药浓度达峰时间 2～4 小时，蛋白结合率约 40%，在体内仅有 10% 左右的药物代谢成为非活性物，主要经肾排泄。与其他抗结核药间无交叉耐药性。但结核杆菌对本品也可缓慢产生耐药性。

（三）适应证

本品为二线抗结核药，可用于经其他抗结核药治疗无效的病例，应与其他抗结核药联合应用。以增强疗效并延缓细菌耐药性的产生。

（四）用法和用量

结核初治：每天 15 mg/kg，顿服；或每周 3 次，每次 25～30 mg/kg（不超过 2.5 g）；或每周 2 次，每次 50 mg/kg（不超过 2.5 g）。

结核复治：每次 25 mg/kg，每天 1 次顿服，连续 60 天，继而按每次 15 mg/kg，每天 1 次顿服。

非结核杆菌感染：按每次 15～25 mg/kg，每天 1 次顿服。

（五）不良反应

不良反应多见视物模糊、眼痛、红绿色盲或视力减退、视野缩小（视神经炎每天按体重剂量 25 mg/kg 以上时易发生），视力变化可为单侧或双侧。少见畏寒、关节肿痛（尤其大趾、踝、膝关节）、病变关节表面皮肤发热拉紧感（急性痛风、高尿酸血症）。罕见皮疹、发热、关节痛等变态反应；或麻木、针刺感、烧灼痛或手足软弱无力（周围神经炎）。

（六）禁忌证

对本药过敏者、酒精中毒者、糖尿病已发生眼底病变者、乳幼儿禁用。

（七）注意

（1）痛风、视神经炎、老年人及肾功能减退者慎用。13 岁以下儿童尚缺乏应用经验需慎用。

（2）服用本品可使血尿酸浓度测定值增高，干扰检测结果，易引起痛风发作。

（3）治疗期间应检查眼部、视野、视力、红绿鉴别力等，在用药前、疗程中每天检查一次，尤其是疗程长,每天剂量超过 15 mg/kg 的患者。

(4)单用时细菌可迅速产生耐药性,必须与其他抗结核药联合应用。本品用于曾接受抗结核药的患者时,应至少与一种以上药物合用。

(5)肾功能减退的患者应用时需减量。

(八)药物相互作用

(1)与乙硫异烟胺合用可增加不良反应。

(2)与氢氧化铝同用能减少本品的吸收。

(3)与神经毒性药物合用可增加本品神经毒性,如视神经炎或周围神经炎。

(九)制剂

片剂:每片 0.25 g。

八、乙硫异烟胺

其他名称:硫异烟胺,Amidazine。

ATC 编码:J04AD03。

亮黄色结晶性粉末,微有硫化物臭和二氧化硫味。几乎不溶于水,溶于乙醇(1∶30)。水混悬液接近中性,遇光变色。

(一)性状

对结核杆菌有抑菌作用,抗菌活性仅为异烟肼的十分之一。

(二)药理学

本品口服易吸收,体内分布广,可渗入全身体液(包括脑脊液),在体内全部代谢为无效物。对渗出性及浸润性干酪病变疗效较好。

(三)适应证

单独应用少,常与其他抗结核病药联合应用以增强疗效和避免病菌产生耐药性。

(四)用法和用量

每天量 0.5～0.8 g,一次服用或分次服(以一次服效果为好),必要时也可从小剂量(0.3 g/d)开始。

(五)不良反应

服药后有恶心、呕吐、腹痛、腹泻、厌食、胃部不适等症状,多于服药 2～3 周后发生,如不能耐受,可酌减剂量或暂停服药,待症状消失后继续服用。少数患者有糙皮病症状、精神抑郁、视力下降和头痛、末梢神经炎、经期紊乱、男子乳房女性化、脱发、关节痛、皮疹、痤疮等。20%～30%患者可对肝功能有影响,引起氨基转移酶升高,并可发生黄疸,大剂量可引起直立性低血压。

(六)禁忌证

对本品过敏者、妊娠期妇女和 12 岁以下儿童禁用。

(1)糖尿病、严重肝功能减退时慎用。肝功能减退的患者应用本品时宜减量。

(2)用药期间每月应测肝功能一次。

(3)对诊断的干扰,可使丙氨酸氨基转移酶、门冬氨酸氨基转移酶测定值增高。

(七)注意

(1)如合用碳酸氢钠,或服肠溶片,可减轻反应。在发生呕吐时,可同时使用止吐药物。

(2)与环丝氨酸同服可使中枢神经系统反应发生率增加,尤其是全身抽搐症状。应当适当调整剂量,并严密监察中枢神经系统毒性症状。

(3)本品与其他抗结核药合用可能加重其不良反应。

(4)本品为维生素 B_6 拮抗剂,可增加其肾脏排泄。因此,接受乙硫异烟胺治疗的患者,维生素 B_6 的需要量可能增加。

(八)制剂

肠溶片:每片 0.1 g。

九、丙硫异烟胺

其他名称:2-丙基硫代异烟酰胺。

ATC 编码:J04AD01。

(一)性状

本品为黄色结晶性粉末,特臭。在甲醇、乙醇或丙酮中溶解,乙醚中微溶,水中几乎不溶。熔点为 139~143 ℃。

(二)药理学

本品对结核分枝杆菌的作用取决于感染部位的药物浓度,低浓度时仅具有抑菌作用,高浓度具有杀菌作用。抑制结核杆菌分枝菌酸的合成。丙硫异烟胺与乙硫异烟胺有部分交叉耐药现象。

口服迅速吸收(80%以上),广泛分布于全身组织体液中,在各种组织中和脑脊液内浓度与同期血药浓度接近。丙硫异烟胺可穿过胎盘屏障。蛋白结合率约10%。服药后1~3小时血药浓度可达峰值,有效血药浓度可持续 6 小时 $t_{1/2}$ 约 3 小时。主要在肝内代谢。经肾排泄,1%为原形,5%为有活性代谢物,其余均为无活性代谢产物。

(三)适应证

本品仅对分枝杆菌有效,与其他抗结核药联合用于结核病经一线药物(如链霉素、异烟肼、利福平和乙胺丁醇)治疗无效者。

(四)用法和用量

口服,成人常用量,与其他抗结核药合用,一次 250 mg,每天 2~3 次。小儿常用量,与其他抗结核药合用,一次按体重口服 4~5 mg/kg,每天 3 次。

(五)不良反应

可引起胃肠道反应:恶心、呕吐、食欲缺乏、腹胀、腹泻。个别病例有抑郁、视力障碍、头痛、周围神经炎、关节痛、皮疹、痤疮。可引起肝损害、转氨酶升高、黄疸,应定期查肝功能。个别病例可引起糖尿、急性风湿痛。妇女可有月经失调、男性乳房增大,大剂量可有直立性低血压。也可引起精神症状。

(六)禁忌证

对本品过敏者、对异烟肼、吡嗪酰胺、烟酸或其他化学结构相近的药物过敏者、妊娠期妇女及哺乳期妇女和 12 岁以下儿童禁用。

(七)注意

(1)糖尿病、严重肝功能减退者慎用。

(2)用药期间应定期测肝功能,出现视力减退或其他视神经炎症状时应立即进行眼部检查。

(3)对诊断的干扰,可使丙氨酸氨基转移酶、门冬氨酸氨基转移酶测定值增高。

（八）制剂

丙硫异烟胺肠溶片:每片 0.1 g。

（九）贮法

避光、密封保存。

十、吡嗪酰胺

其他名称:氨甲酰基吡嗪、吡嗪甲酰胺、异烟酰胺。

ATC 编码:J04AK01。

（一）性状

本品为白色或类白色结晶性粉末,无臭或几乎无臭,味微苦。本品在水中略溶,在乙醇中极微溶解。熔点为 188～192 ℃。

（二）药理学

本品只对结核杆菌有杀灭作用,对其他细菌无抗菌活性。其抗结核杆菌作用的强弱与环境的 pH 密切相关,pH 5.0～5.5 时,抗菌活性最强。pH 7 时抗菌作用明显减弱。本品与其他抗结核药物间无交叉耐药性,单独应用极易产生耐药性。作用机制可能是通过渗入到含结核杆菌的巨噬细胞内,转化为吡嗪酸而发挥抗菌作用。

口服吸收迅速,口服 1 g,2 小时后血药峰浓度可达 45 mg/L,15 小时后尚有 10 mg/L 左右,顿服后的血药浓度较分次服用可维持较长时间。本品口服后广泛分布至全身组织中,易透过血-脑屏障,在肝、肺、脑脊液中的药物浓度与同期血药浓度相近。本品主要在肝内代谢,服药后 24 小时内由尿排出 4%～14% 的原形药。本品的血浆蛋白结合率为 50%,半衰期约 9 小时。

（三）适应证

不良反应与其他抗结核药联合用于经一线抗结核药(如链霉素、异烟肼、利福平及乙胺丁醇)治疗无效的结核病。本品仅对分枝杆菌有效。

（四）用法和用量

口服。成人常用量,与其他抗结核药联合,每 6 小时按体重 5.0～8.75 mg/kg,或每 8 小时按体重 6.7～11.7 mg/kg 给予,最高每天 3 g。治疗异烟肼耐药菌感染时可增加至每天 60 mg/kg。

（五）不良反应

可引起食欲减退、发热、异常乏力或软弱、眼或皮肤黄染(肝毒性)。少见畏寒、关节肿痛(尤其大趾、踝、膝关节)或病变关节皮肤拉紧发热(急性痛风性关节痛)。用药期间血尿酸增高,可引起急性痛风发作,须进行血清尿酸测定。变态反应如发热和皮疹,宜停药抗过敏治疗,个别患者对光敏感,皮肤暴露部位呈鲜红棕色,停药后可恢复。偶见贫血、诱发溃疡病发作、排尿困难等。不良反应发生与剂量、疗程有关。

（六）禁忌证

对本品过敏者、妊娠期妇女和 12 岁以下儿童禁用。

（七）注意

(1)糖尿病、痛风或严重肝功能减退者慎用。

(2)用药期间定期检查肝功能。

(3)对诊断的干扰,可使丙氨酸氨基转移酶、门冬氨酸氨基转移酶测定值增高。

（八）药物相互作用

（1）与别嘌醇、秋水仙碱、丙磺舒、磺吡酮合用，吡嗪酰胺可增加血尿酸浓度从而降低上述药物对痛风的疗效。合用时应调整剂量以便控制高尿酸血症和痛风。

（2）与乙硫异烟胺合用时可增强不良反应。与异烟肼、利福平合用有协同作用，并可延缓耐药性的产生。

（九）制剂

吡嗪酰胺肠溶片：每片 0.25 g；0.5 g。

（矫金庆）

第四节　β-内酰胺类

一、青霉素类

本类药物包括以下几点：①天然青霉素，主要作用于革兰阳性菌、革兰阴性球菌和某些革兰阴性杆菌如嗜血杆菌属。②氨基青霉素类，如氨苄西林、阿莫西林等。此组青霉素主要作用于对青霉素敏感的革兰阳性菌以及部分革兰阴性杆菌如大肠埃希菌、奇异变形杆菌、沙门菌属、志贺菌属和流感嗜血杆菌等。③抗葡萄球菌青霉素类，包括氯唑西林、苯唑西林、氟氯西林。本组青霉素对产生 β-内酰胺酶的葡萄球菌属亦有良好作用。④抗假单胞菌青霉素类，如羧苄西林、哌拉西林、替卡西林等。本组药物对革兰阳性菌的作用较天然青霉素或氨基青霉素为差，但对某些革兰阴性杆菌包括铜绿假单胞菌有抗菌活性。青霉素类抗生素水溶性好，消除半衰期大多不超过2 小时，主要经肾脏排出，多数品种均可经血液透析清除。使用青霉素类抗生素前均需做青霉素皮肤试验，阳性反应者禁用。

（一）青霉素

1.作用与用途

青霉素对溶血性链球菌等链球菌属、肺炎链球菌和不产青霉素酶的葡萄球菌具有良好抗菌作用。对肠球菌有中等度抗菌作用，淋病奈瑟菌、脑膜炎奈瑟菌、白喉棒状杆菌、炭疽芽孢杆菌、牛型放线菌、念珠状链杆菌、李斯特菌、钩端螺旋体和梅毒螺旋体对本品敏感。青霉素通过抑制细菌细胞壁合成而发挥杀菌作用。肌内注射后，0.5 小时达到血药峰浓度（C_{max}），与血浆蛋白结合率为 45%～65%。血液中的清除半衰期（血中半衰期，$t_{1/2}$）约为 30 分钟，肾功能减退者可延长至 2.5～10.0 小时。本品约 19% 在肝脏内代谢，主要通过肾小管分泌排泄。临床用于敏感细菌所致各种感染，如脓肿、菌血症、肺炎和心内膜炎等。

2.注意事项

注射前必须做青霉素皮试。皮试液浓度为 500 U/mL，皮内注射 0.1 mL，阳性反应者禁用。青霉素类之间会有交叉变态反应，也可能对青霉胺或头孢菌素过敏。本品不用葡萄糖溶液稀释并应新鲜配制。干扰青霉素活性的药物：氯霉素、红霉素、四环素、磺胺药。青霉素静脉输液加入头孢噻吩、林可霉素、四环素、万古霉素、琥乙红霉素、两性霉素、去甲肾上腺素、间羟胺、苯妥英钠、盐酸羟嗪、异丙嗪、缩宫素（催产素）、B 族维生素、维生素 C 等将出现浑浊。与氨基糖苷类抗生素混合后,两者的抗菌活性明显减弱。

3.用法与用量

(1)成人:肌内注射,每天 80 万～200 万单位,分 3～4 次给药;静脉滴注,每天 200 万～2 000 万单位,分 2～4 次。

(2)儿童:肌内注射,按体重每千克 2.5 万单位,每 12 小时 给药 1 次;静脉滴注,每天按体重每千克 5 万～20 万单位,分 2～4 次。新生儿:每次按体重每千克 5 万单位,肌内注射或静脉滴注给药。＜50 万单位加注射用水 1 mL 使溶解,超过 50 万单位加注射用水 2 mL。不应以氯化钠注射液作溶剂。青霉素钾一般用于肌内注射。

4.制剂与规格

注射用粉针剂:80 万单位。密闭,凉暗干燥处保存。

(二)苄星青霉素

1.作用与用途

见青霉素。长效青霉素是一种青霉素 G 的长效制剂。本品肌内注射后,吸收极缓慢,在血液中药物浓度可维持 2～4 周。临床主要用于治疗对由青霉素 G 高度敏感的溶血性链球菌引起的咽炎和急性风湿热患者,用于预防小儿风湿热及其他链球菌感染等。

2.注意事项

本品肌内注射给药时,肌内注射区可发生周围神经炎。其他见青霉素。

3.用法与用量

先做青霉素 G 皮肤敏感试验,阳性者禁用本品。

(1)成人:肌内注射,每次 60 万～120 万单位,2～4 周 1 次。

(2)儿童:肌内注射,每次 30 万～60 万单位,2～4 周 1 次。

4.制剂与规格

注射用粉针剂:120 万单位。密闭,凉暗干燥处保存。

(三)苯唑西林

1.作用与用途

抗菌作用机制与青霉素相似,本品可耐青霉素酶,对产酶金黄色葡萄球菌菌株有效;但对不产酶菌株的抗菌作用不如青霉素 G。肌内注射本品 0.5 g,半小时血药浓度达峰值,为 16.7 μg/mL。3 小时内静脉滴注 250 mg,滴注结束时的平均血浆浓度为 9.7 μg/mL。本品难以透过正常血-脑屏障,蛋白结合率很高,约 93%。正常健康人血中半衰期为 0.5～0.7 小时;本品约 49% 由肝脏代谢,通过肾小球滤过和肾小管分泌,排出量分别为 40% 和 23%～30%。临床主要用于耐青霉素葡萄球菌所致的各种感染,如败血症、呼吸道感染、脑膜炎、软组织感染等。

2.注意事项

皮试见青霉素,其他见青霉素类药品。本品不适用对青霉素敏感菌感染的治疗,与氨基糖苷类抗生素配伍可使其效价降低,本品可用氯化钠及葡萄糖作溶剂滴注。

3.用法与用量

(1)成人:肌内注射,每次 0.5～1.0 g,每 500 mg 加灭菌注射用水 2.8 mL,每 4～6 小时 1 次。静脉滴注,每次 0.5～1.0 g,每 4～6 小时 1 次,快速静脉滴注,溶液浓度一般为 20～40 mg/mL;败血症和脑膜炎患者的每天剂量可增至 12 g。

(2)儿童:肌内注射,体重在 40 kg 以下者,每 6 小时按体重 12.5～25.0 mg/kg;静脉滴注,体重在 40 kg 以下者,每 6 小时按体重 12.5～25.0 mg/kg。新生儿:体重＜2 kg 者每天 50 mg/kg,分 2 次肌内注射或静脉滴注。

4.制剂与规格

注射用苯唑西林钠:0.5 g。密闭,凉暗干燥处保存。

(四)氯唑西林钠

1.作用与用途

本品抗菌谱类似苯唑西林,肌内注射 0.5 g,半小时血清浓度达峰值,约 18 μg/mL。主要由肾脏排泄,血清蛋白结合率达 95%,不易透过血-脑屏障而能进入胸腔积液中。半衰期约为 0.6 小时。临床主要用于耐青霉素葡萄球菌所致的各种感染,如败血症、呼吸道感染、软组织感染等,也可用于化脓性链球菌或肺炎链球菌与耐青霉素葡萄球菌所致的混合感染。

2.注意事项

皮试见青霉素,或用本品配制成 500 μg/mL 皮试液进行皮内敏感性试验,其他见苯唑西林。

3.用法与用量

(1)成人:肌内注射,每天 2 g,分 4 次;静脉滴注,每天 4～6 g,分 2～4 次;口服,1 次 0.5～1.0 g,每天 4 次。

(2)儿童:肌内注射,每天按体重 50～100 mg/kg,分 4 次;静脉滴注,每天按体重 50～100 mg/kg,分 2～4 次;口服,每天按体重 50～100 mg/kg,分 3～4 次。

4.制剂与规格

注射用氯唑西林钠:1 g;胶囊:0.25 g。密封,干燥处保存。

(五)氨苄西林钠

1.作用与用途

氨苄西林钠为广谱半合成青霉素,对溶血性链球菌、肺炎链球菌和不产青霉素酶葡萄球菌具较强抗菌作用,对草绿色链球菌亦有良好抗菌作用。本品对白喉棒状杆菌、炭疽芽孢杆菌、放线菌属、流感嗜血杆菌、百日咳鲍特杆菌、奈瑟菌属等具抗菌活性,部分奇异变形杆菌、大肠埃希菌、沙门菌属和志贺菌属细菌对本品敏感。肌内注射本品 0.5 g,0.5～1.0 小时达血药峰浓度,血清蛋白结合率为 20%,血中半衰期为 1.0～1.5 小时。临床用于敏感菌所致的呼吸道感染、胃肠道感染、尿路感染、软组织感染、心内膜炎、脑膜炎、败血症等。

2.注意事项

氨苄西林与卡那霉素对大肠埃希菌、变形杆菌具有协同抗菌作用。其他见青霉素。

3.用法与用量

皮试见青霉素。

(1)成人:肌内注射,每天 2～4 g,分 4 次;静脉给药,每天 4～8 g,分 2～4 次;每天最高剂量为 14 g。

(2)儿童:肌内注射,每天按体重 50～100 mg/kg,分 4 次;静脉给药,每天按体重 100～200 mg/kg,分 2～4 次;每天最高剂量为按体重 300 mg/kg。足月新生儿:按体重一次 12.5～25.0 mg/kg,出生第 1、第 2 天每 12 小时 1 次,第 3 天至 2 周每 8 小时 1 次,以后每 6 小时 1 次。

4.制剂与规格

注射用粉针剂:0.5 g。密封,干燥处保存。

（六）阿莫西林

1.作用与用途

阿莫西林为青霉素类抗生素，抗菌谱见氨苄西林。肌内注射阿莫西林钠 0.5 g 后血液（清）达峰时间为 1 小时，血药峰浓度为 14 mg/L，与同剂量口服后的血药峰浓度相近。静脉注射本品 0.5 g 后 5 分钟血药浓度为 42.6 mg/L，5 小时后为 1 mg/L。本品在多数组织和体液中分布良好。蛋白结合率为 17%～20%。本品血中半衰期为 1.08 小时，60% 以上以原形药自尿中排出。临床用于敏感菌感染，如中耳炎、鼻窦炎、咽炎、扁桃体炎等上呼吸道感染，急性支气管炎、肺炎等下呼吸道感染，泌尿生殖道感染，皮肤软组织感染，伤寒及钩端螺旋体病。

2.注意事项

青霉素过敏及青霉素皮肤试验阳性患者禁用。其他见氨苄西林。

3.用法与用量

皮试见青霉素。

（1）肌内注射或稀释后静脉滴注：成人，一次 0.5～1.0 g，每 6～8 小时 1 次；小儿，每天剂量按体重 50～100 mg/kg，分 3～4 次。

（2）口服：成人每次 0.5 g，每 6～8 小时 1 次，每天极量 4 g；小儿每天按体重 20～40 mg/kg，每 8 小时 1 次。

4.制剂与规格

注射用阿莫西林钠：2 g。片剂及胶囊：阿莫西林 0.25 g；0.5 g。混悬剂：每包 0.125 g。遮光，密封保存。

（七）羧苄西林钠

1.作用与用途

本品为广谱青霉素类抗生素，通过抑制细菌细胞壁合成发挥杀菌作用。对大肠埃希菌、变形杆菌属、肠杆菌属、枸橼酸杆菌属、沙门菌属和志贺菌属等肠杆菌科细菌，以及铜绿假单胞菌、流感嗜血杆菌、奈瑟菌属等其他革兰阴性菌具有抗菌作用。对溶血性链球菌、肺炎链球菌以及不产青霉素酶的葡萄球菌亦具抗菌活性。脆弱拟杆菌、梭状芽孢杆菌等午多厌氧菌也对本品敏感。肌内注射本品 1 g 后 1 小时达血药峰浓度为 34.8 mg/L，4 小时后血药浓度为 10 mg/L。静脉推注本品 5 g 后 15 分钟和 2 小时的血药浓度分别为 300 mg/g 和 125 mg/g。约 2% 在肝脏代谢，血中半衰期为 1.0～1.5 小时。大部分以原形通过肾小球滤过和肾小管分泌清除，小部分经胆管排泄。临床主要用于系统性铜绿假单胞菌感染，如败血症、尿路感染、呼吸道感染、腹腔感染、盆腔感染以及皮肤、软组织感染等，也可用于其他敏感肠杆菌科细菌引起的系统性感染。

2.注意事项

使用本品前需详细询问药物过敏史并进行青霉素皮肤试验，呈阳性反应者禁用。不良反应：变态反应，包括荨麻疹等各类皮疹、白细胞减少、间质性肾炎、哮喘发作和血清病型反应。消化道反应有恶心、呕吐和肝大等。大剂量静脉注射时可出现抽搐等神经系统反应、高钠和低钾血症等。严重者偶可发生过敏性休克。本品与琥珀氯霉素、琥乙红霉素、盐酸土霉素、盐酸四环素、卡那霉素、链霉素、庆大霉素、妥布霉素、两性霉素 B、B 族维生素、维生素 C、苯妥英钠、拟交感类药物、异丙嗪等有配伍禁忌。本品与氨基糖苷类抗生素合用具有协同抗菌作用。但不能同瓶滴注。

3.用法与用量

本品可供静脉滴注或静脉注射。

（1）中度感染：成人每天 8 g，分 2～3 次；儿童每 6 小时按体重 12.5～50.0 mg/kg 注射。

（2）严重感染：成人每天 10～30 g，分 2～4 次；儿童每天按体重 100～300 mg/kg，分 4～6 次；严重肾功能不全者，每 8～12 小时静脉滴注或注射 2 g。

4.制剂与规格

粉针剂：1 g，2 g，5 g。密闭，干燥处保存。

（八）哌拉西林钠

1.作用与用途

哌拉西林钠对大肠埃希菌、变形杆菌属、肺炎克雷伯菌、铜绿假单胞菌比较敏感，对肠球菌的抗菌活性与氨苄西林相仿。正常人肌内注射本品 1 g，0.71 小时后血药峰浓度为 52.2 μg/mL。静脉滴注和静脉注射本品 1 g 后血药浓度立即达 58.0 μg/mL 和 142.1 μg/mL，哌拉西林的血清蛋白结合率为 17%～22%，半衰期为 1 小时左右。本品在肝脏不被代谢。注射给药 1 g，12 小时后给药量的 49%～68% 以原形随尿液排出。临床主要用于铜绿假单胞菌和其他敏感革兰阴性杆菌所致的感染及与氨基糖苷类抗生素联合应用于治疗有粒细胞减少症免疫缺陷患者的感染。

2.注意事项

皮试见青霉素，其他见青霉素类药品。哌拉西林与氨基糖苷类联用对铜绿假单胞菌、沙雷菌、克雷伯菌、其他肠杆菌科细菌和葡萄球菌的敏感菌株有协同杀菌作用。但不能放在同一容器内输注。

3.用法与用量

（1）成人：肌内注射，单纯性尿路感染或院外感染的肺炎，每天剂量为 4～8 g，分 4 次；静脉注射及滴注，单纯性尿路感染或院外感染的肺炎，每天剂量为 4～8 g，分 4 次；败血症、院内感染的肺炎、腹腔感染、妇科感染，每 6 小时 3～4 g；每天最大剂量不可超过 24 g。

（2）儿童：静脉给药，婴幼儿和 12 岁以下儿童每天剂量为按体重 100～200 mg/kg 给药。

4.制剂与规格

注射用哌拉西林钠：0.5 g，2.0 g。密闭，凉暗干燥处保存。

（九）氨氯青霉素钠

1.作用与用途

氨氯青霉素钠是氨苄西林钠与氯唑西林钠复合制剂。临床用于敏感菌的各种感染，如耐药金黄色葡萄球菌、草绿色链球菌、粪链球菌、肺炎链球菌、肠球菌、淋球菌、脑膜炎奈瑟菌、流感杆菌等。

2.注意事项

皮试见青霉素，其他见青霉素类药品。

3.用法与用量

（1）肌内注射：成人，每天 2～4 g，分 4 次；小儿每天按体重 50～100 mg/kg，分 4 次。用适量注射用水溶解后注射于肌肉深部。

（2）静脉注射及滴注：成人每天 4～10 g，分 2～4 次；小儿按每天体重 50～100 mg/kg，分 2～4 次。

4.制剂与规格

注射剂：1 g（含氨苄西林 0.5 g，氯唑西林 0.5 g）。密闭，干燥处保存。

(十)阿洛西林钠

1.作用与用途

本品是一广谱的半合成青霉素,血中半衰期为 1 小时,血清蛋白结合率为 40％左右,尿排泄为 60％～65％,胆汁排泄为 5.3％。临床主要用于敏感的革兰阴性细菌及阳性细菌所致的各种感染,以及铜绿假单胞菌(绿脓杆菌)感染。包括败血症、脑膜炎、心内膜炎、化脓性胸膜炎、腹膜炎,以及下呼吸道、胃肠道、胆管、肾及输尿道、骨及软组织和生殖器官等感染,妇科、产科感染,恶性外耳炎、烧伤、皮肤及手术感染等。

2.注意事项

皮试见青霉素,其他见青霉素类药品。

3.用法与用量

(1)成人:静脉滴注,每天 6～10 g,重症可增至 10～16 g,一般分 2～4 次。

(2)儿童:按体重每天 75 mg/kg,分 2～4 次。婴儿及新生儿按体重每天 100 mg/kg,分 2～4 次。

4.制剂与规格

注射用阿洛西林钠:1 g。密闭,干燥处保存。

(十一)美洛西林钠

1.作用与用途

本品为半合成青霉素类抗生素,对铜绿假单胞菌、大肠埃希菌、肺炎杆菌、变形杆菌、肠杆菌属、枸橼酸杆菌、沙雷菌属、不动杆菌属等敏感。成人静脉注射本品 2 g 后 15 分钟平均血药浓度为 53.4 μg/mL,血中半衰期为 39 分钟,6 小时后给药量的 42.5％由尿中排泄。本品在胆汁中浓度极高,血清蛋白结合率为 42％。临床用于敏感菌株所致的呼吸系统、泌尿系统、消化系统、妇科和生殖器官等感染,如败血症、化脓性脑膜炎、腹膜炎、骨髓炎、皮肤及软组织感染及眼耳鼻喉部感染。

2.注意事项

皮试见青霉素,其他见青霉素类药品。与阿米卡星、庆大霉素、奈替米星合用时可产生协同作用,但不能放在同一容器内输注。药液应现配现用,仅澄清液才能静脉滴注。

3.用法与用量

肌内注射、静脉注射或静脉滴注。成人每天 2～6 g,严重感染者可增至 8～12 g,最大可增至 15 g;儿童按体重每天 0.1～0.2 g/kg,严重感染者可增至 0.3 g/kg。肌内注射每天 2～4 次;静脉滴注按需要每 6～8 小时 1 次,其剂量根据病情而定,严重者可每 4～6 小时静脉注射 1 次。

4.制剂与规格

注射用美洛西林钠:1.0 g。密闭,凉暗干燥处保存。

(十二)呋布西林钠

1.作用与用途

呋布西林是氨基青霉素的脲基衍生物,是一种广谱半合成青霉素,作用类似氨苄西林。对大肠埃希菌、奇异变形菌、产碱杆菌、肺炎双球杆菌、绿色链球菌,粪链球菌的抗菌活性比氨苄西林和羧苄西林强;对铜绿假单胞菌的作用比羧苄西林强 4～16 倍。本品静脉注射 1 g,即刻血药浓度可达 293 μg/mL,但下降迅速。2 小时和 4 小时后,血药浓度分别为 8.7 μg/mL 和 0.68 μg/mL。药物在胆汁及尿中含量较高。血浆蛋白结合率为 90％,12 小时内从尿中排出给药量的 39.2%。临床主要用于治疗敏感菌致的败血症、尿路感染、肺部感染、软组织感染、肝胆系统感染等。

2.注意事项

皮试见青霉素,其他见青霉素类药品。本品局部刺激反应较强,且溶解度较小,故不宜用于肌内注射;静脉注射液浓度不宜过高或滴注速度不宜太快,以免引起局部疼痛。

3.用法与用量

(1)成人:静脉注射或滴注,每天 4~8 g,分 4 次给予,每次 1~2 g;极重感染时可加大剂量至每天 12 g。

(2)儿童:每天量为 100~150 mg/kg,用法同成人。

4.制剂与规格

注射用呋布西林钠:0.5 g。密闭,凉暗干燥处保存。

(十三)氟氯西林

1.作用与用途

抗菌谱与青霉素相似,但对产酶金黄色葡萄球菌菌株有效,本品的口服生物利用度大约为 50%,给药 1 小时后达到血药峰浓度;血清蛋白结合率为 92%~94%,血中半衰期为 0.75~1.50 小时。大部分(40%~70%)药物以原形经肾脏随尿排泄。临床主要用于葡萄球菌所致的各种周围感染。

2.注意事项

见青霉素类抗生素。

3.用法与用量

口服。

(1)成人:每次 250 mg,每天 3 次;重症用量为每次 500 mg,每天 4 次。

(2)儿童:2 岁以下按成人量的 1/4 给药;2~10 岁按成人量的 1/2 给药。也可按每天 25~50 mg/kg,分次给予。

4.制剂与规格

胶囊:250 mg。室温下密闭,避光保存。

二、头孢菌素类

头孢菌素类抗生素是一类广谱半合成抗生素。头孢菌素类具有抗菌谱广、抗菌作用强、耐青霉素酶、临床疗效高、毒性低、变态反应较青霉素少见等优点。根据药物抗菌谱和抗菌作用以及对 β-内酰胺酶的稳定性的不同,目前将头孢菌素分为 4 代。第 1 代头孢菌素主要作用于需氧革兰阳性球菌,包括甲氧西林敏感葡萄球菌、化脓性链球菌、酿脓(草绿色)链球菌、D 组链球菌,但葡萄球菌耐药甲氧西林、肺炎链球菌和肠球菌属对青霉素耐药;对大肠埃希菌、肺炎克雷伯菌、奇异变形菌(吲哚阴性)等革兰阴性杆菌亦有一定抗菌活性;对口腔厌氧菌亦具抗菌活性;对青霉素酶稳定,但可为许多革兰阴性菌产生的 β-内酰胺酶所破坏;常用品种有头孢氨苄、头孢唑啉和头孢拉定。第 2 代头孢菌素对革兰阳性球菌的活性与第 1 代相仿或略差,但对大肠埃希菌、肺炎克雷伯菌、奇异变形菌等革兰阴性杆菌作用增强,对产 β-内酰胺酶的流感嗜血杆菌、卡他莫拉菌、脑膜炎奈瑟菌、淋病奈瑟菌亦具活性。对革兰阴性杆菌所产 β-内酰胺酶的稳定性较第 1 代头孢菌素强,无肾毒性或有轻度肾毒性。常用品种有头孢克洛、头孢呋辛。第 3 代头孢菌素中的注射用品种如头孢噻肟、头孢曲松对革兰阳性菌的作用不及第1代和第2代头孢菌素,但对肺炎链球菌(包括青霉素耐药菌株)、化脓性链球菌及其他链球菌属有良好作用;对大肠埃希菌、肺炎克雷伯菌、奇异变形菌等革兰阴性杆菌具有强大抗菌作用;对流感嗜血杆菌、脑膜炎奈瑟菌、淋病奈瑟菌及卡他莫拉菌作用强,对沙雷菌属、肠杆菌属、不动杆菌属及假单胞菌属的作用则不同品种间差异较大。具有抗假单胞菌属作用的品种如头孢他啶、头孢哌酮、头孢匹胺对革兰阳性球菌作用较差,对革兰阴性杆菌的作用则与其他第3代头孢菌素相仿,对铜绿假单胞菌具高度抗菌活性。多数第3代头孢菌素对革兰阴性杆菌产生的广谱β-内酰胺酶高度稳定,但可被革兰阴性杆菌产生的超广谱β-内酰胺酶的头孢菌素酶(AmpC酶)水解。第4代头孢菌素对金黄色葡萄球菌等革兰阳性球菌的作用较第3代头孢菌素为强;对AmpC酶的稳定性优于第3代头孢菌素,因产AmpC酶而对第3代头孢菌素耐药的肠杆菌属、枸橼酸杆菌属、普罗菲登菌属、摩根菌属及沙雷菌属仍对第4代头孢菌素敏感;对铜绿假单胞菌的活性与头孢他啶相仿或略差。临床应用品种有头孢吡肟。

(一)头孢噻吩钠

1.作用与用途

本品为第1代头孢菌素,抗菌谱广,对革兰阳性菌的活性较强。静脉注射1 g后15分钟血药浓度为30~60 mg/L,本品血清蛋白结合率50%~65%,血中半衰期为0.5~0.8小时。60%~70%的给药量于给药后6小时内自尿中排出,其中70%为原形,30%为其代谢产物。临床适用于耐青霉素金黄色葡萄球菌(甲氧西林耐药者除外)和敏感革兰阴性杆菌所致的呼吸道感染、软组织感染、尿路感染、败血症等。

2.注意事项

肌内注射局部疼痛较为多见,可有硬块、压痛和体温升高。大剂量或长时间静脉滴注头孢噻吩后血栓性静脉炎的发生率可高达20%。较常见的不良反应为变态反应、粒细胞减少和溶血性贫血,偶可发生与其他头孢菌素类似的一些反应。有头孢菌素和青霉素过敏性休克史者禁用。与氨基糖苷类合用有协同作用但不可同瓶滴注。

3.用法与用量

肌内注射或静脉注射。

(1)成人:1次0.5~1.0 g,每6小时1次;严重感染每天剂量可加大至6~8 g;每天最高剂量不超过12 g。

(2)儿童:每天按体重50~100 mg/kg,分4次给药。新生儿:1周内的新生儿每12小时按体重20 mg/kg;1周以上者每8小时按体重20 mg/kg。

4.制剂与规格

注射用头孢噻吩钠:1 g。密闭,凉暗干燥处保存。

(二)头孢唑啉钠

1.作用与用途

头孢唑啉为第1代头孢菌素,抗菌谱广。除肠球菌属、耐甲氧西林葡萄球菌属外,本品对其他革兰阳性球菌均有良好抗菌活性,肺炎链球菌和溶血性链球菌对本品高度敏感。白喉杆菌、炭疽杆菌、李斯特菌和梭状芽孢杆菌对本品也甚敏感。本品对部分大肠埃希菌、奇异变形杆菌和肺炎克雷伯菌具有良好抗菌活性。肌内注射本品500 mg后,血药峰浓度经1~2小时达38 mg/L。20分钟内静脉滴注本品0.5 g,血药峰浓度为118 mg/L,有效浓度维持8小时。本品难以透过血-脑屏障。头孢唑林在胸腔积液、腹水、心包液和滑囊液中可达较高浓度。胎儿血药浓度为母体血药浓度的70%～90%,乳汁中含量低。本品血清蛋白结合率为74%～86%。正常成人的血中半衰期为1.5～2.0小时。本品在体内不代谢;原形药通过肾小球滤过,部分通过肾小管分泌自尿中排出。24小时内可排出给药量的80%～90%。临床用于治疗敏感细菌所致的支气管炎、肺炎、尿路感染、皮肤软组织感染、骨和关节感染、败血症、感染性心内膜炎、肝胆系统感染及眼、耳、鼻、喉科等感染。本品也可作为外科手术前的预防用药。

2.注意事项

对头孢菌素过敏者及有青霉素过敏性休克或即刻反应史者禁用本品。药疹发生率为1.1%,嗜酸性粒细胞增高的发生率为1.7%,偶有药物热。本品与下列药物有配伍禁忌,不可同瓶滴注:硫酸阿米卡星、硫酸卡那霉素、盐酸金霉素、盐酸土霉素、盐酸四环素、葡萄糖酸红霉素、硫酸多黏菌素B、黏菌素甲磺酸钠、戊巴比妥、葡萄糖酸钙。

3.用法与用量

静脉缓慢推注、静脉滴注或肌内注射常用剂量为:成人一次0.5～1.0 g,每天2～4次,严重感染可增加至每天6 g,分2～4次静脉给予;儿童每天50～100 mg/kg,分2～3次。肾功能减退者剂量及用药次数酌减。本品用于预防外科手术后感染时,一般为术前0.5～1.0小时肌内注射或静脉给药1 g,手术时间超过6小时者术中加用0.5～1.0 g,术后每6～8小时0.5～1.0 g,至手术后24小时止。

4.制剂与规格

粉针剂:0.5 g,1.0 g。密闭,凉暗干燥处保存。

(三)头孢拉定

1.作用与用途

本品为第1代头孢菌素,抗菌谱见头孢噻吩钠。静脉滴注本品0.5 g 5分钟后血药浓度为46 mg/L,肌内注射0.5 g后平均6 mg/L的血药峰浓度于给药后1～2小时到达。空腹口服250 mg或500 mg血药峰浓度于1～2小时到达,分别为9 mg/L或16.5 mg/L,平均血清蛋白结合率为6%～10%。90%药物在6小时内以原形由尿中排出。临床用于敏感菌所致的急性咽炎、扁桃体炎、支气管炎和肺炎等呼吸道感染及泌尿生殖系统感染、皮肤软组织感染等。

2.注意事项

本品不良反应较轻,发生率也较低,约6%。常见恶心、呕吐、腹泻、上腹部不适等胃肠道反应及其他头孢菌素类似的一些反应。药疹发生率1%～3%。有头孢菌素过敏和青霉素过敏性休克史者禁用。本品中含有碳酸钠,与含钙溶液如复方氯化钠注射液有配伍禁忌。

3.用法与用量

(1)成人:口服,每天1～2 g,分3～4次服用;肌内注射或静脉注射,每次0.5～1.0 g,每6小时1次;每天最高剂量为8 g。

(2)儿童:口服,每天25～50 mg/kg,分3～4次服用;肌内注射或静脉给药。儿童(1周岁以上)按体重一次12.5～25.0 mg/kg,每6小时1次。

4.制剂与规格

注射用剂:0.5 g,1 g。胶囊:0.25 g。干混悬剂:0.125 g。密闭,凉暗处保存。

(四)头孢硫脒

1.作用与用途

作用类似于头孢噻吩钠,对肠球菌有抗菌作用。静脉注射 0.5 g,高峰血浓度即刻到达,血药浓度可达 38.8 mg/L,血中半衰期为 0.5 小时。主要从尿中排出,12 小时尿排出给药量的 90% 以上。临床用于敏感菌所引起的呼吸系统、肝胆系统感染,眼及耳鼻喉部感染,尿路感染和心内膜炎、败血症。

2.注意事项

偶有变态反应,如荨麻疹、哮喘、皮肤瘙痒、寒战、高热、血管神经性水肿,非蛋白氮和谷丙转氨酶(GPT)升高。有头孢菌素过敏和青霉素过敏性休克史者禁用。

3.用法与用量

(1)成人:肌内注射 0.5～1.0 g,每天 4 次;静脉滴注每天 4～8 g,分 2～4 次给药。

(2)儿童:每天 50～100 mg/kg,分 2～4 次给药。

4.制剂与规格

注射用头孢硫脒:0.5 g。密闭,干燥处保存。

(五)头孢呋辛

1.作用与用途

本品为第 2 代头孢菌素类抗生素。对革兰阳性球菌的抗菌活性与第 1 代头孢菌素相似或略差,但对葡萄球菌和革兰阴性杆菌产生的 β-内酰胺酶相当稳定。对流感嗜血杆菌、大肠埃希菌、奇异变形杆菌等敏感;沙雷菌属大多耐药,铜绿假单胞菌、弯曲杆菌属和脆弱拟杆菌对本品耐药。静脉注射本品 1 g 后的血药峰浓度为 144 mg/L;肌内注射 0.75 g 后的血药峰浓度为 27 mg/L,于给药后 45 分钟达到;血清蛋白结合率为 31%～41%。本品大部分于给药后 24 小时内经肾小球滤过和肾小管分泌排泄,尿药浓度甚高。本品血中半衰期为 1.2 小时。空腹和餐后口服的生物利用度分别为 36% 和 52%,2～3 小时血药浓度达峰。临床用于敏感菌所致的呼吸道感染、泌尿系统感染、皮肤和软组织感染、骨和关节感染、产科和妇科感染,注射液也用于败血症和脑膜炎等。

2.注意事项

过敏体质和青霉素过敏者慎用。不良反应有变态反应、胃肠道反应、血红蛋白降低、血胆红素升高、肾功能改变。肌内注射可致局部疼痛。不可与氨基糖苷类药物同瓶滴注。注射液不能用碳酸氢钠溶液溶解。与强利尿药合用可引起肾毒性。

3.用法与用量

(1)肌内注射及静脉给药:成人,头孢呋辛钠每次 0.75 g,每天 3 次,重症剂量加倍;婴儿和儿童按体重每天 30～100 mg/kg,分 3～4 次。

(2)口服:成人头孢呋辛酯每次 0.25 g,每天 2 次,重症剂量加倍;儿童每次 0.125 g,每天 2 次。

4.制剂与规格

注射用头孢呋辛钠:0.75 g,1.5 g。头孢呋辛酯片:0.125 g;0.25 g。密闭,凉暗干燥处保存。

(六)头孢孟多酯钠

1.作用与用途

本品为第 2 代头孢菌素类抗生素。其抗菌活性仅为头孢孟多的 1/10～1/5,对大肠埃希菌、奇异变形杆菌、肺炎克雷伯菌和流感嗜血杆菌的活性较头孢噻吩和头孢唑林为强。本品经肌肉或静脉给药在体内迅速水解为头孢孟多。肌内注射头孢孟多 1 g,1 小时达血药峰浓度,为 21.2 mg/L,静脉注射和静脉滴注 1 g 后即刻血药浓度分别为 104.7 mg/L 和 53.9 mg/L,血清蛋白结合率为 78%,血中半衰期为 0.5～1.2 小时。本品在体内不代谢,经肾小球滤过和肾小管分泌,自尿中以原形排出。静脉给药后 24 小时的尿排泄量为给药量的 70%～90%。临床用于敏感细菌所致的肺部感染、尿路感染、胆管感染、皮肤软组织感染、骨和关节感染以及败血症、腹腔感染等。

2.注意事项

不良反应发生率约为 7.8%,可有肌内注射区疼痛和血栓性静脉炎,变态反应;少数患者应用大剂量时,可出现凝血功能障碍所致的出血倾向。对头孢菌素类药或青霉素类药过敏者避免使用。应用本品期间饮酒可出现双硫仑样反应,故在应用本品期间和以后数天内,应避免饮酒和含酒精饮料。本品制剂中含有碳酸钠,与含有钙或镁的溶液有配伍禁忌。

3.用法与用量

肌内注射或静脉给药。

(1)成人:每天 2.0～8.0 g,分 3～4 次,每天最高剂量不超过 12 g;皮肤感染、无并发症的肺炎和尿路感染,每 6 小时 0.5～1.0 g 即可。

(2)1 个月以上的婴儿和儿童:每天剂量按体重 50～100 mg/kg,分 3～4 次。

4.制剂与规格

注射用头孢孟多酯钠:0.5 g。密闭,凉暗干燥处保存。

(七)头孢克洛

1.作用与用途

对金黄色葡萄球菌产生的 β-内酰胺酶较稳定,因而对革兰阳性菌具有较强的抗菌作用;对革兰阴性菌作用较弱,对铜绿假单胞菌和厌氧菌无效。口服 0.5 g 胶囊的血药峰浓度为 16 mg/L,达峰时间约 0.5 小时,血中半衰期为 0.6～0.9 小时。服药后,8 小时内 77% 左右的原药由尿排出。临床主要用于由敏感菌所致呼吸系统、泌尿系统、耳鼻喉部及皮肤、软组织感染等。

2.注意事项

见其他头孢菌素类药物。

3.用法与用量

口服。

(1)成人:常用量一次 0.25 g,每天 3 次;严重感染患者剂量可加倍,但每天总量不超过 4.0 g。

(2)儿童每天剂量按体重 20 mg/kg,分 3 次;重症感染可按每天 40 mg/kg,但每天量不宜超过 1 g。

4.制剂与规格

胶囊:0.25 g;颗粒(干糖浆):125 mg。密闭,凉暗干燥处保存。

(八)头孢噻肟钠

1.作用与用途

头孢噻肟钠为杀菌剂。对阴性杆菌产生的 β-内酰胺酶稳定,有强大的抗阴性杆菌作用,且明显超过第 1 代与第 2 代头孢菌素。对革兰阳性球菌作用不如第 1 代与第 2 代头孢菌素,但对肺炎链球菌、产青霉素酶或不产酶金黄色葡萄球菌仍有较好抗菌作用。肠球菌、支原体、衣原体、军团菌、难辨梭状芽孢杆菌对本品耐药。30 分钟内静脉滴注 1 g 的即刻血药浓度为 41 mg/L，4 小时的血药浓度为 1.5 mg/L。本品血清蛋白结合率为 30%～50%。静脉注射后的血中半衰期为 0.84～1.25 小时。约 80% 的给药量可经肾脏排泄，其中 50%～30% 为原形药。临床用于敏感菌所致下列感染：呼吸系统感染；泌尿、生殖系统感染；腹腔感染，如腹膜炎、胆管炎等；骨、关节、皮肤及软组织感染；严重感染，如脑膜炎(尤其是婴幼儿脑膜炎)、细菌性心内膜炎、败血症等。

2.注意事项

对本品或其他头孢菌素类药物过敏的患者禁用。对青霉素类抗生素过敏的患者慎用，使用时须进行皮试。本品不良反应发生率低，仅 3%～5%。一般为变态反应、消化道反应，偶有肝肾损害。本品与氨基糖苷类合用(不能置于同一容器内)有协同抗菌作用，但会增加肾毒性。

3.用法与用量

(1)成人：肌内注射，每次 1 g，每天 2 次；静脉注射：2～6 g，分 2～3 次注射；严重感染者，每 6～8 小时 2～3 g；每天最高剂量为 12 g。

(2)儿童：静脉给药，每天按体重 50～100 mg/kg，必要时按体重 200 mg/kg，分 2～3 次。

4.制剂与规格

注射用头孢噻肟钠：1 g，2 g。密闭，凉暗干燥处保存。

(九)头孢曲松钠

1.作用与用途

本品为第 3 代头孢菌素类抗生素。对大肠埃希菌、肺炎克雷伯菌、产气肠杆菌作用强；铜绿假单胞菌对本品的敏感性差；对流感嗜血杆菌、淋病奈瑟菌和脑膜炎奈瑟菌有较强抗菌作用；对溶血性链球菌和肺炎链球菌亦有良好作用。肌内注射本品 0.5 g 和 1.0 g，血药峰浓度约于 2 小时后达到，分别为 43 mg/L 和 80 mg/L。血中半衰期为 7.1 小时。1 分钟内静脉注射 0.5 g，即刻血药峰浓度为 150.9 mg/L，血中半衰期为 7.87 小时。本品血清蛋白结合率为 95%。约 40% 的药物以原形自胆管和肠道排出，60% 自尿中排出。临床用于敏感致病菌所致的下呼吸道感染，尿路、胆管感染，腹腔感染，盆腔感染，皮肤软组织感染，骨和关节感染，败血症，脑膜炎等及手术期感染预防。本品单剂可治疗单纯性淋病。

2.注意事项

不良反应有静脉炎、变态反应、消化道反应等。对头孢菌素类抗生素过敏者禁用。有青霉素过敏性休克或即刻反应者，不宜再选用头孢菌素类。头孢菌素类静脉输液中加入红霉素、四环素、两性霉素 B、间羟胺、去甲肾上腺素、苯妥英钠、氯丙嗪、异丙醇、B 族维生素、维生素 C 等时将出现浑浊。

3.用法与用量

肌内注射或静脉给药。

(1)成人：常用量为每 24 小时 1～2 g 或每 12 小时 0.5～1.0 g；最高剂量每天 4 g；疗程 7～14 天。

(2)儿童：常用量，按体重每天 20～80 mg/kg；12 岁以上小儿用成人剂量。治疗淋病的推荐剂量为单剂肌内注射量 0.25 g。

4.制剂与规格

注射用头孢曲松钠：0.25 g，1 g，2 g。密闭，凉暗干燥处保存。

（十）头孢哌酮钠

1.作用与用途

头孢哌酮为第 3 代头孢菌素,对大肠埃希菌、克雷伯菌属、变形杆菌属、伤寒沙门菌、志贺菌属、铜绿假单胞菌有良好抗菌作用。本品肌内注射 1 g 后,1～2 小时达血药峰浓度,为 52.9 mg/L;静脉注射和静脉滴注本品 1 g 后,即刻血药峰浓度分别为 178.2 mg/L 和 106.0 mg/L。本品能透过血-胎盘屏障,在胆汁中浓度为血药浓度的 12 倍,在前列腺、骨组织、腹腔渗出液、子宫内膜、输卵管等组织和体液中浓度较高,痰液、耳溢液、扁桃体和上颌窦黏膜亦有良好分布。本品的血清蛋白结合率高,为 70.0%～93.5%。不同途径给药后的血中半衰期约 2 小时,40% 以上经胆汁排泄。临床用于敏感菌所致的各种感染,如肺炎及其他下呼吸道感染、尿路感染、胆管感染、皮肤软组织感染、败血症、腹膜炎、盆腔感染等,后两者宜与抗厌氧菌药联合应用。

2.注意事项

本品皮疹较为多见,达 2.3% 或以上。对青霉素过敏休克和过敏体质者以及肝功能不全及胆管阻塞者禁用。应用本品期间饮酒或接受含乙醇药物或饮料者可出现双硫仑样反应。本品还可干扰体内维生素 K 的代谢,造成出血倾向。

3.用法与用量

肌内注射、静脉注射或静脉滴注。

（1）成人:一般感染,一次 1～2 g,每 12 小时 1 次;严重感染,一次 2～3 g,每 8 小时 1 次。

（2）儿童常用量,每天按体重 50～200 mg/kg,分 2～3 次静脉滴注。

4.制剂与规格

注射用头孢哌酮钠:2.0 g。密闭,冷处保存。

（十一）头孢他啶

1.作用与用途

头孢他啶与第 1、第 2 代头孢菌素相比,其抗菌谱进一步扩大,对 β-内酰胺酶高度稳定。本品对革兰阳性菌的作用与第 1 代头孢菌素近似或较弱;本品对革兰阴性菌的作用较强,对大肠埃希菌、肠杆菌属、克雷伯菌、枸橼酸杆菌、变形杆菌、流感嗜血杆菌、脑膜炎奈瑟菌等有良好的抗菌作用。本品对假单胞菌的作用超过其他 β-内酰胺类和氨基糖苷类抗生素。本品的血药浓度与剂量有关,血清蛋白结合率为 10%～17%。血中半衰期为 2 小时。健康成人肌内注射本品 0.5 g或 1.0 g 后,1.0～1.2 小时达血药峰浓度,分别为 22.6 mg/L 和 38.3 mg/L。静脉注射和静脉滴注本品 1.0 g 后的血药峰浓度分别为 120.5 mg/L 和 105.7 mg/L。本品主要以原形药物随尿排泄。给药 24 小时内近 80%～90% 的剂量随尿排泄。临床用于敏感菌所致的感染,如呼吸道感染,泌尿、生殖系统感染,腹腔感染,皮肤及软组织感染,严重耳鼻喉感染,骨、关节感染及其他严重感染。

2.注意事项

对青霉素过敏休克和过敏体质者慎用本品。本品遇碳酸氢钠不稳定,不可配伍。

3.用法与用量

（1）成人:肌内注射,轻至中度感染:0.5～1.0 g,每 12 小时 1 次,溶于 0.5%～1.0% 利多卡因溶剂 2～4 mL 中作深部肌内注射;重度感染并伴有免疫功能缺陷者:每次剂量可酌情递增至 2 g,每 8～12 小时 1 次。静脉给药,轻至中度感染:每次 0.5～1.0 g,每 12 小时 1 次;重度感染并伴有免疫功能缺陷者:每次 2 g,每 8～12 小时 1 次。

（2）儿童：静脉给药，每天剂量 50～150 mg/kg，分 3 次用药，每天极量为 6 g。

4.制剂与规格

注射用头孢他啶：0.5 g，1 g，2 g。密闭，凉暗干燥处保存。

（十二）头孢唑肟钠

1.作用与用途

本品属第 3 代头孢菌素，对大肠埃希菌、肺炎克雷伯菌、奇异变形杆菌等肠杆菌科细菌有强大抗菌作用，对铜绿假单胞菌作用差。各种链球菌对本品均高度敏感。消化球菌、消化链球菌和部分拟杆菌属等厌氧菌对本品多呈敏感，艰难梭菌对本品耐药。肌内注射本品 0.5 g 或 1 g 后血药峰浓度分别为 13.7 mg/L 和 39 mg/L，于给药后 1 小时达到。静脉注射本品 2 g 或 3 g，5 分钟后血药峰浓度分别为 131.8 mg/L 和 221.1 mg/L。血清蛋白结合率 30%。本品血中半衰期为 1.7 小时。24 小时内给药量的 80% 以上以原形经肾脏排泄。临床用于敏感菌所致的下呼吸道感染、尿路感染、腹腔感染、盆腔感染、败血症、皮肤软组织感染、骨和关节感染等。

2.注意事项

对青霉素过敏休克和过敏体质者慎用本品。偶有变态反应，严重肾功能障碍者应减少用量，不可与氨基糖苷类抗生素混合注射。

3.用法与用量

肌内注射、静脉注射及静脉滴注。

（1）成人：一次 1～2 g，每 8～12 小时 1 次；严重感染者的剂量可增至一次 3～4 g，每 8 小时 1 次。

（2）儿童：常用量按体重一次 50 mg/kg，每 6～8 小时 1 次。

4.制剂与规格

注射用头孢唑肟钠：0.5 g。密闭，凉暗干燥处保存。

（十三）头孢地嗪钠

1.作用与用途

本品为第 3 代注射用头孢菌素类抗生素。对金黄色葡萄球菌、铔球菌属、淋病奈瑟菌和脑膜炎奈瑟菌、大肠埃希菌、志贺菌属、沙门菌属等敏感。本品尚有免疫功能调节作用。用于敏感菌引起的感染，如上、下泌尿道感染，下呼吸道感染，淋病等。

2.注意事项

本品溶解后应立即应用，不宜存放。不良反应偶有变态反应，胃肠道反应，血清肝酶及胆红素升高。本品能加重氨基糖苷类、两性霉素 B、环孢素、顺铂、万古霉素、多黏菌素 B 等有潜在肾毒性药物的毒性作用。

3.用法与用量

成人静脉注射及滴注。每次 1 g，每天 2 次；重症用量加倍。淋病治疗只注射一次 0.5 g。

4.制剂与规格

注射头孢地嗪钠：1 g。密闭，凉暗干燥处保存。

（十四）头孢泊肟匹酯

1.作用与用途

本品为第 3 代头孢菌素的口服制剂。对多种革兰阳性和革兰阴性细菌有强大的抗菌活性。对多种 β-内酰胺酶稳定，对头孢菌素酶和青霉素酶均极稳定，对头孢呋肟酶也较稳定。饭前单次口服 100 mg 或 200 mg 后,血药峰浓度分别为 1.7 mg/L 和 3.1 mg/L,血中半衰期为 2.1 小时。血清蛋白结合率为 40.9%。临床用于革兰阳性和革兰阴性敏感细菌引起的呼吸系统感染、泌尿道感染、乳腺炎、皮肤软组织感染、中耳炎、鼻窦炎等。

2.注意事项

不良反应发生率为 2.43%～19.00%。包括偶可引起休克,变态反应,血液系统、肝肾功能异常,消化道不良反应等。其他见头孢菌素类抗生素。

3.用法与用量

口服。成人每次 100 mg,每天 2 次,饭后服用。

4.制剂与规格

片剂:100 mg。避光,密封,凉暗干燥处保存。

(十五)头孢他美酯

1.作用与用途

本品为口服的第 3 代广谱头孢菌素类抗生素。本品对链球菌属、肺炎链球菌等革兰阳性菌;对大肠埃希菌、流感嗜血杆菌、克雷伯菌属、沙门菌属、志贺菌属、淋病奈瑟菌等革兰阴性菌都有很强的抗菌活性。口服本品 500 mg 后 3～4 小时,血药浓度达峰值(4.1±0.7)mg/L,约 22% 头孢他美与血清蛋白结合。本品 90% 以头孢他美形式随尿液排出,血中半衰期为 2～3 小时。临床用于敏感菌引起的耳鼻喉部感染,下呼吸道感染,泌尿系统感染等。

2.注意事项

见其他头孢菌素类药物。

3.用法与用量

口服。饭前或饭后 1 小时内口服。成人和 12 岁以上的儿童,一次 500 mg,每天 2 次;12 岁以下的儿童,每次按体重 10 mg/kg 给药,每天 2 次。复杂性尿路感染的成年人,每天全部剂量在晚饭前后 1 小时内一次服用;男性淋球菌性尿道炎和女性非复杂性膀胱炎的患者,在就餐前后 1 小时内一次服用单一剂量 1 500～2 000 mg(膀胱炎患者在傍晚)可充分根除病原体。

4.制剂与规格

片剂:250 mg。避光,密封,凉暗干燥处保存。

(十六)头孢特仑匹酯

1.作用与用途

头孢特仑匹酯口服吸收后经水解成为有抗菌活性的头孢特仑。头孢特仑匹酯对革兰阳性菌中的链球菌属、肺炎链球菌,革兰阴性菌中的大肠埃希菌、克雷伯菌属、淋病奈瑟菌、流感杆菌等有强大的抗菌作用。空腹服用头孢特仑匹酯 100 mg,其血药浓度峰值为(1.11±0.80)mg/L,达峰时间为 1.49 小时,血中半衰期为 0.83 小时。临床用于对青霉素及第 1、第 2 代头孢菌素产生耐药性或用氨基糖苷类抗生素达不到治疗效果的革兰阴性菌引起的呼吸道感染,泌尿道、生殖器感染,耳鼻喉部感染(特别是中耳炎)。

2.注意事项

见其他头孢菌素类药物。

3.用法与用量

成人口服给药。每天 150～300 mg,分 3 次饭后服用。对慢性支气管炎、弥散性细支气管炎、支气管扩张症感染、慢性呼吸器官继发感染、肺炎、中耳炎、鼻窦炎、淋球菌性尿道炎等患者,每天 300～600 mg,分 3 次饭后服用。

4.制剂与规格

片剂:100 mg。避光,密闭,室温下保存。

(十七)头孢吡肟

1.作用与用途

头孢吡肟是一种新型第 4 代头孢菌素,抗菌谱和对 β-内酰胺酶的稳定性明显优于第 3 代头孢菌素。其抗菌谱包括金黄色葡萄球菌、表面葡萄球菌、链球菌、假单胞菌、大肠埃希杆菌、克雷伯菌属、肠杆菌、变异杆菌、枸橼酸菌、空肠弯曲菌、流感嗜血杆菌、淋病奈瑟菌、脑膜炎奈瑟菌、沙门菌属、沙雷菌属、志贺菌属等及部分厌氧菌。单剂或多次肌内注射或静脉注射 250～2 000 mg 的剂量后,其平均血中半衰期为 2.0 小时。本品绝对生物利用度为 100%,与血清蛋白结合率低于 19%。总体清除率为 120～130 mL/min,肾清除率约占其中 85%。给药量的 85% 以原形经肾随尿液排出。临床用于敏感菌引起的下列感染:下呼吸道感染,泌尿系统感染,皮肤、软组织感染,腹腔感染,妇产科感染,败血症等。

2.注意事项

本品偶有变态反应,可致菌群失调发生二重感染及其他头孢菌素类似的一些反应。对头孢菌素类药或青霉素类药过敏者避免使用。头孢吡肟与甲硝唑、万古霉素、庆大霉素、硫酸妥布霉素、硫酸奈替米星属配伍禁忌。

3.用法与用量

肌内注射或静脉注射。

(1)成人:每次 1 g,每天 2 次,疗程为 7～10 天;泌尿道感染每天 1 g,严重感染每次 2 g,每天 2～3 次。

(2)儿童:按体重每 12 小时 50 mg/kg。

4.制剂与规格

注射用粉针剂:1 g。遮光,密闭,干燥凉暗处保存。

三、常用 β-内酰胺类

β-内酰胺类抗生素除青霉素类和头孢菌素类外,尚有头霉素类、碳青霉烯类、单酰胺菌素类、氧头孢烯类和 β-内酰胺酶抑制剂及其复合制剂。头霉素为获自链霉素的 β-内酰胺类抗生素,有 A、B 和 C 3 型,以头霉素 C 的抗菌作用最强。头霉素 C 在化学结构上与头孢菌素 C 相仿,但其头孢烯母核的 7 位碳原子上有甲氧基,使头霉素对多种 β-内酰胺酶稳定,并增强了对脆弱拟杆菌等厌氧菌的抗菌作用。碳青霉烯类药物抗菌谱广,抗菌活性强,并对 β-内酰胺酶(包括产超广谱 β-内酰胺酶和 AmpC 酶)高度稳定。因此近年来该类药物在重症医院感染的治疗中占有重要地位。青霉素类或头孢菌素类与 β-内酰胺酶抑制剂的复合制剂与 β-内酰胺类单药相比加强了对细菌的抗菌活性,扩大了抗菌谱,并且对多数厌氧菌也有良好作用。单酰胺菌素类对革兰阴性杆菌和铜绿假单胞菌具有良好抗菌活性,但对革兰阳性菌的作用差。目前用于临床的头霉素类有头孢西丁等,单酰胺菌素类有氨曲南,碳青霉烯类有亚胺培南、美罗培南、帕尼培南等。β-内酰胺酶抑制剂及其复合制剂有阿莫西林-克拉维酸、氨苄西林-舒巴坦、替卡西林-克拉维酸、头孢哌酮-舒巴坦和哌拉西林-三唑巴坦等。

（一）头孢西丁

1.作用与用途

头孢西丁是头孢霉素类抗生素。习惯上被列入第2代头孢菌素类中。本药抗菌作用特点是：对革兰阴性杆菌产生的β-内酰胺酶稳定；对大多数革兰阳性球菌和革兰阴性杆菌具有抗菌活性。抗菌谱较广，对甲氧西林敏感葡萄球菌、溶血性链球菌、肺炎链球菌及其他链球菌等革兰阳性球菌，大肠埃希菌、肺炎克雷伯菌、流感嗜血杆菌、淋病奈瑟菌（包括产酶株）、奇异变形杆菌、摩根菌属、普通变形杆菌等革兰阴性杆菌，消化球菌、消化链球菌、梭菌属、脆弱拟杆菌等厌氧菌均有良好抗菌活性。本药口服不吸收，静脉或肌内注射后吸收迅速。健康成人肌内注射 1 g，30 分钟后达血药峰浓度，约为 24 μg/mL。静脉注射 1 g，5 分钟后血药浓度约为110 μg/mL，4 小时后血药浓度降至 1 μg/mL。药物吸收后可广泛分布于内脏组织、皮肤、肌肉、骨、关节、痰液、腹水、胸腔积液、羊水及脐带血中。内脏器官中以肾、肺含量较高。药物在胸腔液、关节液和胆汁中均可达有效抗菌浓度。不易透过脑膜，但可透过胎盘屏障进入胎儿血循环。本药血清蛋白结合率约为 70%。药物在体内几乎不进行生物代谢。肌内注射，血中半衰期为41～59 分钟，静脉注射约为 64.8 分钟。给药 24 小时后，80%～90%药物以原形随尿排泄。临床用于治疗敏感菌所致的下呼吸道、泌尿生殖系统、骨、关节、皮肤软组织、心内膜感染及败血症。尤适用于需氧菌和厌氧菌混合感染导致的吸入性肺炎、糖尿病患者下肢感染及腹腔或盆腔感染。适用于预防腹腔或盆腔手术后感染。

2.注意事项

对一种头孢菌素类药过敏者对其他头孢菌素类药也可能过敏；对青霉素类、青霉素衍生物或青霉胺过敏者也可能对头孢菌素类药过敏。对本药或其他头孢菌素类药过敏者、有青霉素过敏性休克史者不宜使用。不良反应可见皮疹、瘙痒、红斑、药物热等变态反应症状；罕见过敏性休克。可见恶心、呕吐、食欲减退、腹痛、腹泻、便秘等胃肠道症状。本药可影响乙醇代谢，使血中乙酰醛浓度上升，导致双硫仑样反应。对利多卡因或酰胺类局部麻醉药过敏者及 6 岁以下小儿，不宜采用肌内注射。本药与阿米卡星、氨曲南、红霉素、非格司亭、庆大霉素、氢化可的松、卡那霉素、甲硝唑、新霉素、奈替米星、去甲肾上腺素等药物呈配伍禁忌，联用时不能混置于一个容器内。

3.用法与用量

静脉滴注或注射。

（1）成人：常用量为一次 1～2 g，每 6～8 小时 1 次；中、重度感染用量加倍；轻度感染也可用肌内注射，每 6～8 小时 1 g，每天总量 3～4 g；肾功能不全者剂量及用药次数酌减。

（2）儿童：3 个月以上儿童，按体重一次 13.3～26.7 mg/kg，每 6 小时 1 次（或一次 20～40 mg/kg，每 8 小时 1 次）。新生儿：推荐剂量为每天 90～100 mg/kg，分 3 次给药。

（3）预防术后感染：外科手术，术前 1.0～1.5 小时 2 g，以后每 6 小时 1 g，直至用药后 24 小时。

4.制剂与规格

注射用头孢西丁钠：1 g，2 g。密闭，阴凉干燥处保存。

（二）头孢米诺钠

1.作用与用途

头孢米诺为头孢霉素类抗生素，其对 β-内酰胺酶高度稳定。对大肠埃希菌、克雷伯菌、变形杆菌、流感杆菌、拟杆菌及链球菌具较强抗菌活性，对肠球菌无抗菌活性。成人静脉注射本品

0.5 g 和 1 g 后,血药浓度分别为 50 $\mu g/mL$ 和 100 $\mu g/mL$。主要经肾脏以原形随尿排出,血中半衰期约为 2.5 小时。临床用于敏感菌所致的感染如呼吸道感染,泌尿道感染,腹腔感染,泌尿、生殖系统感染,败血症。

2.注意事项

对青霉素过敏休克和过敏体质者慎用本品。用药后可见食欲缺乏、恶心、呕吐、腹泻等消化道症状。偶见肾损害、血液系统毒性、肝功能异常及皮疹、发热、瘙痒等变态反应,罕见过敏性休克。可能出现黄疸等。

3.用法与用量

静脉注射或静脉滴注。

(1)成人:一般感染,每次 1 g,每天 2 次;败血症和重症感染,每天 6 g,分 3～4 次。

(2)儿童:每次按体重 20 mg/kg,每天 3～4 次。

4.制剂与规格

注射用粉针剂:1 g。密闭,避光保存。

(三)氟氧头孢钠

1.作用与用途

氟氧头孢是一种与拉氧头孢相似的氧头孢烯类抗生素。对 β-内酰胺酶十分稳定。其抗菌谱和其他第 3 代头孢菌素相似,抗菌性能与第 4 代头孢菌素相近。对金黄色葡萄球菌、肺炎链球菌、卡他球菌、淋病奈瑟菌、大肠埃希菌、克雷伯菌、变形杆菌、流感嗜血杆菌及部分厌氧菌等敏感。氟氧头孢钠静脉滴注 1 g,1 小时血药峰浓度为 45 $\mu g/mL$,血中半衰期为 49.2 分钟。本品 85％以原形经肾脏随尿排泄。临床用于敏感菌所致的呼吸系统感染,腹腔感染,泌尿、生殖系统感染,皮肤、软组织感染及其他严重感染,如心内膜炎、败血症等。

2.注意事项

本品与头孢菌素类药有交叉过敏,与青霉素类药有部分交叉过敏。不良反应见其他头孢菌素类。

3.用法与用量

静脉给药。

(1)成人:每天 1～2 g,分 2 次;重症,每天 4 g,分 2～4 次。

(2)儿童:按体重每天 60～80 mg/kg,分 2 次;重症,每天 150 mg/kg,分 3～4 次。

4.制剂与规格

注射用氟氧头孢钠:1 g。密封,凉暗、干燥处保存。

(四)氨曲南

1.作用与用途

氨曲南对大多数需氧革兰阴性菌具有高度的抗菌活性,包括大肠埃希菌、克雷伯菌属的肺炎杆菌和奥克西托菌、产气杆菌、阴沟杆菌、变形杆菌属、沙雷菌属、枸橼酸杆菌属、志贺菌属等肠杆菌科细菌,以及流感杆菌、淋病奈瑟菌、脑膜炎奈瑟菌等。肌内注射 1 g,血药峰浓度可达 45 mg/L,达峰时间 1 小时左右。静脉滴注 1 g(30 分钟)血药峰浓度可达 90 mg/L。给药后 60％～70％以原形随尿排泄,12％随粪便排出。本品血清蛋白结合率为 40％～65％,血中半衰期为 1.5～2.0 小时。临床用于治疗敏感需氧革兰阴性菌所致的各种感染,如尿路感染、下呼吸道感染、败血症、腹腔感染、妇科感染、术后伤口及烧伤、溃疡等皮肤软组织感染等。

2.注意事项

不良反应较少见,全身性不良反应发生率 1.0%～1.3% 或略低,包括消化道反应,常见恶心、呕吐、腹泻及皮肤变态反应。对氨曲南有过敏史者禁用。过敏体质及对其他 β-内酰胺类抗生素有变态反应者慎用。与萘夫西林、头孢拉定、甲硝唑有配伍禁忌。

3.用法与用量

肌内注射及静脉给药。成人,每天 3～4 g,分 2～3 次;重症,1 次 2 g,每天 3～4 次。

4.制剂与规格

注射用氨曲南:0.5 g。密闭,避光保存。

(五)氨苄西林-舒巴坦

1.作用与用途

本品是氨苄西林和 β-内酰胺酶抑制剂舒巴坦组成的一种抗生素,舒巴坦能保护氨苄西林免受酶的水解破坏。本品对葡萄球菌、链球菌属、肺炎链球菌、肠球菌属、流感杆菌、卡他莫拉菌、大肠埃希菌、克雷伯菌属、奇异变形杆菌、普通变形杆菌、淋病奈瑟菌、梭杆菌属、消化球菌属、消化链球菌属及包括脆弱拟杆菌在内的拟杆菌属均具抗菌活性。静脉注射予以 2 g 氨苄西林、1 g 舒巴坦后,血药峰浓度分别为 109～150 $\mu g/mL$ 和 44～88 $\mu g/mL$。肌内注射氨苄西林 1 g、舒巴坦 0.5 g 后的血药峰浓度分别为 8～37 $\mu g/mL$ 和 6～24 $\mu g/mL$。两药的血中半衰期均为 1 小时左右。给药后 8 小时两者的 75%～85% 以原形经尿排出。氨苄西林的血清蛋白结合率为 28%,舒巴坦为 38%。两者在组织体液中分布良好,均可通过有炎症的脑脊髓膜。临床用于治疗由敏感菌引起的下列感染:上呼吸道感染,下呼吸道感染,如细菌性肺炎、支气管炎等。腹腔感染,如腹膜炎、胆囊炎等。泌尿、生殖系统感染,尿路感染、肾盂肾炎、盆腔感染、皮肤和软组织感染等。

2.注意事项

见氨苄西林钠。

3.用法与用量

皮试见青霉素。

(1)成人:肌内注射(以氨苄西林和舒巴坦计)每次 0.75～1.50 g,每天 2～4 次,每天最大剂量不超过 6 g;静脉给药每次 1.5～3.0 g,每天 2～4 次,每天最大剂量不超过 12 g。

(2)儿童:静脉给药按体重每天 100～200 mg/kg,分次给药。

4.制剂与规格

注射用氨苄西林钠-舒巴坦钠:3 g(氨苄西林 2 g,舒巴坦 1 g)。密闭,凉暗干燥处保存。

(六)阿莫西林-克拉维酸钾

1.作用与用途

克拉维酸具有强效广谱 β-内酰胺酶抑酶作用。与阿莫西林联合,保护阿莫西林不被 β-内酰胺酶灭活,从而提高后者的抗产酶耐药菌的作用,提高临床疗效。其他见阿莫西林。

2.注意事项

见阿莫西林。

3.用法与用量

皮试见青霉素。

(1)成人。①口服:每次 375 mg,每 8 小时 1 次,疗程 7～10 天;严重感染每次 625 mg,每 8 小时 1 次,疗程 7～10 天。②静脉给药:每次 1.2 g,每天 3 次,严重感染者可增加至每天 4 次;

静脉注射时每 0.6 g 用 10 mL 注射用水溶解,在 3～4 分钟内注入;静脉滴注时每 1.2 g 溶于 100 mL 生理盐水,在 30～40 分钟内滴入。

(2)儿童:口服。新生儿与 3 月以内婴儿,按体重每 12 小时 15 mg/kg(按阿莫西林计算);儿童一般感染(按阿莫西林计算),每 12 小时 25 mg/kg,或每 8 小时 20 mg/kg;严重感染,每 12 小时 45 mg/kg,或每 8 小时 40 mg/kg,疗程 7～10 天。

4.制剂与规格

阿莫西林克拉维酸钾片:457 mg(阿莫西林 400 mg,克拉维酸 57 mg);156 mg。阿莫西林克拉维酸钾粉针:600 mg,1.2 g。密封,凉暗干燥处保存。

(七)阿莫西林钠-舒巴坦钠

1.作用与用途

见阿莫西林-克拉维酸钾。

2.注意事项

见阿莫西林-克拉维酸钾。

3.用法与用量

见阿莫西林-克拉维酸钾。

4.制剂与规格

注射用粉针:0.75 g;溶媒结晶 1.5 g。避光,密闭,凉暗处保存。

(八)替卡西林-克拉维酸钾

1.作用与用途

本品是替卡西林与 β-内酰胺酶抑制剂克拉维酸组成的复方制剂。对葡萄球菌、流感嗜血杆菌、卡他球菌、大肠埃希菌、克雷伯菌、奇异变形杆菌、普通变形杆菌、淋病奈瑟菌、军团菌、脆弱拟杆菌等有效。静脉给药 3.2 g 后,替卡西林和克拉维酸立即达血药峰浓度,平均血中半衰期分别为 68 分钟和 64 分钟。给药 6 小时后,60%～70%的替卡西林和 35%～45%的克拉维酸以原形经肾脏随尿排泄,两者血清蛋白结合率分别为 45% 和 9%。临床用于敏感菌所致的感染,包括呼吸道感染,腹腔感染(如胆管感染、腹膜炎),泌尿、生殖器感染,骨、关节感染,皮肤、软组织感染,严重感染(如败血症等)。

2.注意事项

皮试见青霉素,其他见青霉素类药品。

3.用法与用量

(1)成人:静脉滴注。一次 1.6～3.2 g,每 6～8 小时 1 次;最大剂量,一次 3.2 g,每 4 小时 1 次。

(2)儿童:静脉滴注。按体重每次 80 mg/kg,每 6～8 小时 1 次;早产儿及新生儿,每次 80 mg/kg,每 12 小时 1 次。

4.制剂与规格

替卡西林克拉维酸钾注射液:每支 3.2 g,其比例为 3 g∶0.2 g。5 ℃保存,配制好的溶液不可冷冻。

(九)哌拉西林钠-他唑巴坦钠

1.作用与用途

见哌拉西林-舒巴坦。哌拉西林为半合成青霉素类抗生素,他唑巴坦为 β-内酰胺酶抑制药。

本品静脉滴注后,血浆中哌拉西林和他唑巴坦浓度很快达到峰值,在滴注 30 分钟后,血浆哌拉西林浓度与给予同剂量哌拉西林的血浆浓度相等,静脉滴注 2.25 g 及 4.5 g 哌拉西林钠他唑巴坦钠 30 分钟时,血浆哌拉西林峰浓度分别为 134 mg/L 和 298 mg/L,他唑巴坦分别为 15 mg/L 和 24 mg/L。哌拉西林和他唑巴坦的血中半衰期范围为 0.7～1.2 小时,均由肾脏排泄,68% 哌拉西林以原形迅速自尿中排出;他唑巴坦及其代谢物主要经肾脏排泄,其中 80% 为原形。

2.注意事项

皮试见青霉素,其他见青霉素类药品及哌拉西林-舒巴坦。

3.用法与用量

成人及 12 岁以上儿童,一次 3.375 g(含哌拉西林 3 g 和他唑巴坦 0.375 g)静脉滴注,每 6 小时 1 次。治疗院内肺炎时,起始剂量为一次 3.375 g,每 4 小时 1 次,同时合并使用氨基糖苷类药物。

4.制剂与规格

注射用哌拉西林钠他唑巴坦钠:2.25 g(2︰0.25);4.5 g(4︰0.5)。遮光,密封,干燥阴凉处保存。

(十)哌拉西林-舒巴坦

1.作用与用途

哌拉西林为半合成青霉素类抗生素,舒巴坦为 β-内酰胺酶抑制剂。本品对哌拉西林敏感的细菌和产 β-内酰胺酶耐哌拉西林的下列细菌有抗菌作用:大肠埃希菌、克雷伯菌属、变形杆菌属、沙门菌属、志贺菌属、淋病奈瑟菌、脑膜炎奈瑟菌、嗜血杆菌属(流感和副流感嗜血杆菌)、枸橼酸杆菌、沙雷菌属、铜绿假单胞菌、不动杆菌属、链球菌属、脆弱拟杆菌属等。本品肌内注射 1.5 g,1 小时后血药浓度达峰值,血药峰浓度约为 52.2 μg/mL 或 13 μg/mL;静脉滴注 1.5 g 后血药浓度为 58.0 μg/mL 或 30 μg/mL。哌拉西林的血清蛋白结合率为 17%～22%,血中半衰期为 1 小时左右。本品在肝脏不被代谢,在注射给药 12 小时后给药量的 49%～68% 以原形随尿排出,另有部分随胆汁排泄。临床用于铜绿假单胞菌、肠球菌、类杆菌和各种敏感革兰阴性菌所致的下列感染:败血症,呼吸道感染、泌尿道感染、胆管感染、腹腔感染、妇科感染、皮肤软组织感染、心内膜炎等。

2.注意事项

皮试见青霉素,其他见青霉素类药品。哌拉西林与氨基糖苷类联用对铜绿假单胞菌、沙雷菌、克雷伯菌、其他肠杆菌科细菌和葡萄球菌的敏感菌株有协同杀菌作用。但不能放在同一容器内输注。

3.用法与用量

肌肉或静脉注射。

(1)成人:轻中度感染,哌拉西林-舒巴坦(1.0︰0.5)每天 3～6 g,分 4 次给药;重度感染,哌拉西林-舒巴坦(1.0︰0.5)1.5～6.0 g,每 6 小时 1 次。

(2)婴幼儿和 12 岁以下儿童:按体重每天给予哌拉西林 100～200 mg/kg、舒巴坦 25～80 mg/kg,分 2～3 次给药。

4.制剂与规格

注射用哌拉西林-舒巴坦:1.5 g(1.0︰0.5)。密闭,阴凉干燥处保存。

(十一)头孢哌酮-舒巴坦

1.作用与用途

本药为头孢哌酮与β-内酰胺酶抑制剂舒巴坦复合制剂。其他见头孢哌酮。

2.注意事项

见头孢哌酮。

3.用法与用量

静脉注射或肌内注射。

(1)成人:每天 2～4 g,每 12 小时 1 次;严重或难治性感染剂量可每天增至 8 g,每 12 小时 1 次,静脉注射。

(2)儿童:按体重每天 40～80 mg/kg,分 2～4 次;严重或难治性感染,可增至每天 160 mg/kg,分 2～4 次;新生儿:出生第 1 周内,每 12 小时 1 次;儿科最大剂量每天不得超过 160 mg/kg。

4.制剂与规格

注射用头孢哌酮-舒巴坦(1∶1):1 g,1.5 g,4 g。密闭,凉暗干燥处保存。

(十二)头孢曲松钠-舒巴坦

1.作用与用途

头孢曲松为杀菌剂。其抗菌作用机制为影响细菌细胞壁的生物合成,导致细菌细胞溶菌死亡,从而起抗菌作用。舒巴坦为不可逆的竞争性 β-内酰胺酶抑制剂,两者合用呈现协同作用。其他见头孢曲松钠。

2.注意事项

见头孢曲松钠。

3.用法与用量

肌内注射或静脉注射。

(1)成人:一般感染,每次 1.25 g,每天 1 次;严重感染,每次 1.25 g,每天 2 次;脑膜炎可加至每天 5 g,分 2 次给药。

(2)儿童:按成人剂量减半。

4.制剂与规格

注射剂:1.25 g(1.0 g 头孢曲松钠,0.25 g 舒巴坦钠)。

(十三)头孢噻肟钠-舒巴坦

1.作用与用途

头孢噻肟钠为杀菌剂。舒巴坦为不可逆的竞争性 β-内酰胺酶抑制剂,两者合用呈现协同作用。其他见头孢噻肟钠。

2.注意事项

见头孢噻肟钠。

3.用法与用量

肌内注射和静脉注射。

(1)成年:每天头孢噻肟 2 g、舒巴坦 1 g 至头孢噻肟 6 g、舒巴坦 3 g,分 2～3 次注射;严重感染者,每 6～8 小时 头孢噻肟 2～3 g,舒巴坦 1.0～1.5 g;舒巴坦钠最大推荐剂量为每天 4 g。

(2)儿童:每天按体重,头孢噻肟 50～100 mg/kg、舒巴坦为 25～50 mg/kg;必要时按体重

200 mg/kg 头孢噻肟和 80 mg/kg 舒巴坦,分 2～3 次给药。

4.制剂与规格

注射剂:1.5 g(1.0 g 头孢噻肟钠,0.5 g 舒巴坦钠)。

(矫金庆)

第五节　大环内酯类

大环内酯类抗生素均具有大环内酯环基本结构而命名。目前临床应用的大环内酯类按其化学结构可分为十四元环,红霉素、克拉霉素、罗红霉素;十五元环,阿奇霉素;十六元环,醋酸麦迪霉素、交沙霉素。新大环内酯类中已进入临床应用的品种有阿奇霉素、克拉霉素、罗红霉素。本类药物的抗菌谱和抗菌活性基本相似,对多数革兰阳性菌、军团菌属、衣原体属、支原体属、厌氧菌等具良好抗菌作用。大多品种供口服,吸收后血药峰浓度较低,但在组织和体液中的分布广泛,肝、肾、肺等组织中的浓度可高出血药浓度数倍;在胸腔积液、腹水、脓液、痰、尿、胆汁等均可达到有效浓度,不易透过血-脑屏障。

本类药物主要在肝脏代谢,从胆汁中排出,胆汁中浓度可为血药浓度的 10～40 倍,进行肝肠循环,粪中含量较高。血和腹膜透析后极少被清除。

大环内酯类的主要适应证:①溶血性链球菌、肺炎链球菌等革兰阳性菌感染,可作为上述感染青霉素过敏患者的替代选用药。②军团菌病。③支原体属感染。④衣原体属感染。⑤百日咳。⑥白喉带菌者。⑦用于对青霉素过敏患者的风湿热和心内膜炎的预防等。大环内酯类的主要不良反应为食欲减退、呕吐、腹泻等胃肠道反应,红霉素尤显著,在一定程度上限制了本类药物的临床应用。

近年来开发的新品种如罗红霉素、克拉霉素、阿奇霉素等,在药效学、药动学特性以及不良反应等方面较沿用品种均有所改进。阿奇霉素对革兰阴性菌如流感嗜血杆菌、卡他莫拉菌、淋病奈瑟菌的抗菌作用是红霉素的 2～8 倍,新品种对支原体属、衣原体属的作用也有所增强。新品种对胃酸的稳定性增加,生物利用度高,血药浓度和组织浓度增高,新品种的血中半衰期延长,每天的给药剂量及给药次数减少,胃肠道反应等不良反应也明显减轻,临床适应证有所扩大。

一、红霉素

(一)作用与用途

本品属大环内酯类抗生素,为抑菌剂,对葡萄球菌属、各群链球菌和革兰阳性杆菌、奈瑟菌属、流感嗜血杆菌呈现敏感。本品对除脆弱拟杆菌和梭杆菌属以外的各种厌氧菌亦具抗菌活性;对军团菌属也有抑制作用。静脉滴注后立即达血药浓度峰值,24 小时内静脉滴注 2 g,平均血药浓度为 2.3～6.8 mg/L。空腹口服红霉素碱肠溶片 250 mg 后,3～4 小时内血药浓度达峰值,平均约为 0.3 mg/L。吸收后以肝、胆汁和脾中的浓度为最高,在肾、肺等组织中的浓度可高出血药浓度数倍,在胆汁中的浓度可达血药浓度的 10 倍以上。血清蛋白结合率为 70％～90％,血中半衰期为 1.4～2.0 小时。红霉素主要在肝中浓缩和从胆汁排出,并进行肠肝循环,2％～5％的口服量和 10％～15％的注入量自肾小球滤过排除。本品作为青霉素过敏患者治疗溶血性链球菌、肺炎链球菌感染的替代用药,军团菌病、衣原体肺炎、支原体肺炎、风湿热复发、感染性心内膜炎的预防用药等。

(二)注意事项

胃肠道反应多见,肝毒性少见,但肝功能不全者慎用。本品可抑制卡马西平和丙戊酸等的代谢,导致后者血药浓度增高而发生毒性反应。与阿司咪唑或特非那定等抗组胺药合用可增加心脏毒性,与环孢素合用可使后者血药浓度增加而产生肾毒性。本品可导致服用华法林患者凝血酶原时间延长,另可抑制茶碱的正常代谢。

(三)用法与用量

1.成人

静脉滴注,每次 0.5～1.0 g,每天 2～3 次。治疗军团菌病剂量需增加至每天 3～4 g,分 4 次滴注;口服,每天 0.75～2.00 g,分 3～4 次。用于风湿热复发的预防用药时,每次 0.25 g,每天2 次。

2.儿童

静脉滴注,每天按体重 20～30 mg/kg,分 2～3 次;口服,每天按体重 20～40 mg/kg,分 3～4 次。乳糖酸红霉素滴注液的配制:先加灭菌注射用水 10 mL 至 0.5 g 乳糖酸红霉素粉针瓶中或加 20 mL 至 1 g 乳糖酸红霉素粉针瓶中,用力振摇至溶解。然后加入生理盐水或其他电解质溶液稀释,缓慢静脉滴注,注意红霉素浓度在 1%～5%。

(四)制剂与规格

注射用乳糖酸红霉素粉针剂:按红霉素计 0.25 g(25 万单位);片剂:0.125 g(12.5 万单位)。密封,干燥处保存。

二、琥乙红霉素

(一)作用与用途

本品属大环内酯类抗生素,为红霉素的琥珀酸乙酯,在胃酸中较红霉素稳定。其他见红霉素。

(二)注意事项

见红霉素。

(三)用法与用量

口服。

1.成人

每天 1.6 g,分 2～4 次服用;军团菌病,每次 0.4～1.0 g,每天 4 次;衣原体感染,每次800 mg,每 8 小时 1 次;共 7 天。

2.儿童

按体重每次 7.5～12.5 mg/kg,每天 4 次;或每次 15～25 mg/kg,每天 2 次;严重感染每天量可加倍,分 4 次服用;百日咳患儿,按体重每次 10.0～12.5 mg/kg,每天 4 次;疗程 14 天。

(四)制剂与规格

片剂:0.125 g(12.5 万单位),0.25 g(25 万单位)。密闭,避光,干燥处贮存。

三、交沙霉素

(一)作用与用途

抗菌谱与红霉素相似。单剂量口服交沙霉素 800 mg 后,平均血药浓度峰值为 2.43 mg/L,达峰时间为 0.62 小时,血中半衰期 A 相为 0.09 小时,半衰期 B 相为 1.45 小时,给药 24 小时约 50％从粪中排出,约 21％从尿中排出。临床用于治疗敏感菌所致的呼吸系统感染、鼻窦炎、中耳炎、乳腺炎、淋巴管炎、牙周炎等。

(二)注意事项

见红霉素。

(三)用法与用量

口服。成人每天量为 0.8～1.2 g,分 3～4 次服用;儿童每天量为按体重 30 mg/kg,分次服用。

(四)制剂与规格

干糖浆:0.1 g;片剂:0.2 g。遮光,密封,干燥处保存。

四、醋酸麦迪霉素

(一)作用与用途

抗菌谱与红霉素相似。空腹服用本品 600 mg,30 分钟后可达血药浓度峰值,约为 2.38 μg/mL,血中半衰期约为 1.3 小时。临床用于敏感菌所致毛囊炎、疖痈、蜂窝织炎、皮下脓肿、中耳炎、咽峡炎、扁桃体炎、肺炎等。

(二)注意事项

见红霉素。但不良反应较轻。

(三)用法与用量

口服。成人每天 0.8～1.2 g,分 3～4 次服用;儿童每天按体重 30～40 mg/kg,分 3～4 次服用。

(四)制剂与规格

片剂:0.2 g。遮光,密封,干燥处保存。

五、罗红霉素

(一)作用与用途

抗菌谱与红霉素相似。罗红霉素耐酸而不受胃酸破坏,从胃肠道吸收好,血药浓度高。口服单剂量 150 mg 2 小时后血中浓度可达峰值,平均为 6.6～7.9 μg/mL,主要随粪便和尿以原形药物排泄。血中半衰期为 8.4～15.5 小时,远比红霉素长。临床用于治疗敏感菌所致的呼吸道、泌尿道、皮肤和软组织、眼耳鼻喉部感染。

(二)注意事项

本品不良反应发生率约为 4.1％,主要有胃肠道反应、肝功异常、变态反应,少数患者使用本药后偶有呕吐、头痛、头晕、便秘等症状。其他见红霉素。

(三)用法与用量

口服。成人每次 150 mg,每天 2 次,餐前服;儿童每次 2.5～5.0 mg/kg,每天 2 次。

（四）制剂与规格

片剂：50 mg；150 mg。密闭，干燥，室温下保存。

六、阿奇霉素

（一）作用与用途

本品游离碱供口服，乳糖酸盐供注射。抗菌谱与红霉素相似，作用较强，对流感嗜血杆菌、淋病奈瑟菌的作用比红霉素强 4 倍，对军团菌强 2 倍，对金黄色葡萄球菌感染的作用也较红霉素强。口服单次给药 500 mg，2～3 小时达血药峰浓度，为 0.40～0.45 ng/L。生物利用度为 37%，血中半衰期约为 2 天。在各种组织内浓度可达同期血浓度的 10～100 倍，给药量的 50% 以上以原形经胆管排出，给药后 72 小时内约 4.5% 以原形经尿排出。临床用于敏感菌所引起的支气管炎、肺炎、中耳炎、鼻窦炎、咽炎、扁桃体炎、皮肤和软组织感染以及沙眼衣原体所致单纯性生殖器感染等。

（二）注意事项

不良反应主要有胃肠道症状，偶见假膜性肠炎、变态反应、中枢神经系统反应等。本品与地高辛合用，可使地高辛血药浓度水平升高；与三唑仑合用使三唑仑的药效增强；与细胞色素 P_{450} 系统代谢药合用，可提高血清中卡马西平、特非那定、环孢素、苯妥英钠的血药浓度水平。

（三）用法与用量

1.成人

（1）静脉滴注：每次 0.5 g，每天 1 次，连续用药 2～3 天。

（2）口服：沙眼衣原体或敏感淋球菌所致性传播疾病，每天 1 次，每次 1 g。

（3）其他感染的治疗：每次 0.5 g，每天 1 次，连服 3 天，饭前服。

2.儿童

口服给药，按体重计算，每次 10 mg/kg，每天 1 次，连用 3 天。

（四）制剂与规格

注射用粉针剂：0.125 g（12.5 万单位）；0.25 g，0.5 g。干混悬剂：0.1 g（10 万单位）。片剂：250 mg（25 万单位）。胶囊：250 mg（25 万单位）。密闭，阴凉干燥处保存。

七、克拉霉素

（一）作用与用途

克拉霉素的抗菌谱与红霉素近似，对流感嗜血杆菌有较强的作用。本品在胃酸中稳定，单剂口服 400 mg 后 2.7 小时达血药峰浓度 2.2 mg/L；在肺脏中浓度为血清浓度的 5 倍。本品血清蛋白结合率为 65%～75%。主要由肝脏代谢，以原形及代谢物形式 36% 经尿液排泄，56% 从粪便排除。单剂给药后血中半衰期为 4.4 小时。临床用于治疗敏感病原体引起的呼吸道感染，鼻窦炎，皮肤、软组织感染。用于根除幽门螺杆菌、淋病、沙眼等。

（二）注意事项

心脏病患者、水和电解质紊乱者禁用。忌与特非那定合用。其他见红霉素及大环内酯类药。

（三）用法与用量

口服。

1.成人

每次 250 mg;重症,每次 500 mg;均为 12 小时 1 次,疗程 7～14 天。根除幽门螺杆菌,建议起始剂量为 250～500 mg,每天 2 次,疗程为 7～10 天,且宜与奥美拉唑再加另一种抗生素联用。

2.儿童

6 个月以上小儿,按体重 7.5 mg/kg,每天 2 次。或按以下方法口服给药:体重 8～11 kg, 62.5 mg,每天 2 次;12～19 kg,125 mg,每天 2 次;20～29 kg,187.5 mg,每天 2 次;30～40 kg, 250 mg,每天 2 次。

(四)制剂与规格

克拉霉素片:250 mg。克拉霉素分散片:125 mg,250 mg。密闭,遮光,阴凉干燥处保存。

(矫金庆)

第六节 四 环 素 类

四环素类抗生素包括四环素、土霉素、金霉素以及四环素的多种衍生物——半合成四环素。后者有多西环素(强力霉素)、米诺环素等。目前,四环素类耐药现象严重,大多常见革兰阳性和阴性菌对此类药物呈现耐药。四环素、土霉素等盐类的口服制剂吸收不完全,四环素和土霉素碱吸收尤差。四环素类尚可有毒性反应的发生,如对胎儿、新生儿、婴幼儿牙齿、骨骼发育的影响,对肝脏有损害以及加重氮质血症等。由于上述原因,目前四环素类的主要适应证为立克次体病、布氏杆菌病(与其他药物联合)、支原体感染、衣原体感染、霍乱、回归热等,半合成四环素类也可用于某些敏感菌所致轻症感染,由于此类药物的毒性反应,8 岁以下小儿、孕妇均须避免应用。

一、四环素

(一)作用与用途

本品为广谱抑菌剂,高浓度时具杀菌作用。口服可吸收但不完全,30％～40％的给药量可从胃肠道吸收。口服吸收受食物和金属离子的影响。单剂口服本品 250 mg 后,血药峰浓度为 2～4 mg/L。本品能沉积于骨、骨髓、牙齿及牙釉质中。血清蛋白结合率为 55％～70％,血中半衰期为 6～11 小时。临床用于立克次体、支原体、衣原体、放线菌及回归热螺旋体等非细菌性感染和布氏杆菌病。由于目前常见致病菌对四环素类耐药现象严重,仅在病原菌对本品呈现敏感时,方有指征选用该类药物。

(二)注意事项

不良反应有胃肠道症状、肝毒性、变态反应以及血液系统、中枢神经系统、二重感染等。在牙齿发育期间(怀孕中后期、婴儿和 8 岁以下儿童)应用本品时,四环素可在任何骨组织中形成稳定的钙化合物,导致恒齿黄染、牙釉质发育不良和骨生长抑制,故 8 岁以下小儿不宜用本品。本品忌与制酸药,含钙、镁、铁等金属离子的药物合用。

(三)用法与用量

口服。

1.成人

常用量,一次 0.25～0.50 g,每 6 小时 1 次。

2.儿童

8 岁以上小儿常用量,每次 25～50 mg/kg,每 6 小时 1 次;疗程一般为 7～14 天,支原体肺炎、布鲁菌病需3 周左右。本品宜空腹口服。

(四)制剂与规格

片剂:0.25 g。遮光,密封,干燥处保存。

二、土霉素

(一)作用与用途

抗菌谱及应用与四环素相同。但对肠道感染,包括阿米巴痢疾,疗效略强于四环素。本品口服后的生物利用度仅 30% 左右。单剂口服本品 2 小时到达血药峰浓度,为 2.5 mg/L。本品血清蛋白结合率约为 20%。肾功能正常者血中半衰期为 9.6 小时。本品主要自肾小球滤过排出,给药后 96 小时内排出给药量的 70%。

(二)注意事项

见四环素。

(三)用法与用量

口服。成人每天 1.5～2.0 g,分 3～4 次;8 岁以上小儿每天 30～40 mg/kg,分 3～4 次;8 岁以下小儿禁用本品。本品宜空腹口服。

(四)制剂与规格

片剂:0.25 g。遮光,密封,干燥处保存。

三、多西环素

(一)作用与用途

抗菌谱及应用与四环素相同。多西环素口服吸收良好,在胸导管淋巴液、腹水、肠组织、眼和前列腺组织中的浓度均较高,为血浓度的 60%～75%,胆汁中的浓度可达血药浓度的 10～20 倍。单剂量口服 200 mg,2 小时后达峰值,血药峰浓度约为 3 μg/mL,血清蛋白结合率为 80%～95%,主要在肝脏内代谢灭活,通过肾小球滤过随尿液排泄,血中半衰期为 16～18 小时。适应证见四环素,也可应用于敏感菌所致的呼吸道、胆管、尿路和皮肤软组织感染。由于多西环素无明显肾脏毒性,临床用于有应用四环素适应证而合并肾功能不全的感染患者。此外,还可短期服用作为旅行者腹泻的预防用药。

(二)注意事项

口服多西环素可引起恶心、呕吐、上腹不适、腹胀、腹泻等胃肠道症状。其他见四环素。

(三)用法与用量

宜空腹口服。

1.成人

一般感染,首次 0.2 g,以后每次 0.1 g,每天 1～2 次;疗程为 3～7 天。

2.儿童

一般感染,8 岁以上儿童首剂按体重 4 mg/kg;以后,每次 2～4 mg/kg,每天 1～2 次;疗程为

3～7天。

(四)制剂与规格

片剂:0.1 g。遮光,密封保存。

四、米诺环素

(一)作用与用途

米诺环素抗菌谱与四环素相似。具有高效与长效性,米诺环素口服吸收迅速,药物在胆及尿中浓度比血药浓度高10～30倍,本品血清蛋白结合率为76%～83%,血中半衰期约为16小时。临床用于治疗支原体肺炎、淋巴肉芽肿、下疳、鼠疫、霍乱;当患者不耐青霉素时,米诺环素可用于治疗淋病奈瑟菌、梅毒和雅司螺旋体、李斯特菌、梭状芽孢杆菌、炭疽杆菌、放线菌、梭杆菌所致感染;阿米巴病的辅助治疗等。

(二)注意事项

大剂量用药可引起前庭功能失调,但停药后可恢复。用药后应避免立即日晒,以免引起光感性皮炎。其他见四环素。

(三)用法与用量

口服。

1.成人

一般首次剂量200 mg,以后每12小时100 mg;或在首次用量后,每6小时服用50 mg。

2.儿童

8岁以上儿童首剂按体重4 mg/kg,以后每次2 mg/kg,每天2次。通常治疗的时间至少持续到发热症状消失24～48小时后为止。

(四)制剂与规格

胶囊:50 mg,100 mg。遮光,密闭,干燥处保存。

五、替加环素

(一)作用与用途

本品是静脉给药的甘氨酰环素类抗生素。其结构与四环素类药物相似。都是通过与细菌30S核糖体结合,阻止转移RNA的进入,使得氨基酸无法结合成肽链,最终起到阻断细菌蛋白质合成,限制细菌生长的作用。但替加环素与核糖体的结合能力是其他四环素类药物的5倍。替加环素的抗菌谱包括革兰阳性菌、革兰阴性菌和厌氧菌。体外实验和临床试验显示,替加环素对部分需氧革兰阴性菌(如弗氏枸橼酸杆菌、阴沟肠杆菌、大肠埃希菌、产酸克雷伯菌和肺炎克雷伯菌、鲍曼不动杆菌、嗜水气单胞菌、克氏枸橼酸杆菌、产气肠杆菌、黏质沙雷菌和嗜麦芽寡养单胞菌等)敏感。铜绿假单胞菌对替加环素耐药。替加环素静脉给药的峰浓度为0.63～1.45 μg/mL,蛋白结合率为71%～89%。本品给药后有22%以原形经尿排泄,其平均血中半衰期范围为27(单剂量100 mg)～42小时(多剂量)。临床用于成人复杂皮肤及软组织感染和成人复杂的腹内感染,包括复杂阑尾炎、烧伤感染、腹内脓肿、深部软组织感染及溃疡感染。

(二)注意事项

常见不良反应为恶心和呕吐,其发生时间通常在治疗头1～2天之内,程度多为轻中度。复杂皮肤和皮肤结构感染患者应用替加环素治疗时,其恶心和呕吐的发生率分别为35%和20%,

替加环素不会抑制细胞色素 P_{450} 酶系介导的代谢。孕妇若应用替加环素可能会对胎儿造成损害。在牙齿发育过程中(包括妊娠后期、婴儿期和 8 岁以前幼儿期)应用替加环素可使婴幼儿牙齿变色(黄色或灰棕色)。

(三)用法与用量

替加环素的推荐初始剂量为 100 mg,维持剂量为 50 mg,每 12 小时经静脉滴注 1 次;每次滴注时间为 30~60 分钟。替加环素治疗复杂皮肤和皮肤结构感染或者复杂腹内感染的推荐疗程均为 5~14 天。轻中度肝功能损害患者、肾功能损害患者或者血液透析患者均无须调整给药剂量;重度肝功能损害患者的推荐初始剂量仍为 100 mg,维持剂量降低至 25 mg,每 12 小时 1 次。

(四)制剂与规格

替加环素为橙色冻干粉针,规格为 50 mg。

(矫金庆)

第七节　林可霉素类

林可霉素类也称林可酰胺类,有林可霉素和其半合成衍生物克林霉素两个品种,后者的体外抗菌活性较前者强 4~8 倍。两者的抗菌谱与红霉素相似而较窄,仅葡萄球菌属(包括耐青霉素株)、链球菌属、白喉杆菌、炭疽杆菌等革兰阳性菌对本类药物敏感,革兰阴性需氧菌如流感嗜血杆菌、奈瑟菌属以及支原体属均对本类药物耐药,这有别于红霉素等大环内酯类药。林可霉素类,尤其是克林霉素对厌氧菌有良好抗菌活性,拟杆菌属包括脆弱拟杆菌、梭杆菌属、消化球菌、消化链球菌、产气荚膜杆菌等大多对本类药物高度敏感。细菌对林可霉素与克林霉素间有完全交叉耐药性,与红霉素间存在部分交叉耐药。

林可霉素类主要作用于细菌核糖体的 50S 亚基,抑制肽链延长,因而影响细菌蛋白质合成。红霉素、氯霉素与林可霉素类的作用部位相同,相互间竞争核糖体的结合靶位;由于前两者的亲和力比后者大,常可取而代之,因此合用时可出现拮抗现象。林可霉素类主要用于厌氧菌和革兰阳性球菌所致的各种感染,对金黄色葡萄球菌所致的急性和慢性骨髓炎也有明确指征。本类药物的不良反应主要为胃肠道反应,口服后腹泻较多见,一般轻微,也可表现为假膜性肠炎,系由艰难梭菌外毒素引起的严重腹泻。克林霉素口服后吸收完全(90%),故口服给药时宜选用本品。

一、林可霉素

(一)作用与用途

本品对常见的需氧革兰阳性菌有较高抗菌活性,对厌氧菌有良好的抗菌作用,与大环内酯类有部分交叉耐药。成人肌内注射 600 mg,30 分钟达血药峰浓度。吸收后广泛及迅速分布于各体液和组织中,包括骨组织。血清蛋白结合率为 77%~82%。血中半衰期为 4~6 小时,本品可经胆管、肾和肠道排泄,肌内注射后 1.8%~24.8% 药物经尿排出,静脉滴注后 4.9%~30.3% 经尿排出。本品适用于敏感葡萄球菌属、链球菌属、肺炎链球菌及厌氧菌所致的呼吸道感染、皮肤软组织感染、女性生殖道感染和盆腔感染及腹腔感染等,后两种病种可根据情况单用本品或与其他抗菌药联合应用。

（二）注意事项

不良反应有胃肠道反应,可引起假膜性肠炎、血液系统反应等。本品可增强吸入性麻醉药、神经-肌肉阻滞药的神经肌肉阻滞现象,导致骨骼肌软弱和呼吸抑制或麻痹,与氯霉素、红霉素具拮抗作用,不可合用。

（三）用法与用量

1.肌内注射

成人每天 0.6～1.2 g;小儿每天按体重 10～20 mg/kg,分次注射。

2.静脉滴注

成人每次 0.6 g,每 8 小时或 12 小时 1 次;小儿每天按体重 10～20 mg/kg。

（四）制剂与规格

注射液:2 mL：0.6 g。密闭保存。

二、克林霉素

（一）作用与用途

本品为林可霉素的衍生物,抗菌谱与林可霉素相同,抗菌活性较林可霉素强 4～8 倍。对革兰阳性菌如葡萄球菌属、链球菌属、白喉杆菌、炭疽杆菌等有较高抗菌活性。对革兰阴性厌氧菌也有良好抗菌活性,拟杆菌属包括脆弱拟杆菌、梭杆菌属、消化球菌、消化链球菌、产气荚膜杆菌等大多对本品高度敏感。本品肌内注射后血药浓度达峰时间,成人约为 3 小时,儿童约为 1 小时。静脉注射本品 300 mg,10 分钟血药浓度为 7 mg/L。血清蛋白结合率为 92%～94%。在骨组织、胆汁及尿中可达高浓度。约 10%给药量以活性成分由尿排出,血中半衰期约为 3 小时。空腹口服的生物利用度为 90%。口服克林霉素 150 mg、300 mg 后的血药峰浓度分别约为 2.5 mg/L、4 mg/L,达峰时间为 0.75～2.00 小时。临床用于链球菌属、葡萄球菌属及厌氧菌所致的中、重度感染,如吸入性肺炎、脓胸、肺脓肿、骨髓炎、腹腔感染、盆腔感染及败血症等。

（二）注意事项

不良反应有胃肠道反应,可引起假膜性肠炎、血液系统反应等。本品可增强吸入性麻醉药、神经-肌肉阻滞药的神经-肌肉阻滞现象,导致骨骼肌软弱和呼吸抑制或麻痹;与氯霉素、红霉素具拮抗作用,不可合用。

（三）用法与用量

肌内注射或静脉滴注。

（1）成人:每天 0.6～1.2 g,分 2～4 次应用;严重感染,每天 1.2～2.4 g,分 2～4 次静脉滴注。

（2）儿童:4 周及 4 周以上小儿按体重每天 15～25 mg/kg,分 3～4 次应用;严重感染,每天 25～40 mg/kg,分 3～4 次应用。

（3）禁止直接静脉推注,可致小儿呼吸停止。

（四）制剂与规格

盐酸克林霉素注射液:2 mL：0.3 g;克林霉素葡萄糖注射液:100 mL：0.6 g;盐酸克林霉素胶囊:0.15 g。密闭,阴凉处保存。

三、盐酸克林霉素棕榈酸酯

(一)作用与用途

本品系克林霉素的衍生物,在体内经酯酶水解形成克林霉素而发挥抗菌活性。本品口服后药物自胃肠道迅速吸收水解为克林霉素,吸收率约为90%,血清蛋白结合率90%以上,血中半衰期儿童约为2小时,成人约为2.5小时,肝肾功能损害时血中半衰期可延长,尿中24小时排泄率达10%。其他见克林霉素。

(二)注意事项

见克林霉素。

(三)用法与用量

口服。儿童每天按体重8~25 mg/kg,分3~4次服用;成人每次150~300 mg(重症感染可用450 mg),每天4次。

(四)制剂与规格

盐酸克林霉素棕榈酸酯颗粒剂:1 g:37.5 mg。密闭,阴凉干燥处保存。

(矫金庆)

第八节　喹诺酮类

喹诺酮类属化学合成抗菌药物。自1962年合成第1个喹诺酮类药物萘啶酸,20世纪70年代合成吡哌酸以来,该类药物发展迅速,尤其是近年来新一代喹诺酮类——氟喹诺酮类的众多品种面世,在感染性疾病的治疗中发挥了重要作用。氟喹诺酮类具有下列共同之处:①抗菌谱广,尤其对需氧革兰阴性杆菌具强大抗菌作用,由于其结构不同于其他抗生素,因此对某些多重耐药菌仍具良好抗菌作用。②药物在组织、体液中浓度高,体内分布广泛。③消除半衰期长,多数品种有口服及注射用两种制剂,因而减少了给药次数,使用方便。由于上述特点,氟喹诺酮类药物在国内外均不断有新品种用于临床。

在国内已广为应用者有诺氟沙星、氧氟沙星、环丙沙星等,近期一些氟喹诺酮类新品种相继问世,如左氧氟沙星、加替沙星、莫西沙星等,上述新品种与沿用品种相比,明显增强了对社区获得性呼吸道感染主要病菌肺炎链球菌、溶血性链球菌等需氧革兰阳性菌的抗菌作用,对肺炎支原体、肺炎衣原体和军团菌的抗微生物活性亦增高,因此这些新品种有指征用于社区获得性肺炎、急性鼻窦炎、急性中耳炎,故又被称为"呼吸喹诺酮类"。然而近5~6年来,国内临床分离菌对该类药物的耐药性明显增高,尤以大肠埃希菌为著,耐甲氧西林葡萄球菌及铜绿假单胞菌等的耐药率亦呈上升趋势,直接影响了该类药物的疗效。耐药性的增长与近几年来国内大量无指征滥用该类药物密切有关,因此,有指征地合理应用氟喹诺酮类药物是控制细菌耐药性增长、延长该类药物使用寿命的关键。在喹诺酮类药物广泛应用的同时,该类药物临床应用的安全性日益受到人们的关注,除已知该类药物在少数病例中可致严重中枢神经系统反应、光毒性、肝毒性、溶血性尿毒症等外,某些氟喹诺酮类药致Q-T间期延长引发严重室性心律失常;对血糖的影响,尤其在与糖尿病治疗药同用时发生的低血糖和高血糖等,虽均属偶发不良事件,但亦需引起高度警惕。

在应用该类药物时,进行严密观察及监测,以保障患者的安全。

一、诺氟沙星

(一)作用与用途

本品对枸橼酸杆菌属、阴沟肠杆菌、产气肠杆菌等肠杆菌属、大肠埃希菌、克雷伯菌属、变形菌属、沙门菌属、志贺菌属等,有较强的抗菌活性。对青霉素耐药的淋病奈瑟菌、流感嗜血杆菌和卡他英拉菌亦有良好抗菌作用。静脉滴注 0.4 g,经 0.5 小时后达血药峰浓度,约为 5 μg/mL。血清蛋白结合率为 10%～15%,血中半衰期为(0.245±0.930)小时,26%～32% 以原形和 10% 以代谢物形式自尿中排出,自胆汁和/或粪便中的排出量占 28%～30%。临床用于敏感菌所致的呼吸道感染、尿路感染、淋病、前列腺炎、肠道感染和伤寒及其他沙门菌感染。

(二)注意事项

不良反应有胃肠道反应,少数患者出现周围神经的刺激症状,变态反应,光敏反应,应避免过度暴露于阳光。本品在婴幼儿及 18 岁以下青少年的安全性尚未确定。但本品用于数种幼龄动物时,可致关节病变。因此不宜用于 18 岁以下的小儿及青少年。孕妇、哺乳期妇女禁用。本品与茶碱类药物、环孢素合用可引起相应药物代谢减少,需调整剂量。

(三)用法与用量

成人静脉滴注,一次 0.2～0.4 g,每天 2 次;口服,一次 0.1～0.2 g,每天 3～4 次;空腹口服吸收较好。

(四)制剂与规格

注射液:100 mL：0.2 g;胶囊:0.1 g。避光,干燥处保存。

二、环丙沙星

(一)作用与用途

抗菌谱与诺氟沙星相似,静脉滴注本品 0.2 g 和 0.4 g 后,其血药峰浓度分别为 2.1 μg/mL 和 4.6 μg/mL。血清蛋白结合率为 20%～40%,静脉给药后 50%～70% 的药物以原形从尿中排出。口服本品 0.2 g 或 0.5 g 后,其血药峰浓度分别为 1.21 μg/mL 和 2.50 μg/mL,达峰时间为 1～2 小时。血清蛋白结合率为 20%～40%。血中半衰期为 4 小时。口服给药后 24 小时以原形经肾脏排出给药量的 40%～50%。临床用于敏感菌引起的泌尿生殖系统感染、呼吸道感染、胃肠道感染、伤寒、骨和关节感染、皮肤软组织感染、败血症等全身感染。

(二)注意事项

含铝或镁的制酸药可减少本品口服的吸收,其他参见氧氟沙星。

(三)用法与用量

成人静脉滴注,每天 0.2 g,每 12 小时 1 次;口服,一次 250 mg,每天 2 次,重症者可加倍量;每天剂量不得超过 1.5 g。

(四)制剂与规格

注射液:100 mL：0.2 g;200 mL：0.4 g。片剂:0.25 g。遮光,密封保存。

三、氧氟沙星

(一)作用与用途

本品作用机制是通过抑制细菌 DNA 旋转酶的活性,阻止细菌 DNA 的合成和复制而导致细菌死亡。本品对多数肠杆菌科细菌,如大肠埃希菌、克雷伯菌属、变形杆菌属、沙门菌属、志贺菌属和流感嗜血杆菌、嗜肺军团菌、淋病奈瑟菌等革兰阴性菌有较强的亢菌活性。对金黄色葡萄球菌、肺炎链球菌、化脓性链球菌等革兰阳性菌和肺炎支原体、肺炎衣原体也有抗菌作用。口服 100 mg 和 200 mg,血药达峰时间为 0.7 小时,血药峰浓度分别为 1.33 μg/mL 和 2.64 μg/mL。尿中 48 小时可回收药物 70%～87%。血中半衰期为 4.7～7.0 小时。临床用于敏感菌引起的泌尿生殖系统感染、呼吸道感染、胃肠道感染、伤寒、骨和关节感染、皮肤软组织感染、败血症等全身感染。

(二)注意事项

不良反应有胃肠道反应,中枢神经系统反应可有头昏、头痛、嗜睡或失眠,变态反应,光敏反应较少见但应避免过度暴露于阳光下。本品在婴幼儿及 18 岁以下青少年的安全性尚未确定。但本品用于数种幼龄动物时,可致关节病变。因此不宜用于 18 岁以下的小儿及青少年。孕妇、哺乳期妇女禁用。本品与茶碱类药物、环孢素合用可引起相应药物代谢减少,需调整剂量。

(三)用法与用量

成人静脉缓慢滴注,一次 0.2～0.3 g,每天 2 次;口服,一次 0.2～0.3 g,每天 2 次。

(四)制剂与规格

注射液:100 mL：0.2 g。片剂:0.1 g,0.2 g。遮光,密封保存。

四、依诺沙星

(一)作用与用途

本品对葡萄球菌、链球菌、志贺杆菌、克雷伯菌、大肠埃希菌、沙雷杆菌、变形杆菌、铜绿假单胞菌及其他假单胞菌、流感杆菌、不动杆菌、淋病奈瑟菌、螺旋杆菌等有良好的抗菌作用。静脉给药 0.2 g 和 0.4 g,血药达峰时间约为 1 小时,血药峰浓度为约 2 mg/L 和 3～5 mg/L。血中半衰期为 3～6 小时,血清蛋白结合率为 18%～57%。本品主要自肾排泄,48 小时内给药量的 52%～60% 以原形自尿中排出,胆汁排泄为 18%。临床用于由敏感菌引起的泌尿生殖系统感染、呼吸道感染、胃肠道感染、伤寒、骨和关节感染、皮肤软组织感染、败血症等全身感染。

(二)注意事项

参见诺氟沙星。

(三)用法与用量

静脉滴注。成人一次 0.2 g,每天 2 次;重症患者最大剂量每天不超过 0.6 g;疗程 7～10 天;滴注时注意避光。

(四)制剂与规格

注射液:100 mL：0.2 g。遮光,密闭保存。

五、洛美沙星

（一）作用与用途

本品对肠杆菌科细菌如大肠埃希菌、志贺菌属、克雷伯菌属、变形杆菌属、肠杆菌属等具有高度的抗菌活性；流感嗜血杆菌、淋病奈瑟菌等对本品亦呈现高度敏感；对不动杆菌、铜绿假单胞菌等假单胞菌属、葡萄球菌属和肺炎链球菌、溶血性链球菌等亦有一定的抗菌作用。本品静脉滴注后血药峰浓度为 (9.00 ± 2.72) mg/L。血中半衰期为 $7\sim8$ 小时。本品主要通过肾脏排泄，给药后 48 小时约可自尿中以药物原形排出给药量的 $60\%\sim80\%$，胆汁排泄约 10%。空腹口服本品 200 mg 后，(0.55 ± 0.58) 小时达血药浓度峰值，峰浓度为 (2.29 ± 0.58) mg/L。血中半衰期为 $6\sim7$ 小时，主要通过肾脏以原形随尿排泄，在 48 小时内 $70\%\sim80\%$ 随尿排出。临床用于敏感细菌引起的呼吸道感染，泌尿生殖系统感染，腹腔胆管、肠道、伤寒等感染，皮肤软组织感染等。

（二）注意事项

参见氧氟沙星。

（三）用法与用量

成人静脉滴注，一次 0.2 g，每天 2 次；尿路感染，一次 0.1 g，每天 2 次；疗程 $7\sim14$ 天。口服，每天 0.3 g，每天 2 次；重者可增至每天 0.8 g，分 2 次服。单纯性尿路感染，一次 0.4 g，每天 1 次。

（四）制剂与规格

注射剂：0.2 g；250 mL∶0.2 g。片剂：0.2 g。遮光，密封，凉暗处保存。

六、甲磺酸培氟沙星

（一）作用与用途

本品对肠杆菌属细菌如大肠埃希菌、克雷伯菌属、变形杆菌属、志贺菌属、伤寒沙门菌属等以及流感杆菌、奈瑟菌属等具有强大抗菌活性，对金黄色葡萄球菌和铜绿假单胞菌亦具有一定抗菌作用。静脉滴注 0.4 g 后，血药浓度峰值为 5.8 mg/L，与血清蛋白结合率为 $20\%\sim30\%$，血中半衰期较长，为 $10\sim13$ 小时，本品及其代谢物主要经肾脏排泄，约占给药剂量的 58.9%。临床用于敏感菌所致的各种感染：尿路感染，呼吸道感染，耳鼻喉部感染，妇科、生殖系统感染，腹部和肝胆系统感染，骨和关节感染，皮肤感染，败血症和心内膜炎，脑膜炎。

（二）注意事项

不良反应主要有胃肠道反应、光敏反应、神经系统反应、皮疹等。偶见注射局部刺激症状。孕妇及哺乳期妇女及 18 岁以下患者禁用。避免同时服用茶碱、含镁或氢氧化铝抗酸剂。稀释液不能用氯化钠溶液或其他含氯离子的溶液。

（三）用法与用量

成人静脉滴注，常用量，一次 0.4 g，每 12 小时 1 次；口服，每天 $0.4\sim0.8$ g，分 2 次服。

（四）制剂与规格

注射液：5 mL∶0.4 g；胶囊：0.2 g。遮光，密封，阴凉处保存。

七、司帕沙星

（一）作用与用途

本品对金黄色葡萄球菌、表皮葡萄球菌、链球菌、粪肠球菌等有明显抗菌作用；对大肠埃希菌、克雷伯菌属、志贺菌属、变形杆菌属、肠杆菌属、假单胞菌属、不动杆菌属等亦有很好的抗菌作用。本品还对支原体、衣原体、军团菌、厌氧菌包括脆弱类杆菌也有很好的抗菌作用。单次口服本品 100 mg 或 200 mg 时,达峰时间为 4 小时,血药峰浓度为 0.34 $\mu g/mL$ 或 0.58 $\mu g/mL$。生物利用度为 90%。胆囊的浓度约为血浆药物浓度的 7 倍,血清蛋白结合率为 50%。本品血中半衰期16 小时左右。肾脏清除率为 1.51%。健康人单次口服本品 200 mg,72 小时后给药量的 12% 以原形、29% 以复合物形式随尿排出体外。胆汁排泄率高,给药量的 51% 左右以原形随粪便排出体外。临床用于敏感菌所致的呼吸道感染、肠道感染、胆管感染、泌尿生殖系统感染、皮肤软组织感染等。

(二)注意事项

不良反应的发生率极低,主要有胃肠道反应、变态反应、神经系统反应、Q-T 间期延长等。对喹诺酮类药物过敏者、孕妇、哺乳期妇女及 18 岁以下者禁用。光过敏患者禁用或慎用。其他见喹诺酮类药物。

(三)用法与用量

成人口服给药,每次 100～300 mg,最多不超过 400 mg,每天 1 次;疗程为 4～7 天。

(四)制剂与规格

片剂:100 mg。避光,密闭,室温保存。

八、左氧氟沙星

(一)作用与用途

本品为氧氟沙星的左旋体,其体外抗菌活性约为氧氟沙星的 2 倍。本品对多数肠杆菌科细菌,如大肠埃希菌、克雷伯菌属、变形杆菌属、沙门菌属、志贺菌属和流感嗜血杆菌、嗜肺军团菌、淋病奈瑟菌等革兰阴性菌有较强的抗菌活性。对金黄色葡萄球菌、肺炎链球菌、化脓性链球菌等革兰阳性菌和肺炎支原体、肺炎衣原体也有抗菌作用。单次静脉注射 0.3 g 后,血药峰浓度约为 6.3 mg/L,血中半衰期约为 6 小时。血清蛋白结合率为 30%～40%。本品主要以原形药自肾排泄。口服 48 小时内尿中排出量为给药量的 80%～90%。临床用于敏感菌引起的泌尿生殖系统感染、呼吸道感染、胃肠道感染、伤寒、骨和关节感染、皮肤软组织感染、败血症等全身感染。

(二)注意事项

不良反应有胃肠道反应和变态反应,中枢神经系统反应可有头昏、头痛、嗜睡或失眠,光敏反应较少见,但应避免过度暴露于阳光下。本品在婴幼儿及 18 岁以下青少年的安全性尚未确定。但本品用于数种幼龄动物时,可致关节病变。因此不宜用于 18 岁以下的小儿及青少年。孕妇、哺乳期妇女禁用。本品与茶碱类药物、环孢素合用可引起相应药物代谢减少,需调整剂量。

(三)用法与用量

成人静脉滴注,每天 0.4 g,分 2 次滴注;重度感染患者每天剂量可增至 0.6 g,分 2 次。口服,每次 100 mg,每天 2 次;严重感染最多每次 200 mg,每天 3 次。

(四)制剂与规格

注射剂:0.1 g,0.2 g,0.3 g。片剂:0.1 g。遮光,密闭,阴凉处保存。

九、莫西沙星

（一）作用与用途

莫西沙星对耐青霉素和红霉素肺炎链球菌、嗜血流感杆菌、卡他莫拉汉菌、肺炎支原体、肺炎衣原体以及军团菌等有良好抗菌作用，一次用药后 1～3 小时药物的血清浓度达到高峰，服药 200～400 mg 后血药峰浓度范围在 1.2～5.0 mg/L。单剂量 400 mg 静脉滴注 1 小时后，在滴注结束时血药浓度达峰值，约为 4.1 mg/L，与口服相比平均约增加 26%。血中半衰期为 11.4～15.6 小时，口服绝对生物利用度达到 82%～89%，静脉滴注略高。口服或静脉给药后约有 45% 的药物以原形自尿（约 20%）和粪便（约 25%）中排出。临床用于敏感菌所致的呼吸道感染，包括慢性支气管炎急性发作，轻、中度社区获得性肺炎和急性细菌性鼻窦炎。

（二）注意事项

禁用于儿童、处于发育阶段的青少年和孕妇。不良反应主要有胃肠道反应、变态反应、神经系统反应、Q-T 间期延长等。

（三）用法与用量

成人口服每天 1 次 400 mg，连用 5～10 天；静脉滴注，一次 400 mg，每天 1 次。

（四）制剂与规格

片剂：0.4 g。避光，密封，干燥条件下贮存。注射液：250 mL∶400 mg 莫西沙星，2.25 g 氯化钠。避光，密封保存，不要冷藏或冷冻。

十、加替沙星

（一）作用与用途

加替沙星为新一代喹诺酮类抗生素。甲氧西林敏感金黄色葡萄球菌、青霉素敏感的肺炎链球菌，对大肠埃希菌、流感和副流感嗜血杆菌、肺炎克雷伯菌、卡他莫拉菌、淋病奈瑟菌、奇异变形杆菌及肺炎衣原体、嗜肺性军团杆菌、肺炎支原体对其敏感。本品静脉滴注约 1 小时达血药峰浓度。400 mg 每天 1 次静脉注射的平均稳态血药浓度峰值和谷值分别约为 4.6 mg/L 和 0.4 mg/L。加替沙星片口服与本品静脉注射生物等效，口服的绝对生物利用度约为 96%。加替沙星血清蛋白结合率约为 20%，与浓度无关。加替沙星广泛分布于组织和体液中，唾液中药物浓度与血浆浓度相近，而在胆汁、肺泡巨噬细胞、肺实质、肺表皮细胞层、支气管黏膜、窦黏膜、阴道、宫颈、前列腺液和精液等靶组织的药物浓度高于血浆浓度。加替沙星无酶诱导作用，在体内代谢极低，主要以原形经肾脏排出。本品静脉注射后 48 小时，药物原形在尿中的回收率达 70% 以上，加替沙星平均血中半衰期为 7～14 小时。本品口服或静脉注射后，粪便中的原药回收率约为 5%，提示加替沙星也可经胆管和肠道排出。临床用于治疗敏感菌株引起的中度以上的下列感染性疾病：慢性支气管炎急性发作、急性鼻窦炎、社区获得性肺炎、单纯性或复杂性泌尿道感染（膀胱炎）、肾盂肾炎、单纯性尿道和宫颈淋病等。

（二）注意事项

可见症状性高血糖和低血糖的报道，严禁将其他制剂加入含本品的瓶中静脉滴注，也不可将其他静脉制剂与本品经同一静脉输液通道使用。如果同一静脉输液通道用于输注不同的药物，在使用本品前后必须用与本品和其他药物相容的溶液冲洗通道。本品在配制供静脉滴注用 2 mg/mL 的静脉滴注液时，为保证滴注液与血浆渗透压等张，不宜采用普通注射用水。本品静脉滴注时间不少于 60 分钟,严禁快速静脉滴注或肌内、鞘内、腹腔内、皮下用药。其他见莫西沙星。

(三)用法与用量

成人口服 400 mg,每天 1 次;静脉滴注 200 mg,每天 2 次。

(四)制剂与规格

片剂:100 mg;200 mg;400 mg。密封,30 ℃以下干燥处保存。注射剂:5 mL:100 mg;10 mL:100 mg;100 mL:200 mg;200 mL:400 mg。遮光,密闭,阴凉处保存。

十一、氟罗沙星

(一)作用与用途

本品对大肠埃希菌、肺炎克雷伯菌、变形杆菌属、伤寒沙门菌、副伤寒杆菌、志贺菌属、阴沟肠杆菌、铜绿假单胞菌、脑膜炎奈瑟菌、流感嗜血杆菌、摩拉卡他菌、嗜肺军团菌、淋奈瑟菌等均有较强的抗菌作用。对葡萄球菌属、溶血性链球菌等革兰阳性菌亦具有中等抗菌作用。静脉缓慢滴注100 mg或400 mg后,血清峰浓度分别为2.9 mg/L或5.75 mg/L。血中半衰期为(12±3)小时,血清蛋白结合率低,约为23%。给药量的60%~70%以原形或代谢产物经肾脏排泄。临床用于对本品敏感细菌引起的膀胱炎、肾盂肾炎、前列腺炎、附睾炎、淋病奈瑟菌性尿道炎等泌尿生殖系统感染;伤寒沙门菌感染、细菌性痢疾等消化系统感染;皮肤软组织感染、骨感染、腹腔感染及盆腔感染等。

(二)注意事项

孕妇、哺乳期妇女及 18 岁以下患者禁用。本品不良反应为胃肠道反应、中枢神经系统反应等。本品避免同时服用茶碱、含镁或氢氧化铝抗酸剂。稀释液不能用氯化钠溶液或其他含氯离子的溶液。

(三)用法与用量

成人避光缓慢静脉滴注,一次 0.2~0.4 g,每天 1 次;口服,一次 0.2~0.3 g,每天 1 次。

(四)制剂与规格

注射液:100 mL(氟罗沙星 0.2 g,葡萄糖 5 g)。遮光,密闭,阴凉处保存。

十二、妥舒沙星

(一)作用与用途

本品对革兰阳性菌、革兰阴性菌、大多数厌氧菌均有良好的抗菌作用。临床用于敏感菌引起的呼吸道、肠道、泌尿系统及外科、妇产科、耳鼻喉科、皮肤科、眼科、口腔科感染。

(二)注意事项

见司帕沙星片。

(三)用法与用量

成人口服给药。每天 300 mg,分 2 次服;或每天 450 mg,分 3 次服;少数患者可达每天 600 mg,分3 次服。

(四)制剂与规格

片剂:150 mg。密封,干燥,避光凉暗处保存。

(矫金庆)

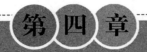

第四章

神经系统用药

第一节 镇 痛 药

镇痛药是一类作用于中枢神经系统,选择性地消除或缓解疼痛的药物。本类药物镇痛作用强,反复应用易产生依赖性和成瘾性,造成用药者精神变态而出现药物滥用及停药戒断症状。因此,本类药物又称为麻醉性镇痛药,临床上常用的麻醉性镇痛药包括阿片生物碱类镇痛药和人工合成镇痛药。

一、阿片生物碱类镇痛药

吗啡是阿片中的主要生物碱。通过激活体内的阿片受体而发挥作用。

(一)中枢神经系统作用

1.镇痛镇静

吗啡有强大的选择性镇痛作用,对各种疼痛均有效,对持续性、慢性钝痛的作用大于间断性锐痛。吗啡具有明显的镇静作用,消除由疼痛引起的焦虑、紧张、恐惧等情绪,使患者在安静的环境中易入睡,并可产生欣快感。

2.抑制呼吸

治疗量的吗啡能抑制呼吸中枢,急性中毒时呼吸频率可减慢至3~4次/分。

3.镇咳作用

此类药有强大的镇咳作用,对多种原因引起的咳嗽有效。常被可待因代替。

4.其他作用

缩瞳作用,中毒时瞳孔缩小如针尖。还可引起恶心、呕吐。

(二)兴奋平滑肌

1.胃肠道

本药能提高胃肠道平滑肌和括约肌张力,肠蠕动减慢,可引起便秘。

2.胆管

本药能使胆管括约肌张力提高,胆汁排出受阻,胆囊内压力增高。

3.其他

本药能使膀胱括约肌张力提高,导致排尿困难、尿潴留;也能使支气管平滑肌张力提高,诱发哮喘。

(三)心血管系统作用

吗啡可扩张血管平滑肌,引起直立性低血压;抑制呼吸,二氧化碳潴留,脑血管扩张,引起颅内压升高。

(四)用途

1.镇痛

此类药物由于成瘾性大,仅用于其他镇痛药无效的急性锐痛如严重创伤、烧伤等。心肌梗死引起的剧痛,血压正常情况下可用吗啡止痛。

2.心源性哮喘

左心衰竭突发性的急性肺水肿而引起的呼吸困难(心源性哮喘),除应用强心苷、氨茶碱及吸氧外,静脉注射吗啡可产生良好效果。作用机制可能是吗啡扩张外周血管,降低外周阻力,心脏负荷降低,有利于肺水肿消除;其镇痛作用可消除患者的焦虑、恐惧情绪;其可降低呼吸中枢对二氧化碳的敏感性,使呼吸由浅快变深慢。

(五)不良反应

1.不良反应

不良反应有恶心、呕吐、呼吸抑制、嗜睡、眩晕、便秘、排尿困难、胆绞痛等。

2.耐受性和成瘾性

连续多次给药而产生耐受性和成瘾性,可耐受正常量的 25 倍而不致中毒,成瘾后一旦停药即出现戒断症状,表现为兴奋、失眠、流泪、流涕、出汗、震颤、呕吐、腹泻,甚至虚脱、意识丧失等。成瘾者为获得使用吗啡后的欣快感及避免停药后戒断症状的痛苦,常不择手段去获得吗啡,对社会造成极大的危害。

3.急性中毒

用量过大可引起急性中毒,表现为昏迷、瞳孔极度缩小如针尖、呼吸抑制、血压下降、尿量减少、体温下降。可因呼吸麻痹而死亡。抢救可采用人工呼吸、吸氧、注射吗啡拮抗剂纳洛酮等措施,必要时给予中枢兴奋药尼可刹米。

(六)用药注意事项

(1)本品属麻醉药品,必须严格按照《麻醉药品管理条例》进行管理和使用。

(2)胆绞痛、肾绞痛时须与阿托品合用,单用本品反而加剧疼痛。

(3)疼痛原因未明前慎用,以防掩盖症状,贻误诊治。

(4)禁忌证为支气管哮喘、肺心病、颅脑损伤、颅内高压、昏迷、严重肝功能不全、临产妇和哺乳期妇女等。

二、人工合成镇痛药

哌替啶又名杜冷丁。

(一)作用

1.镇痛镇静

镇痛作用为吗啡的 1/10,起效快持续时间短。镇静作用明显,可消除患者紧张、焦虑、烦躁不安等疼痛引起的情绪反应,易入睡。

2.抑制呼吸

抑制呼吸中枢,但作用弱,持续时间短。

3.兴奋平滑肌

提高胃肠道平滑肌及括约肌张力,减少推进性肠蠕动,但作用时间短,不引起便秘,也无止泻作用;兴奋胆管括约肌,甚至引起痉挛,胆管内压力增高;治疗量对支气管平滑肌无影响,大剂量引起收缩;对妊娠收缩无影响,不对抗催产素兴奋子宫的作用,用于分娩止痛不影响产程。

4.扩张血管

此药能扩张血管引起直立性低血压。由于呼吸抑制,使体内二氧化碳蓄积,致脑血管扩张,颅内压升高。

(二)用途

1.镇痛

哌替啶对各种疼痛有效,用于各种剧痛。

2.心源性哮喘

哌替啶可替代吗啡治疗心源性哮喘。

3.人工冬眠

哌替啶与氯丙嗪、异丙嗪组成冬眠合剂,用于人工冬眠疗法。

4.麻醉前给药

麻醉前给药可消除患者的术前紧张和恐惧感,减少麻醉药用量。

(三)不良反应和用药注意事项

(1)不良反应有眩晕、恶心、呕吐、出汗、心悸、直立性低血压等,大剂量可抑制呼吸。成瘾性久用可产生成瘾性,但较吗啡弱,仍需控制使用。

(2)剂量过大可引起呼吸抑制、震颤、肌肉痉挛、反射亢进甚至惊厥等中毒症状,解救时可配合使用抗惊厥药。

(3)胆绞痛、肾绞痛者须与阿托品等解痉药合用。

(4)新生儿对哌替啶抑制呼吸中枢作用极为敏感,故产前2~4小时内不宜使用。

(5)禁忌证与吗啡相同。

(吴玉华)

第二节 镇静药、催眠药和抗惊厥药

一、巴比妥类

(一)苯巴比妥

1.剂型规格

(1)片剂:每片 15 mg,30 mg,100 mg。

(2)注射剂:每支 0.1 g。

2.作用用途

本品属长效催眠药,具有镇静、催眠、抗惊厥、抗癫痫作用。与解热镇痛药合用可增加其镇痛作用,还用于麻醉前给药,也用于治疗新生儿高胆红素血症。常用本品的钠盐。

3.用法用量

(1)口服:镇静、抗癫痫,每次 0.015~0.030 g,每天 3 次。催眠,睡前服 0.03~0.09 g。

(2)肌内注射(钠盐):抗惊厥,每次 0.1~0.2 g,必要时 4~6 小时后重复 1 次,极量 0.2~0.5 g。麻醉前给药,术前 0.5~1.0 小时,肌内注射 0.1~0.2 g。

4.注意事项

不良反应可见头晕、嗜睡等,久用可产生耐受性及成瘾性,多次运用应警惕蓄积中毒。少数患者可发生变态反应。用于抗癫痫时不可突然停药,以免引起癫痫发作。肝、肾功能不良者慎用。密闭避光保存。

(二)异戊巴比妥

1.剂型规格

片剂:每片 0.1 g。胶囊剂:每粒 1 g。注射剂:每支 0.1 g,0.25 g,0.5 g。

2.作用用途

本品为中效巴比妥类催眠药,作用快而持续短。临床主要用于镇静、催眠、抗惊厥,也可用于麻醉前给药。

3.用法用量

(1)口服:催眠,于睡前半小时服 0.1~0.2 g。镇静,每次 0.02~0.04 g。极量:每次 0.2 g,每天 0.6 g。

(2)静脉注射或肌内注射(钠盐):抗惊厥,每次 0.3~0.5 g。极量:每次 0.25 g,每天 0.5 g。

4.注意事项

肝功能严重减退者禁用。本品久用可产生耐受性、依赖性。老年人或体弱者使用本品可能产生兴奋、精神错乱或抑郁,注意减少剂量。注射速度过快易出现呼吸抑制及血压下降,应缓慢注射,每分钟不超过 100 mg,并严密监测呼吸、脉搏、血压,有异常应立即停药。不良反应有头晕、困倦、嗜睡等。

(三)司可巴比妥

1.剂型规格

胶囊剂:每粒 0.1 g。注射剂:50 mg,100 mg。

2.作用用途

本品为短效巴比妥类催眠药,作用快,持续时间短(2~4 小时),适用于不易入睡的失眠者,也可用于抗惊厥。

3.用法用量

成人用法如下。

(1)口服:催眠,每次 0.1 g;极量,每次 0.3 g。镇静,每次 30~50 mg,每天 3~4 次。麻醉前给药,每次 0.2~0.3 g,术前 1~2 小时服用。

(2)肌内注射:催眠,0.1~0.2 g。

(3)静脉注射:催眠,每次 50~250 mg。镇静,每次 1.1~2.2 mg/kg 体重。抗惊厥,每次 5.5 mg/kg 体重,需要时每隔 3~4 小时重复注射,静脉注射速度每 15 秒不能超过 50 mg。

4.注意事项

严重肝功能不全者禁用。老年人及体弱者酌情减量。久用本品易产生耐受性、依赖性。

二、其他催眠药

(一)格鲁米特

1.剂型规格

片剂:每片 0.25 g。

2.作用用途

本品主要用于催眠,服后 30 分钟可入睡,持续 4～8 小时。对于夜间易醒和焦虑、烦躁引起的失眠效果较好,可代替巴比妥类药物,或与巴比妥类药物交替使用,可缩短快波睡眠时相(REM),久用之后停药能引起反跳,故不宜久用。还可用于麻醉前给药。

3.用法用量

口服:①催眠,每次 0.25～0.50 g。②镇静,每次 0.25 g,每天 3 次。③麻醉前给药,前一晚服 0.5 g,麻醉前 1 小时再服 0.5～1.0 g。

4.注意事项

患者有时会出现恶心、头痛、皮疹等。久用能致依赖性和成瘾性。

(二)水合氯醛

1.剂型规格

溶液剂:10%溶液 10 mL。水合氯醛合剂:由水合氯醛 65 g,溴化钠 65 g,琼脂糖浆 500 mL,淀粉 20 g,枸橼酸 0.25 g,浓薄荷水 0.5 mL,蒸馏水适量共配成 1 000 mL。

2.作用用途

本品具有催眠、镇静、抗惊厥作用。多用于神经性失眠、伴有显著兴奋的精神病及破伤风痉挛、士的宁中毒等。临床主要用于催眠,特别是顽固性失眠及其他药物无效时。

3.用法用量

口服:临睡前 1 次口服 10%溶液 10 mL。以水稀释 1～2 倍后服用或服其合剂(掩盖其不良臭味和减少刺激性)。灌肠:抗惊厥,将 10%溶液 15～20 mL 稀释 1～2 倍后一次灌入。

4.注意事项

胃炎、消化性溃疡患者禁用,严重肝、肾功能不全及心脏病患者禁用。本品致死量在 10 g 左右,口服 4～5 g 可引起急性中毒,可见到针尖样瞳孔,其他症状类似巴比妥类药物中毒。长期应用可产生依赖性和成瘾性,突然停药可出现谵妄、震颤等戒断症状。本品刺激性较大,易引起恶心,呕吐。偶见变态反应,如红斑、荨麻疹、湿疹样皮炎等,偶尔发生白细胞计数减少。

(三)咪达唑仑

1.剂型规格

片剂:每片 15 mg。注射剂:每支 5 mg(1 mL),15 mg(3 mL)。

2.作用用途

本品具有迅速镇静和催眠的作用,还具有抗焦虑、抗惊厥和肌松作用。适用于各种失眠症,特别适用于入睡困难及早醒,亦可作为术前及诊断时的诱眠用药。

3.用法用量

(1)成人。

口服:①失眠症,每晚睡前 7.5～15.0 mg。从低剂量开始,治疗时间为数天至 2 周。②麻醉前给药,每次 7.5～15.0 mg,麻醉诱导前 2 小时服。③镇静、抗惊厥,每次 7.5～15.0 mg。

肌内注射:术前用药,一般为 10～15 mg(0.10～0.15 mg/kg),术前 20～30 分钟给药。可单用,也可与镇痛药合用。

静脉给药:①全麻诱导,0.10～0.25 mg/kg,静脉注射。②全麻维持,分次静脉注射,剂量和给药间隔时间取决于患者当时的需要。③局部麻醉或椎管内麻醉辅助用药,0.03～0.04 mg/kg,分次静脉注射。④ICU 患者镇静,先静脉注射 2～3 mg,再以 0.05 mg/(kg·h)静脉滴注维持。

(2)老年人:推荐剂量为每天 7.5 mg,每天 1 次。

(3)儿童:肌内注射,术前给药,为 0.15～0.20 mg/kg 体重,麻醉秀导前 30 分钟给药。

4.注意事项

精神病和严重抑郁症中的失眠症患者禁用。器质性脑损伤、严重呼吸功能不全者慎用。长期持续大剂量应用易引起成瘾性。极少有遗忘现象。

(四)溴替唑仑

1.剂型规格

片剂:每片 0.25 mg。

2.作用用途

本品为短效苯二氮䓬类镇静催眠药,具有催眠、镇静、抗惊厥、肌肉松弛等作用。临床用于治疗失眠症。还可用于术前催眠。口服吸收迅速而完全,血药浓度达峰时间为 0.5～2.0 小时。经肝脏代谢,大部分经肾由尿排出,其余随粪便排出,半衰期为 3.6～7.9 小时。

3.用法用量

口服:①失眠症,推荐剂量为每次 0.25 mg,睡前服。②术前催眠,每次 0.5 mg。③用于失眠症,老年人推荐剂量为每次0.125 mg,睡前服。④用于长时间飞行后调整时差,每次 0.25 mg。⑤用于倒班工作后改善睡眠,每次 0.125 mg。

4.注意事项

精神病(如抑郁症)患者、急性呼吸功能不全者、重症肌无力患者、急性闭角型青光眼患者、孕妇、哺乳期妇女、18 岁以下患者禁用。肝硬化患者慎用。可产生药物耐受性或短暂性遗忘。本品可使高血压患者血压下降,使用时应注意。用药期间不宜驾驶车辆或操作机器。

(五)佐匹克隆

1.剂型规格

片剂:每片 7.5 mg。

2.作用用途

本品为环吡咯酮类催眠药,具有很强的催眠和抗焦虑作用,并有肌松和抗惊厥作用。其作用迅速,能缩短入睡时间、延长睡眠时间、减少夜间觉醒和早醒次数。临床主要用于失眠症及麻醉前给药。

3.用法用量

口服:每次 7.5 mg,临睡前服,连服 21 天。肝功能不全者、年龄超过 70 岁者每次 3.75 mg。手术前服 7.5～10.0 mg。

4.注意事项

15 岁以下儿童、孕妇、哺乳期妇女、对本品过敏者禁用。肌无力,肝功能、肾功能、呼吸功能不全者慎用。驾驶员、高空作业人员、机械操作人员禁用。偶见嗜睡、口苦等,少数可出现便秘、倦怠、头晕等。

(吴玉华)

第三节　抗帕金森病药

帕金森病又称震颤麻痹,是锥体外系功能紊乱引起的中枢神经系统疾病,其主要临床表现为静止性震颤、肌强直、运动迟缓及姿势步态异常等,多见于中老年人,65 岁以上人群患病率为1 000/10 万。黑质中的多巴胺能神经元上行纤维到达纹状体,其末梢释放多巴胺,为抑制性递质,对脊髓前角运动神经元起抑制作用;同时纹状体中存在有胆碱能神经元,其末梢释放乙酰胆碱,为兴奋性递质,对脊髓前角运动神经元起兴奋作用。生理状态下,多巴胺和乙酰胆碱两种神经相互制约,处于动态平衡状态,共同调节机体的运动功能。当中枢神经系统黑质多巴胺能神经元受损变性,引起黑质-纹状体通路中的多巴胺能神经功能减弱,纹状体多巴胺含量显著降低,造成胆碱能神经功能相对亢进,引起帕金森病(图 4-1)。

抗帕金森病药分为中枢拟多巴胺药和中枢抗胆碱药两类。

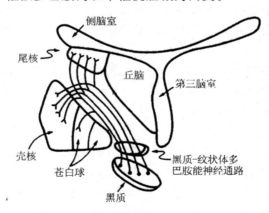

图 4-1　黑质-纹状体多巴胺能神经通路

一、中枢拟多巴胺药

(一)补充中枢递质药

补充中枢递质药以左旋多巴为主。左旋多巴又称 L-多巴,为酪氨酸的羟化物。因多巴胺不能透过血-脑屏障,故选用其前体物质。

1.体内过程

本药口服后在小肠迅速被吸收,12 小时血药浓度达高峰,半衰期为 13 小时,吸收后首次通过肝脏大部分被脱羧转化为多巴胺,而多巴胺不易透过血-脑屏障。临床用药过程中,实际进入脑内的左旋多巴不足用量的 1%。如同时给予脱羧酶抑制剂(如卡比多巴),可减少在外周的脱羧,使进入脑组织的左旋多巴量明显增多,以减少用量,并降低外周的不良反应。维生素 B$_6$ 是脱羧酶的辅基,可促进左旋多巴在外周脱羧,降低疗效。

2.作用和临床应用

(1)抗帕金森病:进入中枢的左旋多巴在脑内多巴脱羧酶的作用下,转化为多巴胺,直接补充纹状体内多巴胺递质的不足,从而增强多巴胺能神经的功能,缓解帕金森病症状。临床用于治疗各种类型帕金森病。其作用特点:①对轻症、年轻和治疗初期的患者疗效好,而对重症、年老体弱的患者疗效差。②显效慢,用药后 2～3 周才能改善症状,1～6 个月才能获得稳定疗效。③用药早期效果好,随着治疗时间的延长,疗效逐渐下降。④服药后,先改善肌强直及运动障碍,后缓解肌震颤,但对后者作用差。⑤对氯丙嗪等抗精神病药引起的帕金森病无效。

(2)改善肝昏迷:肝功能衰竭时,体内芳香氨基酸的代谢产物苯乙胺与酪胺难以迅速被氧化解毒,进入脑内后代谢生成为胺类伪递质而干扰 NE 的正常作用,导致中枢神经信息传导障碍。左旋多巴为多巴胺和去甲肾上腺素的前体物质,用药后通过补充脑内多巴胺与去甲肾上腺素以恢复神经系统功能,从而使肝昏迷患者意识苏醒,但无改善肝功能作用。

3.不良反应和用药监护

不良反应主要是体内左旋多巴脱羧产物多巴胺引起的外周反应和部分中枢反应所致。

(1)胃肠道反应:治疗初期 80% 患者出现厌食、恶心、呕吐等,主要是左旋多巴在外周和中枢脱羧成多巴胺,分别直接刺激胃肠道和兴奋延髓。呕吐中药多潘立酮是消除恶心、呕吐的有效药。

(2)心血管反应:表现有直立性低血压、心律失常,尤其是老年患者易发生。与外周脱羧酶抑制剂合用可减轻。心脏病、心律失常患者禁用。

(3)长期用药反应:①长期用药可出现不自主的异常动作,表现为咬牙、吐舌、点头、舞蹈样动作等。②长期用药的患者出现"开-关"现象,即患者突然多动不安(开),而后又出现肌强直、运动不能(关),这两种现象可交替出现。一旦产生,则应减量或停用,7～10 天再从小剂量开始服用。③出现精神错乱,有逼真的梦幻、幻想、幻视等,也可有抑郁等精神症状。

(二)脱羧酶抑制药

脱羧酶抑制药以卡比多巴和苄丝肼为主。

卡比多巴又名 α 甲基多巴肼、洛得新。苄丝肼又名羟苄丝肼、色丝肼。

1.作用和临床应用

两药均是脱羧酶的抑制剂,具有较强的抑制外周脱羧酶活性,与左旋多巴合用可明显减少左旋多巴在外周的脱羧作用,使进入脑内的左旋多巴增加,提高治疗帕金森病的疗效。同时,配伍用药还可减少左旋多巴的用量,明显减少其外周不良反应。

左旋多巴的复方制剂帕金宁(左旋多巴与卡比多巴混合比为 10∶1)、美多巴(左旋多巴与苄丝肼混合比为 4∶1)是治疗帕金森病的首选药。

2.不良反应和用药监护

在治疗剂量时不良反应较少见。使用时注意剂量个体化,应逐渐增加剂量至患者的病情有显著改善而无明显不良反应为宜。

(三)多巴胺受体激动药

多巴胺受体激动药以溴隐亭和培高利特为主。

溴隐亭又名溴麦角亭、溴麦亭,为半合成麦角生物碱。培高利特又名硫丙麦角林。

1.作用和临床应用

两药均能选择性激动黑质-纹状体通路的 D_2 受体,缓解帕金森病患者的肌肉强直和运动障碍,但对改善肌肉震颤疗效差。激动垂体部位的 D_2 受体,可抑制催乳素和生长激素分泌。

临床主要用于不能耐受左旋多巴治疗或用其他药物疗效不佳的帕金森病患者。其抑制催乳素及生长素的分泌,可用于退乳及治疗催乳素分泌过多症和肢端肥大症。

2.不良反应和用药监护

不良反应与左旋多巴相似,有恶心、呕吐、直立性低血压、运动困难和精神症状等,尤其精神症状多见。长期用药偶有肢端红痛和肺纤维化,一旦出现应立即停药。有精神病史者、心肌梗死患者禁用,末梢血管疾病、消化性溃疡患者慎用。

(四)促多巴胺释放药

促多巴胺释放药以金刚烷胺为主,金刚烷胺又名金刚胺。

1.作用和临床应用

本药主要是通过促进帕金森病患者脑中黑质-纹状体内残余多巴胺能神经递质的释放,表现为多巴胺受体激动药的作用,产生抗帕金森病效果。同时,也具有抑制激动多巴胺受体、较弱的中枢抗胆碱作用。对帕金森病的肌肉强的缓解作用较强,疗效虽不及左旋多巴,但优于抗胆碱药。与左旋多巴合用,能相互补充不足,产生协同作用。

临床主要用于不能耐受左旋多巴的患者。

2.不良反应和用药监护

常见有眩晕、嗜睡、言语不清、运动失调、恶心、呕吐、便秘和口干等不良反应。一天用量如超过300 mg或与抗胆碱药合用,不良反应可明显增强,严重者可致精神错乱和惊厥。长期用药常见下肢网状青斑、踝部水肿等。有癫痫病史、心力衰竭、肾功能不全患者及孕妇禁用。

二、中枢抗胆碱药

中枢抗胆碱药以苯海索为主,苯海索又名安坦。

(一)作用和临床应用

苯海索通过选择性阻断中枢神经系统纹状体内胆碱受体,降低胆碱能神经功能,恢复胆碱能神经与多巴胺能神经的功能平衡,从而改善帕金森病患者的肌肉强直、运动障碍及肌震颤症状,疗效不及左旋多巴和金刚烷胺。其外周抗胆碱作用较弱,仅为阿托品的 $1/10\sim1/3$。

临床主要用于轻症或不能耐受左旋多巴的患者及抗精神病药引起的帕金森综合征,也可用于脑炎或动脉硬化引起的帕金森病,可有效改善流涎、震颤等症状。

(二)不良反应和用药监护

此类药有类似阿托品样不良反应,表现为口干、便秘、尿潴留、瞳孔散大和视物模糊等。前列腺肥大、幽门梗阻和青光眼患者禁用。

(三)制剂和用法

1.左旋多巴

片剂 50 mg。口服,抗帕金森病,开始每次 $0.10\sim0.25$ g,1 天 $2\sim4$ 次,每隔 $2\sim4$ 天递增 $0.25\sim0.75$ g,直至疗效显著而不良反应不明显为止。一般,有效量为 1 天 $2\sim5$ g,最大日用量不超过 8 g。与外周多巴脱羧酶抑制剂同用,每天 0.6 g,最大日用量不超过 2 g。治疗肝昏迷,每次

0.5~1.0 g,口服或鼻饲,1 天 2~4 次或 5 g,保留灌肠;或每次 0.2~0.6 g 加入 5%葡萄糖注射液 500 mL 内,缓慢滴入,清醒后减量至 1 天 0.2 g。

2.复方卡比多巴

片剂,开始治疗时以小剂量为妥,1 天 3 次。间隔 2~3 天,增加 0.5~1.0 片,每天剂量卡比多巴不超过 75 mg,左旋多巴不超过 750 mg。

3.美多巴

片剂,开始服用时,本品 25 mg,左旋多巴 100 mg,1 天 3 次。每天剂量美多巴不超过 250 mg,左旋多巴不超过 1 000 mg。

4.溴隐亭

片剂,2.5 mg。口服,开始每次 1.25 mg,1 天 2 次,在 2~4 周内每天增加 2.5 mg,渐增至 1 天 20 mg,以找到最佳疗效的最小剂量。

5.金刚烷胺

片剂或胶囊剂,100 mg。口服,每次 100 mg,1 天 2 次,早晚各 1 次。极量为一次 400 mg。

6.盐酸苯海索

片剂,2 mg。口服,抗帕金森病,开始每次 1~2 mg,1 天 3 次,逐渐递增,1 天不超过 20 mg。抗精神病药引起的帕金森综合征,开始 1 天 1 mg,逐渐递增至 1 天 5~10 mg,1 天 3 次。

(吴玉华)

第四节　抗癫痫药

癫痫是一种由各种原因引起的脑灰质的偶然、突发、过度、快速和局限性放电而导致的神经系统临床综合征,尽管近年来手术方法对难治性癫痫的治疗取得了很大进展,但 80%的癫痫患者仍然可通过抗癫痫药物获得满意疗效。随着人们对抗癫痫药物的体内代谢和药理学参数的深入研究,临床医师能更加有效地使用抗癫痫药物,使抗癫痫治疗的效益和风险比达到最佳水平。

根据化学结构可将抗癫痫药物分为以下几类。①乙内酰脲类:苯妥英、美芬妥英等。②侧链脂肪酸类:丙戊酸钠、丙戊酰胺等。③亚芪胺类:卡马西平。④巴比妥类:巴比妥钠、异戊巴比妥、甲苯比妥、扑米酮。⑤琥珀酰亚胺类:乙琥胺、甲琥胺、苯琥胺等。⑥磺胺类:乙酰唑胺、舒噻美等。⑦双酮类:三甲双酮、双甲双酮等。⑧抗癫痫新药:氨乙烯酸、氟氯双胺、加巴喷丁、拉莫三嗪、非尔氨酯、托吡酯。⑨激素类:促肾上腺皮质激素、泼尼松。⑩苯二氮䓬类:地西泮、氯硝西泮等。

一、苯妥英钠

苯妥英钠别名为大仑丁、二苯乙内酰脲。

(一)药理作用与应用

该药能稳定细胞膜,调节神经元的兴奋性,抑制癫痫灶内发作性电活动的传播和扩散,阻断癫痫灶对周围神经元的募集作用。对于全身性强直阵挛发作、局限性发作疗效好,对精神运动性发作次之,对小发作无效。是临床上应用最广泛的抗癫痫药物之一。口服主要经小肠吸收,成人

单剂口服后 t_{max} 为 3～8 小时,长期用药后半衰期为 10～34 小时,平均 20 小时。有效血药浓度为 10～20 $\mu g/mL$,开始治疗后达到稳态所需时间为 7～11 天。

(二)不良反应

1.神经精神方面

神经症状有眩晕、构音障碍、共济失调、眼球震颤、视物模糊和周围神经病变。精神症状包括智力减退、人格改变、反应迟钝和神经心理异常。

2.皮肤、结缔组织和骨骼

患者可有麻疹样皮疹、多形性红斑、剥脱性皮炎和多毛等表现。齿龈增生常见于儿童和青少年。小儿长期服用可引起钙磷代谢紊乱、骨软化症和佝偻病。

3.造血系统

巨红细胞贫血、再生障碍性贫血和白细胞计数减少等。

4.代谢和内分泌

该药可作用于肝药酶,加速皮质激素分解,也可抑制胰岛素分泌、降低血中 T_3 的浓度。

5.消化系统

患者可有轻度厌食、恶心、呕吐和上腹疼痛,饭后服用可减轻症状。

6.致畸作用

癫痫母亲的胎儿发生颅面和肢体远端畸形的危险性增加,但是否与服用苯妥英钠有关目前尚无定论。

(三)注意事项

应定期检查血常规和齿龈的情况,长期服用时应补充维生素 D 和叶酸。妊娠哺乳期妇女和肝、肾功能障碍者慎用。

(四)禁忌证

对乙内酰脲衍生物过敏者禁用。

(五)药物相互作用

(1)与卡马西平合用,可使两者的浓度交互下降。

(2)与苯巴比妥合用,可降低苯妥英钠的浓度,降低疗效。

(3)与扑米酮合用,有协同作用,可增强扑米酮的疗效。

(4)与丙戊酸钠合用,可使苯妥英钠的血浓度降低。

(5)与乙琥胺和三甲双酮合用,可抑制苯妥英钠的代谢,使其血浓度增高,增加毒性作用。

(6)与三环类抗抑郁药合用,可使两者的作用均增强。

(7)与地高辛合用,可增加地高辛的房室传导阻滞作用,引起心动过缓。地高辛能抑制苯妥英钠的代谢,增加其血浓度。

(8)不宜与氯霉素、西咪替丁和磺胺甲噁唑合用。

(9)与地西泮、异烟肼和利福平合用时,应监测血浓度,并适当调整剂量。

(10)与孕激素类避孕药合用时可降低避孕药的有效性。

(六)用法与用量

成人,50～100 mg,每天 2～3 次,一般 200～500 mg/d,推荐每天 1 次给药,最好晚间服用,超大剂量时可每天 2 次。儿童每天 5～10 mg/kg 体重,分 2 次给药。静脉用药时,缓慢注射(<50 mg/min),成人 15～18 mg/kg 体重,儿童 5 mg/kg 体重,注射时需心电图监测。

（七）制剂

（1）片剂：100 mg。

（2）注射剂：5 mL∶0.25 g。

（3）粉针剂：0.1 g，0.25 g。

二、乙苯妥英

乙苯妥英别名皮加隆，乙妥英，Peganone。

（一）药理作用与应用

本药类似苯妥英钠，但作用及不良反应均比苯妥英钠小。临床常与其他抗癫痫药合用，对全身性发作和复杂部分性发作有较好疗效。

（二）不良反应

本药不良反应比苯妥英钠少，有头痛、嗜睡、恶心、呕吐，共济失调、多毛和齿龈增生少见。

（三）用法与用量

口服，成人，开始剂量 0.5～1.0 g/d，每 1～3 天增加 0.25 g，最大可达 3 g/d，分 4 次服用。儿童，1 岁以下 0.3～0.5 g/d，2～5 岁 0.5～0.8 g/d，6～12 岁 0.8～1.2 g/d。

（四）制剂

片剂：250 mg，500 mg。

三、美芬妥英

美芬妥英别名甲妥英，Methenytoin，Methoin。

（一）药理作用与应用

美芬妥英与苯妥英钠相似，但有镇静作用。主要用于对苯妥英钠效果不佳的患者，对小发作无效。

（二）不良反应

毒性较苯妥英钠强，有嗜睡、粒细胞减少、再生障碍性贫血、皮疹、中毒性肝炎反应。

（三）用法与用量

成人，50～200 mg，每天 1～3 次。儿童，25～100 mg，每天 3 次。

（四）制剂

片剂 50 mg，100 mg。

四、丙戊酸钠

丙戊酸钠别名二丙二乙酸钠，抗癫灵，戊曲酯。

（一）药理作用与应用

本药可能通过增加脑内抑制性神经递质 γ-氨基丁酸（GABA）的含量，降低神经元的兴奋性，或直接稳定神经元细胞膜而发挥抗癫痫作用。口服吸收完全，t_{max} 为 1～4 小时，半衰期为 14 小时，达到稳态所需时间 4 天，有效血浓度为 67～82 μg/mL。本品是一种广谱抗癫痫药，对各型小发作、肌阵挛发作、局限性发作、大发作和混合型癫痫均有效，对复杂部分性发作、单纯部分性发作和继发性全身发作的效果不如其他一线抗癫痫药。此外本药还可用于治疗小舞蹈病、偏头痛、心律失常和顽固性呃逆。

(二)不良反应

1.消化系统

消化系统不良反应有恶心、呕吐、厌食、消化不良、腹泻和便秘等。治疗过程中还可发生血氨升高,少数患者可发生脑病。在小儿及抗癫痫药合用的情况下容易发生肝、肾功能不全,表现为头痛、呕吐、黄疸、水肿和发热。一般情况下,肝毒性的发生率很低,约 1/50 000。严重肝毒性致死者罕见。

2.神经系统

神经系统不良反应有震颤,也可有嗜睡、共济失调和易激惹症状。认知功能和行为障碍罕见。

3.血液系统

血小板减少和血小板功能障碍导致出血时间延长、皮肤紫斑和血肿。

4.致畸作用

妊娠初期服药可致胎儿神经管发育缺陷和脊柱裂等。

5.其他

偶见心肌劳损、心律不齐、脱发、内分泌异常、低血糖和急性胰腺炎。

(三)注意事项

服用 6 个月以内应定期查肝功能和血常规。有先天代谢异常者慎用。

(四)禁忌证

肝病患者禁用。

(五)药物相互作用

(1)丙戊酸钠为肝药酶抑制剂,合用时能使苯巴比妥、扑米酮和乙琥胺的血浓度增高,而苯巴比妥、扑米酮、苯妥英钠、乙琥胺和卡马西平又可诱导肝药酶,加速丙戊酸钠的代谢,降低其血浓度。

(2)与阿司匹林合用可使游离丙戊酸钠血浓度显著增高,半衰期延长,导致丙戊酸钠蓄积中毒。

(六)用法与用量

1.抗癫痫

成人维持量为 600～1 800 mg/d,儿童体重 20 kg 以上时,每天不超过 30 mg/kg 体重,体重＜20 kg 时可用至每天 40 mg/kg 体重,每天剂量一般分 2 次口服。

2.治疗偏头痛

1 200 mg/d,分 2 次口服,维持 2 周可显效。

3.治疗小舞蹈病

口服,每天 15～20 mg/kg 体重,维持 3～20 周。

4.治疗顽固性呃逆

口服,初始剂量为每天 15 mg/kg 体重,以后每 2 周每天剂量增加 250 mg。

(七)制剂

(1)丙戊酸钠片剂:100 mg,200 mg,250 mg。

(2)糖浆剂:5 mL∶250 mg;5 mL∶500 mg。

(3)丙戊酸胶囊:200 mg,250 mg。

（4）丙戊酸氢钠（肠溶片）：250 mg,500 mg。

（5）丙戊酸/丙戊酸钠（控释片）：500 mg。

五、丙戊酸镁

（一）药理作用与应用
新型广谱抗癫痫药,药理作用同丙戊酸钠。适用于各种类型的癫痫发作。

（二）不良反应
嗜睡、头昏、恶心、呕吐、厌食胃肠道不适,多为暂时性。

（三）注意事项
孕妇、肝病患者和血小板减少者慎用。用药期间应定期检查血常规。

（四）药物相互作用
本药与苯妥英钠和卡马西平合用可增加肝脏毒性,应避免合用。

（五）用法与用量
口服,成人,200～400 mg,每天 3 次,最大可用至 600 mg,每天 3 次。儿童每天 20～30 mg/kg体重,分 3 次服用。

（六）制剂
片剂：100 mg,200 mg。

六、丙戊酰胺

丙戊酰胺别名丙缬草酰胺,癫健安,二丙基乙酰胺。

（一）药理作用与应用
其抗惊厥作用是丙戊酸钠的 2 倍,是一种作用强见效快的抗癫痫药。临床用于各型癫痫。

（二）不良反应
头痛、头晕、恶心、呕吐、厌食和皮疹,多可自行消失。

（三）用法与用量
口服,成人,0.2～0.4 g,每天 3 次。儿童每天 10～30 mg/kg 体重,分 3 次口服。

（四）制剂
片剂：100 mg,200 mg。

七、唑尼沙胺

唑尼沙胺别名 Exogran。

（一）药理作用与应用
唑尼沙胺具有磺酰胺结构,对碳酸酐酶有抑制作用,对癫痫灶放电有明显的抑制作用。本品口服易吸收,t_{max} 为 5～6 小时,半衰期为 60 小时。临床主要用于全面性发作、部分性发作和癫痫持续状态。

（二）不良反应
不良反应主要为困倦、焦躁、抑郁、幻觉、头痛、头晕、食欲缺乏、呕吐、腹痛、白细胞减少、贫血和血小板减少。

（三）注意事项

不可骤然停药，肝肾功能不全者、机械操作者、孕妇和哺乳期妇女慎用。定期检查肝、肾功能和血常规。

（四）用法与用量

成人初量 100～200 mg，分 1～3 次口服，逐渐加量至 200～400 mg，分 1～3 次口服。每天最大剂量 600 mg。儿童 2～4 mg/kg 体重，分 1～3 次口服，逐渐加量至 8 mg/kg 体重，分 1～3 次口服，每天最大剂量 12 mg/kg 体重。

（五）制剂

片剂：100 mg。

八、三甲双酮

三甲双酮别名 Tridion。

（一）药理作用与应用

在体内代谢成二甲双酮起抗癫痫作用，机制不明。口服吸收好，t_{max} 为 30 分钟以内，二甲双酮半衰期为 10 天或更长。主要用于其他药物治疗无效的失神发作，也用于肌阵挛和失张力发作。

（二）不良反应

患者可能有骨髓抑制、嗜睡、行为异常、皮疹、胃肠道反应、肾病综合征、肌无力综合征和脱发。有严重的致畸性。

（三）禁忌证

孕妇禁用。

（四）用法与用量

口服，成人维持量为 750～1 250 mg/d，儿童每天 20～50 mg/kg。

（五）制剂

（1）片剂：150 mg。

（2）胶囊剂：300 mg。

（吴玉华）

第五节　拟　胆　碱　药

拟胆碱药可激动胆碱受体，产生与乙酰胆碱类似的作用。按药物作用机制分为直接拟胆碱药和间接拟胆碱药两大类，直接激动胆碱受体，称胆碱受体激动药；抑制胆碱酯酶活性，间接升高受体部位乙酰胆碱的浓度，提高内源性乙酰胆碱的生物效应，称胆碱酯酶抑制药（或称抗胆碱酯酶药）。若按药物对胆碱受体作用的选择性，分为 M、N 胆碱受体激动药，M 胆碱受体激动药和 N 胆碱受体激动药。

一、M 胆碱受体激动药

M 胆碱受体激动药可分为两类，即胆碱酯类和天然的拟胆碱生物碱。胆碱酯类主要包括乙酰胆碱、卡巴胆碱、醋甲胆碱和贝胆碱。天然的拟胆碱生物碱有毛果芸香碱、槟榔碱和毒草碱。

(一)乙酰胆碱(ACh)

乙酰胆碱为胆碱能神经递质,性质不稳定,极易被体内乙酰胆碱酯酶(AChE)水解破坏,其能特异性作用于各类胆碱受体,选择性差,故无临床实用价值;但其为内源性神经递质,分布较广,具有非常重要的生理功能,因而必须熟悉该递质的作用。其作用如下所述。

1.M 样作用

激动 M 胆碱受体,表现出兴奋胆碱能神经全部节后纤维所产生的作用,如心脏抑制、腺体分泌增加、血管扩张、瞳孔缩小。

(1)扩张血管,降低血压。

(2)抑制心脏,减慢心肌收缩力和心率。

(3)兴奋内脏平滑肌使其收缩。兴奋胃肠道、泌尿道平滑肌并可促进胃、肠分泌,导致恶心、嗳气、呕吐、腹痛及排便、排尿等症状。

(4)腺体分泌增加,如出汗、流涎。

(5)使瞳孔括约肌和睫状肌收缩,致瞳孔缩小,调节痉挛。

2.N 样作用

(1)激动 N_N 受体(N_1 受体)相当于兴奋神经节,使节后神经兴奋。表现为交感神经和副交感神经同时兴奋所产生的作用,同时兴奋肾上腺素髓质分泌肾上腺素。总体表现为胃肠道、膀胱等处的平滑肌收缩加强,腺体分泌增加,心肌收缩力加强和小血管收缩,血压上升。

(2)激动 N_M 受体(N_2 受体):本品激动运动终板的 N_M 受体,使骨骼肌收缩。

(二)毛果芸香碱

毛果芸香碱属 M 胆碱受体激动药,是从毛果芸香属植物中提取出的生物碱。本品选择性地激动 M 胆碱受体,产生 M 样作用。对眼和腺体的作用强,而对心血管的作用小。其作用和临床应用如下所述。

1.眼

滴眼后可引起缩瞳、降低眼内压和调节痉挛等作用(图 4-2)。

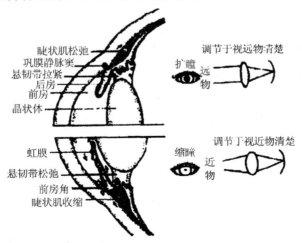

睫状肌松弛
巩膜静脉窦
悬韧带拉紧
后房
前房
晶状体

调节于视远物清楚
扩瞳 远物

虹膜
悬韧带松弛
前房角
睫状肌收缩

调节于视近物清楚
缩瞳 近物

图 4-2 M 胆碱受体激动药和阻滞药对眼的作用

(1)缩瞳:激动虹膜瞳孔括约肌的 M 胆碱受体,使虹膜瞳孔括约肌收缩,瞳孔缩小。局部用药后作用可持续数小时至 1 天。

(2)降低眼内压:通过缩瞳作用可使虹膜向中心拉动,虹膜根部变薄,从而使处于虹膜周围的前房角间隙扩大,房水易于经滤帘进入巩膜静脉窦,使眼内压下降。

(3)调节痉挛:毛果芸香碱激动动眼神经支配的 M 受体。使睫状肌向瞳孔中心方向收缩,导致牵拉晶状体悬韧带松弛,晶状体由于本身弹性变凸,屈光度增加,此时远距离物体不能清晰地成像于视网膜上,故视远物模糊,视近物清楚。这一作用称为调节痉挛。

2.腺体

毛果芸香碱激动腺体的 M 受体,皮下注射 10～15 mg 可使汗腺、唾液腺分泌明显增加。

3.临床应用

全身用于抗胆碱药如阿托品中毒的抢救,局部用于治疗青光眼。

(1)治疗青光眼:青光眼有闭角型及开角型两种,毛果芸香碱均适用。低浓度的毛果芸香碱(2%以下)可滴眼用于治疗闭角型青光眼(充血性青光眼);本品对开角型青光眼(单纯性青光眼)的早期也有一定疗效,但机制未明,常用 1%～2%溶液滴眼。

(2)治疗巩膜炎:与散瞳药阿托品交替使用,使瞳孔扩张收缩交替出现,从而防止虹膜睫状体发炎时虹膜与晶状体粘连。

4.不良反应

本品滴眼药液浓度过高(2%以上)或过量吸收后出现 M 胆碱受体过度兴奋症状,可用阿托品拮抗。

5.用药注意及禁忌证

(1)滴眼时应压迫内眦,避免药液流入鼻腔后吸收中毒。

(2)禁用于急性虹膜炎。

(三)卡巴胆碱

卡巴胆碱对 M、N 胆碱受体的作用与乙酰胆碱相似,但其不易被胆碱酯酶水解,作用时间较长。本品对膀胱和肠道作用明显,故可用于术后腹胀气和尿潴留,仅用于皮下注射,禁止静脉注射给药。该药不良反应较多,且阿托品对它的解毒效果差,故目前主要用于局部滴眼治疗青光眼。

二、抗胆碱酯酶药

胆碱酯酶是一种水解乙酰胆碱的特殊酶,主要存在于胆碱能神经元、神经肌肉接头及其他某些组织中,此酶对于生理浓度的乙酰胆碱作用最强,特异性也较高。抗胆碱酯酶药与胆碱酯酶的亲和力比乙酰胆碱大得多,分为易逆性抗胆碱酯酶药和难逆性抗胆碱酯酶药。

(一)易逆性抗胆碱酯酶药

1.新斯的明

(1)抑制胆碱酯酶,产生 M 样和 N 样作用:新斯的明可与乙酰胆碱竞争与胆碱酯酶的结合,抑制胆碱酯酶的活性,使胆碱能神经末梢释放的乙酰胆碱破坏减少,突触间隙中的乙酰胆碱积聚,表现出 M 样和 N 样作用。

(2)直接激动 N_M 受体(N_2 受体):新斯的明除了抑制胆碱酯酶的作用外,还能直接与骨骼肌运动终板上 N_M 受体结合,促进运动神经末梢释放乙酰胆碱,加强骨骼肌收缩作用。故对骨骼肌作用最强,对胃肠道和膀胱等平滑肌作用较强,对心血管、腺体、眼和支气管平滑肌作用较弱。

（3）治疗重症肌无力：本病为神经肌肉接头传递障碍所致慢性疾病，这是一种自身免疫性疾病，主要症状是骨骼肌呈进行性收缩无力，临床表现为受累骨骼肌极易疲劳。新斯的明为治疗重症肌无力常规使用药物，用来控制疾病症状。

（4）治疗术后腹气胀及尿潴留：新斯的明能加快肠蠕动及增加膀胱张力，从而促进排气排尿。

（5）用于阵发性室上性心动过速：新斯的明 M 样作用使心率减慢。

（6）用于非去极化型肌松药的解毒：如用于筒箭毒碱中毒的解救。

（7）不良反应较少，过量可产生恶心、呕吐、腹痛、出汗、心动过缓、肌肉震颤和无力。

（8）治疗重症肌无力时，可口眼给药，也可皮下或肌内注射给药。静脉注射给药时有一定危险性，特别要防止剂量过大引起兴奋过度而转入抑制，致使肌无力症状加重。

（9）使用前应先测心率，如心动过缓先用阿托品使心率增至 80 次/分后再用本品。

（10）解救筒箭毒碱中毒时应先给患者吸氧，并备好阿托品。

（11）禁用于支气管哮喘、机械性肠梗阻、泌尿道梗阻及心绞痛等患者。

2.毒扁豆碱

毒扁豆碱是从西非毒扁豆的种子中提取的一种生物碱，现已人工合成。

（1）毒扁豆碱作用与新斯的明相似，但无直接兴奋作用：眼内局部应用时，其作用类似于毛果芸香碱，但奏效快、作用强而持久，表现为瞳孔缩小，眼内压下降，可维持 1～2 天。吸收后外周作用与新斯的明相似，表现为 M、N 胆碱受体激动作用；进入中枢后亦可抑制中枢 AChE 活性而产生作用，表现为小剂量兴奋、大剂量抑制。

（2）局部用于治疗青光眼，常用 0.05％溶液滴眼。

（3）本品滴眼后可致睫状肌收缩而引起调节痉挛，出现头痛。大剂量中毒时可致呼吸麻痹。

（4）与毛果芸香碱相比，毒扁豆碱刺激性较强，长期给药时，患者不易耐受。临床应用时，可先用本品滴眼数次，后改用毛果芸香碱维持疗效。滴眼时应压迫内眦，以免药液流入鼻腔后吸收中毒。

3.吡斯的明

吡斯的明的作用与新斯的明类似，口服吸收较差，故临床应用时剂量较大，起效缓慢，作用时间较长。主要用于治疗重症肌无力，疗程通常少于 8 周，亦可用于治疗麻痹性肠梗阻和术后尿潴留。不良反应与新斯的明相似，但 M 胆碱受体效应较弱。

4.加兰他敏

加兰他敏是一种从石蒜科植物中提取的生物碱，其作用类似新斯的明，用于治疗重症肌无力和脊髓灰质炎后遗症，也可用于治疗竞争性神经肌肉阻滞药过量中毒。

5.安贝氯铵

安贝氯铵作用类似新斯的明，但较持久，主要用于重症肌无力的治疗，尤其适用于不能耐受新斯的明或吡斯的明的患者。

（二）难逆性抗胆碱酯酶药

1.有机磷酸酯类

有机磷酸酯类能与胆碱酯酶牢固结合，且结合后不易水解，因此酶的活性难以恢复，致使体内乙酰胆碱持久积聚而引起中毒。有机磷酸酯类对人畜均有毒性，主要用作农作物及环境杀虫，常见的有敌百虫、马拉硫磷、乐果、敌敌畏等。有些剧毒物质，如沙林、塔崩及梭曼还被用作化学战争的神经毒气，在应用时，如管理不妥或防护不严均可造成人畜中毒。因此，必须掌握他的中毒表现及防治解救方法。

2.烟碱

烟碱是 N 胆碱受体激动药的代表。由烟草中提取,可兴奋自主神经节和神经肌肉接头的 N 胆碱受体。其对神经节的 N 受体作用呈双相性,小剂量激动 N 受体,大剂量却阻断 N 受体。烟碱对神经肌肉接头 N 受体作用与其对神经节 N 受体作用类似,由于烟碱作用广泛、复杂,无临床实用价值。

(吴玉华)

第六节　抗　胆　碱　药

一、M 受体阻滞药

常用的药物有阿托品、东莨菪碱、山莨菪碱、后阿托品、丙胺太林和哌仑西品等,以阿托品为例进行介绍。

(一)药物作用

此类药能选择性阻断 M 受体,对抗乙酰胆碱或拟胆碱药的 M 样作用。

(二)临床用途

1.解除平滑肌痉挛

此类药对过度兴奋的胃肠平滑肌松弛作用明显,可用于缓解胃肠绞痛及膀胱刺激症状。

2.抑制腺体分泌

此类药对汗腺、唾液腺作用最明显,可用于全麻前给药、严重盗汗和流涎症。

3.眼科用药

散瞳、升眼压、导致远视(调节麻痹)。临床可用于虹膜睫状体炎、虹膜晶状体粘连(与缩瞳药交替使用)和小儿验光。

4.兴奋心脏

较大剂量时使心率加快和房室传导加快,常用于治疗窦性心动过缓和房室传导阻滞。

5.扩血管

大剂量时能解除小血管痉挛,用于治疗感染中毒性休克。

6.对抗 M 样作用

此类药可用于解救有机磷中毒。有机磷中毒的患者对阿托品的敏感性远比正常人低,其用量不受药典规定的极量限制,使用总量随中毒程度不同可相差很大。要及早、足量、反复注射阿托品,直至达到"阿托品化"。"阿托品化"的主要指征:瞳孔扩大不再缩小,口干及皮肤干燥、颜面潮红,肺部湿啰音消失,轻度躁动不安及心率加快等。对以上指征需全面观察,综合分析,灵活判断。

(三)不良反应

1.外周反应

常见口干,皮肤干燥、潮红,视近物模糊,瞳孔扩大,心率加快,体温升高等外周症状。

2.中毒反应

阿托品过量中毒除外周症状加重外,还可出现中枢兴奋症状,如烦躁、谵妄、幻觉甚至惊厥等。严重中毒时由兴奋转入抑制而出现昏迷、呼吸麻痹。

（四）禁忌证

青光眼、前列腺肥大、高热患者禁用。

二、胆碱酯酶复活药

以氯解磷定（BAM-CI）氯解磷定（又名氯磷定、氯化派姆）为例进行介绍。

（一）药物作用

1.使胆碱酯酶复活

此药与磷酰化胆碱酯酶中的有机磷结合，使胆碱酯酶与有机磷解离，恢复胆碱酯酶的活性。

2.与游离的有机磷结合

防止中毒进一步加深。

（二）临床用途

此药可用于解救有机磷中毒。对有机磷的解毒作用有一定选择性。对内吸磷、对硫磷中毒疗效较好；对敌敌畏、敌百虫中毒效果较差；对乐果中毒则无效。对轻度有机磷中毒，可单独应用氯解磷定或阿托品以控制症状；中度、重度中毒时则必须合并应用阿托品。

三、用药监护

（一）用药监测

（1）阿托品治疗量时应观察心率变化，心率每分钟高于 100 次，体温高于 38 ℃ 及眼内压高的患者不宜用阿托品。

（2）用药期间注意监测阿托品化指征的出现。

（3）大剂量应用阿托品时应严密观察外周和中枢中毒症状的出现。如出现呼吸加快，瞳孔扩大，中枢兴奋症状及猩红热样皮疹时，多为阿托品中毒，应及时报告医师，及时处理。外周症状可用拟胆碱药毛果芸香碱或新斯的明对抗治疗。有机磷中毒使用阿托品过量时不能用新斯的明。中枢兴奋症状可用镇静药苯巴比妥或地西泮对抗治疗。

（4）应用解磷定期间应观察患者的体液平衡情况，如有脱水，需补充体液。

（二）用药护理

（1）应用阿托品常见外周轻症在停药后可逐渐消失，不需特殊处理。但在用药前应向患者或家属说明药物可能引起的不良反应，并介绍一些简便的防治措施，如口干可少量多次饮水，解除口腔黏膜干燥感。

（2）阿托品滴眼时应压迫内眦，防止药液经鼻腔黏膜吸收产生不良反应。

（3）应用阿托品等抗胆碱药前应劝患者排尿排便，用药后多饮水及多食含纤维食物，减少尿潴留及便秘的发生。

（4）有机磷农药中毒时应及早使用胆碱受体阻滞药，防止胆碱酯酶老化。

（5）胆碱酯酶复活药（氯解磷定）在体内迅速被分解，维持时间短（仅 1.5～2.0 小时），应根据病情需要反复给药，彻底解毒。

（6）阿托品中毒除按一般中毒处理外，必须及时用 4% 鞣酸溶液洗除体内过量药物，并用毛果芸香碱 0.25～0.50 mL 皮下注射，每 10～15 分钟 1 次，至中毒症状消失。

（7）一旦怀疑有机磷酸酯类中毒，应立即除去被污染的衣物，用清水或肥皂水彻底清洗皮肤，减少农药经皮肤黏膜吸收；若为口服中毒，应马上用 2% $NaHCO_3$ 或 1% 盐水反复洗胃，再用硫酸镁导泻。敌百虫口服中毒不能用碱性溶液洗胃,对硫磷中毒忌用高锰酸钾洗胃。

(8)有机磷酯酯类中毒抢救时,一定要保持患者呼吸道的通畅,防止肺水肿、脑水肿、呼吸衰竭,积极预防感染。

(吴玉华)

第七节　拟肾上腺素药

拟肾上腺素药是一类能直接或间接激动肾上腺素受体,产生与交感神经兴奋相似效应的药物。按其对不同受体的选择性,可分为 α、β 受体激动药,α 受体激动药,β 受体激动药三大类。本章重点介绍的药物就包括 α 受体激动药(去甲肾上腺素)及 β 受体激动药(异丙肾上腺素)。

一、α、β 受体激动药

(一)肾上腺素

肾上腺素(AD)是肾上腺髓质分泌的主要激素,药用制剂从家畜肾上腺提取或人工合成。本类药物化学性质不稳定,遇光易失效;在中性尤其碱性溶液中,易氧化变色而失活。

1.体内过程

口服后可被碱性肠液破坏,故口服无效。皮下注射可使局部血管收缩,吸收较慢,作用持续约 1 小时;肌内注射吸收较皮下注射快,作用持续 20 分钟;静脉注射立即生效。

2.药理作用

肾上腺素通过激动 α 和 β 受体,产生 α 和 β 样效应。

(1)兴奋心脏:通过激动心脏的 β_1 受体使心肌收缩力增强、心率加快、传导加速、心排血量增加。还能扩张冠脉血管,改善心肌的血液供应。但在加强心肌收缩力的同时,增加心肌耗氧量,如剂量过大或静脉注射速度过快,可引起心脏异位起搏点兴奋,导致心律失常,甚至室颤。

(2)舒缩血管:对血管的作用因血管平滑肌上分布的受体类型和密度不同,药理作用不同。激动 α 受体可使皮肤、黏膜及内脏血管收缩;激动 β_2 受体使骨骼肌血管及冠脉血管扩张。

(3)影响血压:治疗量(0.5～1.0 mg)的肾上腺素激动 β_1 受体,使心脏兴奋、心排血量增加、收缩压升高,由于 β_2 受体对低浓度肾上腺素较敏感,骨骼肌血管的扩张作用抵消或超过了皮肤黏膜血管的收缩作用,故舒张压不变或略有下降,脉压增大。较大剂量的肾上腺素,除强烈兴奋心脏外,还因对仅受体的激动作用加强,使血管收缩作用超过了血管扩张作用,导致收缩压、舒张压均升高,如应用 α 受体阻滞药(如酚妥拉明等)抵消了肾上腺素激动 α 受体而收缩血管的作用,则肾上腺素激动 β_2 受体而扩张血管的作用会得以充分表现,这时用原剂量的肾上腺素可引起单纯的血压下降,此现象称为肾上腺素升压效应的翻转。故 α 受体阻滞药引起的低血压不能用肾上腺素治疗,以免血压更加降低。

(4)扩张支气管:激动支气管平滑肌上的 β_2 受体,使支气管平滑肌松弛;还可抑制肥大细胞释放过敏递质(如组胺、白三烯等);肾上腺素还可兴奋 α_1 受体,使支气管黏膜血管收缩,毛细血管通透性降低,有利于减轻或消除黏膜水肿。以上作用均有利于缓解支气管哮喘。

(5)促进代谢:激动 β_2 受体,可促进糖原和脂肪分解,使血糖和血中游离脂肪酸均升高。

3.临床应用

(1)心搏骤停:用于溺水、传染病、房室传导阻滞、药物中毒、麻醉及手术意外等引起的心搏骤停。在配合心脏按压、人工呼吸、纠正酸中毒等其他措施的同时,可用 0.5～1.0 mg 的肾上腺素心内注射,以恢复窦性心律。对电击所致的心搏骤停,可用肾上腺素配合心脏除颤器或利多卡因抢救。

(2)过敏性休克:AD 是治疗过敏性休克的首选药物,其兴奋心脏、收缩血管、舒张支气管、抑制组胺释放等作用,可迅速缓解过敏性休克所致的心跳微弱、血压下降、喉头水肿和支气管黏膜水肿及支气管平滑肌痉挛引起的呼吸困难等症状。

(3)急性支气管哮喘:AD 可舒张支气管平滑肌,消除支气管黏膜充血水肿,抑制过敏物质释放,从而控制支气管哮喘的急性发作。起效快,但持续时间短。

(4)局部应用。①与局部麻醉药配伍:在局麻药中加入适量 AD(1∶250 000),可使局部血管收缩,延缓局麻药的吸收,减少吸收中毒并延长局麻作用时间。但在肢体远端部位,如手指、足趾、耳部、阴茎等处手术时,局麻药中不加 AD,以免引起局部组织坏死。②局部止血:对鼻黏膜或牙龈出血,可用浸有 0.1% 的肾上腺素纱布或棉球填塞出血部位,通过收缩局部血管起止血作用。

4.不良反应

常见的不良反应为心悸、头痛、烦躁和血压升高等,血压剧升有发生脑出血的危险;亦可引起心律失常,甚至室颤。应严格掌握剂量。

高血压、糖尿病、甲状腺功能亢进及器质性心脏病患者禁用。老年人应慎用。

(二)多巴胺

多巴胺(DA)为合成去甲肾上腺素的前体物质,药用为人工合成品。

1.体内过程

口服易被破坏而失效,一般用静脉滴注给药。不易透过血-脑屏障,几乎无中枢作用。在体内被 COMT 及 MAO 代谢失活。

2.药理作用

多巴胺可直接激动 α、β 和 DA 受体,对 α、$β_1$ 受体作用明显,对 $β_2$ 受体作用弱。

(1)兴奋心脏:小剂量多巴胺主要激动 $β_1$ 受体,使心肌收缩力增强,心排血量增加。一般剂量对心率影响不明显;大剂量可加快心率,多巴胺兴奋心脏的作用较肾上腺素弱,较少发生心悸及心律失常。

(2)舒缩血管:小剂量可兴奋多巴胺受体,扩张脑、肾、肠系膜血管;大剂量可激动 α 受体,使皮肤、黏膜血管收缩。

(3)影响血压:小剂量时由于兴奋心脏及舒缩血管的综合作用,使收缩压升高,舒张压无明显变化。大剂量时,较显著地兴奋心脏和收缩血管,外周阻力增加,收缩压和舒张压均升高。

(4)改善肾功能:小剂量多巴胺可激动肾血管的多巴胺受体,使肾血管扩张,肾血流量增加,肾小球滤过率增多;并能直接抑制肾小管对钠的重吸收,使尿量增多。但在大剂量使用时,多巴胺作用于肾血管的 α 受体,使肾血管收缩,肾血流量减少。

3.临床应用

(1)休克:对于心功能不全、尿量减少的休克疗效较好,也可用于感染性休克、出血性休克及心源性休克。但应注意补足血容量和纠正酸中毒。

(2)急性肾衰竭:与利尿药(如呋塞米)合用,可用于急性肾衰竭的治疗。

4.不良反应

治疗量不良反应较轻,偶见恶心、呕吐、头痛等反应。用量过大或静脉滴注速度过快可致心律失常、血压升高,肾血管收缩引起肾功能下降等,减慢滴速或停药可缓解上述反应。避免药液漏出血管外,以免引起局部组织缺血坏死。

二、α 受体激动药

(一)去甲肾上腺素

去甲肾上腺素(NA)是去甲肾上腺素能神经末梢释放的主要神经递质,药用为人工合成品。

1.体内过程

口服易被破坏,皮下或肌内注射因强烈收缩血管,可发生局部缺血性坏死,故只能静脉给药。主要由 COMT 和 MAO 代谢而失活,维持时间短。

2.药理作用

本药主要激动 α 受体,对 β_1 受体激动作用较弱,对 β_2 受体几乎无作用。

(1)收缩血管:通过激动血管平滑肌上的 α 受体,产生强大的收缩血管作用。以皮肤、黏膜血管收缩作用最明显,其次为肾、脑、肝、肠系膜及骨骼肌血管,而对冠脉血管呈扩张作用,原因是心脏兴奋,心肌的代谢产物腺苷增多。

(2)兴奋心脏:去甲肾上腺素可激动心脏的 β_1 受体,但作用强度较肾上腺素弱,可使心肌收缩力增强、心排血量增加、传导速度加快、心肌耗氧量增加。但在整体条件下,由于血压升高,反射性地兴奋迷走神经而减慢心率的作用,超过它直接加快心率的作用,故可使心率减慢。

(3)升高血压:因兴奋心脏而增加心排血量,并收缩血管而加大外周血管阻力,故可使收缩压及舒张压都升高。

3.临床应用

(1)休克:去甲肾上腺素在休克治疗中已不占重要地位,仅用于神经性休克、过敏性休克、心源性休克早期和应用扩血管药无效时的感染性休克。宜小剂量、短时间静脉滴注,以保证心、脑、肾等重要脏器的血液供应,长时间或大剂量用药可造成微循环障碍。现主张与 α 受体阻滞药酚妥拉明合用,以对抗过强的血管收缩作用,保留其 β 效应,改善微循环。

(2)上消化道出血:将本药 1~3 mg 适当稀释后口服,可使食管和胃黏膜血管收缩,产生局部止血作用。

4.不良反应

(1)局部组织缺血坏死:静脉滴注浓度过高、时间过长或药液漏出血管外时,因血管强烈收缩而致局部组织缺血坏死。故静脉滴注时应防止药液外漏,并注意观察局部反应,一旦药液外漏或发现滴注部位皮肤苍白,应立即更换滴注部位,并对原滴注部位进行热敷,用普鲁卡因或 α_1 受体阻滞药酚妥拉明局部浸润注射,以对抗去甲肾上腺素的缩血管作用,防止组织坏死。

(2)急性肾衰竭:静脉滴注时间过长或剂量过大使肾血管强烈收缩,肾血流量减少,出现尿少、尿闭甚至急性肾衰竭。用药期间要观察患者尿量的变化,尿量至少要保持在每小时 25 mL以上。

(3)停药反应:长时间静脉滴注去甲肾上腺素,如果骤然停药,可出现血压突然下降,故应逐渐降低滴速后停药。

(二)间羟胺

间羟胺主要作用于 α 受体,对 β 受体作用弱,并有促进肾上腺素能神经末梢释放递质的间接作用。与去甲肾上腺素相比,间羟胺收缩血管、升高血压的作用弱而持久。对肾血管作用较弱,较少发生尿少、尿闭等不良反应。对心率影响不明显,很少引起心律失常。此药既能静脉滴注又可肌内注射,应用方便。常作为去甲肾上腺素的代用品,用于各种休克和低血压的治疗。不良反应与去甲肾上腺素相似。

三、β受体激动药

(一)异丙肾上腺素

异丙肾上腺素为人工合成品。

1.体内过程

口服易破坏,常用其气雾剂吸入给药,也可舌下给药或静脉滴注。吸收后被COMT破坏,代谢速度较慢,故作用时间较肾上腺素略长。

2.药理作用

(1)兴奋心脏:激动心脏 β_1 受体,使心肌收缩力增强、心率加快、传导加速、心排血量增多,心肌耗氧量明显增加,比肾上腺素作用强。大剂量也可引起心律失常,但比肾上腺素少见,因异丙肾上腺素对窦房结的兴奋作用强,因此较少发生室颤。

(2)血管和血压:激动 β_2 受体,使骨骼肌血管扩张,肾、肠系膜及冠状血管有不同程度扩张,血管总外周阻力降低,舒张压下降;由于心脏兴奋使心排血量增加,故收缩压升高,脉压增大。

(3)扩张支气管:激动支气管平滑肌 β_2 受体,松弛支气管平滑肌 作用较肾上腺素强。也可抑制过敏物质的释放,但对支气管黏膜血管无收缩作用,故消除支气管黏膜水肿作用不如肾上腺素。

(4)影响代谢:促进糖原和脂肪分解,使血糖及游离脂肪酸升高,并能增加组织的耗氧量。

3.临床应用

(1)支气管哮喘:适于支气管哮喘急性发作,常用气雾剂吸入或舌下给药,能迅速控制急性发作。作用快而强,但易引起心悸,久用可产生耐受性。

(2)心搏骤停:对溺水、麻醉意外及药物中毒等引起的心搏骤停,可用本药0.5~1.0 mg心室内注射,使心跳恢复。

(3)房室传导阻滞:本品具有强大的加速房室传导作用,可舌下含服或静脉滴注治疗房室传导阻滞。

(4)休克:异丙肾上腺素能兴奋心脏,增加心排血量及扩张血管,改善微循环,在补足血容量的基础上用于治疗感染性休克及心源性休克。

4.不良反应

(1)一般不良反应:常见心悸、头痛、头晕、低血糖等。

(2)心律失常:支气管哮喘已明显缺氧者,用量过大,易使心肌耗氧量增加,导致心律失常。对哮喘患者自用气雾剂或舌下含化时,应嘱咐患者勿超过规定的用药次数及吸入量。

冠心病、心肌炎、甲状腺功能亢进、心绞痛患者禁用。

(二)多巴酚丁胺

多巴酚丁胺系多巴胺的衍生物。口服无效,一般静脉滴注给药。能选择性地激动 β_1 受体,使心肌收缩力加强、心排血量增加,适用于心肌梗死并发心功能不全的患者。控制滴速时,一般比较安全。当滴速过快或浓度过高时,可引起心率加快或房室传导加快,少数出现心悸,偶可见心律失常。

(吴玉华)

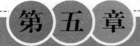

呼吸系统用药

第一节 镇 咳 药

咳嗽是呼吸道受到刺激时所产生的一种保护性反射活动,即呼吸道感受器(化学感受器、机械感受器和牵张感受器)受到刺激时,神经冲动沿迷走神经传到咳嗽中枢,咳嗽中枢被兴奋后,其神经冲动又沿迷走神经和运动神经传到效应器(呼吸道平滑肌、呼吸肌和喉头肌),并引发咳嗽。

轻度咳嗽有利于排痰,一般不需用镇咳药。但严重的咳嗽,特别是剧烈无痰的干咳可影响休息与睡眠,甚至使病情加重或引起其他并发症。此时须在对因治疗的同时,加用镇咳药。由于可能引起痰液增稠和潴留,止咳药应避免用于慢性肺部感染,由于可能增加呼吸抑制的风险也应避免用于哮喘。

一般说来,药物抑制咳嗽反射的任一环节均可产生镇咳作用。目前常用的镇咳药按其作用部位可分为两大类。①中枢性镇咳药:此类药直接抑制延脑咳嗽中枢而产生镇咳作用,其中吗啡类生物碱及其衍生物如可卡因、福尔可定、羟蒂巴酚等因具有成瘾性而又称为依赖性或成瘾性止咳药,此类药物往往还具有较强的呼吸抑制作用;而右美沙芬、喷托维林、氯哌司汀、普罗吗酯等,则属于非成瘾性或非依赖性中枢镇咳药,且在治疗剂量条件下对呼吸中枢的抑制作用不明显。中枢性镇咳药多用于无痰的干咳。②外周性(末梢性)镇咳药:凡抑制咳嗽反射弧中感受器、传入神经、传出神经以及效应器中任何一环节而止咳者,均属此类。如甘草流浸膏、糖浆可保护呼吸道黏膜;祛痰药可减少痰液对呼吸道的刺激而止咳;平喘药可缓解支气管痉挛而止咳;那可丁、苯佐那酯的局麻作用可麻醉呼吸道黏膜上的牵张感受器而发挥止咳作用等。有些药如苯丙哌林兼具中枢性及外周性镇咳作用。

一、可待因

其他名称:甲基吗啡,Methylmorphine,PAVERAL。

ATC 编码:R05DA04。

(一)性状

可待因常用其磷酸盐,为白色细微的针状结晶性粉末,无臭,有风化性,水溶液显酸性反应。

在水中易溶,在乙醇中微溶,在三氯甲烷或乙醚中极微溶解。

（二）药理学

可待因能直接抑制延脑的咳嗽中枢,止咳作用迅速而强大,其作用强度约为吗啡的 1/4。也有镇痛作用,为吗啡的 1/12～1/7,但强于一般解热镇痛药。其镇静、呼吸抑制、便秘、耐受性及成瘾性等作用均较吗啡弱。

口服吸收快而完全,其生物利用度为 40%～70%。一次口服后,约 1 小时血药浓度达高峰 $t_{1/2}$ 为 3～4 小时。易于透过血-脑屏障及胎盘,主要在肝脏与葡萄糖醛酸结合,约 15% 经脱甲基变为吗啡。其代谢产物主要经尿排泄。

（三）适应证

(1)各种原因引起的剧烈干咳和刺激性咳嗽,尤适用于伴有胸痛的剧烈干咳。由于本品能抑制呼吸道腺体分泌和纤毛运动,故对有少量痰液的剧烈咳嗽,应与祛痰药并用。

(2)可用于中等度疼痛的镇痛。

(3)局部麻醉或全身麻醉时的辅助用药,具有镇静作用。

（四）用法和用量

(1)成人。①常用量:口服或皮下注射,一次 15～30 mg,每天 30～90 mg。缓释片剂一次 1 片(45 mg),每天 2 次。②极量:一次 100 mg,每天 250 mg。

(2)儿童:镇痛,口服,每次 0.5～1.0 mg/kg,每天 3 次,或每天 3 mg/kg;镇咳,为镇痛剂量的 1/3～1/2。

（五）不良反应

一次口服剂量超过 60 mg 时,一些患者可出现兴奋、烦躁不安、瞳孔缩小、呼吸抑制、低血压、心率过缓。小儿过量可致惊厥,可用纳洛酮对抗。亦可见恶心、呕吐、便秘及眩晕。

（六）禁忌证

多痰患者禁用,以防因抑制咳嗽反射,使大量痰液阻塞呼吸道,继发感染而加重病情。

（七）注意

(1)长期应用亦可产生耐受性、成瘾性。

(2)妊娠期应用本品可透过胎盘使胎儿成瘾,引起新生儿戒断症状,如腹泻、呕吐、打哈欠、过度啼哭等。分娩期应用可致新生儿呼吸抑制。

(3)缓释片必须整片吞服,不可嚼碎或掰开。

（八）药物相互作用

(1)本品与抗胆碱药合用时,可加重便秘或尿潴留的不良反应。

(2)与美沙酮或其他吗啡类中枢抑制药合用时,可加重中枢性呼吸抑制作用。

(3)与肌肉松弛药合用时,呼吸抑制更为显著。

(4)本品抑制齐多夫定代谢,避免二者合用。

(5)与甲喹酮合用,可增强本品的镇咳和镇痛作用。

(6)本品可增强解热镇痛药的镇痛作用。

(7)与巴比妥类药物合用,可加重中枢抑制作用。

(8)与西咪替丁合用,可诱发精神错乱,定向力障碍及呼吸急促。

（九）制剂

普通片剂:每片 15 mg;30 mg。缓释片剂:每片 45 mg。

注射液:每支 15 mg(1 mL);30 mg(1 mL)。糖浆剂:0.5%,10 mL,100 mL。

二、福尔可定

其他名称:吗啉吗啡,福可定,吗啉乙基吗啡,Homocodeine,PHOLCOD,ETHNINE,PHOLDINE,ADAPHOL,PHOLEVAN。

ATC 编码:R05DA08。

(一)性状

福尔可定为白色或类白色的结晶性粉末;无臭,味苦;水溶液显碱性反应。在乙醇、丙酮或三氯甲烷中易溶,在水中略溶,在乙醚中微溶,在稀盐酸中溶解。

(二)药理学

本品与磷酸可待因相似,具有中枢性镇咳作用,也有镇静和镇痛作用,但成瘾性较磷酸可待因弱。

(三)适应证

此药可用于剧烈干咳和中等度疼痛。

(四)不良反应

不良反应偶见恶心、嗜睡等。可致依赖性。

(五)禁忌证

禁用于痰多者。

(六)用法和用量

口服:常用量,一次 5～10 mg,每天 3～4 次;极量,每天 60 mg。

(七)注意

新生儿和儿童易于耐受此药,不致引起便秘和消化紊乱。

(八)制剂

片剂:每片 5 mg;10 mg;15 mg;30 mg。

(九)贮法

本品有引湿性,遇光易变质。应密封,在干燥处避光保存。

三、喷托维林

其他名称:维静宁,咳必清,托可拉斯,Carbetapentane,TOClASE。
ATC 编码:R05DB05。

(一)性状

喷托维林常用其枸橼酸盐,为白色或类白色的结晶性或颗粒性粉末;无臭,味苦。在水中易溶,在乙醇中溶解,在三氯甲烷中略溶,在乙醚中几乎不溶。熔点 88～93 ℃。

(二)药理学

本品对咳嗽中枢有选择性抑制作用,尚有轻度的阿托品样作用和局麻作用,大剂量对支气管平滑肌有解痉作用,故它兼有中枢性和末梢性镇咳作用。其镇咳作用的强度约为可待因的1/3。但无成瘾性。一次给药作用可持续 4～6 小时。

(三)适应证

本药可用于上呼吸道感染引起的无痰干咳和百日咳等,对小儿疗效优于成人。

（四）用法和用量

口服，成人，每次 25 mg，每天 3～4 次。

（五）不良反应

偶有轻度头晕、口干、恶心、腹胀、便秘等不良反应，乃其阿托品样作用所致。

（六）注意

青光眼及心功能不全伴有肺淤血的患者慎用。痰多者宜与祛痰药合用。

（七）制剂

片剂：每片 25 mg。滴丸：每丸 25 mg。冲剂：每袋 10 g。糖浆剂：0.145％；0.2％；0.25％。

四、氯哌斯汀

其他名称：氯哌啶，氯苯息定，咳平，咳安宁。

ATC 编码：R05DB21。

（一）性状

氯哌斯汀为白色或类白色结晶性粉末，无臭，味苦有麻木感。在水中易溶解。熔点为 145～156 ℃。

（二）药理学

氯哌斯汀为非成瘾性中枢性镇咳药，主要抑制咳嗽中枢，还具有 H_1 受体拮抗作用，能轻度缓解支气管平滑肌痉挛及支气管黏膜充血、水肿，这亦有助于其镇咳作用。本品镇咳作用较可待因弱，但无耐受性及成瘾性。服药后 20～30 分钟生效，作用可维持 3～4 小时。

（三）适应证

急性上呼吸道炎症、慢性支气管炎、肺结核及肺癌所致的频繁咳嗽。

（四）不良反应

偶有轻度口干、嗜睡等不良反应。

（五）用法和用量

口服：成人，每次 10～30 mg，每天 3 次；儿童，每次 0.5～1.0 mg/kg，每天 3 次。

（六）制剂

片剂：每片 5 mg；10 mg。

（七）贮法

遮光密封保存。

五、苯丙哌林

其他名称：咳快好，咳哌宁，二苯哌丙烷，咳福乐，PIREXYL，BLASCORID。

ATC 编码：R05DB02。

（一）性状

常用其磷酸盐，为白色或类白色粉末；微带特臭，味苦。在水中易溶，在乙醇、三氯甲烷或苯中略溶，在乙醚或丙酮中不溶。熔点为 148～153 ℃。

（二）药理学

本品为非麻醉性镇咳剂，具有较强镇咳作用。药理研究结果证明，狗口服或静脉注射本品 2 mg/kg 可完全抑制多种刺激引起的咳嗽，其作用较可待因强 2～4 倍。本品除抑制咳嗽中枢外,尚可阻断肺-胸膜的牵张感受器产生的肺-迷走神经反射,并具有罂粟碱样平滑肌解痉作用,故其镇咳作用兼具中枢性和末梢性双重机制。

本品口服易吸收,服后 15～20 分钟即生效,镇咳作用可持续 4～7 小时。本品不抑制呼吸,不引起胆管及十二指肠痉挛或收缩,不引起便秘,未发现耐受性及成瘾性。

(三)适应证

本药可用于治疗急性支气管炎及各种原因如感染、吸烟、刺激物、过敏等引起的咳嗽,对刺激性干咳效佳。有报道本品的镇咳疗效优于磷酸可待因。

(四)不良反应

偶见口干、胃部烧灼感、食欲缺乏、乏力、头晕和药疹等不良反应。

(五)用法和用量

成人,口服,一次 20～40 mg,每天 3 次;缓释片一次 1 片,每天 2 次。儿童用量酌减。

(六)禁忌证

对本品过敏者禁用。

(七)注意

服用时需整片吞服,切勿嚼碎,以免引起口腔麻木。妊娠期妇女应在医师指导下应用。

(八)制剂

片(胶囊)剂:每片(粒)20 mg。泡腾片:每片 20 mg。缓释片剂:每片 40 mg。口服液:10 mg/10 mL;20 mg/10 mL。冲剂:每袋 20 mg。

(九)贮法

密闭、避光保存。

六、二氧丙嗪

其他名称:双氧异丙嗪,克咳敏,Oxymeprazine,PROTHANON。

(一)性状

其盐酸盐为白色至微黄色粉末或结晶性粉末;无臭,味苦。在水中溶解,在乙醇中极微溶解。

(二)药理学

本品具有较强的镇咳作用,并具有抗组胺、解除平滑肌痉挛、抗感染和局部麻醉作用,还可增加免疫功能,尤其是细胞免疫。

(三)适应证

本药可用于慢性支气管炎,镇咳疗效显著。双盲法对照试验指出,本品 10 mg 的镇咳作用约与可待因 15 mg 相当。多于服药后 30～60 分钟显效,作用持续 4～6 小时或更长。尚可用于过敏性哮喘、荨麻疹、皮肤瘙痒症等。未见耐药性与成瘾性。

(四)用法和用量

口服。常用量:每次 5 mg,每天 2 次或 3 次;极量:一次 10 mg,每天 30 mg。

(五)不良反应

常见困倦、乏力等不良反应。

(六)禁忌证

高空作业及驾驶车辆、操纵机器者禁用。①治疗量与中毒量接近,不得超过极量。②癫痫、肝功能不全者慎用。

（七）制剂

片剂：每片 5 mg。颗粒剂：每袋 3 g（含 1.5 mg 二氧丙嗪）。

七、右美沙芬

其他名称：美沙芬，右甲吗喃，ROMILAR，TUSSADE，SEDATUSS，Mothorphan。
ATC 编码：R05DA09。

（一）性状

本品氢溴酸盐为白色或类白色结晶性粉末，无味或微苦，溶于水、乙醇，不溶于乙醚。熔点 125 ℃左右。

（二）药理学

本品为吗啡类左啡诺甲基醚的右旋异构体，通过抑制延髓咳嗽中枢而发挥中枢性镇咳作用。其镇咳强度与可待因相等或略强。无镇痛作用，长期应用未见耐受性和成瘾性。治疗剂量不抑制呼吸。

口服吸收好，15～30 分钟起效，作用可维持 3～6 小时。血浆中原形药物浓度很低。其主要活性代谢产物 3-甲氧吗啡烷在血浆中浓度高 $t_{1/2}$ 为 5 小时。

（三）适应证

本药可用于干咳，适用于感冒、急性或慢性支气管炎、支气管哮喘、咽喉炎、肺结核以及其他上呼吸道感染时的咳嗽。

（四）用法和用量

口服，成人，每次 10～30 mg，每天 3 次。每天最大剂量 120 mg。

（五）不良反应

偶有头晕、轻度嗜睡、口干、便秘等不良反应。

（六）禁忌证

妊娠 3 个月内妇女及有精神病史者禁用。

（七）注意

妊娠期妇女及痰多患者慎用。

（八）药物相互作用

（1）与奎尼丁、胺碘酮合用，可增高本品的血药浓度，出现中毒反应。

（2）与氟西汀、帕罗西汀合用，可加重本品的不良反应。

（3）与单胺氧化酶抑制剂并用时，可致高热、昏迷等症状。

（4）与其他中枢抑制药合用可增强本品的中枢抑制作用。

（5）酒精可增强本品的中枢抑制作用。

（九）制剂

普通片剂：每片 10 mg；15 mg。分散片：每片 15 mg。缓释片：每片 15 mg；30 mg。胶囊剂：每粒 15 mg。颗粒剂：每袋 7.5 mg；15 mg。糖浆剂：每瓶 15 mg（20 mL）；150 mg（100 mL）。注射剂：每支 5 mg。

复方美沙芬片：每片含对乙酰氨基酚 0.5 g、氢溴酸右美沙芬 15 mg、盐酸苯丙醇胺 12.5 mg、氯苯那敏 2 mg。用于流行性感冒、普通感冒及上呼吸道感染，可减轻发热、咳嗽、咽痛、头痛、周身痛、流涕、打喷嚏、眼部发痒、流泪、鼻塞等症状。口服，每次 1～2 片，每天 3～4 次。12 岁以下儿童遵医嘱服。主要不良反应为嗜睡,偶有头晕、口干、胃不适及一过性转氨酶(ALT)升高。肝病患者慎用。

复方氢溴酸右美沙芬糖浆:每 10 mL 内含氢溴酸右美沙芬 30 mg,愈创甘油醚 0.2 g。

(十)贮法

遮光密闭保存。

八、福米诺苯

其他名称:胺酰苯吗啉,OLEPTAN,NOLEPTAN,FINATEN。

(一)性状

白色或类白色粉末,无臭,味苦,具强烈刺激味。在酸中易溶,在乙醇中略溶,在三氯甲烷中微溶,在水中极微溶解。熔点 206～208 ℃(熔融时分解)。

(二)药理学

本品镇咳特点是抑制咳嗽中枢的同时,具有呼吸中枢兴奋作用。其镇咳作用与可待因接近。呼吸道阻塞和呼吸功能不全者使用本品后,可改善换气功能,使动脉氧分压升高,二氧化碳分压降低。

(三)适应证

用于各种原因引起的慢性咳嗽及呼吸困难。用于小儿顽固性百日咳,奏效较二氢可待因快,且无成瘾性。在某些病例本品还能促进支气管的分泌,降低痰液的黏滞性,有利于咳痰。

(四)用法和用量

口服,每次 80～160 mg,每天 2～3 次。静脉注射,40～80 mg,加入 25% 葡萄糖溶液中缓慢注入。

(五)注意

大剂量时可致血压降低。

(六)制剂

片剂:每片 80 mg。注射剂:每支 40 mg(1 mL)。

九、苯佐那酯

其他名称:退嗽,退嗽露,TESSALONTE,VENTUSSIN。

ATC 编码:R05DB01。

(一)性状

本品为淡黄色黏稠液体,可溶于冷水,但不溶于热水。能溶于大多数有机溶剂内。

(二)药理学

本品化学结构与丁卡因相似,故具有较强的局部麻醉作用。吸收后分布于呼吸道,对肺脏的牵张感受器及感觉神经末梢有明显抑制作用,抑制肺-迷走神经反射,从而阻断咳嗽反射的传入冲动,产生镇咳作用。本品镇咳作用强度略低于可待因,但不抑制呼吸,支气管哮喘患者用药后,反能使呼吸加深加快,每分通气量增加。口服后 10～20 分钟开始产生作用,持续 2～8 小时。

(三)适应证

本药可用于急性支气管炎、支气管哮喘、肺炎、肺癌所引起的刺激性干咳、阵咳等,也可用于支气管镜、喉镜或支气管造影前预防咳嗽。

（四）用法和用量

口服，每次 50～100 mg，每天 3 次。

（五）不良反应

本药有时可引起嗜睡、恶心、眩晕、胸部紧迫感和麻木感、皮疹等不良反应。

（六）禁忌证

多痰患者禁用。

（七）注意

服用时勿嚼碎，以免引起口腔麻木。

（八）制剂

糖衣丸或胶囊剂：每粒 25 mg；50 mg；100 mg。

十、那可丁

其他名称：Noscapine。

ATC 编码：R05DA07。

（一）性状

本品为白色结晶性粉末或有光泽的棱柱状结晶，无臭。常用其盐酸盐。在三氯甲烷中易溶，苯中略溶，乙醇或乙醚中微溶，在水中几乎不溶。熔点 174～177 ℃。

（二）药理学

本品通过抑制肺牵张反射、解除支气管平滑肌痉挛，而产生外周性镇咳作用。尚具有呼吸中枢兴奋作用。无成瘾性。

（三）适应证

本药可用于阵发性咳嗽。

（四）用法和用量

口服，每次 15～30 mg，每天 2～3 次，剧咳可用至每次 60 mg。

（五）不良反应

偶有恶心、头痛、嗜睡等不良反应。

（六）注意

大剂量可引起支气管痉挛。不宜用于多痰患者。

（七）制剂

片剂：每片 10 mg；15 mg。糖浆剂：每瓶 100 mL。

阿斯美胶囊（强力安喘通胶囊）：每粒胶囊含那可丁 7 mg，盐酸甲氧那明 12.5 mg，氨茶碱 25 mg，氯苯那敏 2 mg。口服，成人，一次 2 粒，每天 3 次；15 岁以下儿童减半。

（吴玉华）

第二节 祛 痰 药

痰是呼吸道炎症的产物，可刺激呼吸道黏膜引起咳嗽，并可加重感染。祛痰药可稀释痰液或液化黏痰,使之易于咳出。按其作用方式可将祛痰药分为三类。①恶心性祛痰药和刺激性祛痰药:前者如氯化铵、碘化钾、愈创甘油醚、桔梗流浸膏、远志流浸膏等口服后可刺激胃黏膜,引起轻微的恶心,反射性地促进呼吸道腺体分泌增加,使痰液稀释,易于咳出。后者是一些挥发性物质,如桉叶油、安息香酊等加入沸水中,其蒸汽亦可刺激呼吸道黏膜,增加腺体分泌,使痰液变稀,易于咳出。②黏痰溶解剂:如氨溴索、乙酰半胱氨酸、沙雷肽酶等可分解痰液的黏性成分如黏多糖和黏蛋白,使黏痰液化,黏滞性降低而易于咳出。③黏液稀释剂:如羧甲司坦、稀化黏素等主要作用于气管、支气管的黏液产生细胞,促其分泌黏滞性低的分泌物,使呼吸道分泌的流变性恢复正常,痰液由黏变稀,易于咳出。

一、氯化铵

其他名称:氯化钸,卤砂,AmmoniumMuriate,SALMAIC。

ATC 编码:G04BA01。

(一)性状

本品为无色结晶或白色结晶性粉末,无臭,味咸、凉。有引湿性。在水中易溶,在乙醇中微溶。

(二)药理学

口服后刺激胃黏膜的迷走神经末梢,引起轻度的恶心,反射性地引起气管、支气管腺体分泌增加。部分氯化铵吸收入血后,经呼吸道排出,由于盐类的渗透压作用而带出水分,使痰液稀释,易于咳出。能增加肾小管氯离子浓度,因而增加钠和水的排出,具利尿作用。口服吸收完全,其氯离子吸收入血后可酸化体液和尿液,并可纠正代谢性碱中毒。

(三)适应证

本药可用于急性呼吸道炎症时痰黏稠不易咳出的病例。常与其他止咳祛痰药配成复方制剂应用。纠正代谢性碱中毒(碱血症)。其酸化尿液作用可使一些需在酸性尿液中显效的药物如乌洛托品产生作用;也可增强汞剂的利尿作用以及四环素和青霉素的抗菌作用;还可促进碱性药物如哌替啶、苯丙胺、普鲁卡因的排泄。

(四)用法和用量

(1)祛痰:口服,成人一次 0.3～0.6 g,每天 3 次。

(2)治疗代谢性碱中毒或酸化尿液:静脉滴注,每天 2～20 g,每小时不超过 5 g。

(五)不良反应

(1)吞服片剂或剂量过大可引起恶心、呕吐、胃痛等胃刺激症状,宜溶于水中、餐后服用。

(2)本品可增加血氨浓度,于肝功能不全者可能诱发肝性脑病。

(六)禁忌证

(1)肝、肾功能不全者禁用。

(2)应用过量或长期服用易致高氯性酸中毒,代谢性酸血症患者禁用。

(七)注意

静脉滴注速度过快,可致惊厥或呼吸停止。溃疡病患者慎用。

(八)药物相互作用

(1)与阿司匹林合用,本品可减慢阿司匹林排泄,增强其疗效。

(2)与氯磺丙脲合用,可增强氯磺丙脲的降血糖作用。

（3）与氟卡尼合用,可减弱氟卡尼的抗心律失常作用。

（4）本品可促进美沙酮的体内清除,降低其疗效。

（5）本品可增加氟卡尼的排泄,降低其疗效。

（6）本品不宜与排钾利尿药、磺胺嘧啶、呋喃妥因等合用。

（九）制剂

片剂:每片 0.3 g。注射液:每支 5 g(500 mL)。

二、溴己新

其他名称:溴己铵,必消痰,必嗽平,溴苄环己铵,BISOLVON,BRONCOKIN。

ATC 编码:R05CB02。

（一）性状

本品为鸭嘴花碱经结构改造得到的半合成品,常用其盐酸盐。本品为白色或类白色结晶性粉末;无臭,无味。在乙醇或三氯甲烷中微溶,在水中极微溶解。熔点 239～243 ℃。

（二）药理学

本品具有较强的黏痰溶解作用。主要作用于气管、支气管黏膜的黏液产生细胞,抑制痰液中酸性黏多糖蛋白的合成,并可使痰中的黏蛋白纤维断裂,因此使气管、支气管分泌的流变学特性恢复正常,黏痰减少,痰液稀释易于咳出。本品的祛痰作用尚与其促进呼吸道黏膜的纤毛运动及具有恶心性祛痰作用有关。服药后约 1 小时起效,4～5 小时作用达高峰,疗效维持 6～8 小时。

（三）适应证

本品可用于慢性支气管炎、哮喘、支气管扩张、硅沉着病等有白色黏痰又不易咳出的患者。脓性痰患者需加用抗生素控制感染。

（四）用法和用量

口服:成人一次 8～16 mg。肌内注射:一次 4～8 mg,每天 2 次。静脉滴注:每天 4～8 mg,加入 5％葡萄糖氯化钠溶液 500 mL。气雾吸入:一次 2 mL,每天 2～3 次。

（五）不良反应

偶有恶心、胃部不适,减量或停药后可消失。严重的不良反应为皮疹、遗尿。

（六）禁忌证

对本药过敏者禁用。

（七）注意

本品宜餐后服用,胃溃疡患者慎用。

（八）药物相互作用

本品能增加阿莫西林、四环素类抗生素在肺内或支气管的分布浓度,合用时能增强抗菌疗效。

（九）制剂

片剂:每片 4 mg;8 mg。注射液:每支 0.2％,2 mg(1 mL);4 mg(2 mL)。气雾剂:0.2％溶液。

复方氯丙那林溴己新片:含盐酸氯丙那林 5 mg、盐酸溴己新 10 mg、盐酸去氯羟嗪 25 mg。

复方氯丙那林溴己新胶囊:含盐酸氯丙那林 5 mg、盐酸溴己新 10 mg、盐酸去氯羟嗪 25 mg。

三、氨溴索

其他名称:溴环己胺醇,沐舒坦,美舒咳,安布索,百沫舒,平坦,瑞艾乐,兰苏,兰勃素,BRONCHOPRONT,MUCOSOLVAN,LASOLVAN,MUCOVENT,MUSCO,BROMUSSYL,INGTAN,RUIAILE。

ATC 编码:R05CB06。

(一)性状

常用其盐酸盐。白色或类白色结晶性粉末,无臭。溶于甲醇,在水或乙醇中微溶。

(二)药理学

本品为溴己新在体内的活性代谢产物。能促进肺表面活性物质的分泌及气道液体分泌,使痰中的黏多糖蛋白纤维断裂,促进黏痰溶解,显著降低痰黏度,增强支气管黏膜纤毛运动,促进痰液排出。改善通气功能和呼吸困难状况。其祛痰作用显著超过溴己新,且毒性小,耐受性好。

雾化吸入或口服后 1 小时内生效,作用维持 3~6 小时。

(三)适应证

本品可用于急、慢性支气管炎及支气管哮喘、支气管扩张、肺气肿、肺结核、肺尘埃沉着病、手术后的咳痰困难等。注射给药可用于术后肺部并发症的预防及早产儿、新生儿呼吸窘迫综合征的治疗。

本品高剂量(每次 250~500 mg,每天 2 次)有降低血浆尿酸浓度和促进尿酸排泄的作用,可用于治疗痛风。

(四)用法和用量

口服:成人及 12 岁以上儿童每次 30 mg,每天 3 次。长期使用(14 天后)剂量可减半。静脉注射、肌内注射及皮下注射:成人每次 15 mg,每天 2 次。亦可加入生理盐水或葡萄糖溶液中静脉滴注。

(五)不良反应

不良反应较少,仅少数患者出现轻微的胃肠道反应如胃部不适、胃痛、腹泻等。偶见皮疹等变态反应,出现过敏症状应立即停药。

(六)禁忌证

对本品过敏者禁用。

(七)注意

妊娠头 3 个月慎用;注射液不应与 pH 大于 6.3 的其他溶液混合。

(八)药物相互作用

(1)本品与阿莫西林、阿莫西林/克拉维酸、氨苄西林、头孢呋辛、红霉素、多西环素等抗生素合用,可增加这些抗生素在肺内的分布浓度,增强其抗菌疗效。

(2)本品与 β_2 受体激动剂及茶碱等支气管扩张剂合用有协同作用。

(九)制剂

片剂:每片 15 mg;30 mg。胶囊剂:每粒 30 mg。缓释胶囊:每粒 75 mg。口服溶液剂:每支 15 mg(5 mL);180 mg(60 mL);300 mg(100 mL);600 mg(100 mL)。气雾剂:每瓶 15 mg(2 mL)。注射液:每支 15 mg(2 mL)。

（十）贮法

遮光、密闭保存。

氨溴特罗口服液：每100 mL（含盐酸氨溴索150 mg，盐酸克伦特罗0.1 mg）。一次20 mL，每天2次。

四、溴凡克新

其他名称：溴环己酰胺，BROVAN，BRONQUIMUCIL，BROVAXINE。

（一）药理学

本品亦为溴己新的活性代谢物，可使痰中酸性黏多糖纤维断裂，降低痰液黏度，使其液化而易于咳出，同时改善肺通气功能。本品口服或直肠给药吸收良好，服后3～4小时，血浓度达到最高峰。毒性低。

（二）适应证

本品可用于急、慢性支气管炎。

（三）用法和用量

口服，成人每次15～30 mg，每天3次。

（四）制剂

片剂：每片15 mg；30 mg。

五、乙酰半胱氨酸

其他名称：痰易净，易咳净，富露施，MUCOMYST，AIRBRON，FLUIMUCIL，MUCOFILIN，MUCISOL。

ATC编码：R05CB01。

（一）性状

本品为白色结晶性粉末，有类似蒜的臭气，味酸，有引湿性。在水或乙醇中易溶。熔点101～107 ℃。

（二）药理学

本品具有较强的黏痰溶解作用。其分子中所含巯基能使白色黏痰中的黏多糖蛋白多肽链中的二硫键断裂，还可通过分解核糖核酸酶，使脓性痰中的DNA纤维断裂，故不仅能溶解白色黏痰而且也能溶解脓性痰，从而降低痰的黏滞性，并使之液化，易于咳出。此外，本品进入细胞内后，可脱去乙酰基形成L-半胱氨酸，参与谷胱甘肽（GSH）的合成，故有助于保护细胞免受氧自由基等毒性物质的损害。

（三）适应证

（1）本品可用于手术后、急性和慢性支气管炎、支气管扩张、肺结核、肺炎、肺气肿等引起的黏稠分泌物过多所致的咳痰困难。

（2）本品可用于对乙酰氨基酚中毒的解毒以及环磷酰胺引起的出血性膀胱炎的治疗。

（四）用法和用量

（1）喷雾吸入：仅用于非应急情况下。临用前用氯化钠溶液使其溶解成10%溶液，每次1～3 mL，每天2～3次。

（2）气管滴入：急救时以5%溶液经气管插管或气管套管直接滴入气管内，每次0.5～

2.0 mL,每天 2～4 次。

(3)气管注入:急救时以 5％溶液用 1 mL 注射器自气管的甲状软骨环骨膜处注入气管腔内,每次 0.5～2.0 mL(婴儿每次 0.5 mL,儿童每次 1 mL,成人每次 2 mL)。

(4)口服:成人一次 200 mg,每天 2～3 次。

(五)不良反应

本品可引起咳呛、支气管痉挛、恶心、呕吐、胃炎等不良反应,减量即可缓解,如遇恶心、呕吐,可暂停给药。支气管痉挛可用异丙肾上腺素缓解。

(六)禁忌证

支气管哮喘者禁用。

(七)注意

(1)本品直接滴入呼吸道可产生大量痰液,需用吸痰器吸引排痰。

(2)不宜与金属、橡皮、氧化剂、氧气接触,故喷雾器须用玻璃或塑料制作。

(3)本品应临用前配制,用剩的溶液应严封贮于冰箱中,48 小时内用完。

(八)药物相互作用

(1)本品可减弱青霉素、四环素、头孢菌素类的抗菌活性,故不宜同时应用;必要时间隔 4 小时交替使用。

(2)与硝酸甘油合用可增加低血压和头痛的发生。

(3)与金制剂合用,可增加金制剂的排泄。

(4)与异丙肾上腺素合用或交替使用可提高药效,减少不良反应。

(5)与碘化油、糜蛋白酶、胰蛋白酶有配伍禁忌。

(九)制剂

片剂:每片 200 mg;500 mg。喷雾剂:每瓶 0.5 g;1 g。颗粒剂:每袋 100 mg。泡腾片:每片 600 mg。

六、羧甲司坦

其他名称:羧甲基半胱氨酸,贝莱,费立,卡立宁,康普利,强利灵,强利痰灵,美咳片,CarboxymethylCysteine, MUCODYNE, MUCOTAB, MUCOClS, LOVISCOL, TRANSBRONCHIN。

ATC 编码:R05CB03。

(一)性状

本品为白色结晶性粉末;无臭。在热水中略溶,在水中极微溶解,在乙醇或丙酮中不溶,在酸或碱溶液中易溶。

(二)药理学

本品为黏液稀释剂,主要在细胞水平影响支气管腺体的分泌,使低黏度的唾液黏蛋白分泌增加,而高黏度的岩藻黏蛋白产生减少,因而使痰液的黏滞性降低,易于咳出。本品口服有效,起效快,服后 4 小时即可见明显疗效。

(三)适应证

本品可用于慢性支气管炎、支气管哮喘等疾病引起的痰液黏稠、咳痰困难和痰阻气管等。亦可用于防治手术后咳痰困难和肺炎并发症。用于小儿非化脓性中耳炎,有预防耳聋效果。

(四)用法和用量

口服,成人每次 0.25～0.50 g,每天 3 次。儿童每天 30 mg/kg。

(五)不良反应

偶有轻头晕、恶心、胃部不适、腹泻、胃肠道出血、皮疹等不良反应。

(六)注意

(1)本品与强效镇咳药合用,会导致稀化的痰液堵塞气道。

(2)有消化道溃疡病史者慎用。

(3)有慢性肝脏疾病的老年患者应减量。

(七)制剂

口服液:每支 0.2 g(10 mL);0.5 g(10 mL)。糖浆剂:2%(20 mg/mL)。片剂:每片 0.25 g。泡腾剂:每包 0.25 g。

(八)贮法

密闭,于阴凉干燥处保存。

七、沙雷肽酶

其他名称:舍雷肽酶,达先,敦净,释炎达,DASEN。

(一)性状

从沙雷杆菌提取的蛋白水解酶,系稍有特殊臭味的灰白色到淡褐色粉末。

(二)药理学

本品具有很强的抗感染症、消肿胀作用和分解变性蛋白质、缓激肽、纤维蛋白凝块作用,故可加速痰、脓和血肿液化与排出,促进血管、淋巴管对分解物的吸收,改善炎症病灶的循环,从而起到消炎消肿作用,还能增加抗生素在感染灶和血中的浓度,从而增强抗生素的作用。

(三)适应证

本品可用于手术后和外伤后消炎及鼻窦炎、乳腺淤积、膀胱炎、附睾炎、牙周炎、牙槽肿胀等疾病的消炎,还可用于支气管炎、肺结核、支气管哮喘、麻醉后的排痰困难等。国外报道本品可用于治疗儿童耳炎。

(四)用法和用量

口服:成人每次 5～10 mg,每天 3 次,餐后服。

(五)不良反应

偶见黄疸、转氨酶(ALT、AST、γ-GTP)升高、厌食、恶心、呕吐、腹泻等。偶见鼻出血、血痰等出血倾向。偶见皮肤发红、瘙痒、药疹等变态反应。

(六)注意

有严重肝肾功能障碍和血液凝固异常者慎用。使用本品时应让患者及时咳出痰液,呼吸道插管患者应及时吸出痰液,以防止痰液阻塞呼吸道。

(七)药物相互作用

(1)本品增加青霉素、氨苄西林、磺苄西林等抗生素在感染灶和血中的浓度,增强抗生素的作用。

(2)与抗凝血药合用时,可增强抗凝血药的作用。

(3)与促凝血药合用时可产生部分药理性拮抗作用。

(八)制剂

肠溶片:每片 5 mg(10 000 单位);10 mg(20 000 单位)。

（吴玉华）

第三节 平 喘 药

喘息是呼吸系统疾病的常见症状之一,尤多见于支气管哮喘和喘息性支气管炎,是支气管平滑肌痉挛和支气管黏膜炎症引起的分泌物增加和黏膜水肿所致的小气道阻塞的结果。

哮喘的发病机制包括遗传和环境因素,多数人的哮喘发作包括两个时相,即速发相和迟发相。速发相多与 I 型(速发型)变态反应有关。哮喘患者接触抗原后,体内产生抗体免疫球蛋白 E,IgE),并结合于肥大细胞表面,使肥大细胞致敏。再次吸入抗原后,抗原与致敏肥大细胞表面的抗体结合,使肥大细胞裂解脱颗粒,释放变态反应介质如组胺、白三烯 C_4 和 D_4（LTC_4 和 LTD_4）、前列腺素 D_2（PGD_2）、嗜酸性粒细胞趋化因子 A(ECF-A)等。这些介质引起血管通透性增加,黏膜下多种炎性细胞如巨噬细胞、嗜酸性粒细胞和多形核粒细胞浸润,刺激支气管平滑肌痉挛、气道黏膜水肿、黏液分泌增加,从而导致气道狭窄、阻塞,甚至气道构形重建。哮喘的迟发相反应可在夜间出现,是继发于速发相的进展性炎症反应,主要是患者支气管黏膜的 Th2 细胞活化,生成 Th2 型细胞因子,进一步吸引其他炎症细胞如嗜酸性粒细胞到黏膜表面。迟发相的炎症介质有半胱氨酰白三烯,白介素 IL-3、IL-5 和 IL-8,毒性蛋白,嗜酸性粒细胞阳离子蛋白,主要碱性蛋白以及嗜酸性粒细胞衍生的神经毒素。这些介质在迟发相反应中起重要作用,毒性蛋白引起上皮细胞的损伤和缺失。此外,腺苷、诱导型 NO 和神经肽也可能涉及迟发相反应。

当支气管黏膜炎症时,中性粒细胞、嗜酸性粒细胞及肥大细胞释放的溶酶体酶、炎性细胞因子产生的活性氧自由基等可损伤支气管上皮细胞,分布在黏膜的感觉传入神经纤维暴露,并使气管上皮舒张因子(EpDRF)生成减少,遇冷空气、灰尘及变应原刺激时,感觉传入神经通过轴索反射,释放出 P 物质、神经激肽 A 和降钙素基因相关肽(CGRP),引起气道高反应性(bronchial hyperresponsi veness,BHR),则更易诱发和加重喘息。

对哮喘发病机制的解释尚有受体学说,即认为喘息发作时 β 受体功能低下,这可能与哮喘患者血清中存在 $β_2$ 受体的自身抗体,并因此导致肺中 $β_2$ 受体密度降低有关。由于在肺中 $β_2$ 受体密度降低的同时,还发现 α 受体密度增加,故亦有哮喘发病时的 α 受体功能亢进学说。根据哮喘患者的呼吸道对乙酰胆碱具有高反应性,还提出了哮喘发病的 M 胆碱受体功能亢进学说。

平喘药是指能作用于哮喘发病的不同环节,以缓解或预防哮喘发作的药物。常用平喘药可分为以下六类:①β 肾上腺素受体激动剂。②M 胆碱受体拮抗剂。③黄嘌呤类药物。④过敏介质阻释剂。⑤肾上腺糖皮质激素类。⑥抗白三烯类药物。近年来的发展趋势是将上述几类药物制成吸入型制剂,或配伍制成复方制剂,以增强呼吸道局部疗效并减少全身用药的不良反应。

一、β 肾上腺素受体激动剂

该类药物包括非选择性的 β 肾上腺素受体激动剂,如肾上腺素、麻黄碱和异丙肾上腺素;以及选择性 $β_2$ 肾上腺素受体激动剂,如沙丁胺醇、特布他林等。它们主要通过激动呼吸道的 $β_2$ 受体,激活腺苷酸环化酶,使细胞内的环磷腺苷(cAMP)含量增加,游离 Ca^{2+} 减少,从而松弛支气管平滑肌,抑制炎性细胞释放变态反应介质,增强纤毛运动与黏液清除,降低血管通透性,减轻呼吸道水肿,而发挥平喘作用。近些年来还有对 $β_2$ 受体选择性更强,作压维持时间更久的福莫特罗、沙美特罗、班布特罗等用于临床。本类药物扩张支气管作用强大而迅速,疗效确实,已成为治疗急性哮喘的一线药物。

(一)麻黄碱

麻黄碱是从中药麻黄中提取的生物碱,可人工合成。

其他名称:麻黄素,SANEDRINE,EPHETONIN。

ATC 编码:R01AA03。

1.性状

常用其盐酸盐,为白色针状结晶或结晶性粉末;无臭,味苦。在水中易溶,在乙醇中溶解,在氯仿或乙醚中不溶。熔点 217～220 ℃。

2.药理学

本品可直接激动肾上腺素受体,也可通过促使肾上腺素能神经末梢释放去甲肾上腺素而间接激动肾上腺素受体,对 α 和 β 受体均有激动作用。

(1)心血管系统:使皮肤、黏膜和内脏血管收缩,血流量减少;冠脉和脑血管扩张,血流量增加。用药后血压升高,脉压加大。使心收缩力增强,心排血量增加。由于血压升高反射性地兴奋迷走神经,故心率不变或稍慢。

(2)支气管:松弛支气管平滑肌;其 α-效应尚可使支气管黏膜血管收缩,减轻充血水肿,有利于改善小气道阻塞。但长期应用反致黏膜血管过度收缩,毛细血管压增加,充血水肿反加重。此外,α 效应尚可加重支气管平滑肌痉挛。

(3)中枢神经系统:兴奋大脑皮质和皮质下中枢,产生精神兴奋、欠眠、不安和震颤等。

口服后易自肠吸收,可通过血-脑屏障进入脑脊液。V_d 为 3～4 L/kg,吸收后仅少量脱胺氧化,79% 以原形经尿排泄。作用较肾上腺素弱而持久 $t_{1/2}$ 为 3～4 小时。

3.适应证

预防支气管哮喘发作和缓解轻度哮喘发作,对急性重度哮喘发作效不佳。用于蛛网膜下腔麻醉或硬膜外麻醉引起的低血压及慢性低血压症。治疗各种原因引起的鼻黏膜充血、肿胀引起的鼻塞。

4.用法和用量

(1)支气管哮喘:口服:成人,常用量一次 15～30 mg,每天 45～90 mg;极量,一次 60 mg,每天 150 mg。皮下或肌内注射:成人,常用量一次 15～30 mg,每天 45～60 mg;极量,一次 60 mg,每天 150 mg。

(2)蛛网膜下腔麻醉或硬膜外麻醉时维持血压:麻醉前皮下注射或肌内注射 20～50 mg。慢性低血压症,每次口服 20～50 mg,每天 2 次或 3 次。

(3)解除鼻黏膜充血、水肿:以 0.5%～1.0% 溶液滴鼻。

5.不良反应

大量长期使用可引起震颤、焦虑、失眠、头痛、心悸、发热感、出汗等不良反应。晚间服用时,常加服镇静催眠药如苯巴比妥以防失眠。

6.禁忌证

甲状腺功能亢进症、高血压、动脉硬化、心绞痛等患者禁用。

7.注意

短期反复使用可致快速耐受现象,作用减弱,停药数小时可恢复。

8.药物相互作用

麻黄碱与巴比妥类、苯海拉明、氨茶碱合用,通过后者的中枢抑制、抗过敏、抗胆碱、解除支气管痉挛及减少腺体分泌作用。忌与帕吉林等单胺氧化酶抑制剂合用,以免引起血压过高。

9.制剂

片剂:每片 15 mg;25 mg;30 mg。注射液:每支 30 mg(1 mL);50 mg(1 mL)。滴鼻剂:0.5%(小儿);1%(成人);2%(检查、手术或止血时用)。

(二)异丙肾上腺素

其他名称:喘息定,治喘灵,Isoproterenol,ISUPREL,ALUDRINE。

ATC 编码:R03AB02。

1.性状

常用其盐酸盐,为白色或类白色结晶性粉末;无臭,味微苦,遇光和空气渐变色,在碱性溶液中更易变色。在水中易溶,在乙醇中略溶,在三氯甲烷或乙醚中不溶。熔点 165~170 ℃。

2.药理学

本品为非选择性肾上腺素 β 受体激动剂,对 β_1 和 β_2 受体均有强大的激动作用,对 α 受体几乎无作用。主要作用如下。

(1)作用于心脏 β_1 受体,使心收缩力增强,心率加快,传导加速,心排血量和心肌耗氧量增加。

(2)作用于血管平滑肌 β_2 受体,使骨骼肌血管明显舒张,肾、肠系膜血管及冠状动脉亦不同程度舒张,血管总外周阻力降低。其心血管作用导致收缩压升高,舒张压降低,脉压变大。

(3)作用于支气管平滑肌 β_2 受体,使支气管平滑肌松弛。

(4)促进糖原和脂肪分解,增加组织耗氧量。

本品口服无效,临床多采用气雾吸入给药,亦可舌下含服,在 2~5 分钟内经舌下静脉丛吸收而迅速奏效。其生物利用度为 80%~100%。有效血浓度为 0.5~2.5 mg/mL,V_d 为 0.7 L/kg。在肝脏与硫酸结合,在其他组织被儿茶酚氧位甲基转移酶甲基化代谢灭活。静脉给药后,尿中排泄原形药物和甲基化代谢产物各占 50%。气雾吸入后,尿中排泄物全部为甲基化代谢产物。

3.适应证

(1)支气管哮喘:适用于控制哮喘急性发作,常气雾吸入给药,作用快而强,但持续时间短。

(2)心搏骤停:治疗各种原因如溺水、电击、手术意外和药物中毒等引起的心脏骤停。必要时可与肾上腺素和去甲肾上腺素配伍使用。

(3)房室传导阻滞。

(4)抗休克:心源性休克和感染性休克。对中心静脉压高、心排血量低者,应在补足血容量的基础上再用本品。

4.用法和用量

(1)支气管哮喘:舌下含服,成人常用量,一次 10~15 mg,每天 3 次;极量,一次 20 mg,每天 60 mg。气雾剂吸入,常用量,一次 0.1~0.4 mg;极量,一次 0.4 mg,每天 2.4 mg。重复使用的间隔时间不应少于 2 小时。

(2)心搏骤停:心腔内注射 0.5～1.0 mg。

(3)房室传导阻滞:二度者采用舌下含片,每次 10 mg,每 4 小时 1 次;三度者如心率低于 40 次/分时,可用 0.5～1.0 mg 溶于 5%葡萄糖溶液 200～300 mL 缓慢静脉滴注。

(4)抗休克:以 0.5～1.0 mg 加于 5%葡萄糖溶液 200 mL 中,静脉滴注,滴速 0.5～2.0 μg/min,根据心率调整滴速,使收缩压维持在 12.0 kPa(90 mmHg),脉压在 2.7 kPa(20 mmHg)以上,心率 120 次/分以下。

5.不良反应

常见心悸、头痛、头晕、喉干、恶心、软弱无力及出汗等不良反应。在已有明显缺氧的哮喘患者,用量过大,易致心肌耗氧量增加,易致心律失常,甚至可致室性心动过速及心室颤动。成人心率超过 120 次/分,小儿心率超过 140 次/分时,应慎用。

6.禁忌证

冠心病、心绞痛、心肌梗死、嗜铬细胞瘤及甲状腺功能亢进患者禁用。

7.注意

舌下含服时,宜将药片嚼碎;含于舌下,否则达不到速效。过多、反复应用气雾剂可产生耐受性,此时,不仅 β 受体激动剂之间有交叉耐受性,而且对内源性肾上腺素能递质也产生耐受性,使支气管痉挛加重,疗效降低,甚至增加死亡率。故应限制吸入次数和吸入量。

8.药物相互作用

(1)与其他拟肾上腺素药有相加作用,但不良反应也增多。

(2)与普萘洛尔合用时,可拮抗本品的作用。

(3)三环类抗抑郁药可能增强其作用。

(4)三环类抗抑郁药丙咪嗪、丙卡巴肼合用可增加本品的不良反应。

(5)与洋地黄类药物合用,可加剧心动过速。

(6)钾盐引起血钾增高,增强本品对心肌的兴奋作用,易致心律失常,禁止合用。

(7)与茶碱合用可降低茶碱的血药浓度。

9.制剂

片剂:每片 10 mg。纸片:每片 5 mg。

气雾剂:浓度为 0.25%,每瓶可喷吸 200 次左右,每揿约 0.175 mg。注射液:每支 1 mg(2 mL)。

复方盐酸异丙肾上腺素气雾剂(愈喘气雾剂):每瓶含盐酸异丙肾上腺素 56 mg 和愈创甘油醚 70 mg,按盐酸异丙肾上腺素计算,每次喷雾吸入 0.1～0.4 mg,每次极量 0.4 mg,每天2.4 mg。

10.贮法

遮光、密闭保存。

(三)沙丁胺醇

其他名称:舒喘灵,索布氨,阿布叔醇,羟甲叔丁肾上腺素,柳丁氨醇,嗽必妥,万托林,爱纳灵,Albuterol,VENTOLIN,PROVENTIL,Sulphate,Saltanol,ETINOLINE。

ATC 编码:R03AC02。

1.性状

常用其硫酸盐。为白色或类白色的粉末;无臭,味微苦。在水中易溶,在乙醇中极微溶解,在乙醚或三氯甲烷中几乎不溶。

2.药理学

本品为选择性 β_2 受体激动剂,能选择性激动支气管平滑肌的 β_2 受体,有较强的支气管扩张作用。于哮喘患者,其支气管扩张作用比异丙肾上腺素强约 10 倍。抑制肥大细胞等致敏细胞释放变态反应介质亦与其支气管平滑肌解痉作用有关。对心脏的 β_1 受体的激动作用较弱,故其增加心率作用仅及异丙肾上腺素的 1/10。

因不易被消化道的硫酸酯酶和组织中的儿茶酚氧位甲基转移酶破坏,故本品口服有效,作用持续时间较长。口服生物利用度为 30%,服后 15~30 分钟生效,2~4 小时作用达高峰,持续6 小时以上。气雾吸入的生物利用度为 10%,吸入后 1~5 分钟生效,1 小时作用达高峰,可持续4~6 小时,维持时间亦为同等剂量异丙肾上腺素的 3 倍。V_d 为 1 L/kg。大部在肠壁和肝脏代谢,进入循环的原形药物少于 20%。主要经肾排泄。

3.适应证

本品可用于防治支气管哮喘,哮喘型支气管炎和肺气肿患者的支气管痉挛。制止发作多用气雾吸入,预防发作则可口服。

4.用法和用量

口服:成人,每次 2~4 mg,每天 3 次。气雾吸入:每次 0.1~0.2 mg(即喷吸 1~2 次),必要时每 4 小时重复 1 次,但 24 小时内不宜超过 8 次,粉雾吸入,成人每次吸入 0.4 mg,每天 3~4 次。静脉注射:一次 0.4 mg,用 5% 葡萄糖注射液 20 mL 或氯化钠注射液 2 mL 稀释后缓慢注射。静脉滴注:1 次 0.4 mg,用 5% 葡萄糖注射液 100 mL 稀释后滴注。肌内注射:一次 0.4 mg,必要时 4 小时可重复注射。

5.不良反应

偶见恶心、头痛、头晕、心悸、手指震颤等不良反应。剂量过大时,可见心动过速和血压波动。一般减量即恢复,严重时应停药。罕见肌肉痉挛,变态反应。

6.禁忌证

对本品及其他肾上腺素受体激动剂过敏者禁用。

7.注意

(1)心血管功能不全、高血压、糖尿病、甲状腺功能亢进患者及妊娠期妇女慎用。

(2)对氟利昂过敏者禁用本品气雾剂。

(3)长期用药亦可形成耐受性,不仅疗效降低,且可能使哮喘加重。

(4)本品缓释片不能咀嚼,应整片吞服。

8.药物相互作用

(1)与其他肾上腺素受体激动剂或茶碱类药物合用,其支气管扩张作用增强,但不良反应也可能加重。

(2)β 受体拮抗剂如普萘洛尔能拮抗本品的支气管扩张作用,故不宜合用。

(3)单胺氧化酶抑制剂、三环抗抑郁药、抗组胺药、左甲状腺素等可增加本品的不良反应。

(4)与甲基多巴合用时可致严重急性低血压反应。

(5)与洋地黄类药物合用,可增加洋地黄诱发心动过速的危险性。

(6)在产科手术中与氟烷合用,可加重宫缩无力,引起大出血。

9.制剂

片(胶囊)剂:每片(粒)0.5 mg;2 mg。缓释片(胶囊)剂:每粒 4 mg;8 mg。气雾剂:溶液型,药液浓度 0.2%,每瓶 28 mg,每揿 0.14 mg;混悬型,药液浓度 0.2%(g/g),每瓶 20 mg(200 揿),每揿 0.1 mg。粉雾剂胶囊:每粒 0.2 mg;0.4 mg,用粉雾吸入器吸入。注射液:每支 0.4 mg(2 mL)。糖浆剂:4 mg(1 mL)。

(四)特布他林

其他名称:间羟叔丁肾上腺素,间羟舒喘灵,间羟舒喘宁,间羟嗽必妥,叔丁喘宁,比艾,博利康尼,喘康速,BRINCANYL,BRETHINE,BRISTURIN。

ATC 编码:R03AC03

1.性状

常用其硫酸盐,为白色或类白色结晶性粉末;无臭,或微有醋酸味;遇光后渐变色。熔点 255 ℃。易溶于水,在甲醇或己醇中微溶,在乙醚、丙酮或三氯甲烷中几乎不溶。

2.药理学

本品为选择性 β_2 受体激动剂,其支气管扩张作用与沙丁胺醇相近。于哮喘患者,本品 2.5 mg 的平喘作用与 25 mg 麻黄碱相当。动物或人的离体实验证明,其对心脏 β_1 受体的作用极小,其对心脏的兴奋作用比沙丁胺醇小 7~10 倍,仅及异丙肾上腺素的 1/100。但临床应用时,特别是大量或注射给药仍有明显心血管系统不良反应,这除与它直接激动心脏 β_1 受体有关外,尚与其激动血管平滑肌 β_2 受体,舒张血管,血流量增加,通过压力感受器反射地兴奋心脏有关。

口服生物利用度为 15%±6%,约 30 分钟出现平喘作用,有效血浆浓度为 3 μg/mL,血浆蛋白结合率为 25%。因不易被儿茶酚氧位甲基转移酶、单胺氧化酶或硫酸酯酶代谢,故作用持久。2~4 小时作用达高峰,可持续 4~7 小时。V_d 为(1.4±0.4)L/kg。皮下注射或气雾吸入后 5~15 分钟生效,0.5~1.0 小时作用达高峰,作用维持 1.5~4.0 小时。

3.适应证

(1)用于支气管哮喘、哮喘型支气管炎和慢性阻塞性肺部疾病时的支气管痉挛。

(2)连续静脉滴注本品可激动子宫平滑肌 β_2 受体,抑制自发性子宫收缩和催产素引起的子宫收缩,预防早产。同样原理亦可用于胎儿窒息。

4.用法和用量

口服:成人,每次 2.5~5.0 mg,每天 3 次,一天中总量不超过 15 mg。静脉注射:一次 0.25 mg,如 15~30 分钟无明显临床改善,可重复注射一次,但 4 小时中总量不能超过 0.5 mg。气雾吸入:成人,每次 0.25~0.50 mg,每天 3~4 次。

5.不良反应

少数病例可见手指震颤、头痛、头晕、失眠、心悸及胃肠障碍,偶见血糖及血乳酸升高。口服 5 mg 时,手指震颤发生率可达 20%~33%。故应以吸入给药为主,只在重症哮喘发作时才考虑静脉应用。

6.禁忌证

禁用于对本品及其他肾上腺素受体激动剂过敏者;严重心功能损害者。

7.注意

高血压病、冠心病、糖尿病、甲状腺功能亢进、癫痫患者及妊娠期妇女慎用。

8.药物相互作用

(1)与其他肾上腺素受体激动药合用可使疗效增加,但不良反应也增多。

(2)β受体阻滞剂如普萘洛尔、醋丁洛尔、阿替洛尔、美托洛尔等可拮抗本品的作用,使疗效降低,并可致严重的支气管痉挛。

(3)与茶碱类药合用,可增加松弛支气管平滑肌作用,但心悸等不良反应也增加。

(4)单胺氧化酶抑制药、三环抗抑郁药、抗组胺药、左甲状腺素等可增加本品的不良反应。

9.制剂

片剂:每片 1.25 mg;2.5 mg;5 mg。胶囊:每粒 1.25 mg;2.5 mg。注射剂:每支 0.25 mg(1 mL)。气雾剂每瓶 50 mg(200 喷);100 mg(400 喷)(每喷 0.25 mg)。粉雾剂:0.5 mg(每吸)。

(五)氯丙那林

其他名称:氯喘通,氯喘,喘通,邻氯喘息定,邻氯异丙肾上腺素,soprophenamine,ASTHO-NE。

1.性状

常用其盐酸盐,为白色或类白色结晶性粉末;无臭,味苦。在水或乙醇中易溶,在三氯甲烷中溶解,在丙酮中微溶,在乙醚中不溶。熔点 165~169 ℃。

2.药理学

本品为选择性 β_2 受体激动剂,但其对 β_2 受体的选择性低于沙丁胺醇。有明显的支气管扩张作用,对心脏的兴奋作用较弱,仅为异丙肾上腺素的 1/3。口服后 15~30 分钟生效,约 1 小时达最大效应,作用持续 4~6 小时。气雾吸入 5 分钟左右即可见哮喘症状缓解。

3.适应证

本品可用于支气管哮喘、哮喘型支气管炎、慢性支气管炎合并肺气肿,可止喘并改善肺功能。

4.用法和用量

口服,每次 5~10 mg,每天 3 次。预防夜间发作可于睡前服 5~10 mg。气雾吸入,每次6~10 mg。

5.不良反应

用药初 1~3 天,个别患者可见心悸、手指震颤、头痛及胃肠道反应。继续服药,多能自行消失。

6.禁忌证

对本品过敏者禁用。

7.注意

心律失常、高血压、肾功能不全、甲状腺功能亢进及老年患者慎用。

8.药物相互作用

(1)与茶碱类及抗胆碱能支气管扩张药合用,其支气管扩张作用增强,不良反应也增强。

(2)与其他肾上腺素 β_2 受体激动剂有相加作用,但不良反应(如手指震颤等)也增多。

(3)β受体阻滞剂如普萘洛尔可拮抗本品的作用。

(4)三环类抗抑郁药可能增强其作用。

9.制剂

片剂:每片 5 mg;10 mg。气雾剂:2%溶液。

复方氯丙那林片:每片含盐酸氯丙那林 5 mg、盐酸溴己新 10 mg、盐酸去氯羟嗪 25 mg。用于祛痰、平喘、抗过敏,每次 1 片,每天 3 次。

（六）妥洛特罗

其他名称:喘舒,妥布特罗,丁氯喘,叔丁氯喘通,氯丁喘安,CHLOBAMOL,LOBUTEROL。

ATC 编码:R03CC11。

1.性状

常用其盐酸盐,为白色或类白色的结晶性粉末,无臭,味苦。熔点 161～163 ℃。溶于水、乙醇,微溶于丙酮,不溶于乙醚。

2.药理学

本品为选择性 β_2 受体激动剂,对支气管平滑肌具有较强而持久的扩张作用,对心脏的兴奋作用较弱。离体动物实验证明,本品松弛气管平滑肌作用是氯丙那林的 2～10 倍,而对心脏的兴奋作用是异丙肾上腺素的 1/1 000,作用维持时间较异丙肾上腺素长 10 倍。临床试用表明,本品除有明显的平喘作用外,还有一定的止咳、祛痰作用,而对心脏的兴奋作用极微。一般口服后 5～10分钟起效,作用可维持 4～6 小时。

3.适应证

本品可用于防治支气管哮喘、哮喘型支气管炎等。

4.用法和用量

口服,每次 0.5～2.0 mg,每天 3 次。

5.不良反应

偶有心悸、手指震颤、心动过速、头晕、恶心、胃部不适等反应,一般停药后即消失。偶见变态反应。

6.注意

冠心病、心功能不全、肝肾功能不全、高血压病、甲状腺功能亢进症、糖尿病患者慎用。

7.药物相互作用

本品与肾上腺素、异丙肾上腺素合用易致心律失常。与单胺氧化酶抑制药合用可出现心动过速、躁狂等不良反应。

8.制剂

片剂:每片 0.5 mg;1 mg。

复方妥洛特罗片(复方叔丁氯喘通片):每片含盐酸妥洛特罗 1.5 mg、盐酸溴己新 15 mg、盐酸异丙嗪 6 mg。每次 1 片,每天 2 或 3 次。

小儿复方盐酸妥洛特罗片:盐酸妥洛特罗 0.5 mg,盐酸溴己新 5 mg,盐酸异丙嗪 3 mg。

二、M 胆碱受体拮抗剂

迷走神经在维持呼吸道平滑肌张力上具有重要作用。呼吸道的感受器如牵张感受器、刺激感受器的传入和传出神经纤维均通过迷走神经。呼吸道内迷走神经支配的 M 胆碱受体分为三个亚型:①主要位于副交感神经节及肺泡壁内的 M_1 受体,对平滑肌收缩张力的影响较小。②位于神经节后纤维末梢的 M_2 受体,主要通过抑制末梢释放递质乙酰胆碱而起负反馈调节作用。③位于呼吸道平滑肌、气管黏膜下腺体及血管内皮细胞的 M_3 受体,兴奋时可直接收缩平滑肌,使呼吸道口径缩小。哮喘患者 M_3 受体功能亢进,使气管平滑肌收缩、黏液分泌,血管扩张及炎性细胞聚集,从而导致喘息发作;而 M_2 受体功能低下,负反馈失调,胆碱能节后纤维末梢释放乙酰胆碱增加,更加剧呼吸道内平滑肌收缩痉挛。但迄今尚未寻找到理想的选择性 M_3 受体拮抗剂。最早应用的非选择性 M 胆碱受体拮抗剂阿托品虽能解痉止喘,但对呼吸道内 M_1、M_2 及 M_3 受体的拮抗无选择性,对全身其他各组织的 M 胆碱受体亦具有非选择性拮抗作用,可产生广泛而严重的不良反应,使其应用受限。目前所用抗胆碱平喘药均为阿托品的衍生物(如异丙托溴铵等),对呼吸道 M 胆碱受体具有一定的选择性拮抗作用,但对 M 受体各亚型无明显选择性。

(一)异丙托溴铵

其他名称:异丙阿托品,溴化异丙托品,爱全乐,爱喘乐,ATROVENT。

ATC 编码:R03BB01。

1.性状

常用其溴化物,为白色结晶性粉末,味苦。溶于水,略溶于乙醇,不溶于其他有机溶剂。熔点 $232\sim233\ ℃$。

2.药理学

异丙托溴铵是对支气管平滑肌 M 受体有较高选择性的强效抗胆碱药,松弛支气管平滑肌作用较强,对呼吸道腺体和心血管系统的作用较弱。其扩张支气管的剂量仅及抑制腺体分泌和加快心率剂量的 $1/20\sim1/10$。气雾吸入本品 $40\ \mu g$ 或 $80\ \mu g$ 对哮喘患者的疗效相当于气雾吸入 $2\ mg$ 阿托品、$70\sim200\ \mu g$ 异丙肾上腺素或 $200\ \mu g$ 沙丁胺醇的疗效。用药后痰量和痰液的黏滞性均无明显改变,但国外报道,本品可促进支气管黏膜的纤毛运动,利于痰液排出。本品为季铵盐,口服不易吸收。气雾吸入后 5 分钟左右起效,$30\sim60$ 分钟作用达峰值,维持 $4\sim6$ 小时。

3.适应证

本品可用于缓解慢性阻塞性肺疾病(COPD)引起的支气管痉挛、喘息症状。防治哮喘、尤适用于因用 β 受体激动药产生肌肉震颤、心动过速而不能耐受此类药物的患者。

4.用法和用量

气雾吸入:成人,一次 $40\sim80\ \mu g$,每天 $3\sim4$ 次。雾化吸入:成人,一次 $100\sim500\ \mu g$(14 岁以下儿童 $50\sim250\ \mu g$),用生理盐水稀释到 $3\sim4\ mL$,置雾化器中吸入。

5.不良反应

常见口干、头痛、鼻黏膜干燥、咳嗽、震颤。偶见心悸、支气管痉挛、眼干、眼调节障碍、尿潴留。极少见变态反应。

6.禁忌证

禁用于对本品及阿托品类药物过敏者和幽门梗阻者。

7.注意

(1)青光眼、前列腺增生患者慎用。

(2)雾化吸入时避免药物进入眼内。

(3)在窄角青光眼患者,本品与 β 受体激动剂合用可增加青光眼急性发作的危险性。

(4)使用与 β 受体激动剂组成的复方制剂时,须同时注意二者的禁忌证。

8.药物相互作用

其与 β 受体激动药(沙丁胺醇、非诺特罗)、茶碱、色甘酸钠合用可相互增强疗效。金刚烷胺、吩噻嗪类抗精神病药、三环抗抑郁药、单胺氧化酶抑制药及抗组胺药可增强本品的作用。

9.制剂

气雾剂:每喷 $20\ \mu g$,$40\ \mu g$;每瓶 200 喷(10 mL)。吸入溶液剂:2 mL:异丙托溴铵 $500\ \mu g$。

雾化溶液剂:50 μg(2 mL);250 μg(2 mL);500 μg(2 mL);500 μg 20 mL)。

复方异丙托溴铵气雾剂(可必特,Combivent):每瓶 14 g 10 mL),含异丙托溴铵(以无水物计)4 mg、硫酸沙丁胺醇 24 mg,每撤含异丙托溴铵(以无水物计)20 μg、硫酸沙丁胺醇 120 μg。每瓶总撤次为 200 喷。

(二)氧托溴铵

其他名称:溴乙东莨菪碱,氧托品,VENTILAT。

本品为东莨菪碱衍生物。对支气管平滑肌具有较高选择性。作用维持时间较长,可达 8 小时以上。无阿托品的中枢性不良反应,治疗剂量对心血管系统无明显影响。本品为季铵盐,口服不易由胃肠道吸收,须采用气雾吸入给药。用于支气管哮喘、慢性喘息性支气管炎和慢性阻塞性肺病。气雾吸入:成人和学龄儿童每天吸入 2 次,每次 2 撤,每撤约为 100 μg。

三、黄嘌呤类药物

茶碱及其衍生物均能松弛支气管平滑肌,但其作用机制仍未完全阐明。体外试验证明,茶碱能抑制磷酸二酯酶(PDE)活性,使 cAMP 破坏减少,细胞中的 cAMP 水平增高。曾认为这一作用可能与其松弛支气管平滑肌作用有关。然而茶碱抑制磷酸二酯酶的浓度 20 倍高于使支气管平滑肌松弛的浓度,再加上其他很强的磷酸二酯酶抑制剂均无支气管扩张作用,故目前对上述解释有异议,并提出了其他的几种可能性。其一是茶碱的支气管平滑肌松弛作用与其和内源性腺苷 A_1 和 A_2 受体结合,拮抗腺苷的支气管平滑肌收缩作用有关,但不能解释的是 PDE 抑制剂恩丙茶碱有支气管扩张作用,但无腺苷受体拮抗作用。其二是茶碱刺激肾上腺髓质释放内源性儿茶酚胺,间接发挥似肾上腺素作用。其三是茶碱可增强膈肌和肋间肌的收缩力,消除呼吸肌的疲劳。

(一)氨茶碱

其他名称:茶碱乙烯双胺,茶碱乙二胺盐,AMINODUR,Diaphylline,Theophylline,Euphyllin,Ethylenediamine。

ATC 编码:R03DA05。

1.性状

本品为白色至微黄色的颗粒或粉末;易结块;微有氨臭,味苦。在空气中吸收二氧化碳,并分解成茶碱。水溶液呈碱性反应。在水中溶解,在乙醇中微溶,在乙醚中几乎不溶。熔点 269～274 ℃。

2.药理学

本品为茶碱和乙二胺的复合物,含茶碱 77%～83%。乙二胺可增加茶碱的水溶性,并增强其作用。主要作用如下。

(1)松弛支气管平滑肌,抑制过敏介质释放。在解痉的同时还可减轻支气管黏膜的充血和水肿。

(2)增强呼吸肌(如膈肌、肋间肌)的收缩力,减少呼吸肌疲劳。

(3)增强心肌收缩力,增加心排血量,低剂量一般不加快心率。

(4)舒张冠状动脉、外周血管和胆管平滑肌。

(5)增加肾血流量,提高肾小球滤过率,减少肾小管对钠和水的重吸收,具有利尿作用。

(6)中枢神经兴奋作用。

茶碱口服吸收完全,其生物利用度为 96%。用药后 1~3 小时血浆浓度达峰值,有效血浓度为 10~20 μg/mL。血浆蛋白结合率约 60%。V_d 为(0.50±0.16) L/kg。80%~90% 的药物在体内被肝脏的混合功能氧化酶代谢。本品的大部分代谢物及约 10% 原形药均经肾脏排出。正常人 $t_{1/2}$ 为(9.0±2.1)小时,早产儿、新生儿、肝硬化、充血性心功能不全、肺炎、肺心病等 $t_{1/2}$ 延长,如肝硬化患者 $t_{1/2}$ 为 7~60 小时,急性心功能不全患者 $t_{1/2}$ 为 3~80 小时。

3.适应证

(1)支气管哮喘和喘息性支气管炎,与 β 受体激动剂合用可提高疗效。在哮喘持续状态,常选用本品与肾上腺皮质激素配伍进行治疗。

(2)治疗急性心功能不全和心源性哮喘。

(3)胆绞痛。

4.用法和用量

口服:成人,常用量,每次 0.1~0.2 g,每天 0.3~0.6 g;极量,一次 0.5 g,每天 1 g。肌内注射或静脉注射:成人,常用量,每次 0.25~0.50 g,每天 0.5~1.0 g;极量,一次 0.5 g。以 50% 葡萄糖注射液 20~40 mL 稀释后缓慢静脉注射(不得少于 10 分钟)。静脉滴注:以 5% 葡萄糖注射液 500 mL 稀释后滴注。直肠给药:栓剂或保留灌肠,每次 0.3~0.5 g,每天 1~2 次。

5.不良反应

常见恶心、呕吐、胃部不适、食欲减退、头痛、烦躁、易激动、失眠等。少数患者可出现皮肤变态反应。

6.禁忌证

禁用于:①对本品、乙二胺或茶碱过敏者。②急性心肌梗死伴有血压显著降低者。③严重心律失常者。④活动性消化性溃疡者。

7.注意

(1)本品呈较强碱性,局部刺激作用强。口服可致恶心、呕吐。一次口服最大耐受量 0.5 g。餐后服药、与氢氧化铝同服,或服用肠衣片均可减轻其局部刺激作用。肌内注射可引起局部红肿、疼痛,现已极少用。

(2)静脉滴注过快或浓度过高(血浓度>25 μg/mL)可强烈兴奋心脏,引起头晕、心悸、心律失常、血压剧降,严重者可致惊厥。故必须稀释后缓慢注射。

(3)其中枢兴奋作用可使少数患者发生激动不安、失眠等。剂量过大时可发生谵妄、惊厥。可用镇静药对抗。

(4)肝肾功能不全、甲状腺功能亢进症患者慎用。

(5)可进入胎盘及乳汁,故妊娠期妇女及乳母慎用。

(6)不可露置空气中,以免变黄失效。

8.药物相互作用

(1)红霉素、罗红霉素、四环素类、依诺沙星、环丙沙星、氧氟沙星;克拉霉素、林可霉素等可降低氨茶碱清除率,增高其血药浓度。

(2)苯巴比妥、苯妥英、利福平、西咪替丁、雷尼替丁等可刺激氨茶碱在肝中代谢,使其清除率增加;氨茶碱也可干扰苯妥英的吸收,两者血浆浓度均下降,合用时应调整剂量。

(3)维拉帕米可干扰氨茶碱在肝内的代谢,增加血药浓度和毒性。

(4)氨茶碱可加速肾脏对锂的排泄,降低锂盐疗效。

(5)咖啡因或其他黄嘌呤类药物可增加氨茶碱作用和毒性。

(6)本品可提高心肌对洋地黄类药物的敏感性,合用时后者的心脏毒性增强。

(7)普萘洛尔可抑制氨茶碱的支气管扩张作用。

(8)稀盐酸可减少氨茶碱在小肠吸收。酸性药物可增加其排泄,碱性药物减少其排泄。

(9)静脉输液时,应避免与维生素C、促皮质激素、去甲肾上腺素、四环素族盐酸盐配伍。

9.制剂

片剂:每片0.05 g;0.1 g;0.2 g。肠溶片:每片0.05 g;0.1 g。注射液:①肌内注射用每支0.125 g(2 mL);0.25 g(2 mL);0.5 g(2 mL)。②静脉注射用每支0.25 g(10 mL)。栓剂:每粒0.25 g。

氨茶碱缓释片:每片0.1 g;0.2 g。每12小时口服一次,每次0.2~0.3 g。

复方长效氨茶碱片:白色外层含氨茶碱100 mg、氯苯那敏2 mg、苯巴比妥15 mg、氢氧化铝30 mg;棕色内层含氨茶碱和茶碱各100 mg。外层在胃液内迅速崩解而呈速效;内层为缓释层,在肠液内缓慢崩解以维持药效。口服,每次1片,每天1或2次。

阿斯美胶囊剂(ASMETON):每粒含氨茶碱25 mg,那可丁7 mg,盐酸甲氧那明12.5 mg,氯苯那敏2 mg。口服,成人一次2粒,每天3次。15岁以下儿童剂量减半。

止喘栓:成人用,每个含氨茶碱0.4 g,盐酸异丙嗪0.025 g,苯佐卡因0.045 g;小儿用,每个含量减半,每次1个,睡前塞入肛门。喘静片:含氨茶碱、咖啡因、苯巴比妥、盐酸麻黄碱、远志流浸膏。每次1~2片,每天3次。极量,每天8片。

10.贮法

密封、避光、存干燥处。

(二)多索茶碱

其他名称:枢维新,ANSIMAR。

ATC编码:R03DA11。

1.性状

多索茶碱是茶碱的N-7位上接1,3-二氧环戊基-2-甲基的衍生物。本品为白色针状结晶粉末,在水、丙酮、乙酸乙酯、三氯甲烷、苯溶剂中可溶解1%,加热可溶于甲醇和乙醇,不溶于乙醚和石油醚。

2.药理学

本品对磷酸二酯酶有显著抑制作用。其支气管平滑肌松弛作用较氨茶碱强10~15倍,并有镇咳作用,且作用时间长,无依赖性。本品为非腺苷受体拮抗剂,因此无类似茶碱所致的中枢和胃肠道等肺外系统的不良反应,也不影响心功能。但大剂量给药后可引起血压下降。

3.适应证

支气管哮喘、喘息性支气管炎及其他伴支气管痉挛的肺部疾病。

4.用法和用量

口服:每天2片或每12小时1~2粒胶囊,或每天1~3包散剂冲服。急症可先注射100 mg,然后每6小时静脉注射1次,也可每天静脉滴注300 mg。

5.不良反应

少数人用药后可见头痛、失眠、易怒、心悸、心动过速、期前收缩、食欲缺乏、恶心、呕吐上腹不适或疼痛、高血糖及尿蛋白。

6.制剂

片剂：每片 200 mg；300 mg；400 mg。胶囊剂：每粒 200 mg；300 mg。散剂：每包 200 mg。注射液：每支 100 mg/10 mL）。葡萄糖注射液：每瓶 0.3 g 与葡萄糖 5 g（100 mL）。

（三）二羟丙茶碱

其他名称：喘定，甘油茶碱 Dyphylline，Glyphylline，Neothylline，Lufyllin。

ATC 编码：R03DA01。

1.性状

本品为白色粉末或颗粒，无臭，味苦。在水中易溶，在乙醇中微溶，在三氯甲烷或乙醚中极微溶解。熔点 160～164 ℃。

2.药理学

平喘作用与氨茶碱相似。本品 pH 近中性，对胃肠刺激性较小，口服易耐受。肌内注射疼痛反应轻。心脏兴奋作用仅为氨茶碱的 1/20～1/10。

3.适应证

本品可用于支气管哮喘、喘息性支气管炎，尤适用于伴有心动过速的哮喘患者。亦可用于心源性肺水肿引起的喘息。

4.用法和用量

口服：每次 0.1～0.2 g，每天 3 次。极量，一次 0.5 g，每天 1.5 g。肌内注射：每次 0.25～0.50 g，静脉滴注：用于严重哮喘发作，每天 0.5～1.0 g 加于 5％葡萄糖液 1 500～2 000 mL 中滴注。直肠给药：每次 0.25～0.50 g。

5.不良反应

偶有口干、恶心、头痛、烦躁、失眠、易激动、心悸、心动过速、期前收缩、食欲减退、呕吐、上腹不适或疼痛、高血糖及尿蛋白。

6.注意

（1）哮喘急性发作的患者不宜首选本品。

（2）静脉滴注速度过快可致一过性低血压和外周循环衰竭。

（3）大剂量可致中枢兴奋，甚至诱发惊厥，预服镇静药可防止。

7.药物相互作用

（1）与拟交感胺类支气管扩张药合用具有协同作用。

（2）苯妥英钠、卡马西平、西咪替丁、咖啡因及其他黄嘌呤类合用可增强本品的作用和毒性。

（3）克林霉素、林可霉素、大环内酯类及喹诺酮类抗菌药可降低本品的肝脏清除率，使血药浓度升高，甚至出现毒性反应。

（4）碳酸锂加速本品清除，降低本品疗效。本药也可使锂从肾脏排泄增加，影响其疗效。

（5）与普萘洛尔合用可降低本品的疗效。

8.制剂

片剂：每片 0.1 g；0.2 g。注射液：每支 0.25 g（2 mL）。葡萄糖注射液：每瓶 0.25 g 与葡萄糖 5.0 g（100 mL）。栓剂：每粒 0.25 g。

（四）茶碱

其他名称：迪帕米，ETIPRAMID。

ATC 编码：R03DA04，R03DA54，R03DA74，R03DB04。

药理学及适应证同氨茶碱。

茶碱控释片(舒弗美):含无水茶碱 100 mg。早晚各服 1 次,成人每天 200～400 mg,儿童 8～10 mg/kg。茶碱缓释胶囊(茶喘平 THEOVENT-LA):为无水茶碱的微粒制剂,长效、缓释。口服后在胃肠内吸收慢,约 5 小时达血药浓度峰值。作用持续 12 小时,血药浓度平稳持久。胶囊剂:每粒 125 mg;250 mg。口服:成人及 17 岁以上青年,每次 250～500 mg;13～16 岁,每次 250 mg;9～12 岁,每次 125～250 mg;6～8 岁,每次 125 mg。每 12 小时服 1 次,餐后服,勿嚼碎。

四、过敏介质阻释剂

以色甘酸钠为代表的抗过敏平喘药,其主要作用是稳定肺组织肥大细胞膜,抑制过敏介质释放;对多种炎性细胞如巨噬细胞、嗜酸性粒细胞及单核细胞活性亦有抑制作用。此外,尚可阻断引起支气管痉挛的神经反射,降低哮喘患者的气道高反应性。

(一)色甘酸钠

其他名称:色甘酸二钠,咽泰,咳乐钠,CromolynSodium,INTAL,NALCROM。

1.性状

本品为白色结晶性粉末;无臭,有引湿性,遇光易变色。在水中溚解,在乙醇或氯仿中不溶。

2.药理学

本品无松弛支气管平滑肌作用和 β 受体激动作用,亦无直接拮抗组胺、白三烯等过敏介质作用和抗感染症作用。但在抗原攻击前给药,可预防速发型和迟发型过敏性哮喘,亦可预防运动和其他刺激诱发的哮喘。目前认为其平喘作用机制如下。

(1)稳定肥大细胞膜,阻止肥大细胞释放过敏介质:可抑制肺组织肥大细胞中磷酸二酯酶活性,致使肥大细胞中 cAMP 水平增高,减少 Ca^{2+} 向细胞内转运,从而稳定肥大细胞膜,抑制肥大细胞裂解、脱颗粒,阻止组胺、白三烯、5-羟色胺、缓激肽及慢反应物质等过敏介质释放,从而预防变态反应的发生。

(2)直接抑制由于兴奋刺激感受器而引起的神经反射,抑制反射性支气管痉挛。

(3)抑制非特异性支气管高反应性(BHR)。

(4)抑制血小板活化因子(PAF)引起的支气管痉挛。

本品口服极少吸收。干粉喷雾吸入时,其生物利用度约 10%。吸入剂量的 80% 以上沉着于口腔和咽部,并被吞咽入胃肠道。吸入后 10～20 分钟即达峰血浆浓度(正常人为 14～91 ng/mL,哮喘患者为 1～36 ng/mL)。血浆蛋白结合率为 60%～75%。迅速分布到组织中,特别是肝和肾。V_d 为 0.13 L/kg。血浆 $t_{1/2}$ 为 1.0～1.5 小时。经胆汁和尿排泄。

3.适应证

(1)支气管哮喘:可用于预防各型哮喘发作。对外源性哮喘疗效显著,特别是对已知抗原的年轻患者疗效更佳。对内源性哮喘和慢性哮喘亦有一定疗效,约半数患者的症状改善或完全控制。对依赖肾上腺皮质激素的哮喘患者,经用本品后减少或完全停用肾上腺皮质激素。运动性哮喘患者预先给药几乎可防止全部病例发作。一般应于接触抗原前一周给药,但运动性哮喘可在运动前 15 分钟给药。与 β 肾上腺素受体激动剂合用可提高疗效。

(2)过敏性鼻炎,季节性花粉症,春季角膜、结膜炎,过敏性湿疹及某些皮肤瘙痒症。

(3)溃疡性结肠炎和直肠炎:本品灌肠后可改善症状,内镜检和泗检均可见炎症及损伤减轻。

4.用法和用量

(1)支气管哮喘:粉雾吸入,每次 20 mg,每天 4 次;症状减轻后,每天 40～60 mg;维持量,每天 20 mg。气雾吸入,每次 3.5～7.0 mg,每天 3～4 次,每天最大剂量 32 mg。

(2)过敏性鼻炎:干粉吸入或吹入鼻腔,每次 10 mg,每天 4 次。

(3)季节性花粉症和春季角膜、结膜炎:滴眼,2%溶液,每次 2 滴,每天数次。

(4)过敏性湿疹、皮肤瘙痒症:外用 5%～10%软膏。

(5)溃疡性结肠炎、直肠炎:灌肠,每次 200 mg。

5.不良反应

少数患者因吸入的干粉刺激,出现口干、咽喉干痒、呛咳、胸部紧迫感,甚至诱发哮喘,预先吸入 β 肾上腺素受体激动剂可避免其发生。

6.禁忌证

对本品过敏者禁用。

7.注意

(1)原来用肾上腺皮质激素或其他平喘药治疗者,用本品后应继续用原药至少 1 周或至症状明显改善后,才能逐渐减量或停用原用药物。

(2)获明显疗效后,可减少给药次数。如需停药,亦应逐步减量后再停。不能突然停药,以防哮喘复发。

(3)用药过程中如遇哮喘急性发作,应立即改用其他常规治疗如吸入 β 肾上腺素受体激动剂等,并停用本品。

(4)肝、肾功能不全者和妊娠期妇女慎用。

8.制剂

粉雾剂胶囊:每粒 20 mg,装于专用喷雾器内吸入。气雾剂:每瓶 700 mg(200 揿),每揿 3.5 mg。软膏:5%～10%。滴眼剂:0.16 g/8 mL(2%)。

9.贮法

本品有吸湿性,应置避光干燥处保存。

(二)酮替芬

其他名称:噻喘酮,甲哌噻庚酮,Benzocycioheptathiophene,ZADITEN,ZASTEN。

ATC 编码:R06AX17。

1.性状

常用其富马酸盐,为类白色结晶性粉末;无臭,味苦。在甲醇中溶解,在水或乙醇中微溶,在丙酮或三氯甲烷中极微溶解。熔点 191～195 ℃。

2.药理学

本品为强效抗组胺和过敏介质阻释剂。本品不仅能抑制抗原诱发的人肺和支气管组织肥大细胞释放组胺和白三烯等炎症介质,还可抑制抗原、血清或钙离子介导的人嗜碱性粒细胞及中性粒细胞释放组胺及白三烯。还有强大的 H_1 受体拮抗作用。此外,本品还抑制哮喘患者的气道高反应性,但其不改变痰的性质,亦不影响黏液纤毛运动。

口服迅速从胃肠道吸收,3～4 小时达血药浓度峰值,作用持续时间较长,每天仅需给药 2 次。

3.适应证

支气管哮喘,对过敏性、感染性和混合性哮喘均有预防发作效果。本品还适用于喘息性支气管炎、过敏性咳嗽、过敏性鼻炎、过敏性结膜炎及过敏性皮炎的治疗。

4.用法和用量

(1)口服:①片剂,成人及儿童均为每次 1 mg,每天 2 次,早、晚服用。②小儿可服其口服溶液,每天 1～2 次(一次量:4～6 岁,2 mL;6～9 岁,2.5 mL;9～14 岁,3 mL)。

(2)滴鼻:一次 1～2 滴,每天 1～3 次。

(3)滴眼:滴入结膜囊,每天 2 次,一次 1 滴,或每 8～12 小时滴 1 次。

5.不良反应

口服或滴鼻后可见镇静、嗜睡、疲倦、乏力、头晕、口(鼻)干等不良反应,少数患者出现变态反应,表现为皮肤瘙痒、皮疹、局部水肿等。

6.禁忌证

禁用于对本品过敏者。

7.注意

(1)妊娠期妇女慎用。3 岁以下儿童不推荐使用。

(2)用药期间不宜驾驶车辆、操作精密机器、高空作业等。

(3)出现严重不良反应时,可暂将本品剂量减半,待不良反应消失后再恢复原剂量。

(4)应用本品滴眼期间不宜佩戴隐形眼镜。

8.药物相互作用

(1)本品与抗组胺药有协同作用。

(2)本品与酒精及镇静催眠药合用可增强困倦、乏力等症状,应避免合用。

(3)本品与抗胆碱药合用可增加后者的不良反应。

(4)本品与口服降血糖药合用时,少数糖尿病患者可见血小板数减少,故二者不宜合用。

(5)本品抑制齐多夫定肝内代谢,避免合用。

9.制剂

片剂:每片 0.5 mg;1 mg。胶囊剂:每粒 0.5 mg;1 mg。口服溶液:1 mg(5 mL)。滴鼻液:15 mg(10 mL)。滴眼液:2.5 mg(5 mL)。

(薛子成)

第六章

心血管系统用药

第一节 强 心 苷

一、概述

强心苷主要包括洋地黄类制剂,以及从其他植物提取的强心苷,如毒毛花苷 K、羊角拗苷、羚羊毒苷、黄夹苷和福寿草总苷等,是一类具有选择性作用于心脏的强心苷。临床实践和研究表明,洋地黄类制剂仍是目前治疗心力衰竭的最常用、最有效的药物之一。尽管新的增强心肌收缩力的药物不断问世,但没有任何一种强心药物能取代洋地黄的位置。洋地黄类强心苷不仅能减轻心力衰竭患者的症状,改善患者的生活质量,而且能降低心力衰竭患者的再住院率,对死亡率的影响是中性的,这是儿茶酚胺类和磷酸二酯酶类强心剂所不能比拟的。

洋地黄类制剂现已有三百余种,但临床上经常使用的只有 5～6 种。在临床实践中,如果能掌握好一种口服制剂和一种静脉制剂,就能较好地处理充血性心力衰竭。为此,应掌握好洋地黄的负荷量、维持量、给药方法、适应证、特殊情况下的临床应用、中毒的临床表现及处理方法。

洋地黄类制剂是通过增强心肌收缩力的药理作用而发挥其治疗心力衰竭作用的,因此,它不能治疗那些只有心力衰竭症状和体征,但并非因心肌收缩力减低所致病状的患者,它也不能用于治疗因舒张功能障碍所致心力衰竭的患者,特别是那些心腔大小和射血分数正常的患者;也就是说,使用洋地黄类制剂治疗心力衰竭只适用于那些心腔增大和射血分数降低的心力衰竭患者。使用洋地黄类制剂治疗室上性心动过速、心房扑动和心房颤动时,必须除外预激综合征和室性心动过速,否则可能招致致命性后果。

本节重点介绍临床上常用、疗效肯定的一些制剂。

二、药理作用

(一)正性肌力作用

洋地黄的正性肌力作用是由其抑制心肌细胞膜上的 Na^+,K^+-ATP 酶,阻抑 Na^+ 和 K^+ 的主动转运,结果使心肌细胞内 K^+ 减少,Na^+ 增加。细胞内 Na^+ 增加能刺激 Na^+,Ca^{2+} 交换增加。结果,进入细胞的 Ca^{2+} 增加,Ca^{2+} 具有促进心肌细胞兴奋-收缩偶联的作用,故心肌收缩力增强。已知心肌耗氧量主要取决心肌收缩力、心率和室壁张力这 3 个因素。虽然洋地黄使心肌收缩力增强可导致心肌耗氧量增加,但同时又使衰竭的心脏排空充分,室腔内残余的血量减少,心脏容积随之缩小,室壁张力下降,这又降低了心肌耗氧量。而且,心肌收缩力增强,心排血量增加,又能反射性地使心率下降和降低外周血管阻力,使心排血量进一步增加,这都有利于进一步降低心肌耗氧量。因此,对心力衰竭来说,使用洋地黄后心肌总的耗氧量不是增加而是减少,心脏工作效率提高。

(二)电生理影响

治疗剂量的洋地黄略降低窦房结的自律性、减慢房室传导、降低心房肌的应激性及缩短心房肌的不应期而延长房室结的不应期。中毒剂量的洋地黄使窦房结的自律性明显降低、下级起搏点的自律性增强及普肯耶纤维的舒张期除极坡度变陡,形成后电位震荡幅度增大,窦房、房室间以及心房内传导减慢,心房肌、房室结和心肌不应期延长。中毒剂量的洋地黄所引起的电生理改变,为冲动形成或传导异常所致的心律失常创造了条件。

(三)自主神经系统效应

洋地黄可通过自主神经系统作用于心肌,具有拟迷走和拟交感作用。其拟迷走神经系统作用使窦性心律减慢、房室传导减慢和心房异位起搏点自律性降低,心房不应期缩短。洋地黄的拟交感作用使心肌收缩力增强。大剂量的洋地黄还能兴奋中枢神经系统,并可因交感神经冲动增强而诱发异位性心律失常。

鉴于不同的洋地黄制剂的拟迷走和拟交感神经作用不同,故提出了极性和非极性洋地黄的概念。极性洋地黄的拟迷走作用较强,如毒毛花苷 K、毛花苷 C 和地高辛等。非极性强心苷的拟交感作用较强,具有较强的正性肌力作用,但易诱发或加重异位激动形成。

(四)外周血管作用

洋地黄本身具有增加外周阻力的作用。但心力衰竭患者使用洋地黄后心肌收缩力增强,心排血量增加,故反射性地使交感神经活性降低,小动脉和小静脉扩张,外周阻力反较使用洋地黄前下降,因而有助于使心排血量进一步增加。

(五)对肾脏的作用

心力衰竭患者使用洋地黄后尿量增加。洋地黄对肾脏的作用可能是通过:①心排血量增加而使肾血流量增加,肾小球滤过率增加;②肾血流量增加后,肾素-血管紧张素-醛固酮系统活性下降,这既可以使外周阻力进一步下降,又可使尿量增加;尿量增加可能不是洋地黄对肾脏直接作用的结果。

(六)对心率的影响

治疗剂量的洋地黄可使心力衰竭患者的心率下降,其主要机制如下:洋地黄的拟迷走神经作用使窦房结的自律性降低;在心肌收缩力增加的同时,心排血量增加,通过颈动脉窦、主动脉弓的压力感受器的反射机制,使交感神经紧张性下降;心排血量增加使肾血流量增加,因而肾素-血管紧张素-醛固酮系统的活性降低。

三、临床应用

(一)常用强心苷简介

临床上经常使用的强心苷有 5 种,分别是洋地黄叶、洋地黄毒苷、地高辛、毛花苷 C 和毒毛花苷 K。

使用上述任何一种洋地黄制剂,都需熟练掌握其剂量、负荷量、给药方法及维持量的补充方法,及时判断洋地黄的体存量是否不足或过量;这就要求用药医师随时观察心脏病患者用药后的治疗反应,必要时测定血液中洋地黄的浓度,以供用药时参考。

(二)有关强心苷的基本概念

近年来,药代动力学研究表明,任何一种药物,只要用药剂量和时间间隔不变,那么经过该药的 5～6 个半衰期以后,该药在体内的血药浓度就会达到一个稳态水平,称之为"坪值"水平,即坪值浓度。此后,即使继续用药,体内的总药量也不会再改变。"坪值"是一个随着用药剂量和时间间隔变化的量。例如,每天用药剂量较大或用药间隔较短,坪值就高;反之则低。以地高辛为例,其半衰期为 36 小时,每天服用0.25 mg,经过 7 天就会达到坪值水平,此时地高辛的血清浓度为1.0～1.5 ng/mL,是发挥强心作用的最佳水平。但是,药物的吸收、代谢和排泄受体内多种因素的影响;因此,药物的血浓度或坪值也不是绝对不变的。在定时定量服用地高辛一段时间后,有可能发生地高辛用量不足或过量中毒的情况。这就要求用药过程中密切观察患者的治疗反应,监测地高辛的血药浓度。

以往过分强调在短时间内给患者较大剂量的洋地黄,以达到最大疗效而不出现中毒反应,此时体内蓄积的洋地黄的量称之为"化量""饱和量"或"全效量"。近年来研究表明,洋地黄的作用与其血浓度的关系并非"全和无"的关系,而是小剂量(低浓度)小作用,大剂量(较高浓度)大作用,即两者呈线性关系。为此,又提出"负荷量"的概念和"每天维持量"疗法,以达到有效血浓度的给药方法。

(1)体存量:指患者体内洋地黄的蓄积量。

(2)化量、饱和量和全效量:三者含义基本相似,指达到最大或最好疗效时洋地黄的体存量。

(3)有效治疗量、负荷量:两者含义相近,指发挥较好疗效时最小的洋地黄体存量,相当于洋地黄化量的 1/2～2/3。临床上采用负荷量的概念后,大大减少了洋地黄中毒的发生率,而治疗心力衰竭的疗效并未降低。负荷量概念及用药方法尤其适用于慢性充血性心力衰竭的患者。

(4)维持量及维持量疗法:维持量是指每天必须给适当剂量的洋地黄,以补充药物每天在体内代谢及排泄的量,从而保持洋地黄的有效血浓度相对稳定。

洋地黄的维持量疗法是指每天给予维持量的洋地黄剂量,经过该药的 5 个半衰期后,其体内的洋地黄浓度便达到有效治疗水平。然后,继续给予维持量,以补充每天的代谢和排泄量。显而易见,每天维持量疗法只适用于半衰期较短(如地高辛)的洋地黄制剂,而不适用于半衰期较长(如洋地黄叶)的洋地黄制剂;因为若采用地高辛每天维持量疗法,达到有效治疗浓度 7 天,而洋地黄毒苷则需要 28 天。每天维持量疗法只适用于那些轻、中度慢性充血性心力衰竭的患者。

(三)给药方法

1.速给法

在 24 小时内达到负荷量,以静脉注射为好,亦可采用口服途径。适用于急危重患者,如急性左心衰竭,阵发性室上速和快速性心房颤动等。

2.缓给法

在2~3天内达到负荷量,以口服为好,适用于轻症和慢性患者。

3.每天维持量疗法

每天服用维持量的洋地黄,经过该药的5个半衰期以后,即可达到该药的有效治疗浓度。地高辛的半衰期短,所以每天口服0.25 mg,5~7天即可达到负荷量的要求;而洋地黄毒苷的半衰期长,需经1个月才能达到负荷量的要求;故每天维持量疗法只适用于地高辛,而不适用于洋地黄毒苷。慢性或轻度心功能不全患者用这种方法较好。

4.补充维持量

五种洋地黄制剂的维持量见列表。但每1例患者每天补充多少以及维持给药多长时间,应根据患者的治疗反应来决定。例如,地高辛的维持量,有的患者只需要0.125 mg,而个别患者可达0.5 mg。

(四)制剂的选择

1.根据病情轻重缓急选

病情紧急或危重者,易选用起效快,经静脉给药的制剂,如毛花苷C、毒毛花苷K;反之,可选用地高辛或洋地黄毒苷口服。

2.根据洋地黄的极性非极性特点选

极性强心苷包括毒毛花苷K、毛花苷C和地高辛,其拟迷走神经作用较强,容易引窦性心动过缓,房室传导阻滞及恶心呕吐等反应,因而适用于阵发性室上性心动过速、快速性心房颤动或心房扑动等。非极性强心苷包括洋地黄毒苷、洋地黄叶,其拟交感乍用较强,很少引起恶心、呕吐;发生窦性心动过缓或房室传导阻滞也较少,能更充分地发挥正性肌力作用,使心力衰竭症状得到更好的改善。

(五)适应证和禁忌证

1.适应证

(1)各种原因引起的急、慢性心功能不全。

(2)室上性心动过速。

(3)快速心室率的心房颤动或心房扑动。

洋地黄是治疗收缩功能障碍所致心功能不全最好的强心药,大系列临床试验研究表明,洋地黄不仅能显著改善心力衰竭的症状和体征,改善患者生活质量,而且能减少住院率,对死亡率的影响为中性的。这是任何其他类别的强心剂所不能比拟的。目前认为,只要患者有心力衰竭的症状和体征,就应长期使用洋地黄治疗。

2.禁忌证

(1)预激综合征合并室上性心动过速、快速性心房颤动或心房扑动(QRS波群宽大畸形者)。

(2)室性心动过速。

(3)肥厚性梗阻型心肌病。

(4)房室传导阻滞。

(5)单纯二尖瓣狭窄、窦性心律时发生的肺淤血症状。

(6)电复律或奎尼丁复律时。

(六)特殊情况下强心苷的临床应用

(1)高输出量心力衰竭患者,洋地黄的疗效较差,纠正原有的基础病变更为重要。高输出量心脏病常见于甲状腺功能亢进、脚气性心脏病、贫血性心脏病、动静脉瘘、慢性肺心病、急性肾小球肾炎、妊娠、类癌综合征和高动力性心血管综合征。

(2)肺心患者由于慢性缺氧及感染,对洋地黄的耐受性很低,疗效较差,且易发生心律失常,故与处理一般心力衰竭有所不同。强心剂的剂量宜小,一般为常规剂量的 1/2～2/3,同时宜选用作用快、排泄快的强心剂,如毒毛花苷 K 或毛花苷 C。低氧血症和感染均可使心律增快,故不宜以心率作为衡量强心药疗效的指标。用药期间应注意纠正缺氧,防治低钾血症。应用洋地黄的指征:①感染已控制,呼吸功能已改善,利尿剂不能取得良好疗效而反复水肿的心力衰竭患者;②以右心衰竭为主要表现而无明显急性感染的诱因者;③出现急性左心衰竭者。

(3)预激综合征合并心房颤动或扑动时,由于大部分激动经旁路下传心室,故可引起极快的心室率。若此时使用洋地黄,则可使旁路不应期进一步缩短,使房室传导进一步减慢,心房激动大部分经旁路传到心室,可引起极快的心室率,使 R-R 间期有可能缩小到 0.20～0.25 秒,此时室上性激动很容易落在心室易损期上,从而引起心室颤动。故凡有条件的医院在使用洋地黄以前应常规描记心电图,以排除心房颤动合并预激的可能。

(4)预激综合征合并室上性心动过速、QRS 波群宽大畸形者,不宜使用洋地黄治疗;因为患者有可能转变为预激合并心房颤动,进而引起心室颤动。

(5)治疗室性期前收缩一般不选用洋地黄治疗,但若室性期前收缩是由于心力衰竭引起、且的确与洋地黄无关时,则使用洋地黄治疗不但无害,反而有利于消除室性期前收缩。由洋地黄中毒引起的室性期前收缩应立即停用洋地黄。

(6)急性心肌梗死合并心房颤动或室上性心动过速者,一般不首选洋地黄治疗,因洋地黄增加心肌耗氧量和心肌应激性,不仅可能引起梗死面积扩大,而且还可能引起室性心律失常或猝死。但急性心肌梗死合并心房颤动及充血性心力衰竭时,仍可慎用洋地黄制剂。

(7)急性心肌梗死合并充血性心力衰竭时,若无快速性心房颤动或阵发性室上性心动过速,头 24 小时内不主张使用洋地黄。还有的学者认为,急性心肌梗死头 6 小时内为使用洋地黄的绝对禁忌证,12 小时内为相对禁忌证,24 小时后在其他治疗无效的情况下才考虑使用洋地黄。还有的学者认为,心肌梗死 1 周内使用洋地黄也不能发挥有益作用。

急性心肌梗死后早期使用洋地黄治疗其合并的心力衰竭,疗效不佳的主要原因是:心室尚未充分重塑,心室腔尚未扩大,此时心力衰竭的主要原因系由心室舒张功能障碍所致;因此,使用洋地黄治疗无效,反而有害。

(8)室性心动过速是使用洋地黄的禁忌证,但若室性心动过速确是由心力衰竭引起的,并且与洋地黄中毒无关,使用多种抗心律失常药物无效者,仍可使用洋地黄治疗。

(9)二尖瓣狭窄患者在窦性心律情况下发生心力衰竭,系由二尖瓣口过小,导致肺淤血所致。此时使用洋地黄对二尖瓣口的大小无影响,却使右室心肌收缩力增强,右室排血量增多,故肺淤血更为严重。二尖瓣狭窄合并快速性心房颤动时使用洋地黄,是为了控制心室率、延长心室充盈期,故心排血量增加。

(10)病窦综合征合并心功能不全的患者是否使用洋地黄治疗仍有争议。近年来的研究表明,洋地黄并不抑制窦房传导,反而促进其传导,缩短窦房结恢复时间,并可防治心力衰竭;特别是对慢快综合征的防治有重大作用。一般来说,病窦综合征患者发作快速性心律失常时,可使用洋地黄,但剂量宜偏小;如果是病窦综合征合并心力衰竭,应慎用洋地黄,对这种患者可选用非强心苷类正性肌力药物,如多巴胺或多巴酚丁胺,必要时应安置人工心脏起搏器。

(11)房室传导阻滞合并充血性心力衰竭是否可使用洋地黄仍有争议。一般认为,一度房室传导阻滞的心力衰竭患者可以慎用洋地黄,二度房室传导阻滞的心力衰竭患者最好不用洋地黄,以防发展为三度房室传导阻滞;三度房室传导阻滞的心力衰竭患者不应使用洋地黄。二、三度房室传导阻滞的心力衰竭患者,可使用多巴胺或多巴酚丁胺治疗;如必需使用洋地黄治疗应先安置人工心脏起搏器。

(12)室内传导阻滞常指左或右束支阻滞,或双束支阻滞。治疗剂量的洋地黄不抑制室内传导;因此,室内传导阻滞不是使用洋地黄的反指征。洋地黄不增加室内传导阻滞发展为三度房室传导阻滞的发生率。

(13)肥厚性梗阻型心肌病患者一般禁忌使用洋地黄,因为洋地黄增强心肌收缩力,加重梗阻症状。但肥厚型心肌病合并快速性心房颤动或心力衰竭时,可使用洋地黄,因此时心排血量下降,梗阻症状已不突出,故可使用洋地黄治疗,但剂量应减少。

(14)心内膜弹力纤维增生症合并心力衰竭时,强调长期使用洋地黄维持治疗,一直到症状、X 射线、心电图恢复正常 2 年后才逐渐停药。不应突然停药,以防死亡。但患者对洋地黄的耐受性较低,易发生洋地黄中毒,故洋地黄的用量应偏小,并应密切观察治疗反应。

(15)法洛四联症患者应慎重使用洋地黄,因洋地黄可以加重右室漏斗部的肌肉痉挛,使右室进入肺动脉的血流进一步减少,加重缺血症状。

(16)心绞痛患者一般不使用洋地黄缓解症状。但夜间心绞痛患者发作前常有血流动力学改变,如肺毛血管楔压和肺动脉压升高,外周血管阻力增加,心脏指数下降,提示夜间心绞痛可能与夜间心功能不全有关;故夜间心绞痛可试用洋地黄治疗。卧位心绞痛可能与卧位时迷走神经张力增高致冠状动脉痉挛有关;也可能与卧位时回心血量增多致心功能不全有关,故卧位心绞痛仍可试用洋地黄治疗。此外,伴有心脏肥大及左心室功能不全的患者,在发生心肌梗死前使用洋地黄能减少心肌缺血程度和减少心肌梗死面积。

(17)高血压病患者发作急性左心衰竭或伴有充血性心力衰竭时,不应首选洋地黄治疗。对这种患者应首先使用血管扩张剂和利尿剂,迅速降低心脏前后负荷。若患者血压降为正常水平以后仍有心力衰竭症状存在时,才考虑使用洋地黄制剂。

(18)电复律及奎尼丁复律前必需停用地高辛 1 天以上,停用洋地黄毒苷 3 天以上,以防转复心律过程中发生严重室性心律失常或心室颤动。

(19)缩窄性心包炎患者使用洋地黄不能缓解症状,但在心包剥离术前使用洋地黄可防止术后发生严重心力衰竭和心源性休克。

(20)无心力衰竭的心脏病患者是否需要使用洋地黄应具体情况具体分析。一般认为,心脏病患者处于分娩、输血输液和并发肺炎时,可预防性给予洋地黄。感染性休克患者经补液、纠正酸中毒、合用抗生素和激素后,休克仍未满意纠正时,可给予洋地黄。有的学者认为,心脏增大的幼儿,特别是心胸比例＞65％者,应预防性给予洋地黄。

(21)快速性心房颤动合并或不合并心力衰竭的患者,使用洋地黄控制心室率时,应将心室率控制在休息时 70～80 次/分,活动后不超过 100 次/分。单独使用洋地黄控制心室率疗效不好时,可用维拉帕米或普萘洛尔。近年来,有的学者提出,维拉帕米与洋地黄合用可引起致命性房室传导阻滞,且维拉帕米有诱发洋地黄中毒的危险,故不主张两药合用;而普萘洛尔与洋地黄合用,有诱发或加重心力衰竭的危险,故提出硫氮䓬酮与洋地黄合用疗效较好。使用洋地黄控制快速性心房颤动患者的心室率时,洋地黄的用量可以稍大一些,如未使用过洋地黄的患者在头

24 小时内可分次静脉注射毛花苷 C 总量达 1.2 mg。此外,个别患者在静脉注射毛花苷 C 0.2～0.4 mg 后,心室率反而较用药前增快,此时应作心电图检查,若除外预激综合征后,再静脉注射毛花苷 C 0.2～0.4 mg,可使心率有明显下降。

(22)窦性心律的心力衰竭患者使用洋地黄时,不应单纯以心率的快慢来指导用药,若在使用比较足量的洋地黄以后心率仍减慢不明显时,应注意寻找有无使心率加快的其他诱因,如贫血、感染、缺氧、甲状腺功能亢进、血容量不足、风湿活动、心肌炎、发热等。

心力衰竭患者达到洋地黄化的指标应是综合性的,下列指标可供用药时参考:窦性心律者,心率减少到 70～80 次/分,活动后为 80～90 次/分。心房颤动者,心率应减少到 70～90 次/分。尿量增多,水肿消退,体重减轻;呼吸困难减轻,发绀减轻;肺水肿减轻,肺部啰音减少;肿大的肝脏缩小;患者的一般状况改善,如精神好转,体力增加,食欲增进等。

(23)妊娠心脏病患者,在妊娠期间应避免过劳、保证休息、限盐、避免并治疗心力衰竭的其他诱因。一般认为,风湿性心脏病心功能Ⅱ～Ⅳ级,过去有心力衰竭史、心脏中度扩大或严重二尖瓣狭窄、心房颤动或心率经常在 110 次/分以上者,应给予适当剂量的洋地黄。在分娩期,若心率＞110 次/分,呼吸＞20 次/分,有心力衰竭先兆者,为防止发生心力衰竭,应快速洋地黄化。孕妇已出现心力衰竭时,如心力衰竭严重,应选择作用快速制剂。使用快速制剂使症状改善后,可改用口服制剂。

(24)甲状腺功能亢进引起的心脏病,绝大多数合并快速性心房颤动,在使用洋地黄类制剂控制心室率的同时,应特别注意甲亢的治疗。这种患者对洋地黄的耐受性大,如果使用了足量的洋地黄以后,心室率控制仍不满意者,加用 β 受体阻滞剂可收到良好疗效。如果甲亢合并心房颤动的患者无心力衰竭,单独使用 β 受体阻滞剂控制心室率就可获得良效。

四、强心苷中毒

洋地黄的治疗量大是洋地黄中毒量的 60%,洋地黄的中毒量大是洋地黄致死量的 60%。心力衰竭患者洋地黄中毒的发生率可达 20%,并且是患者的死亡原因之一。洋地黄中毒的诱发因素很多,但最重要的是心功能状态和心肌损害的严重程度。有学者报告,正常人一次口服地高辛 100 片,经治疗后好转,治疗过程中未出现或仅出现一度房室传导阻滞等心脏表现;换言之,在常规使用洋地黄的过程中,若患者出现洋地黄中毒的心脏表现,常提示其心肌损害严重。下面讨论洋地黄中毒的诱因、临床表现及防治方法。

(一)强心苷中毒的诱发因素

1.洋地黄过量

洋地黄过量常见于较长期使用洋地黄而剂量未做适当调整的患者。只要剂量及用药间隔不变,其坪值应稳定在某一水平上。但洋地黄的吸收、代谢及排泄受许多因素的影响,特别是受肝肾功能状态的影响,故长期服用固定剂量的洋地黄者,可发生洋地黄不足或中毒。也有个别患者在短期内使用过多的洋地黄而引起中毒。

2.严重心肌损害

严重心肌炎、心肌病、大面积心肌梗死及顽固性心力衰竭等严重心肌损害的患者,对洋地黄的耐受性降低,其中毒量与治疗量十分接近,有的患者甚至中毒量小于治疗量,故很容易发生洋地黄中毒,并且其中毒表现几乎都是心脏方面的。健康人对洋地黄的耐受性很强,即使一次误服十几倍常用量的洋地黄(如地高辛),也很少发生心脏方面的毒性表现。

3.肝肾功能损害

洋地黄毒苷、毛花苷 C 等主要经肝脏代谢;如地高辛、毒毛花苷 K 等主要经肾脏代谢。故肝肾功能不全的患者仍按常规剂量使用洋地黄时,易发生中毒。肝脏病变时使用地高辛,肾脏病变时使用洋地黄毒苷,可减少中毒的发生率。

4.老年人和瘦弱者

老年人和瘦弱者,身体肌肉总量减少,而肌肉可以结合大量洋地黄,故肌肉瘦弱者易发生洋地黄中毒。肥胖者和瘦弱者,只要他们的肌肉净重相似,则他们的洋地黄治疗量和中毒水平也相似。老年人不仅肌肉瘦弱,而且常有不同程度的肝肾功能减退,故易发生洋地黄中毒。此外,老年人易患病窦综合征,也是容易发生中毒的原因之一。许多学者建议,老年心力衰竭患者服用洋地黄的剂量应减半,如地高辛每天口服 0.125 mg。

5.甲状腺功能减退

甲状腺功能减退的患者,对洋地黄的敏感性增高,故易发生中毒。使用洋地黄治疗甲状腺功能减退合并心力衰竭的患者时,应使用 1/2~2/3 的常规剂量;并且,可时加用甲状腺素。甲状腺素应从小剂量开始服用,若剂量过大,反而会诱发或加重心力衰竭。

6.电解质紊乱

低钾、低镁和高钙时易发生洋地黄中毒。故使用洋地黄过程中应避免低钾、低镁和高钙血症。使用排钾性利尿剂时,应注意补钾。只要不是高镁血症,常规静脉补镁还有助纠正心力衰竭。长期使用糖皮质激素的心力衰竭患者,容易发生低钾血症;故这种患者使用洋地黄过程中,一般不易补钙,以防诱发洋地黄中毒,甚至发生心室颤动。但若患者发生明显的低钙症状,如低钙抽搐,则可以补钙。低钙患者经补钙后还可以提高洋地黄的疗效。补钙途径可经口服、静脉滴注或静脉注射,但应避免同时静脉注射洋地黄和钙剂,如果需要静脉注射这两种药物,则两药间隔应为 3 小时以上,最好在 8 小时以上。

7.缺氧

缺氧可使心肌对洋地黄的敏感性增高,从而诱发洋地黄中毒。肺心病患者洋地黄的治疗量应较一般患者减少 1/2。

8.严重心力衰竭

严重心力衰竭提示心肌损害严重,故易发生洋地黄中毒。心力衰竭的程度越重,使用洋地黄越要小心谨慎。

9.风湿活动

有风湿活动的患者常合并风湿性心肌炎,使心肌损害进一步加重,故易发生洋地黄中毒。风湿性心脏瓣膜病合并风湿活动常不易诊断,下列各项指标提示合并风湿活动:常患感冒、咽炎并伴有心悸、气短;出现不明原因的肺水肿;血沉增快或右心衰竭时血沉正常,心力衰竭好转时血沉反而增快;有关节不适感;常出现心律失常,如期前收缩、阵发性心动过速和心房颤动等;低热或体温正常但伴有明显地出汗;无任何其他原因的心功能恶化;出现新的杂音或心音改变(需除外感染性心内膜炎);洋地黄的耐受性低,疗效差,容易中毒。

(二)强心苷中毒的表现

1.胃肠道反应

厌食、恶心和呕吐,有的患者表现为腹泻,极少表现为呃逆,上述症状若发生在心力衰竭好转后或发生在增加洋地黄剂量后,排除其他药物的影响,应考虑为洋地黄中毒。

2.心律失常

在服用洋地黄过程中,心律突然转变,如由规则转变为不规则、由不规则转变为规则、突然加速或显著减慢,都是诊断洋地黄中毒的重要线索。强心苷中毒可表现为各种心律失常,其中房室传导阻滞的发生率为42%。但具有代表性的心律失常是房性心动过速伴房室传导阻滞及非阵发性交界性心动过速伴房室分离。房室传导阻滞伴异位心律提示与洋地黄中毒有关。心房颤动患者若出现成对室早,应视为洋地黄中毒的特征性表现。多源性室早呈二联律及双向性或双重性心动过速也具有诊断意义。

3.心功能再度恶化

经洋地黄治疗后心力衰竭一度好转,但在继续使用洋地黄的过程中,无明显原因的心功能再度恶化,应疑及强心苷中毒。

4.神经系统表现

头痛、失眠、忧郁、眩晕和乏力,甚至精神错乱。

5.视觉改变

黄视、绿视及视觉改变。

在服用洋地黄的过程中,心电图可出现鱼钩形的 ST-T 变化,这并不表示为洋地黄中毒的毒性作用,只表示患者已使用过洋地黄。而且,在洋地黄中毒引起心律失常时,心电图上一般不出现这种特征性的 ST-T 改变。

应用洋地黄制剂治疗心力衰竭时,测定其血清浓度,对诊断洋地黄中毒有一定参考价值。一般,地高辛治疗浓度在 0.5~2.0 ng/mL。如地高辛浓度 1.5 ng/mL,多表示无中毒。但患者的病情各异,心肌对洋地黄的敏感性和耐受性差异很大。因此,不能单凭测定其血清浓度作出有无中毒的结论,必须结合临床表现进行全面分析。

(三)强心苷中毒的处理

1.停用强心苷

如有低钾、低镁等电解质紊乱,应停用利尿剂。胃肠道反应常于停药后 2~3 天后消失,

2.补钾

洋地黄中毒常伴有低钾,但血清钾正常并不代表细胞内不缺钾,故低钾和血钾正常者都应补钾。心电图上明显 u 波与低钾有关,但低钾并不一定都出现高大 u 波;心电图上 u 波高大者一般提示低钾,故 u 波高大者可以补钾。补钾可采用口服或静脉滴注,静脉补钾的浓度不宜超过 5‰,最好不超过 3‰。补钾量应视病情及治疗反应而定。补钾时切忌静脉注射,以防发生严重心律失常而死亡。但有学者报告,2 例患者因低钾(血清钾分别为 2.0 mmol/L 及 2.2 mmol/L)发生心室颤动,各种治疗措施(包括反复电除颤)均不能终止心室颤动发作,最后将 10%氯化钾 1~2 mL 加入 5%葡萄糖液 20 mL 中静脉注射而终止了心室颤动发作。

3.补镁

镁是 ATP 酶的激动剂,缺镁时钾不易进入细胞内,故顽固性低钾经补钾治疗仍无效时,常表明患者缺镁,此时应予补镁。有的学者认为,洋地黄中毒时,不论血钾水平如何,也不论心律失常的性质如何,只要不是高镁血症,均可补镁。补镁后洋地黄中毒症状常很快消失。补镁还有助于纠正心力衰竭、增进食欲。肾功能不全、神志不清和呼吸功能抑制者应慎重补镁,以防加重昏迷及诱发呼吸停止。补镁方法为 25%硫酸镁 10 mL 稀释后静脉注射或静脉滴注,但以静脉滴注较安全,每天 1 次,7~10 天为 1 个疗程。

4.苯妥英钠

苯妥英钠为治疗洋地黄中毒引起的各种期前收缩和快速性心律失常最安全最有效的药物，治疗室速更为适用。服用洋地黄患者必需紧急电复律时，也常在复律前给予苯妥英钠，以防引起更为严重的心律失常。给药方法：首次剂量 100～200 mg 溶于注射用水 20 mL 静脉注射。每分钟 50 mg。必要时每隔 10 分钟静脉注射 100 mg，但总量不能超过 250～300 mg。继之口服，每次 50～100 mg，每 6 小时 1 次，维持 2～3 天。

5.利多卡因

利多卡因适用于室性心律失常。常用方法：首次剂量为 50～100 mg 溶于 10％葡萄糖液 20 mL 静脉注入；必要时，每隔 10～15 分钟重复注射 1 次，但总量不超过 250～300 mg。继之以 1～4 mg 静脉滴注。

洋地黄中毒引起的快速性心律失常也可以选用美西律、普萘洛尔、维拉帕米、普鲁卡因胺、奎尼丁、溴苄胺和阿普林定等治疗。有学者报告，使用酚妥拉明、胰高血糖素及氯氮䓬等治疗亦有效。

6.治疗缓慢型心律失常

一般停用洋地黄即可，若心律＜50 次/分，可皮下、肌内或静脉注射阿托品 0.5～1.0 mg 或山莨菪碱 10 mg 等。一般，不首选异丙肾上腺素，以防引起或增加室性异位搏动。

7.考来烯胺

在肠道内络合洋地黄，打断洋地黄的肝-肠循环，从而减少洋地黄的吸收和血液浓度。用药方法：每次 4～5 g，每天 4 次。

8.特异性地高辛抗体

本品可用于治疗严重的地高辛中毒，它可使心肌地高辛迅速转移到抗体上，形成失去活性的地高辛片段复合物。虽然解毒效应迅速而可靠，但可致心力衰竭的恶化。

9.电复律和心脏起搏

洋地黄中毒引起的快速性心律失常一般不采用电复律治疗，因为电复律常引起致命性心室颤动。只有在各种治疗措施均无效时，电复律才作为最后一种治疗手段。在电复律前应静脉注射利多卡因或苯妥英钠，复律应从低能量开始，无效时逐渐增加除颤能量。洋地黄中毒引起的严重心动过缓（心室率＜40 次/分），伴有明显的脑缺血症状或发生晕厥等症状、药物治疗无效时，可考虑安置人工心脏起搏器。为预防心室起搏时诱发严重心律失常，易同时使用利多卡因或苯妥英钠。

五、与其他药物的相互作用

(一)抗心律失常药物

1.奎尼丁

地高辛与奎尼丁合用，可使 90％以上患者的血清地高辛浓度升高，有的甚至升高 2～3 倍，并可由此引起洋地黄中毒的症状及有关心电图表现。奎尼丁引起血清地高辛浓度升高的机制：竞争组织结合部，使地高辛进入血液；减少地高辛经肾脏及肾外的排除；可能增加胃肠道对地高辛的吸收速度。两药合用时，为避免发生地高辛中毒，应将地高辛的剂量减半，或采用替代疗法，即将地高辛改为非糖苷类强心剂，或将奎尼丁改为普鲁卡因胺或丙吡胺等。

2.普鲁卡因胺

两药合用时,血清地高辛浓度无明显改变。普鲁卡因胺可用于治疗洋地黄中毒引起的快速性心律失常。但普鲁卡因胺为负性肌力、负性频率及负性传导药物,与地高辛合用仍应慎重,特别是静脉注射时更应注意。

3.利多卡因

洋地黄与利多卡因合用,无不良相互作用。利多卡因常用于洋地黄中毒引起的快速性室性心律失常。

4.胺碘酮

胺碘酮与洋地黄合用,血清地高辛浓度升高69%,最高可达100%。血清地高辛浓度升高值与胺碘酮的剂量及血药浓度呈线性关系,停用胺碘酮2周,血清地高辛浓度才逐渐降低。胺碘酮使血清地高辛浓度升高的机制:减少肾小管对地高辛的分泌;减少地高辛的肾外排泄;将组织中的地高辛置换出来,减少了地高辛的分布容积。两药合用时,地高辛用量应减少1/3,并密切观察治疗反应1～2周。

5.美西律

美西律对地高辛的血清浓度无明显影响,故美西律常用于治疗已使用地高辛患者发生的室性心律失常。

6.普萘洛尔

地高辛与普萘洛尔合用治疗快速性心房颤动时有协同作用,但两药合用时可发生缓慢心律失常;对心功能不全者可能会加重心力衰竭,两药合用时,普萘洛尔的剂量要小,逐渐增加剂量,并应密切观察治疗反应。

7.苯妥英钠

苯妥英钠是目前治疗地高辛中毒引起的各种快速性心律失常的首选药物。苯妥英钠为肝药酶诱导剂,与洋地黄毒苷合用时可促进洋地黄毒苷的代谢,因地高辛主要经肾脏代谢,故苯妥英钠对其代谢影响较小。

8.丙吡胺

丙吡胺属ⅠA类抗心律失常药物,药理作用与普鲁卡因胺相似,对房室交界区有阿托品样作用,可使不应期缩短。因此,两药合用治疗快速性心房颤动时,有可能使地高辛失去对心室律的保护作用和使心室律增加的潜在危险,故两药不宜合用,更不适用于老年患者。丙吡胺对地高辛的血清浓度并无明显影响。

9.普罗帕酮

普罗帕酮与地高辛合用,可使地高辛的血清浓度增加31.6%,这是由于普罗帕酮可减低地高辛的肾清除率。

10.溴苄胺

溴苄胺具有阻滞交感神经、提高心肌兴奋阈值的作用,可用于消除地高辛所致的各种快速性心律失常,如室早二联律、多源性室性期前收缩、室性心动过速和心室颤动等。但亦有报告,两药合用引起新的心律失常。

11.缓脉灵

地高辛与缓脉灵合用,血清地高辛浓度无明显改变。

12.哌甲酯

地高辛与哌甲酯合用,血清地高辛浓度无明显改变。

13.西苯唑林

西苯唑林的药理作用与奎尼丁相似,但西苯唑林与地高辛合用时,血清地高辛浓度改变不明显,两药合用时不必调整剂量。

(二)抗心肌缺血药物

1.硫氮䓬酮

硫氮䓬酮与地高辛合用后,地高辛血清浓度增高22％～30％。这是由于硫氮䓬酮可使地高辛的体内总清除率减低,半衰期延长所致。

2.硝苯地平

硝苯地平与地高辛合用,地高辛的肾清除率减少29％,血清地高辛浓度增加43％。但有人认为,硝苯地平对血清地高辛浓度无明显影响。

3.维拉帕米

动物实验和临床观察表明,维拉帕米与地高辛合用7～14天后,地高辛的血清浓度增加70％以上,因而可诱发洋地黄中毒。中毒的主要表现是房室传导阻滞和非阵发性结性心动过速。临床上两药合用的主要适应证是单用地高辛仍不能较好控制快速性心房颤动的心室率时。为防止两药合用时发生洋地黄中毒,应将这两种药物适当减量。由于维拉帕米抑制肾脏对地高辛的清除率,肾功能不全时两药合用后更易致地高辛浓度显著而持久的升高。维拉帕米和洋地黄毒苷合用,也可使洋地黄毒苷的血药浓度升高,但不如与地高辛合用时那样显著,是因为洋地黄毒苷主要经肝脏代谢。

4.硝酸甘油

硝酸甘油与地高辛合用后,肾脏对地高辛的清除率增加50％,血清地高辛浓度下降。故两药合用时应适当增加地高辛的剂量。

5.普尼拉明

普尼拉明属钙通道阻滞剂,具有扩血管作用,与地高辛合用未见不良反应,并且普尼拉明可抵消地高辛对室壁动脉血管的收缩作用。

6.潘生丁

潘生丁能改善微循环,扩张冠状动脉,有利于改善心功能,增强地高辛治疗心力衰竭的效果。但潘生丁有冠脉窃血作用,故两药合用时应注意心电图变化。

7.马导敏

马导敏又称马多明,具有扩张冠状动脉和舒张血管平滑肌的作用,故能减轻心脏前后负荷;与地高辛合用适用于缺血性心肌病合并心力衰竭的治疗。

(三)抗高血压药物

1.利血平

利血平具有对抗交感神经、相对增强迷走神经兴奋性、减慢心律和传导的作用;与地高辛合用时可引起严重心动过缓及传导阻滞,有时还能诱发异位节律。但在单用地高辛控制快速性心房颤动的心室率不够满意时,加用适量利血平可获得一定疗效。

2.肼屈嗪

肼屈嗪具有扩张小动脉、减轻系统血管阻力和心脏后负荷的作用,与地高辛合用治疗心力衰竭有协同作用。肼屈嗪可增加肾小管对地高辛的总排泄,两药合用后地高辛的总清除率增加50%。但两药长期合用是否需要增加地高辛的剂量尚无定论。

3.利尿剂

氢氯噻嗪不改变地高辛的药代动力学,但非保钾性利尿药与地高辛合用后,可因利尿剂致低钾血症而增加地高辛的毒性。低钾能降低地高辛的清除率,使其半衰期延长,当血钾低至 2～3 mmol/L 时,肾小管几乎停止排泄地高辛。故两药合用时应注意补钾。螺内酯能抑制肾小管分泌地高辛,口服 100 mg 螺内酯,可使血清地高辛浓度平均增高 20%,但个体差异很大。

4.卡托普利

卡托普利与地高辛合用治疗充血性心力衰竭具有协同作用。但两药合用 2 周后血清地高辛浓度增加 1.5 倍,使地高辛中毒的发生率明显增加。这是由于卡托普利抑制地高辛的经肾排泄,并且能把地高辛从组织中置换到血液中。两药合用时应尽量调整地高辛的剂量。

5.胍乙啶

胍乙啶能增强颈动脉窦压力感受器对地高辛的敏感性,两药合用后易发生房室传导阻滞。

(四)血管活性药物

1.儿茶酚胺类

肾上腺素、去甲肾上腺素和异丙肾上腺素与地高辛合用,易引起心律失常。若使用洋地黄的患者发生病窦综合征或房室传导阻滞时,静脉滴注异丙肾上腺素可收到一定疗效,但应密切观察治疗反应。

2.非糖苷类强心剂

多巴胺、多巴酚丁胺与地高辛合用治疗充血性心力衰竭,可取得协同强心作用。低剂量的多巴胺(≤2 μg/kg/min)还具有减低外周阻力、增加肾血流量的作用。但两药合用易诱发心律失常。洋地黄与磷酸二酯酶抑制剂(如氨力农、米力农)合用可取得协同强心作用,且氨力农还具有扩张外周血管、减轻心脏负荷作用。胰高血糖素与地高辛合用,不仅可取得治疗心力衰竭的协同作用,并且还可抑制地高辛中毒所致的心律失常。

3.酚妥拉明

酚妥拉明与地高辛合用治疗心力衰竭可取得协同疗效,并且患者心律改变也不明显。但有时可引起快速性心律失常。

4.硝普钠

硝普钠与地高辛合用,可使肾小管排泄地高辛增多,血清地高辛浓度下降。但两药合用是否需补充地高辛的剂量,尚有不同看法。

5.抗胆碱能药物

阿托品、山莨菪碱、东莨菪碱、溴丙胺太林和胃疡平等抗胆碱能药物与地高辛同服,由于前者抑制胃肠蠕动,延长地高辛在肠道内的停留时间,致使肠道吸收地高辛增多,血清地高辛浓度增高。抗胆碱能药物与地高辛合用,治疗急性肺水肿可能有协同作用,但应注意不能使患者心率过于加速。该类药物还用于治疗洋地黄中毒诱发的缓慢心律失常。由于该类药物能阻断地高辛的胆碱能反应,故有进一步加强心肌收缩力和增加心排血量的作用。

6.糖皮质激素

糖皮质激素与地高辛合用治疗顽固性心力衰竭所致水肿有一定疗效。这是由于糖皮质激素能反馈性抑制垂体分泌抗利尿激素,从而产生利尿作用;抑制心肌炎性反应,改善心肌对洋地黄的治疗反应。糖皮质激素具有保钠排钾倾向,长期使用可引起低钾血症,增加对洋地黄的敏感性,故两药合用时应注意补钾。

7.氯丙嗪

氯丙嗪能阻断肾上腺素能受体和M-胆碱能受体,具有利尿和减轻心脏负荷的作用,与洋地黄合用,可加强心力衰竭治疗效果。但氯丙嗪可引起血压下降,老年人尤应注意。氯丙嗪可增加肠道对地高辛的吸收,致使血清地高辛浓度升高,以致诱发洋地黄中毒。有人认为,两药不宜合用;必须合用强心苷时,可选用毒毛花苷K。

(五)钾、镁和钙盐

1.钾盐

钾离子与洋地黄竞争洋地黄受体,减弱强心苷的作用。低钾时,心肌对洋地黄的敏感性增加,易发生洋地黄中毒,长期使用利尿剂和洋地黄的患者,应注意补钾。已发生洋地黄中毒的患者,只要不是高钾血症或伴有严重肾衰竭者,均应补钾。

2.镁盐

长期心力衰竭患者,易发生缺镁。缺镁是低钾血症不易纠正、洋地黄效果不佳和易发生洋地黄中毒的重要原因之一。洋地黄中毒患者,只要不是高镁血症,无昏迷及严重肾功能障碍者,均可补镁治疗。

3.钙盐

洋地黄的正性肌力作用是通过钙而实现的,低钙可致洋地黄疗效不佳,高钙又能诱发洋地黄中毒。使用洋地黄的患者发生低钙抽搐时应予补钙。补钙时应注意:首先测定血钙,明确为低钙血症时再予补钙;补钙以口服最为安全。但口服起效慢,故紧急情况下仍以静脉补钙为好,一般先予静脉注射,继之给以静脉滴注;静脉注射洋地黄和钙剂绝不能同时进行,可于静脉注射洋地黄制剂后4～6小时再注射钙制剂,或在静脉注射钙剂1～2小时后再使用洋地黄。

(六)洋地黄自身

不同的洋地黄类制剂的用药剂量、用药途径及半衰期不同,但治疗心力衰竭的机制无本质区别。临床上选用洋地黄制剂的种类,主要依据病情的轻重缓急和医师本人的经验。心力衰竭患者对一种洋地黄制剂的治疗反应不佳时,换用另一种制剂或加用另一种制剂并不能提高疗效,反而使问题复杂化。下列情况可出现先后使用两种洋地黄制剂的情况。

(1)长期口服一定剂量的地高辛,但心力衰竭在近期内恶化,估计为地高辛用量不足时,慎重静脉注射毛花苷C 0.2 mg或毒毛花苷K 0.125 mg,若心力衰竭症状好转,则证实为地高辛用量不足,可继续口服地高辛并相应增加剂量。但如果能测定血清地高辛浓度,则应先测定之,证实为地高辛浓度未达到治疗浓度时,再注射上述药物,则更为安全可靠。

(2)两周内未使用过洋地黄的急性心力衰竭患者,可先予静脉注射毛花苷C等快效制剂,待心力衰竭控制后,再给予口服地高辛维持治疗效果。

(3)长期使用地高辛控制快速性心房颤动的心室率,心室率突然加速,估计地高辛剂量不足者,可静脉注射毛花苷C 0.2～0.4 mg,常可使心室率满意控制。

(七)其他药物

1.甲巯咪唑

顽固性心力衰竭,经常规治疗效果不佳时可加用甲巯咪唑联合治疗。联合用药时,地高辛的剂量维持不变,甲巯咪唑的用法为每次10 mg口服,每天3次,连用2周。

2.抗凝剂

在使用地高辛治疗心力衰竭的基础上,每天静脉滴注肝素 50～100 mg,对心力衰竭治疗有一定疗效。有人报告,强心苷与口服抗凝剂或肝素合用时,可减弱抗凝剂的作用。故两药合用时应注意监测凝血指标的变化。

3.抗生素

地高辛与青霉素、四环素、红霉素和氯霉素等同服时,由于肠道内菌丛的变化,使地高辛在肠道内破坏减少,吸收增加,生物利用度增高,使血清地高辛浓度升高 1 倍以上。地高辛与新霉素同服,因新霉素损伤肠黏膜,减少肠道对地高辛的吸收,使地高辛的血清浓度下降 25%。

4.甲氧氯普胺

地高辛与甲氧氯普胺等促进胃肠道蠕动的药物合用,因肠蠕动加快,地高辛在肠道内停留时间缩短,减少了地高辛在肠道内的吸收率,故血清地高辛浓度下降,其疗效也随之减弱。

5.考来烯胺

洋地黄毒苷参与肠肝循环,考来烯胺在肠道内与洋地黄结合,干扰其肝肠循环,影响洋地黄毒苷的吸收,使其血药浓度下降,疗效减弱。考来烯胺亦可与地高辛发生络合反应,减少其吸收,降低其生物利用度。两药如需口服,应间隔 2～3 小时。

6.琥珀胆碱

琥珀胆碱能释放儿茶酚胺并引起组织缺氧,与洋地黄制剂合用易发生室性期前收缩。

7.苯巴比妥、保泰松和苯妥英钠

上述三药均为肝药酶诱导剂,与洋地黄制剂合用时血药浓度降低。由于洋地黄毒苷主要经肝脏代谢,地高辛主要经肾脏排泄,故上述三药对洋地黄毒苷的影响远大于对地高辛的影响。

8.抗结核药物

利福平为肝药酶诱导剂,与洋地黄制剂合用后,可加速洋地黄制剂的代谢,使其血药浓度下降,异烟肼和乙胺丁醇也可使洋地黄毒苷的血药浓度下降,但它们对地高辛的影响较小。

9.抗酸剂

氢氧化铝、三硅酸镁、碳酸钙和碳酸铋等抗酸剂与地高辛同服时,均能减少肠道对地高辛的吸收。为避免这种不良的相互影响,两药服用的间隔应在 2 小时以上。

10.西咪替丁

西咪替丁与地高辛合用,对地高辛的血药浓度无明显影响。西咪替丁与洋地黄毒苷合用因前者延缓洋地黄毒苷的经肝代谢,致使洋地黄毒苷的血药浓度升高。故两药合用应减少洋地黄毒苷的剂量。

(张丽丽)

第二节　β受体阻滞剂

肾上腺素 β 受体阻滞剂的出现是近代药理学的一项重大进展,是药理学发展的典范。自第一代 β 受体阻滞剂——普萘洛尔问世以来,新的 β 受体阻滞剂不断涌现,加速了受体学说的深入发展,目前 β 受体阻滞剂治疗指征已扩大到多种脏器系统疾病,近年来又有重要进展。

β受体阻滞剂属抗肾上腺素药,能选择性地与肾上腺素受体中的β受体相结合,从而妨碍去甲肾上腺素能神经递质或外源性拟肾上腺素药与β受体结合,产生扰肾上腺素作用。根据β受体的药理特征可将其分为选择性和非选择性两类,部分β受体阻滞剂具有内源性拟交感活性。

一、β受体阻滞剂的药理作用及应用

(一)药理作用

1.受体选择性

受体选择性也称心脏选择性作用。β受体分布于全身脏器血管系统,中枢β受体兴奋时,心率加快,肾交感神经冲动增加,尿钠减少;突触前膜β受体兴奋时,可使血压升高。突触后膜β受体包括心脏β受体和血管β受体。肠道、心房和心室以β_1受体为主,左心室的β_2受体占全部β受体的1/4;心脏β受体兴奋时,使心率加快,心肌收缩力增强;肠道β_1受体兴奋时,肠道松弛。血管床、支气管、子宫和胰岛等部位的β受体,以β_2受体为主,当β_2受体兴奋时,支气管和血管床扩张,子宫松弛,胰岛素分泌增加。β受体经典地被分为心肌内的β_1受体和支气管及血管平滑肌上的β_2受体,目前对某些β受体尚难分类。近年来研究表明,β_2受体与腺苷酸环化酶的偶联效率高于β_1受体,但由于β_1在数目上比β_2高4倍,且最重要的心脏神经递质-去甲肾上腺素与β_1的亲和力是β_2受体的30～50倍,因此调节正常心肌收缩力的主要受体是β_1受体。位于细胞膜上的β受体是腺苷酸环化酶系统的一部分。它们与鸟苷酸调节蛋白(G),共同组成腺苷酸环化酶系统(RGC复合体:受体-G蛋白-腺苷酸环化酶)。动物离体心房和离体气管试验表明普拉洛尔、阿替洛尔、美托洛尔等对心房肌的效应比对气管平滑肌的效应强10～100倍,故它们为选择性β_1受体阻断剂。非选择性β受体阻滞剂如普萘洛尔对不同部位的β_1、β_2受体的作用无选择性,故称之为非选择性β受体阻滞剂。它还可以增强胰岛素的降血糖和延缓血糖的恢复,并可致外周血管痉挛。这些不良反应都与β_2受体阻断有关;而β_1受体选择性阻断却不同,例如,阿替洛尔没有增强胰岛素降血糖和延缓血糖恢复的作用,普拉洛尔的肢端动脉痉挛反应较普萘洛尔为少。

2.内源性拟交感活性(ISA)

内源性拟交感活性指其部分激动肾上腺素能受体的能力。在交感神经张力很低的情况下,某些β受体阻滞剂,如氧烯洛尔、吲哚洛尔、醋丁洛尔等具有部分内源性交感激动活性。其激动过程缓慢而弱,远低于纯激动剂,如吲哚洛尔的部分激动作用足以抗衡静息时阻断交感神经冲动所引起的心脏抑制作用,而在运动时交感神经活动增加,β阻断作用表现得较强,于是ISA就显示不出来。

3.膜稳定作用

一些β受体阻滞剂具有局部麻醉作用。例如,普萘洛尔、醋丁洛尔等,在电生理研究中表现为奎尼丁样稳定心肌细胞电位作用,即膜稳定效应;表现为抑制细胞膜上钠离子运转,降低O相上升速度,而对静息电位和动作电位时间无影响。膜稳定作用与β受体阻滞剂作用及治疗作用无关,其主要临床意义仅在于局部滴眼用以治疗青光眼时,局部麻醉作用成为不良反应。因此,不具膜稳定作用β受体阻断较强的噻吗洛尔就成为适宜的治疗青光眼的滴眼剂。

β受体阻滞剂的分类方法很多,国内多采用杨藻宸的受体亚型的选择性和ISA为纲的分类方法。近年,许多学者根据药物对受体的阻断部位而分为3代β受体阻滞剂,例如β受体无选择性为第一代,β_1受体选择阻断剂为第二代,β_1受体＋α_1或α_2受体阻断剂为第三代。这种分类方法已被广大临床医师所接受。

(二)临床应用

各种 β 受体阻滞剂的药效学和药代动力学彼此不同,作用机制大致相似。目前,对 β 受体阻滞剂的研究旨在寻找不良反应少,特别是对脂质代谢无不良影响的高效品种,寻找对心脏有选择性、兼有 α 受体阻断活性和直接扩张血管作用的 β 受体阻滞剂,以及半衰期短的超短效品种。

β 受体阻滞剂可用于治疗下列疾病。

1.心律失常

β 受体阻滞剂抗心律失常机制,主要是通过阻断儿茶酚胺对心脏 β 受体介导的肾上腺素能作用,从而延长房室结不应期;其次是阻断细胞钙离子内流,此与 β 受体阻断效应无关。β 受体阻滞剂既有轻度镇静作用,又可阻断儿茶酚胺的心脏效应。具有膜稳定作用的 β 受体阻滞剂,比具有 ISA 者更有优越性,因为后者对 β 受体的内在轻度兴奋作用不利于室性心律失常的控制。现已证明,β 受体阻滞剂对于因运动而增加的或由运动引起的室性期前收缩,具有显著的抑制作用。长程普萘洛尔或美托洛尔治疗,可预防急性心肌梗死后 3 个月内室性期前收缩次数及其复杂心律失常的发生率,并可抑制短阵室性心动过速复发,使梗死后 1 年内死亡率降低 25%。而β 受体阻滞剂对溶栓再灌注早期心律失常未见明显效果,但不排除降低再通后心室颤动发生的可能性。β 受体阻滞剂还可用于治疗窦性心动过速、快速性室上性心动过速(包括心房颤动、心房扑动)。

2.心绞痛

β 受体阻滞剂在治疗心绞痛时欲达到临床满意的效果,用量必须足以产生明显的 β 受体阻断效应。一般而论,β 受体阻滞剂抗心绞痛作用是通过减慢心率、降低血压及抑制心肌收缩力,从而降低心肌需氧量而实现的。所有 β 受体阻滞剂治疗心绞痛的疗效可能是同等的,因此对没有其他疾病的患者选用何种药物亦不重要。理论上,β 受体阻滞剂对变异型心绞痛不利,这是因为它使 α 受体的生物活性不受拮抗,导致血管收缩。心外膜大的冠脉内 α 受体数量多于 β 受体,用药后由于 β 受体抑制,而 α 受体相对活跃,使得冠状动脉痉挛。

3.心肌梗死

目前,临床越来越趋向将 β 受体阻滞剂用于急性心肌梗死的早期;特别是采用静脉给药的方法,β 受体阻滞剂可能降低心室颤动的危险性,也可能使梗死面积不同程度地缩小,长程治疗可明显减少猝死,降低死亡率。β 受体阻滞剂通过降低心率、心肌收缩力和血压而减少心肌耗氧量,还通过降低缺血心脏儿茶酚胺水平,促使冠脉血流发生有利的再分布。据文献报道,早期(胸痛开始 4～12 小时内)静脉注射,继以改口服,可降低磷酸激酶峰值。普萘洛尔、普拉洛尔和美托洛尔可改善心肌细胞的缺血损伤、减轻 ST 段抬高,阿替洛尔可保护 R 波,普萘洛尔和噻吗洛尔可减少 Q 波的发生,缩小梗死面积。

4.高血压

β 受体阻滞剂被广泛用作降压药,单独应用时降压效果同利尿剂,但降压的确切机制至今仍然不是十分明确,可能是早期抑制肾素释放及其活性,以减少心排血量。对于高肾素型高血压,特别是 β 受体功能较强的年轻高肾素型患者,疗效较佳。有血管扩张作用的 β 受体阻滞剂可降低全身血管阻力,如具有 ISA 效应的 β 受体阻滞剂。无血管扩张作用的常规 β 受体阻滞剂后期使血管阻力下降,其作用部位可能是抑制突触前膜的 β 受体。对心动过缓、肢体血管病变或老年人更为适宜。另一方面,在高血压合并心绞痛时,减慢心率者似乎更为可取。此外,长期使用β 受体阻滞剂治疗高血压病可降低高血压患者的心血管病事件的发生率。

5.心肌病

(1)肥厚型心肌病:β受体阻滞剂可减轻肥厚心肌的收缩,改善左心室功能,减轻流出道梗阻程度,减慢心率,从而增加心搏出量,改善呼吸困难、心悸和心绞痛症状。目前,普萘洛尔仍为标准治疗药物,大剂量普萘洛尔(平均每天 462 mg)被认为可减少室性心律失常。较低剂量的β受体阻滞剂(平均每天 280 mg 的普萘洛尔或相当剂量的其他β受体阻滞剂),对心律失常无效。对可能发生猝死的患者,可能需用其他抗心律失常药物。

(2)扩张型心肌病:近年来研究表明,长期服用β受体阻滞剂对某些扩张型心肌病患者有效,能够逆转心力衰竭及提高远期生存率。Swedberg 讨论了扩张型心肌病β受体阻滞剂应用的经验,认为传统的洋地黄和利尿剂治疗基础上加用β受体阻滞剂可以改善扩张型心肌病患者的临床症状,提高心肌功能和改善预后。详细机制不明,这可能与其心肌保护作用有关。而 Yamada 认为,心肌纤维化的程度和类型可能是判断β受体阻滞剂治疗扩张型心肌病是否有效的重要预测指标。

6.慢性心力衰竭

研究证明,心力衰竭不仅是血流动力学的紊乱,而且是神经介质系统的紊乱,心脏和血管的多种激素系统被激活,如交感神经系统、肾素-血管紧张素-醛固酮系统、心钠素以及血管升压素,故用正性肌力药物有时会有害无利,加重心肌缺氧缺血而使心力衰竭恶化。

在心力衰竭病理状态下,β_1 受体减少,这时 β_2 受体密度不变或变化不明显;此时,β_2 受体可能发挥重要的代偿作用。使用 RT-PCR 技术研究证明,心力衰竭时,左心室 β_2 受体 mRNA 水平无变化,β_1 受体 mRNA 水平下降,且下降程度和心力衰竭的严重程度呈正相关。研究还证明,β_1 受体 RNA 水平的下降和受体蛋白的下降密切相关,说明β受体改变主要是其 mRNA 水平变化引起的β受体的改变,通过 G 蛋白(GS)下降——腺苷酸环化酶活性下降的道路,使水解蛋白激酶不激活或少激活,从而减弱正性肌力作用。

激动剂与受体结合引起信号传导与产生生物效应的同时,往往会发生对激动剂敏感性下降。这种负反馈机制在精确调节受体及自我保护中具有重要意义。β受体对激动剂的反应敏感性降低,心肌收缩力减弱,这种改变叫β受体减敏。β受体对儿茶酚胺的减敏,可维持应激情况下心肌细胞活力,减轻高浓度去甲肾上腺素引起钙超载后对心肌的损伤。但心力储备能力因此下降,使心力衰竭进一步恶化。

导致β受体敏感性下调的原因有两种:①受体数量下调;②受体功能受损。

受体数量下降发生较慢,常发生在激动剂刺激数小时到数天,一般 24 小时后才能达到高峰。引起β受体数量下降的主要原因:受体生成减少减慢,是因基因转录成 mRNA 减少,且受体 mRNA 的半衰期也缩短,导致合成减少;受体降解增多增快。至于为什么只有 β_1 受体 mRNA 水平下降,而 β_2 受体改变不明显,这主要是由于在对内源性激动剂的亲和力方面,β_1 受体对肾上腺素的亲和力远远小于对去甲肾上腺素的亲和力,而 β_2 受体则相反。心力衰竭时,交感神经兴奋,β_1 受体受到交感神经末梢释放的去甲肾上腺素的强烈刺激,使 β_1 受体数目显著减少,而 β_2 受体仅受到血循环中肾上腺素的轻微刺激,数目减少不明显,故仅表现为轻微功能受损。β受体功能受损主要因为与 G 蛋白分离,使受体快速减敏,通过这种机制可使受体功能下降70%。另一种途径是通过蛋白激酶 A 使受体磷酸化,从而直接引起受体脱联与减敏。在受体快速减敏中上述二种酶的活性作用各占 60% 和 40%。

β_1 受体数量下降和功能抑制,导致β受体反应性下降,尽管这种下降会保护心肌避免过度刺激,但同时会使心脏对活动的耐受性降低,使心力衰竭进一步恶化。

据此提出心力衰竭用β受体阻滞剂治疗的理论:①上调心肌细胞膜的β受体数目,增加对儿茶酚胺的敏感性。Heilbram 报告 14 例原发性心肌病并重度心力衰竭患者,使用美托洛尔治疗 6 个月后β受体上调到 105%,对β受体激动剂的反应性明显提高,使心肌收缩力加强。②降低肾素、血管紧张素 Ⅱ 和儿茶酚胺的水平。③增加心肌修复中的能量,防止心肌细胞内 Ca^{2+} 超荷。④改善心肌舒张期弛张、充盈和顺应性。⑤抗缺血和抗心律失常作用。还可能有通过部分交感神经作用调节免疫功能。近年来许多学者认为,β受体阻滞剂,特别是具有额外心脏作用的第三代β受体阻滞剂,例如卡维地洛、拉贝洛尔等,可能使心力衰竭的患者血流动力学和左心室功能改善。卡维地洛治疗心力衰竭的机制除了与β受体阻滞剂应有关以外,还与其α阻断剂效应及抗氧化作用和保护心肌作用有关。目前,至少已有 20 个较大系列临床试验证明,β受体阻滞剂治疗慢性充血性心力衰竭,可降低病死率,延长患者寿命,改善患者生活质量,减少住院率。临床上经常使用的β受体阻滞剂有康克,倍他乐克和卡维地洛等。β受体阻滞剂适用于缺血性和非缺血性心力衰竭患者,但 NYHA Ⅳ 级严重心力衰竭患者暂不适用于本品,应待心功能达 Ⅱ、Ⅲ 级后再加用本品。使用时,应自小剂量开始(如康可 1.25 mg/d,倍他乐克每次 6.25 mg),逐渐增加剂量(每 1～2 周增加 1 次剂量),发挥最好疗效时需 3 个月,故短期内无效者不宜轻易停药。若用药过程中病情恶化则可减量或暂停β受体阻滞剂,待心功能好转后,再恢复用药。现主张,慢性心力衰竭患者应坚持长期甚至终身服用β受体阻滞剂,洋地黄、利尿剂、ACEI 及β受体阻滞剂是目前治疗慢性充血性心力衰竭的常规四联疗法。

β受体阻滞剂治疗心力衰竭的作用机制:①减慢心室率;②减少心肌耗氧和左心室做功;③使循环中儿茶酚胺浓度不致过度升高,并能对抗其毒性作用;④有一定抗心律失常作用;⑤膜稳定作用;⑥上调心肌β肾上腺素能受体,使受体密度及反应性增加。

β受体阻滞剂治疗收缩性和舒张性心力衰竭均有一定疗效,可试用于下列疾病:①瓣膜性心脏病,特别是合并心室率明显增快者;②冠心病或急、慢性心肌梗死合并轻中度心功能不全者;③原发性心肌病,包括扩张型、肥厚型和限制型;④高血压性心脏病;⑤甲状腺功能亢进性心脏病等。合并下列疾病者不宜使用:支气管哮喘;明显的心动过缓;慢性阻塞性肺疾病;周围血管疾病;心功能 Ⅳ 级症状极严重者。

7.其他心脏病

(1)二尖瓣狭窄并心动过速:β受体阻滞剂在休息及活动时都使心率减慢,从而使舒张期充盈时间延长,改善工作耐量。但合并心房颤动的患者,有时需加用地高辛来控制心室率。

(2)二尖瓣脱垂综合征:β受体阻滞剂已成为治疗此病伴随的室性心律失常的特效药。

(3)夹层动脉瘤:夹层动脉瘤高度紧急状态时,静脉注射β受体阻滞剂,可降低高儿茶酚胺状态、降低血压、减慢心率,阻止夹层扩展,减少临床死亡率。

(4)法洛四联症:应用普萘洛尔,每天 2 次,每次 2 mg/kg,往往可有效地控制发绀的发作,可能是抑制了右室的收缩力。

(5)Q-T 间期延长综合征:神经节间失调是 Q-T 间期延长的重要原因,而普萘洛尔预防性治疗可使病死率由 71% 降至 6%,通常应从小剂量开始,无效时逐渐加量,直至有效或不能耐受。

8.非心脏作用

(1)甲状腺毒症:β受体阻滞剂与抗甲状腺药物或放射性碘合用或单独应用,可作为手术前的重要用药。β受体阻滞剂已成为手术前治疗甲状腺毒症的常用药物。因它能控制心动过速、心悸、震颤和神经紧张,减轻甲状腺内的多血管性,故有利于手术治疗。

(2)偏头痛:偏头痛的机制目前尚不清楚,原发性血小板、5-HT 异常学说在偏头痛理论中占据重要位置,广谱的 β 受体阻滞剂普萘洛尔作为偏头痛防治的一代药已使用多年。而血小板膜表面是 $β_2$ 受体,故近年又有学者提出用 $β_2$ 受体阻断剂和美托洛尔 $β_1$ 受体阻断剂治疗偏头痛同样收到良好的临床效果。

(3)门静脉高压及食道静脉曲张出血:是肝硬化患者的重要死亡原因之一,死亡率高达 28%~80%。既往曾应用普萘洛尔治疗以降低门静脉压力,减少食道静脉曲张再次破裂出血的危险性,但有一定的不良反应,例如可使血氨增高,诱发或加重肝性脑病。近年,临床使用纳多洛尔治疗效果较普萘洛尔好,不良反应少。

9.抗精神病作用

β 受体阻滞剂能与去甲肾上腺素或拟交感药物竞争 β 受体,可扣制交感神经兴奋引起的脂肪和糖原分解,从而能促进胰岛素降血糖的作用。普萘洛尔脂溶性高,故易通过血-脑屏障,因而在中枢能发挥 β 受体阻断作用,它不仅作用于突触后膜,亦可作用于突触前膜的 β 受体,故可减少中枢神经系统去甲肾上腺素的释放。

(1)配合胰岛素治疗精神病:可减少精神患者的心动过速、多汗、焦虑、躁动不安、震颤和癫痫样发作等症状。

(2)躁狂性精神病的冲动行为:普萘洛尔可使行为障碍明显减轻,因而可试用于难治性精神分裂症的患者,与氯丙嗪有协同作用。

(3)慢性焦虑症:患者不但伴有自主神经功能紊乱的精神症状,而且往往伴有明显的躯体症状,两者可相互促进构成恶性循环。普萘洛尔对缓解躯体症状如肌紧张、心律失常、震颤及精神症状,如易怒、伤感和恐惧等均有一定效果。

(4)震颤综合征:普萘洛尔对各种震颤均有治疗效果,包括药源性震颤(尤其是锂盐和异丙肾上腺素所致的震颤)、静止性震颤、老年性及家族性震颤,脑外伤及酒精中毒戒断后震颤。

(5)可卡因吸收过量:可卡因是表面麻醉剂,吸收过量主要表现为心血管及精神方面的症状,普萘洛尔可起到挽救患者生命的作用。

10.蛛网膜下腔出血

在蛛网膜下腔出血早期,经普萘洛尔治疗长期随访显示有益的疗效,近几年钙通道阻滞剂有取代 β 受体阻滞剂的趋势。

11.青光眼

青光眼表现为眼内压增高、视神经萎缩、视盘变化及视野丧失。对原发性开角型青光眼及高眼压症,静脉注射 β 受体阻滞剂或滴眼可降低眼内压,但滴眼作用更明显。目前临床常用药物有噻吗洛尔、倍他洛尔和左布洛尔等。

二、β 受体阻滞剂的不良反应

(一)心功能不全

心功能不全初期,交感神经兴奋以维持心排血量,但与此同时,也开始了神经内分泌激素等对心肌的损害过程;因此当心功能不全时,须首先用正性肌力的药物或利尿剂、扩血管药初步纠正心功能不全后尽早使用 β 受体阻滞剂;如心功能不全严重,则慎用 β 受体阻滞剂;当心功能为 NYHA Ⅱ～Ⅲ级时,可自小剂量开始使用 β 受体阻滞剂,以后逐渐加量,达到最大耐受量或靶剂量后,继续维持治疗。严重心脏反应常在治疗开始时发生,这可能由于维持心脏正常功能的 β 受体机制突然被阻断的缘故,即使开始用小剂量 β 受体阻滞剂,有时也会发生。但近年来新的阻断剂,例如具有 β 受体和 α 受体双重阻断作用的第三代 β 受体阻滞剂,如卡维地洛,更适用于心功能不全的患者,其特点:①选择性 β 受体阻断;②通过阻断 α_1 肾上腺素能作用,扩张血管平滑肌;③抗氧化和保护心肌作用。

(二)哮喘

无选择性 β 受体阻滞剂禁用于哮喘患者,即使应用 β_1 选择性药和具有 ISA 的吲哚洛尔也应慎用。正在发作和近期发作的哮喘患者禁用任何 β 受体阻滞剂。

(三)停药反应

长期应用 β 受体阻滞剂,突然停药,可使心绞痛加剧,甚至诱发心肌梗死。其发病机制可能有各种因素:心绞痛患者长期应用 β 受体阻滞剂特别是无选择性的药物,突然停药所致运动耐受量降低,由于心血管交感神经阻断作用的终止,引起心肌需氧量的急剧增加所致;长期应用 β 受体阻滞剂可增加 β 受体数量,突然停药,β 效应升高。因此,心脏缺血患者,长期应用 β 受体阻滞剂停药必须逐渐减量。减药过程以 2 周为宜。

(四)外周血管痉挛

外周血管痉挛主要表现为四肢冰冷,脉细弱或不能触及以及雷诺氏现象等,可能是由于心排血量减少和外周血管收缩所致。应用选择性作用于 β_1 受体和具有 ISA 或第三代 β 受体阻滞剂可能会好一些。

(五)低血糖

人的肌糖原分解主要经 β_2 受体调节,而肝糖原分解除 β 受体外,尚有 α 受体参与,β 受体阻滞剂可使非糖尿病和糖尿病患者的糖耐量减低,使餐后血糖水平增高 20～30 mg/L,诱发高渗性高血糖昏迷。停用 β 受体阻滞剂后,其对血糖的影响可持续达 6 个月之久。β 受体阻滞剂影响糖代谢的主要机制是直接抑制胰岛 β 细胞分泌胰岛素,其可能的原因是 β 受体阻滞剂影响微循环血流,从而干扰了 β 细胞的去微粒过程;也可能是由于 β 受体阻滞剂改变了机体细胞膜的稳定性,使其对胰岛素的敏感性减低。β 受体阻滞剂还可以使低血糖持续的时间延长,甚至加重低血糖;这是由于 β 受体阻滞剂可掩盖患者震颤和心动过速症状。在使用 β 受体阻滞剂过程中若发生低血糖,由于 α 刺激效应缺乏 β 刺激效应的拮抗,患者可发生严重高血压危象。健康人用普萘洛尔对血糖无影响,只有运动所致血糖升高可被普萘洛尔抑制。对于胰岛素所致低血糖以及饥饿或疾病等原因引起的肝糖原降低时,普萘洛尔可延缓血糖恢复正常。选择性 β_1 受体和具有 ISA 的阻断剂,影响血糖作用可能较轻。

(六)血脂水平的影响

β 受体阻滞剂影响脂代谢的机制,多数学者认为是肾上腺素能机制起的作用。脂蛋白代谢时有几种主要酶参加,其中脂蛋白酯酶(LPL)和卵磷脂-胆固醇酰基转移酶剂(LCAT)被抑制,使脂蛋白代谢产生不利的影响,LPL 能促进血浆蛋白的甘油三酯(TG)分解,LCAT 能够使卵磷脂 β 位的脂酰基转移到胆固醇的分子并分别生成溶血卵磷脂和胆固醇。激活人体内 α 受体时将抑制 LPL 和 LCAT 的活性。使用 β 受体阻滞剂尤其使用部分激动活性的 β 受体阻滞剂较大剂量时,将使 β 受体明显抑制,而 α 受体的活性相对增强,继而抑制了 LPL 和 LCAT 的活性,产生对脂代谢的不利影响。Day 早在 1982 年对 β 受体阻滞剂影响脂代谢的解释是组织中 LPL 被抑制也许就是 α 受体相对兴奋的结果,因而延长了 TG 的清除时间,使血浆 TG 水平升高,同时降低肝脏产生高密度脂蛋白(HDL)。使用β受体阻滞剂还降低胰岛素的分泌使糖代谢紊乱,间接使脂代谢发生变化。而兼有α、β阻断作用的拉贝洛尔对脂代谢无影响,这进一步提示肾上腺素能机制。

(七)中枢神经系统反应

脂溶性高的β受体阻滞剂如普萘洛尔、丙烯洛尔等可引起神经系统反应,是因为它们较易透过血-脑屏障。长期应用大剂量普萘洛尔可致严重的抑郁症、多梦、幻觉和失眠等。

(八)消化道反应

用β受体阻滞剂可致腹泻、恶心、胃痛、便秘和腹胀等不良反应。

(九)骨骼肌反应

普萘洛尔具有神经肌肉阻滞作用,发生长时间的箭毒样反应,可能与阻断骨骼肌β2受体有关。此外吲哚洛尔、普萘洛尔和普拉洛尔都可致肌痛性痉挛,其机制不明。

(十)眼、皮肤综合征

此征主要表现为干眼症、结膜炎和角膜溃疡伴有皮肤病变,如牛皮癣样皮疹,少数尚有硬化性腹膜炎。

(十一)心动过缓和房室传导阻滞

β受体阻滞剂降低窦房结和房室结细胞的自律性,引起窦性心动过缓和心脏传导阻滞。所以心脏传导阻滞,如二度以上传导阻滞、病窦或双结病变患者应禁忌使用。

(十二)β受体阻滞剂停药综合征

β受体阻滞剂停药综合征是指服用β受体阻滞剂的患者,突然停服药物后出现的一组临床症状和体征。

1.产生机制

可能与下列因素有关:使用β受体阻滞剂后,体内β受体数目增加,即向上调节;一旦停用β受体阻滞剂后,则数目增多的β受体对儿茶酚胺的总反应增加、敏感性增高;突然停用β受体阻滞剂后,心肌耗氧量增加、血小板的黏着性和聚积性增加、血液循环中的儿茶酚胺和甲状腺素水平升高、氧离解曲线移位,血红蛋白向组织内释放氧减少、肾素-血管紧张素-醛固酮系统活性增强。

2.临床表现

患者可表现为焦虑、不安、神经质、失眠、头痛、心悸、心动过速、乏力、震颤、出汗、厌食、恶心、呕吐和腹痛,有的患者还可出现严重的高血压、脑疝、脑血管意外、甲状腺功能亢进、快速性心律失常、急性冠状动脉供血不足和原有的冠心病恶化,如心绞痛由稳定型转变为不稳定型,甚至发生急性心肌梗死及猝死等。本征可发生在停药后1~2天或延迟到数周。

3.防治方法

(1)避免突然中断使用的β受体阻滞剂。需要停药者,应在2周内逐渐减量,最后完全停药。

(2)在减量及停药期间应限制患者活动,避免各种精神刺激。

(3)一旦发生停药综合征,要立即给予原先使用过的β受体阻滞剂,剂量可比停药前的剂量要小一些,并根据临床表现给予相应处理。

(十三)中毒

服用过量的β受体阻滞剂可引起心动过缓、血压下降、室性心律失常、眩晕、思睡及意识丧失等。中毒症状一般是在服药后半小时开始出现,12小时最为严重,可持续72小时。

（十四）其他

少数患者出现乏力、血 CPK 升高、SGOT 升高、白细胞总数下降、感觉异常、皮疹和 BUN 增高等。妊娠期使用 β 受体阻滞剂，可使胎儿生长迟缓、呼吸窘迫、心动过缓、和低血糖。

三、β 受体阻滞剂与其他药物的相互作用

（一）洋地黄

洋地黄为正性肌力药物，β 受体阻滞剂为负性肌力药物，两药合用对心肌收缩力有拮抗作用。

地高辛与艾司洛尔合用可使地高辛血清浓度增加 9.6%，因此合并用药时应慎重，以防洋地黄中毒。

阿替洛尔与地高辛合用治疗慢性心房颤动，可以控制快速的心室率，使患者静息及运动心室率平均减少 24%，心功能改善，不良反应轻微。

（二）酸酯类

1.异山梨酯

β 受体阻滞剂与异山梨酯合用适用于治疗心绞痛。普萘洛尔较大剂量时可减少心绞痛的发作及异山梨酯用量，并能增加运动耐受量，能对抗异山梨酯引起的反射性心动过速，而异山梨酯能对抗普萘洛尔引起的心室容积增加及心室收缩时间延长。两药作用时间相似，合用可提高抗心绞痛的疗效。但两药合用剂量不宜过大，否则会使压力感受器的反应、心率和心排血量调节发生障碍，导致血压过度下降，冠脉血流反而减少，从而加剧心绞痛。

2.硝酸甘油

使用 β 受体阻滞剂的心绞痛患者仍发作心绞痛时，可舌下含化或静脉滴注硝酸甘油，一般可取得满意疗效。两药合用应注意发生直立性低血压（初次试用时宜取坐位）。近来有人报告，艾司洛尔与硝酸甘油合用治疗心绞痛疗效好，不良反应少。

硝酸甘油不宜与具有内源性拟交感活性的 β 受体阻滞剂合用，以防出现心率明显加速的不良反应。

（三）钙通道阻滞剂

1.硝苯地平

许多临床研究证实，普萘洛尔与硝苯地平是治疗心绞痛的有效药物，β 受体阻滞剂与硝苯地平合用为心绞痛患者的有效联合。普萘洛尔可抵消硝苯地平反射性增快心率的作用，硝苯地平可抵消普萘洛尔增加的外周阻力，两药合用特别对劳力型心绞痛；尤其为单用疗效较差时，合用疗效更佳。

2.维拉帕米

有报道 β 受体阻滞剂与维拉帕米合用，可引起低血压、心动过缓和房室传导阻滞，甚至导致不可逆性房室传导阻滞和猝死，故两药禁忌合用。但有的学者仍认为，合用对高血压病、心绞痛有效，且具有安全性，但只限于服用普萘洛尔未引起严重左心功能不全、临界低血压、缓慢心律失常或传导阻滞者。

3.硫氮䓬酮

β 受体阻滞剂与硫氮䓬酮均具有负性肌力和负性传导作用，两药合用可诱发心力衰竭、窦性心动过缓、窦性静止、房室传导阻滞和低血压等。对已有心功能不全、双结病变者不宜合用这两

种药物,以防引起严重后果。

(四)抗心律失常药物

1.美西律

普萘洛尔与美西律合用治疗心律失常有明显的协同作用。美西律治疗无效的室性期前收缩、室性心动过速和两药合用有协同效果。有学者报道,单用美西律治疗室性期前收缩,其有效率为14%,合用普萘洛尔有效率为30%。

2.利多卡因

β受体阻滞剂可减低心排血量及肝血流,β受体阻滞剂对肝微粒体药物代谢酶有抑制作用,特别是拉贝洛尔、氧烯洛尔、噻吗洛尔和美托洛尔等的抑制作用更为明显;而阿替洛尔、索他洛尔的抑制作用较小。故β受体阻滞剂与利多卡因合用后,利多卡因经肝脏代谢减弱,半衰期延长,血药浓度升高,甚至出现毒性反应。两者合用时,应减少利多卡因的剂量。此外,利多卡因又能使β受体阻滞剂减弱心肌收缩力的作用进一步加重,两药合用时,应注意心功能变化。

3.奎尼丁

普萘洛尔与奎尼丁合用常用于心房颤动的复律治疗。普萘洛尔对心肌细胞的电生理作用与奎尼丁有相似之处,故两药合用可减少奎尼丁的用量,并增加其安全性。普萘洛尔可加快心肌复极、缩短动作电位时程及Q-T间期,故可抵消奎尼丁所致的Q-T间期延长。普萘洛尔可抑制房室结、减慢房室传导,并延长房室结的不应期,因而可避免单用奎尼丁在复律前由心房颤动变为心房扑动时出现的心室率加快现象。两药合用治疗预激综合征伴室上性心动过速有明显疗效;治疗室性心动过速亦有协同作用。但两药均有负性肌力作用,心功能不全者禁用。

4.普鲁卡因胺

临床上普鲁卡因胺与普萘洛尔合用较少。使用奎尼丁转复心房颤动时,如出现奎尼丁引起的金鸡纳反应(耳鸣、恶心、呕吐和头晕等),可使用普鲁卡因胺代替奎尼丁。有关普鲁卡因胺与普萘洛尔相互作用可参阅奎尼丁与普萘洛尔的相互作用。

5.丙吡胺

普萘洛尔和丙吡胺合用,对心肌的抑制作用增强,可使心率明显减慢,有发生心搏骤停和死亡的危险。有学者报道,使用普萘洛尔10 mg和丙吡胺80 mg静脉注射治疗心动过速,1例恶化,1例死亡。故两药合用应慎重。

6.胺碘酮

普萘洛尔与胺碘酮合用可引起心动过缓、传导阻滞,甚至心脏停搏。Derrida报告,1例心房扑动用胺碘酮+洋地黄后心室率仍快,服用1次剂量普萘洛尔后,引起心脏骤停。另1例急性心肌梗死静脉注射胺碘酮后口服普萘洛尔,2次发生严重心动过缓迅即转为心室颤动。

7.氟卡尼

索他洛尔为新型β受体阻滞剂。单用氟卡尼疗效不佳的复杂性室早,用索他洛尔后室性期前收缩减少85%。普萘洛尔与氟卡尼合用,两药血浆浓度均有增加(<30%),半衰期无改变,患者P-R间期延长,心率无明显改变,血压有所下降。

8.普罗帕酮

普罗帕酮属Ⅰ类抗心律失常药物,能抑制动作电位O相上升速度,延长动作电位时程,延长P-R、QRS和Q-T间期,与美托洛尔合用可防止Ⅰ类药物提高儿茶酚胺的水平和由此而产生不利影响。因此,美托洛尔能增强普罗帕酮抗心律失常作用。

9.妥卡尼

普萘洛尔与妥卡尼合用,治疗室速的疗效满意。Esterbrooks 报告,两药合用治疗 6 例室性心动过速,5 例急性期得到控制,其中 4 例远期疗效满意。

(五)利尿剂

普萘洛尔与氢氯噻嗪合用治疗高血压病有良好疗效。两药作用方式不同,普萘洛尔为弱碱性药物,氢氯噻嗪为弱酸性药物。两药的药动学及药效学互不相干,从不同的组织部位产生协同降压作用。苄氟噻嗪与普萘洛尔合用治疗高血压病,可互相克服各自限制降压的代偿机制。利尿剂可拮抗普萘洛尔引起的体液潴留,普萘洛尔又可减弱利尿剂引起的血浆肾素水平升高及低血钾症;两药合用后甚至不必补钾。

噻嗪类利尿剂有使血脂和血糖升高的不良反应,与普萘洛尔合用后可使血脂升高更为明显,两药合用可促进动脉硬化,近年新型 β 受体阻滞剂问世克服了这方面的不良反应。例如,波吲洛尔、美托洛尔、醋丁洛尔和西利洛尔等药对血脂、血糖均无影响,甚至西利洛尔还有降低低密度脂蛋白和轻度升高高密度脂蛋白的作用。

(六)调节血压药物

1.甲基多巴

有报道普萘洛尔与甲基多巴合用治疗高血压病,可取得满意疗效。但有人观察,服用甲基多巴的高血压患者静脉注射普萘洛尔后血压升高,并出现脑血管意外。动物实验证明,普萘洛尔能增强甲基多巴的代谢产物 α-甲基去甲肾上腺素的升压作用;故两药合用应慎重。必须合用时,应适当调整剂量。

2.α-肾上腺素阻断剂

妥拉苏林、酚苄明可分别与普萘洛尔合用治疗嗜铬细胞瘤,以防血压急剧上升。普萘洛尔能减弱妥拉苏林解除外周动脉痉挛的作用,这可能是由于普萘洛尔阻滞了可使外周血管舒张的 $β_2$ 受体所致。

哌唑嗪是一种高度选择性突触后膜 $α_1$-肾上腺素能受体阻断剂,具有良好的降压作用。由于它降低血胆固醇和甘油三酯浓度,使高密度脂蛋白/低密度脂蛋白比例上升,故目前认为是治疗高血压的理想药物。哌唑嗪与普萘洛尔合用降压效果增强,前者可改变后者对血胆固醇和甘油三酯水平的不良影响。但普萘洛尔可加重哌唑嗪的首剂效应,即引起急性直立性低血压和心动过速等。相互作用的发生机制可能是普萘洛尔抑制哌唑嗪的代谢所致,故两药合用时应调整哌唑嗪的首次量。

3.利血平

利血平可使儿茶酚胺耗竭,导致普萘洛尔的 β 阻断作用增加,于是可发生广泛的交感神经阻滞,故两药合用时应密切注意患者的反应。

4.可乐定

普萘洛尔主要阻断心脏和肾脏的 β 受体,降低心脏泵血速率和肾素水平,因而发挥降压作用。可乐定主要通过兴奋中枢 α 受体、阻断交感胺的释放而降压。两药合用具有协同降压作用。但一旦停用可乐定可出现血压反跳现象,有时血压可超过治疗前水平。血压反跳的主要原因是普萘洛尔阻断了外周 β 受体扩血管作用,使 α 受体缩血管作用占优势。基于上述理由,目前临床上不主张两药合用。

5.肼屈嗪

普萘洛尔对抗肼屈嗪增快心率的不良反应。由于肼屈嗪减少肝血流量,故可减少普萘洛尔的经肝代谢,增加其生物利用度。两药合用时,可先用普萘洛尔,再加用肼屈嗪,以提高抗高血压的疗效。

6.肾上腺素

普萘洛尔能增强肾上腺素的升压作用,引起反射性迟脉和房室传导阻滞。这是由于普萘洛尔阻断β受体的扩血管作用后,再注射肾上腺素可兴奋α受体,引起血压上升、血流量减少、血管阻力增加,因而出现反射性心动过缓,有致命的危险。已使用普萘洛尔的非选择性β受体阻滞剂的患者,再使用肾上腺素时,必须注意血压的变化。

7.二氮嗪

二氮嗪是治疗高血压危象的有效和安全药物,但本品可引起心率加快,导致心肌缺血,使血浆肾素活性增高。加用普萘洛尔可使心率减慢、血浆肾素活性下降,减少心肌耗氧量及减轻心肌缺血。两药合用不会引起严重低血压,并能有效地控制心率,对伴有心绞痛或心肌梗死的患者尤为有利。

8.氯丙嗪

普萘洛尔与氯丙嗪合用可同时阻断α和β受体,故降压作用增强。两药合用后对彼此的药物代谢均有抑制作用,故两药合用时,剂量都要相应减少。有报道普萘洛尔可逆转氯丙嗪所致的心电图异常。

9.卡托普利

卡托普利治疗高血压的机制是通过抑制血管紧张素Ⅰ转变为血管紧张素Ⅱ,从而使外周血管的α受体兴奋性减低而实现的。普萘洛尔为非选择性β受体阻滞剂,在阻滞心脏β$_1$受体而使心肌收缩力减低的同时,又阻断外周血管的β$_2$受体,这样就会使α受体兴奋占相对优势。因此,卡托普利与普萘洛尔合用治疗高血压疗效不佳。已使用卡托普利治疗高血压病过程中,若加用普萘洛尔后,有时可使降低的血压反见升高。而与选择性β受体阻滞剂合用,则可使降压效果增强。这是由于选择性β受体阻滞剂对外周血管的β$_2$受体阻断作用很轻微。

10.异丙肾上腺素

异丙肾上腺素为β受体兴奋剂,β受体阻滞剂可抑制异丙肾上腺素的作用,故两药不宜同时使用。对需要使用β受体阻滞剂的支气管哮喘患者,可选用选择性β$_1$受体阻断剂。

四、剂量与用法

(一)剂量

使用任何一种β受体阻滞剂均应从小剂量开始,然后逐渐增加剂量,直到取得满意疗效或出现较明显的不良反应。每一种β受体阻滞剂的常规剂量至今仍无统一的规定,而且每例患者的个体反应不同,也不可能规定统一的用药剂量。例如,国内报道普萘洛尔的用药剂量范围为30～240 mg/d,国外有报告高达 400～800 mg/d。我们使用阿替洛尔治疗心绞痛的剂量达37.5～75.0 mg/d时,有的患者即可出现心动过缓;而治疗肥厚型心肌病时,用药剂量达 300 mg/d时,患者未出现不适表现。无论使用多大剂量,都要密切观察治疗反应。逐渐加量和逐渐减量停药是使用β受体阻滞剂的一个重要原则。

(二)疗程

疗程应视治疗目的而定,如治疗心肌梗死的疗程为数月至数年,而治疗肥厚型心肌病和原发性 Q-T 间期综合征则可能需终生服药。

(张丽丽)

第三节 钙通道阻滞剂

钙通道阻滞剂是一类选择性作用于慢通道、抑制 Ca^{2+} 跨膜内流,进而影响 Ca^{2+} 在细胞内作用而使整个细胞功能发生改变的药物。该类药物自 20 世纪 60 年代问世以来,其作用机制、药理及临床应用取得了重大进展,现钙通道阻滞剂已广泛用于高血压、冠心病、心绞痛、心律失常及肥厚性心肌病等心血管疾病的治疗。此外,人们在临床实践中还发现钙通道阻滞剂对多种器官均可产生效应,提示钙通道阻滞剂具有潜在广泛的治疗作用。尽管近年来某些临床资料提出了一些不利于钙通道阻滞剂的观点和证据,从而引发了对钙通道阻滞剂临床应用的争议和再评价,但此类药物仍是心血管疾病治疗中最为常用的药物之一。

一、分类

钙通道阻滞剂物繁多,由于具有共同的钙拮抗作用而被归列在一起,但其化学结构、与慢通道结合程度、相对选择性及对组织器官的药理效应等方面均有所不同甚或差异极大,因而目前尚缺乏令人满意的分类方法。现较常用的分类法如下。

(一)按化学结构分类

1.苯烷胺类

苯烷胺类如维拉帕米、盖洛帕米、泰尔帕米、Devapamil、Anipamil、Empoamil、Falipamil 和 Ronipamil。

2.二氢吡啶类

二氢吡啶类如硝苯地平、尼群地平、尼卡地平、非洛地平、伊拉地平、达罗地平、尼鲁地平、尼莫地平、尼索地平、尼伐地平、马尼地平、贝尼地平、拉西地平、巴尼地平、Diperdipine、Oxodipine、Riodipine、Ryosidipine、Flordipine、Foridipine、Iodipine、Mesudip-ine、Tiamdipine、Franidipine、OPC13340,R023-6152。

3.苯噻氮唑类

苯噻氮唑类如地尔硫䓬、Fostedil。

4.其他

如氟桂利嗪、桂利嗪、Lidoflazine、哌克昔林、苄普地尔、普尼拉明、特罗地林、芬地林、Caron-erine、匹莫齐特、五氟利多和氟斯匹灵。

(二)按有无电生理作用分类

按有无电生理作用分类分为有电生理作用与无电生理作用两大类。前者具有负性变时、负性变力以及负性变传导作用,可减轻心肌收缩力和降低氧耗量,主要药物有维拉帕米、盖洛帕米、硫氮䓬酮和苄普地尔等,常用于快速性心律失常及伴有心率增快的高血压或冠心病患者;后者无或有轻微电生理作用,对心脏传导系统和心肌收缩力无明显影响,其中某些药物可因扩血管作用而反射性地引起心率增快,主要药物有硝苯地平及其二氢吡啶类药物、氟桂利嗪和哌克昔林等,可用于高血压及血管痉挛性疾病的治疗。此种分类法虽然过于笼统和简单,但对于临床选择用药尚有一定指导意义。

(三)按作用部位及用途分类

(1)主要作用于心肌细胞:如维拉帕米。

(2)主要作用于窦房结和房室结:如维拉帕米、硫氮草酮。

(3)主要作用于血管平滑肌:①主要作用于冠状动脉,如硝苯地平、硫氮草酮;②主要作用于脑血管,如尼卡地平、尼莫地平;③主要作用于周围血管,如利多氟嗪、氟桂利嗪。

(四)按生化及电生理特点分类

1982 年,Fleckenstein 提议分为两类,以后又增补为 3 类。

A 类:药效及特异性高,对电压依赖性通道选择性强,可抑制 90% Ca^{2+} 内流而不影响 Na^+ 及 Mg^{2+} 内流,包括维拉帕米、甲氧帕米、硫氮草酮、硝苯地平及其他二氢吡啶类衍生物。

B 类:选择性稍差,可抑制 50%～70% 的 Ca^{2+} 内流,同时可抑制 Na^+、Mg^{2+} 内流,包括普尼拉明、哌克昔林、异搏静、芬地林、氟桂利嗪、桂利嗪、特罗地林、双苯丁按及 Aroverine。

C 类:有轻度钙拮抗作用的某些局麻、除颤及抗心律失常药物,如氯丙嗪及某些 β 受体阻滞剂。

(五)WHO 分类法

WHO 专家委员会按钙通道阻滞剂的结合部位及选择性、精确的细胞与药理学作用机制分为两组 6 个亚类,包括以下几种。

(1)对慢通道有选择性作用者 Ⅰ 类为维拉帕米及其衍生物,Ⅱ 类为硝苯地平及其他二氢吡啶衍生物,Ⅲ 类为硫氮草酮类。

(2)对慢通道呈非选择性作用者 Ⅳ 类,如氟桂利嗪、桂利嗪等二苯哌嗪类,Ⅴ 类如普尼拉明类,Ⅵ 类如哌克昔林、苄普地尔和 Caroverine 等。

(六)其他分类法

1992 年,Spedding 和 Paoletti 又提出如下分类法,将钙通道阻滞剂分为 5 大类。

Ⅰ 类:选择性作用于 L 型通道上明确位点的药物,又细分为以下几种。①1,4-二氢吡啶类结合点(受体):硝苯地平、尼群地平和尼卡地平等;②苯噻氮唑类结合位点:硫氮草酮等;③苯烷胺类结合位点:维拉帕米、盖洛帕米和泰尔帕米等。

Ⅱ 类:作用于 L 型通道上未知位点的化合物:如 SR33557、HOE166 和 McN6186 等。

Ⅲ 类:选择性作用于其他亚型电压依赖性通道(Voltage dependent Ca^{2+} channel,VDC)的药物(迄今未发现对此类通道具有高选择性的药物):①T 型通道:氟桂嗪、粉防己碱等;②N 型通道:ω-conotoxin;③P 型通道:漏斗网型蜘蛛毒素。

Ⅳ 类:非选择性通道调节药物,如芬地林、普尼拉明和苄普地尔等。

Ⅴ 类:作用于其他类型钙离子通道的药物如下。①肌浆网 Ca^{2+} 释放通道:兰诺丁。②受体控制性钙离子通道(receptor operated Ca^{2+} channel,ROC),可被相应受体拮抗剂阻断:兴奋性氨基酸通道;α 受体偶联通道;血管紧张素偶联通道;核苷酸/核苷酸偶联通道。

二、作用机制与药理效应

(一)作用机制

钙通道阻滞剂作用的精确部位及机制尚不十分清楚,但它们的化学结构各不相同、立体构型也不一样,提示钙通道阻滞剂之间不可能以任何相同机制或简单的构效关系作用于单一受体部位。钙通道阻滞剂可能对 Ca^{2+} 转运与结合的所有环节与调控机制均有抑制和影响。目前已知细胞内外 Ca^{2+} 的平衡与调节(离子转运)有以下几种方式。

(1)经慢通道发生慢内向离子流(SIC)。慢通道对 Ca^{2+} 的通透性除受 Ca^{2+} 浓度的控制外,还受神经介质的调控,因而慢通道又分为 VDC 和 ROC。VDC 有两个闸门,外闸门受电位控制,内闸门则受环磷酸腺苷(cAMP)的调节。当细胞膜去极到一定水平(如在心肌为 $-40 \sim +10\ mV$)时此通道即被激活开放,产生 SIC 形成动作电位平台,激活后由于内向 Ca^{2+} 电流的增加与膜电位降低,随即开始较激活速率更慢的失活过程,即该通道存在"开""关"和"静息"3 种状态。VDC 至少存在 4 个亚型:L、T、N、P,它们的电生理与药理学特征有所不同,其中 L 亚型最受重视,因为该通道是主要对 Ca^{2+} 兴奋或阻滞剂敏感的钙离子通道亚型,其活化阈值高($-10\ mV$)、灭活慢,与心血管系统、平滑肌、内分泌细胞及某些神经元的兴奋——收缩偶联有关,L 亚型通道又有 α_1、α_2、β、γ 和 δ 5 个亚单位组成,α_1 亚单位具有钙离子通道及受体结合功能,α_2 及 β 亚单位具通道阻滞作用;ROC 存在于多种细胞尤其是血管平滑肌的胞质膜上,能对去甲肾上腺素、组胺和 5-羟色胺等发生反应,产生 Ca^{2+} 内流及细胞内贮存 Ca^{2+} 的释放,ROC 激活后对后者作用更大。

(2)Ca^{2+} 渗入:当胞外 Ca^{2+} 浓度低时,可使胞质膜通透性改变,发生"渗漏",增加 Ca^{2+} 流入,此可能与某些血清 Ca^{2+} 不足所并发的高血压有关。

(3)Na^+/Ca^{2+} 交换:具双向性,取决于细胞内外两种离子浓度梯度,当胞内 Na^+ 浓度高而胞外 Ca^{2+} 浓度高时两者可发生交换,此机制与心肌糖苷的正性肌力作用有关。

(4)胞质膜上 Ca^{2+}-ATPase,可利用 ATP 分解的能量将 Ca^{2+} 逆离子梯度由胞内泵出胞外。

(5)肌浆网系膜上的 Ca^{2+},Mg^{2+}-ATPase 将 Ca^{2+} 泵入肌浆网,而跨膜 Ca^{2+} 内流可触发肌浆网(SR)按离子浓度释放 Ca^{2+}(SR 内 Ca^{2+} $10^{-4}M$,胞质内为 $10^{-7}M$),这一过程与心肌纤维的兴奋-收缩偶联有关。

(6)线粒体可吸收胞质内 Ca^{2+},而通过 Na^+、Ca^{2+} 交换释放 Ca^{2+}。

以上为 Ca^{2+} 的平衡与调控机制,其中(1)(2)(3)(4)为 Ca^{2+} 细胞内外的跨膜转运,(5)(6)为细胞内转运过程;不同类型的组织,这些机制有不同的重要性。心肌和内脏平滑肌肌浆内 Ca^{2+} 的浓度正是基于上述转运系统的精确调控,才得以发挥正常的心脏血管效应。钙通道阻滞剂也正是通过对 Ca^{2+} 运转的影响,使细胞内 Ca^{2+} 减少,可兴奋细胞电位发生改变或钙与心肌内收缩蛋白、血管平滑肌内钙调蛋白等钙敏蛋白的结合受抑或 Ca^{2+}-蛋白复合物的调节作用减弱,从而发挥一系列的药理学效应。

尽管理论上推测钙通道阻滞剂的作用部位绝非一处,但绝大部分钙通道阻滞剂是通过阻滞慢钙离子通道和慢钙-钠通道而减少 Ca^{2+} 进入胞内的,事实上,只有对钙离子通道有阻滞作用的药物也才真正具有治疗价值。现已有足够的证据表明,钙通道阻滞剂实际上具有药理学与治疗学的抑制部位仅是 VDC 中的 L 通道。不同钙通道阻滞剂对通道蛋白的结合位点可能不同,有学者认为硝苯地平等二氢吡啶类衍生物作用于通道外侧的膜孔蛋白,维拉帕米类药物作用于通道内侧的膜孔蛋白而与外侧膜孔蛋白受体的亲和力极低,硫氮草酮则主司通道的变构部位,从而改变钙离子通道的构象等。当然这一学说有待于更进一步证实。

各种不同组织及相同组织的不同部位(如心肌、冠状动脉、脑血管及外周血管)Ca^{2+} 转运途径不同、钙离子通道被活化的途径不一(VDC 或 ROC)、活化机制迥异(有的以 Ca^{2+} 内流为主、有的以胞内贮存 Ca^{2+} 释放为主)、膜稳定性不同(钙离子通道存在"静息""开放"和"灭活"3 种状态),以及与药物的亲和力、离散度的差异,构成了钙通道阻滞剂对不同组织敏感性及临床适应证不同的基础,也是钙通道阻滞剂理效应不一的重要原因。

(二)药理作用

钙不仅为人体生理功能所必需,而且也参与或介导许多病理过程。细胞内 Ca^{2+} 过多(亦称钙"超载"),在高血压起病、心律失常形成、动脉粥样硬化发病以及血管与心肌的脂氧化损伤等病理过程中起着重要作用。钙通道阻滞剂虽然作用不尽相同、作用机制未完全明了,但多种钙通道阻滞剂在不同程度上具有下述作用。

(1)抑制心肌 Ca^{2+} 跨膜 SIC,使胞质内游离 Ca^{2+} 浓度下降、心肌收缩力减弱呈负性肌力作用,降低心肌耗能及耗氧。应当指出,不同的钙通道阻滞剂在整体动物实验中表现出来的负性肌力作用差异甚大,如硝苯地平由于舒张血管作用较强、甚至出现反射性增强心肌收缩力。

(2)抑制窦房结自律性及减慢房室传导,呈现负性变时及负性变传导作用。

(3)防止心肌细胞内 Ca^{2+}"超负荷"、保护心肌免遭脂氧化损伤,对缺血心肌有保护作用。

(4)扩张冠状动脉、脑血管及肾动脉,促进冠状动脉侧支循环形成,改善心、脑和肾等重要脏器供血。

(5)扩张肺及周围血管、降低总外周阻力,使血压、肺动脉压降低及心脏前、后负荷减轻;总体来讲,钙通道阻滞剂舒张动脉血管作用强于舒张静脉血管。

(6)在某种程度上可减轻血管及心脏的重塑作用,使管壁顺应性增加、靶器官结构改变及功能损害减小。

(7)抑制支气管、肠道及泌尿生殖道平滑肌、缓解平滑肌痉挛。

(8)抑制血小板聚集,改进低氧血症时血流变异常,改善红细胞开变性。

(9)对血脂代谢无不良影响,某些钙通道阻滞剂可升高高密度脂蛋白胆固醇(HDL-ch)或降低低密度脂蛋白胆固醇(LDL-ch)。

(10)改善胰岛素抵抗、增加组织对胰岛素的敏感性。

(11)可抑制血管平滑肌细胞增殖及向内膜下迁移,此与抑制动脉粥样硬化有关,二氢吡啶类药物有抑制和延缓粥样硬化进程的作用。

(12)抑制兴奋-分泌偶联,影响多种腺体的分泌。

(13)抑制内皮素分泌、减少前嘌呤物质丧失,维持细胞 Ca^{2+}、Na^+ 和 K^+ 平衡,减轻血管切应力损伤。

(14)逆转心室肥厚及有轻度利钠、利尿作用。

(15)硝苯地平、硫氮草酮、氨氯地平和维拉帕米对高血压患者的肾功能有短期良好作用。硫氮草酮对胰岛素依赖型和非依赖型糖尿病、肾病患者有减少尿蛋白分泌的作用。

需要指出的是,钙通道阻滞剂的上述作用除因药物不同而表现各异外,其在体内的净效应还取决于各种作用的相对强度以及用药途径、剂量、体内反射机制等影响因素。

三、临床应用

近年来,随着临床与基础研究的不断深入,钙通道阻滞剂的应用范围越来越广,已由最初单纯治疗心血管疾病发展到应用于多个系统的多种疾病。

(一)高血压病

目前,钙通道阻滞剂已广泛用于高血压病的治疗,尤其是二氢吡啶类药物,由于其显效快、效果明显,血压下降平稳,长期使用有效,且对血脂、血糖、尿酸、肌酐及电解质等无不良影响,已被列为高血压治疗的一线药物。与其他降压药相比,钙通道阻滞剂更适合于年龄大、基础血压高、低肾素型及外周血管阻力高者,一般单用钙通道阻滞剂的 $50\%\sim70\%$ 患者即可获得满意效果。钙通道阻滞剂与 β 受体阻滞剂、ACEI 及利尿剂配伍应用时其降压效果更好,可根据病情酌予选用。对高血压合并冠心病、心绞痛、心律失常、脑血管疾病及外周血管病者,选用相应的钙通道阻滞剂不仅能降低血压,而且对其并发症治疗也十分有效,但钙通道阻滞剂远期应用能否降低心血管并发症的发生与死亡,国际上尚未取得一致意见,仍有待于前瞻性大规模长效钙通道阻滞剂抗高血压临床试验加以验证。国内近期已结束的一项临床多中心研究观察了尼群地平对老年单纯收缩期高血压的影响,初步表明钙通道阻滞剂对高血压病脑血管并发症有降低发生率作用,但对心血管并发症的发生似乎影响不明显。

近年来,有人认为在预防高血压患者主要心血管事件中,钙通道阻滞剂的作用不及 β 受体阻滞剂或小剂量噻嗪类利尿剂。美国一权威性荟萃资料分析了 9 个临床试验共 27 743 例患者,结果发现在降低血压方面,钙通道阻滞剂与 β 受体阻滞剂、ACEI 及噻嗪类利尿剂没有明显差异;但服用钙通道阻滞剂组的患者中,急性心肌梗死和心力衰竭发生的危险性分别增加了 26%,主要心血管事件危险增加了 11%。因此,Furberger 等认为,β 受体阻滞剂、ACEI 及小剂量噻嗪类利尿剂仍然是治疗高血压的首选药物,只有在这些药物治疗失败或患者不能耐受时,才考虑换用钙通道阻滞剂。然而,2000 年公布的 NORDIL 试验便很快否定此说。NORDIL 试验证实,硫氮䓬酮在治疗高血压时与利尿剂、β 受体阻滞剂比较,不仅同样具有显著减少心血管事件发生和死亡的效果,而且比利尿剂、β 受体阻滞剂减少了 20% 的脑卒中发生率。硫氮䓬酮的良好疗效,可能与其逆转左室肥厚、交感神经激活作用小及抑制心律失常等发生有关。针对伴有至少一项心血管高危因素的高血压患者进行治疗的 INSIGHT 试验更进一步证实,拜新同(一种长效的硝苯地平制剂)组和利尿剂(氢氯噻嗪和米吡嗪联用)组的终点事件(包括心肌梗死、中风、心血管病死亡和心力衰竭等)发生率没有差别,总的事件的发生率均为 12%,且拜新同单药治疗即可有效控制血压,长期用药无增加癌症和严重出血的危险性,从而确立了钙通道阻滞剂用药的安全性。上述资料充分说明,钙通道阻滞剂仍是可供选用的一线抗高血压药物,特别是其价格低廉、疗效可靠,更适合于国内治疗高血压病的应用。

目前,对钙通道阻滞剂降压应用的新趋势如下:第 3 代二氢吡啶类药物如氨氯地平、非洛地平等,降压有效而作用时间长;非二氢吡啶类药物如维拉帕米,尤其是其缓释型制剂,虽然对心脏的选择性强,但能降低血浆去甲肾上腺素,因此,对应激状态及扩张周围血管,降压有独特作用;短效的硝苯地平在降压治疗中对无明显并发症的老年人疗效较好,由于其交感激活作用,对大多数中青年患者不适用,已有两项前瞻性的临床试验对短效硝苯地平及利尿剂与 ACEI 的降压效果进行比较,发现三类药物的降压作用相同,但前者防止心血管事件的发生明显较后两者减少。此外,人们在临床实践中还发现,若二氢吡啶类药物降压无效时通常加服利尿剂不能增强其疗效；相反，高 Na^+ 饮食可加强其疗效，可能与钙通道阻滞剂有内源性钠利尿作用有关，当摄取 Na^+ 增加、体内 Na^+ 增高时也可调节钙通道阻滞剂受体的结合率。

降压谷峰值比率（T：P）是 1988 年由美国食品药品监督管理局（FDA）提出的一项评价降压药优劣的指标，近年来已被作为降压药筛选与审批新药的标准。T：P 亦即降压药最小与最大疗效之比率，提出此概念的目的在于强调稳态给药结束后血压应控制满意且降压作用须平稳维持 24 小时之久，以避免血压的过大波动。FDA 认为，理想的降压药谷值效应至少应为峰值效应的 50%，即 T：P≥50%。据报道缓释硝苯地平 10～30 mg，每天 1 次，T：P 为 50%；氨氯地平 5～10 mg，每天 1 次，T：P 为 66%；拉西地平的 T：P 亦≥60%，提示钙通道阻滞剂是一类较为理想的降压药物。

（二）快速型心律失常

目前，用于治疗心律失常的钙通道阻滞剂均为有电生理效应的药物，如维拉帕米、盖洛帕米、硫氮䓬酮及哌克昔林等。其中，维拉帕米可抑制慢反应细胞的 V_{max}，延缓房室结慢径路的传导，从而终止房室结双径路的折返激动，已成为目前治疗房室结内折返性心动过速的首选药物。对于房性心动过速、心房扑动和心房颤动患者，钙通道阻滞剂可通过抑制房室传导而减慢其心室率，一部分患者可转复为窦性心律。此外，钙通道阻滞剂尚可减轻延迟后除极的细胞内 Ca^{2+} 超负荷，阻断早期后除极的除极电流，抑制触发活动性心律失常，对部分室性心律失常有效。近年来，屡有报道，维拉帕米或硫氮䓬酮对缺血性再灌注心律失常有预防作用，对左室肥厚所合并的恶性室性心律失常也有潜在的治疗价值，可防止患者猝死。

（三）缺血性心绞痛及动脉粥样硬化

大多数钙通道阻滞剂具有扩张冠状动脉、解除冠状动脉痉挛、增加冠脉血流作用，并能降低心脏前、后负荷及减弱心肌收缩力，从而减少心肌氧耗量、恢复氧供需平衡，因此可用于各种类型的心绞痛治疗，尤其对变异性心绞痛效果较好。目前，多数学者更趋向于选择维拉帕米、硫氮䓬酮及长效二氢吡啶类制剂，短效的硝苯地平已较少应用，因有报道部分患者用硝苯地平后心绞痛症状加重，这可能与用药后血压下降太大、冠状动脉血流灌注减少或反射性心率加快、不利于氧供求平衡有关，也可能是冠状动脉侧支循环再分布产生"窃血现象"所致。近年来，某些实验及临床研究提示，钙通道阻滞剂有"心血管保护作用"，可抑制氧自由基所致的脂质过氧化作用，减轻缺血与再灌注损伤。已有资料证实，钙通道阻滞剂用于经皮冠脉腔内血管成形术（PTCA）及溶栓后的缺血再灌注治疗取得较好效果。

自 1981 年国外学者 Henry 和 Bentley 首次报道硝苯地平对实验性动脉粥样硬化的抑制作用以来，10 余年间钙通道阻滞剂的抗动脉粥样硬化作用日益受到关注。动脉粥样硬化是一缓慢的发病过程，其病理改变主要为动脉管壁的 Ca^{2+} 沉积（钙化）及由 Ca^{2+} 作为信息物质所介导的内皮细胞损害、脂质沉积、动脉中层平滑肌细胞增殖及迁移、血小板聚集，甚或血栓形成为其特征。钙通道阻滞剂通过减少 Ca^{2+} 沉积及细胞内 Ca^{2+} 超负荷，可有效地保护血管内皮细胞、维持胞膜的完整性与通透性，抑制血栓烷素 A_2（TXA_2）及内皮素（ET）形成、刺激前列环素（PGI_2）的释放，以此延缓或削弱动脉粥样硬化的发病。维拉帕米、硫氮䓬酮及大多数二氢吡啶类钙通道阻滞剂的抗动脉粥样硬化作用均曾有过报道。国际硝苯地平抗动脉粥样硬化研究（INTACT）发现，与安慰剂组比较，治疗 3 年时冠状动脉粥样硬化新生病灶的危险性降低 28%，继续治疗 3 年则新生病灶的危险性进一步减少 78%，证实硝苯地平可有效抑制冠状动脉粥样硬化的进程。

(四)心肌肥厚

钙通道阻滞剂应用于高血压性心脏病或肥厚性心肌病,不但能增加心肌活动的顺应性、改善心脏舒张功能,而且可减轻甚或逆转心肌肥厚,目前已证实对心肌纤维增殖有抑制作用的药物中,钙通道阻滞剂较大多数药物作用强而仅次于 ACEI 类。对于肥厚性梗阻型心肌病,钙通道阻滞剂治疗时并不增加其收缩期流出道的压力阶差。

(五)脑血管及中枢神经系统疾病

正常情况下大脑具有稳定的较高的氧代谢,维持人体中枢机能必须有充足的脑血流,否则,脑灌注不足经一定时间可迅速产生乳酸,酸中毒又使脑血流调节功能丧失,进而引起脑细胞代谢衰竭甚至导致坏死。已知,休息时神经元细胞内 Ca^{2+} 较胞外低 10^4 倍,胞内 Ca^{2+} 浓度常在脑缺血损伤时增加,而胞内 Ca^{2+} 超负荷则又加剧脑细胞损伤死亡,从而形成恶性循环。近年来大量研究证实,钙通道阻滞剂可抑制这一过程,并通过脑血管扩张作用改善脑血流供应,因而用于脑缺血、蛛网膜下腔出血、脑复苏及偏头痛取得一定效果,几组大型临床试验已就尼莫地平对缺血性脑卒中的作用得出肯定结论;最近,ASCZEPIOS 试验及 FIST 试验正分别对伊拉地平和氟桂利嗪的作用进行观察,希望不久即可得出结论。

(六)肺与肺动脉疾病

许多呼吸道疾病、肺循环障碍及急性微血管性肺损伤的病理生理均与 Ca^{2+} 有关,如过敏性哮喘时 IgE 介导的肥大细胞释放化学物质及炎症介质(兴奋-分泌偶联)、气管平滑肌痉挛与收缩(兴奋-收缩偶联)、某些血管活性介质的合成及神经冲动的传导等均受细胞内外 Ca^{2+} 的调节,Ca^{2+} 还影响某些趋化作用物质(如白细胞介素)的合成与释放,因而,钙通道阻滞剂对呼吸系统疾病的治疗及预防价值受到广泛重视。实验研究及临床观察发现,钙通道阻滞剂可抑制化学递质及气管平滑肌组胺的释放、TXA_2 和 PGF_2 等所诱发的气道平滑肌痉挛,并能抑制冷空气及运动诱导的支气管痉挛,从而减轻支气管哮喘发作。但总的说来,钙通道阻滞剂对呼吸道平滑肌的舒张效应较小,现今仍不能作为一线药物应用。不过,其新一代制剂尤其是气雾剂可能有更大作用。

目前,钙通道阻滞剂对原发性或继发性肺动脉高压的作用虽然报告不多,对病程及预后的影响尚缺乏长期对照研究,但钙通道阻滞剂尤其是硝苯地平对慢性阻塞性肺病的肺动脉高压可降低肺血管阻力,在选择性病例确可改善症状及血流动力学效应,其次研究较多的药物为硫氮䓬酮,但药物的选用剂量及投药方式各家报道不一,尚有待于进一步探讨。

(七)其他

钙通道阻滞剂对肾脏的保护作用、在胃肠道及泌尿生殖系统疾病中的应用等也受到广泛重视并取得重大进展,但仍需不断完善资料及进行长期的对照观察。

四、钙通道阻滞剂在某些心脏疾病应用中的争议与评价

(一)心肌梗死

钙通道阻滞剂能否用于急性心肌梗死(AMI),目前意见不一。部分学者认为,钙通道阻滞剂用于 AMI 早期可限制或缩小梗死面积。1990 年的丹麦维拉帕米二次心肌梗死试验(DAVITⅡ)表明维拉帕米可减少再梗死;DAVITⅠ及 DAVITⅡ的汇集资料证实了维拉帕米治疗组患者心血管事件、死亡率及再梗死率均降低,其疗效类似于多数 β 受体阻滞剂。对于心电图显示的无 Q 波性心肌梗死,早期(24~72 小时)应用硫氮䓬酮可显著减少再次心肌梗死及梗死后难治性心

绞痛的发生率,目前已引起临床广泛注意。新近,有人观察了维拉帕米与非洛地平对 AMI 后心率变异性的影响,提示维拉帕米能增加副交感神经活性、恢复交感与副交感神经的平衡,对 AMI 早期心率变异性有较好影响,而非洛地平则无此作用,这可能是维拉帕米改善 AMI 患者预后的重要原因之一。但也有相反报道认为,钙通道阻滞剂非但不能减少心肌梗死患者死亡与再梗死危险,反而能增加其死亡率,1995 年 3 月,Psaty 等在美国第 35 届心血管病流行病学与预防年会上提出,使用硝苯地平者与用利尿剂、β 受体阻滞剂比较,心肌梗死危险增加 60％;Furberger 等也收集了 16 个硝苯地平用于冠心病治疗的随机二级预防试验资料,于同年 9 月再次报告中等到大剂量的短效钙通道阻滞剂硝苯地平能增加冠心病死亡率,有学者并由此推及其他钙通道阻滞剂(特别是二氢吡啶类)也有类似的不良作用,曾一度引起学者们的关注。尽管 Braun 等曾于次年在世界著名的《美国学院心脏病杂志》撰文不支持所谓钙通道阻滞剂在治疗各类慢性冠心病时将会增加其死亡危险比率或对心肌梗死存活有不利影响的观点,Norman 也认为将大剂量短效硝苯地平(每天用量≥80 mg)的假定危险等同于已被证实对高血压和心绞痛有效而安全的合理剂量的长效钙通道阻滞剂,这种盲目扩大及不合理应用是错误的,但对于心肌梗死患者应用钙通道阻滞剂,医药界目前已引起重视并持审慎态度。多数学者认为,AMI 早期除非有适应证,否则不应常规使用钙通道阻滞剂,如需选用时当充分估计所选药物的负性肌力以及对心率、血压及传导系统的影响。

(二)心功能不全

维拉帕米、硫氮草酮等有负性肌力的药物一般应避免应用于收缩功能障碍的充血性心力衰竭(CHF)患者,此早已成为人们的共识。已有研究证实维拉帕米可使 CHF 恶化,MDPIT 试验也表明硫氮草酮可增加心肌梗死后伴有左室功能不全患者的病死率。然而,二氢吡啶类钙通道阻滞剂能否应用于 CHF 仍存有较大争议。起先人们认为,钙通道阻滞剂可使血管扩张、降低心脏前、后负荷以利于心脏做功,且可改善心肌缺血、防止心肌病变时的心肌细胞内 Ca^{2+} 积聚及局部微血管痉挛而出现的心肌局灶性坏死,因而钙通道阻滞剂可能有助于 CHF 的治疗,钙通道阻滞剂曾被推荐为治疗轻、中度 CHF 的首选药物,寄希望于 CHF 早期应用能阻止原发病的进一步发展恶化,在晚期则可降低心脏后负荷、改善心脏作功能力使 CHF 缓解,有学者观察到氨氯地平、非洛地平等可改善 CHF 患者的血流动力学效应;不过,随后的进一步观察却发现硝苯地平及某些二氢吡啶类药物使心功能恶化,究其原因时许多学者把钙通道阻滞剂对 CHF 的不利影响归咎于其负性肌力作用及反射性兴奋交感神经和激活肾素——血管紧张素系统的作用。

目前尚无大规模的临床试验评价硝苯地平对 CHF 的远期影响。初步研究表明,新一代的血管选择性钙通道阻滞剂可缓解症状、提高运动耐量,其神经内分泌激活不明显。前瞻性随机氨氯地平存活评价(PRAISE)及 PRAISE2 分别对氨氯地平在严重充血性心力衰竭中的作用及氨氯地平用于治疗心力衰竭患者的高血压或心绞痛的安全性进行了评价,试验结果提示人们:尽管氨氯地平未加重患者的心力衰竭及增加心肌梗死、致命性心律失常或因严重心血管事件的住院率,但该药亦未能进一步改善心力衰竭患者预后,因而,在充分使用心力衰竭现代药物治疗的基础上,不宜将氨氯地平作为针对心力衰竭的常规治疗药物。心力衰竭患者常合并控制不满意的高血压或心绞痛,此时,应首选 ACEI、利尿剂、β 受体阻滞剂等进行治疗。如果这些药物仍不能控制心力衰竭患者的高血压或心绞痛,或患者不能耐受这些药物时,使用长效钙通道阻滞剂氨氯地平是安全的,它与传统的短效钙通道阻滞剂不同,该药并不恶化心力衰竭患者的心功能或预后。

近些年来,随着对心脏功能研究的不断深入,对心功能不全的认识也有了较大提高,心脏舒张功能障碍及无症状心功能不全逐渐受到重视。肥厚性心肌病或高血压、冠心病的早期,心脏收缩功能可能正常,而心脏舒张功能已有损害,此时洋地黄等正性肌力药物的应用受到限制,越来越多的研究表明,维拉帕米、硫氮䓬酮及氨氯地平等可改善患者的舒张功能,显示了钙通道阻滞剂在改善心脏舒张功能方面的良好应用前景。

五、药物介绍

(一)维拉帕米及其同系物

本品为人工合成的罂粟碱衍化物,系最早被研究应用的钙通道阻滞剂,1962 年由 Hass 首先合成并用于临床。

1.化学结构

见图 6-1。

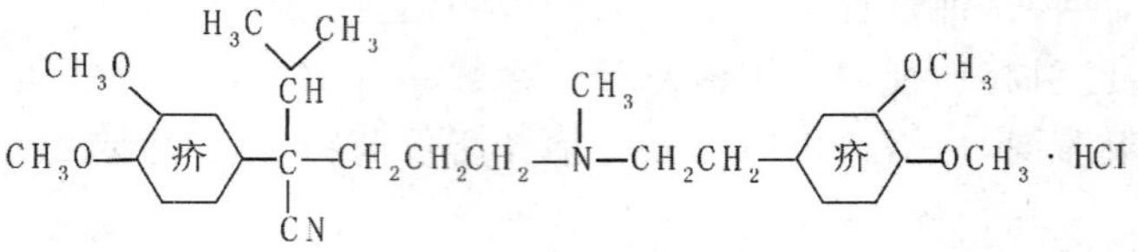

$$CH_3O - 疥 - CH_3O \quad C(CN)(CH_2CH_2CH_2) - N(CH_3) - CH_2CH_2 - 疥 - OCH_3(OCH_3) \cdot HCl$$

图 6-1 维拉帕米化学结构

2.理化性质

本品为白色或类白色结晶性粉末,无臭、味苦,熔点为 141～145 ℃,溶于水、乙醇或丙酮,易溶于甲醇、氯仿,不溶于乙醚。5％水溶液 pH 为 4.5～6.5。

3.药动学

静脉给予维拉帕米后 1～2 分钟即可测出血流动力学效应(血压降低)和电生理效应(P-R 间期延长),但前者效应时间短暂,5 分钟时低血压效应即达高峰,10～20 分钟作用消失;后者作用时间较长,其负性传导作用 10～20 分钟为顶峰,6 小时仍可测出,提示房室结组织对该药有明显的亲和力。维拉帕米血浆浓度＞75 ng/mL 时,阵发性室上性心动过速即可转复为窦性心律,一次静脉给药 0.10～0.15 mg/kg 即可达此浓度,继后按每分钟 0.005 mg/kg 静脉滴注,能较长时间地维持血浆治疗浓度。

口服维拉帕米几乎从胃肠道完全吸收,但由于通过肝脏时的首过效应,其生物利用度已降至10％～35％,因此,欲得到与静脉注射给药相等的药理效果,口服剂量与静脉注射剂量应有明显差别,即口服剂量要比静脉注射大 8 倍以上才能达到相应的血液浓度。血清中 90％的维拉帕米与蛋白结合,半衰期为 3～7 小时。口服或静脉注射药物 70％以代谢产物的形式由肾脏排泄,15％经胃肠道排出,只有 3％～4％以原形在尿中出现。维拉帕米经肝脏通过 N-脱甲基作用和N-脱羟基作用产生多种代谢产物,其主要代谢物去甲基维拉帕米的血流动力学效应和冠状动脉扩张作用强度较弱,活性仅为母体成分的 20％。此外,服用相同剂量的维拉帕米时,患者之间血浆中的浓度可有差异,但血浆浓度＞100 ng/mL 时,血浆浓度与疗效之间的相关性甚小。

4.治疗学

(1)室上性快速型心律失常:维拉帕米阻抑心肌细胞膜钙慢通道,使钙内流受阻,可抑制窦房结和房室结慢反应细胞动作电位 4 位相自动除极化速率,降低其自律性并抑制动作电位 0 相除极速度和振幅,减慢冲动传导、延长房室传导时间,尤其使房室结有效不应期显著延长,使单向阻滞变为双向阻滞,从而消除折返,临床上用于阵发性室上性心动过速(PSVT),能有效地使其转复为窦性心律(有效率达 80%～90%),尤其是对房室结折返性 PSVT 更为有效,是紧急治疗 PSVT 患者的首选药物。对心房扑动或心房颤动患者,可减慢其心室率,个别患者可转复为窦性心律(心房颤动转复率仅 2%～3%)。

用法及用量:一般于 PSVT 发作时,首次静脉给予维拉帕米 3～5 mg(小儿)和 5～10 mg(成人),稀释于 10～20 mL 葡萄糖注射液中缓慢静脉推注,如无效时 20～30 分钟后可重复注射,总量不宜超过 20 mg。频繁发作 PSVT 的患者,继后以每天 320～480 mg 口服,可有效地预防复发;心房颤动或心房扑动患者,于初始注射 5～10 mg 后通常能减慢心室率至 80～110 次/分,此后可继续静脉滴注或口服维持此心率。

Fleckenstein 曾观察过 18 例心房扑动患者静脉注射维拉帕米 10 mg 的治疗效果,发现用药后 15 例心室率减慢(其中 4 例转为窦性心律),有效率为 83.3%,心房扑动转复率为 22.2%(4/18)。注意静脉注射给药期间应严密监测血压与心电图。对预激综合征合并的快速心律失常应根据电生理检查结果决定是否选用,本药对预激综合征并发 PSVT 而 QRS 波群不增宽者(心房激动经房室结正向传入心室),则疗效较好,可中止发作,否则应避免使用;对心房颤动或心房扑动合并预激综合征时,由于本药可使更多的心房激动经旁路传入心室,以致心室率增快甚或诱发心室颤动,故应忌用。本药对房性期前收缩有一定效果,对室性心律失常则效果较差。

(2)缺血性心脏病:维拉帕米通过 Ca^{2+} 拮抗作用松弛血管平滑肌,能有效地降低血管阻力、减轻心脏射血负荷及预防冠状动脉痉挛;另外,该药的负性变时及负性变力作用有利于减低心肌氧耗及增加舒张期冠状动脉血流灌注,对缺血性心脏病治疗有效,临床可用于劳力性心绞痛、变异性心绞痛及不稳定型心绞痛。劳力性心绞痛患者,平均每天剂量 240～480 mg,可有效地缓解劳力性心绞痛,其用量每天 320～480 mg 的疗效类似或优于 β 受体阻滞剂,对变异性心绞痛(平均口服剂量每天 450 mg)及不稳定型心绞痛(口服剂量每天 320～480 mg)也收到良好效果,其心绞痛发作次数和硝酸甘油用量减少,暂时性 ST 段偏移得以改善。一般应用方法:维拉帕米开始口服 40～80 mg,每 8 小时 1 次,以后递增至每天 240～360 mg 或更大耐受剂量。

(3)肥厚性心肌病:临床研究证实,维拉帕米不仅降低心脏后负荷、左心室与流出道间压力阶差及直接抑制心肌收缩力,而且能减轻甚或逆转心肌肥厚。近期一项研究观察了 7 例肥厚型心肌病患者每天口服维拉帕米 360 mg,连服 1 年、1 年半及 2 年时的治疗效果,发现患者不但临床症状(心前区疼痛、劳力性呼吸困难、晕厥)减轻,左室顺应性改善,而且经电镜检查显示治疗后心肌细胞结构较前清晰、肌束走向紊乱变轻、肌原纤维排列仅轻度异常。还有研究报告维拉帕米在减轻左心室肥厚的同时可减少 74%室性心律失常,并降低其严重性。

(4)轻、中度高血压:尤其适合于老年高血压患者的治疗。一般,治疗剂量为每天 80～320 mg。治疗初期可口服维拉帕米 40 mg,每天 3 次,若 1 周后无效渐增至 80 mg,每天 4 次,一般于用药 4 周后血压趋于稳定在正常水平,其总有效率可达 92.5%,心率由治疗前平均 86 次/分降至 72 次/分。血压稳定 4 周后可逐渐减至最小有效剂量维持治疗。

(5)应激状态或窦性心动过速:心率增加是处于应激状态的重要指标之一,心率增快常与高血压、TC 及 TG 升高、体重指数升高、胰岛素抵抗、血糖升高及 HDL-ch 降低等密切相关,故心率增快是心血管病和死亡的一个独立危险因素。人心率的快慢与寿命的长短呈反比,故控制心率、祛除应激状态十分必要。目前认为,使用维拉帕米控制心率较使用 β 受体阻滞剂可能更好,因维拉帕米不会引起继发性血儿茶酚胺或去甲肾上腺素水平升高。用药方法:口服维拉帕米,使心率控制在 50~60 次/分。

(6)特发性室性心动过速:特发性室性心动过速主要指无器质性心脏病基础的分支性室性心动过速,室速发作时常表现为左束支阻滞合并电轴左偏或右偏。该类室速有时对其他抗心律失常药物反应不佳,而对维拉帕米的治疗反应良好,故有人又称之为"维拉帕米敏感性室速"。

5.药物相互作用

(1)与地高辛合用:维拉帕米可使地高辛的肾脏和非肾脏清除减少,它虽不影响肾小球滤过率,但可使地高辛的肾小管分泌明显下降,两药合用时,地高辛总清除率平均减低 35%,血药浓度增加 40%。有人指出,地高辛血药浓度增加发生在两药合用的 7~14 天之后。血清地高辛浓度的增加易导致洋地黄中毒,故有人主张两药应避免联合用药。若必须合用时应彼此减少各自的用量,或地高辛减少 35%。

(2)与普萘洛尔合用:维拉帕米和普萘洛尔均有 Ca^{2+} 拮抗作用,前者可阻碍 Ca^{2+} 通过细胞膜,后者能抑制 Ca^{2+} 在肌浆网内摄取和释放,故两药合用时可产生相加的负性肌力、负性频率及负性传导作用,易诱发低血压、呼吸困难、心动过缓、心力衰竭甚或心脏停搏。一般应于维拉帕米停药 2 周后方可应用普萘洛尔。

(3)与硝酸酯类合用:维拉帕米与硝酸甘油合用,后者增加心率的不良反应可为前者所抵消,而治疗作用相加,故两者合用对治疗难治性心绞痛效果较好,但合并用药可引起血压轻度下降,应用时宜注意。

(4)与某些抗心律失常药合用:维拉帕米和奎尼丁合用时可发生直立性低血压,两者合用治疗肥厚型心肌病时更是如此,这种不良反应可能是奎尼丁、α 肾上腺素的阻滞效应和维拉帕米周围血管扩张的联合作用结果;同理丙吡胺与维拉帕米合用时也应小心;维拉帕米与胺碘酮合用,由于两者均可抑制窦房结自律性、房室传导和心肌收缩力,故可诱发心率减慢、房室传导阻滞、低血压和心力衰竭。

(5)与其他药物合用:维拉帕米增加血清卡马西平浓度,对血清卡马西平浓度稳态患者应避免长期使用;长期口服锂剂治疗者应用维拉帕米后血清锂浓度常可降低;维拉帕米还可增加异烷的心肌抑制作用及神经肌肉阻滞剂的作用,亦增加茶碱的血浓度;肝酶诱导剂(如利福平、巴比妥类、苯妥英钠、扑痫酮和卡马西平)可使维拉帕米血浓度降低;磺唑酮明显增加维拉帕米的清除率,口服维拉帕米的生物利用度可从 27% 降低至 10%;抗癌药物 COPD(环磷酰胺、长春新碱、丙卡巴肼和泼尼松)或 VAC(长春地辛、阿霉素和顺铂)化疗方案与维拉帕米合用时,维拉帕米的浓度-时间曲线下面积(AUC)降低 35%。

6.不良反应与防治

不良反应发生率为 9%~10%,严重反应需停药者仅占 1%。口服维拉帕米耐受良好,不良反应轻微,较常见的主要为胃部不适、便秘、眩晕、面部潮红、头痛、神经过敏和瘙痒,其中便秘和无症状的 I 度房室传导阻滞常超过半数,两种不良反应无须改变其用药,便秘可用缓泻剂(如麻仁丸)加以控制,其余不良反应大多较轻,可稍减量或加用其他药物。个别患者可伴发踝部水肿,通常并非充血性心力衰竭的表现,可用缓和的利尿剂治疗。

静脉注射维拉帕米时,血压常有一过性轻度下降,偶可发生严重的低血压和房室传导障碍。有窦房结功能不良、传导系统疾病或已给予 β 受体阻滞剂的患者,静脉注射给药可引起严重的窦性心动过缓、心脏传导阻滞甚或心脏停搏。此外,充血性心力衰竭患者,维拉帕米可引起血流动力学恶化。上述情况一旦发生,应立即进行抢救。在大多数情况下,静脉注射阿托品(1 mg)可改善房室传导,葡萄糖酸钙1～2 g静脉注射(以等量25％葡萄糖注射液稀释至10～20 mL,以小于每分钟2 mL速度注射)然后以5 mmol/h静脉滴注维持,有助于改善心力衰竭。血压低者可静脉滴注多巴胺,发生严重心动过缓时可肌内注射或静脉滴注异丙肾上腺素。药物治疗无效时应采用胸外心脏按压及心脏起搏暂时维持,直到维拉帕米短时间的作用消失为止。

充血性心力衰竭、病窦综合征、二度至三度房室传导阻滞、洋地黄中毒和低血压患者应忌用。曾有维拉帕米引起肝脏毒性的报道,因此肝功能不良者应慎用。

7.制剂

片剂:40 mg。

注射剂(粉):5 mg。

(二)硝苯地平及其他二氢吡啶衍生物

1.化学结构

见图6-2。

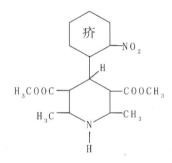

图 6-2　硝苯地平化学结构

2.理化性质

本品为黄色针状结晶或结晶粉末,无臭、无味,熔点171.5～173.5 ℃。不溶于水,微溶于甲醇、乙醇和乙醚,易溶于丙酮、氯仿和醋酸乙酯。遇光不稳定。

3.药动学

口服或舌下含服硝苯地平后几乎完全被吸收(＞90％),仅20％～30％经门静脉为肝脏所摄取代谢,生物可用度达65％以上。口服给药15分钟起效,1.0～1.5小时血药浓度达高峰,作用时间可持续4～8小时;舌下给药2～3分钟起效,15～20分钟达高峰。硝苯地平大部分与蛋白结合,转变为无活性的极性形式,其中绝大部分经氧化而成为一种"游离酸",小部分被转变为内环酯。代谢产物几乎80％经肾排泄(其中90％在24小时内排出);也有一部分经肠肝循环而被吸收,经胃肠道排泄的代谢产物占15％;只有微量的原形硝苯地平在尿中出现。生物半衰期4～5小时,需多次给药始能达到有效血浓度。长期服用期间该药或其代谢产物无蓄积作用,对其他药物血浆浓度也不构成明显影响,故可与硝酸盐、β受体阻滞剂、地高辛、呋塞米、抗凝剂、抗高血压药及降血糖药合用。

拜新同控释片具有推拉渗透泵系统,可使药物恒定释放16～18小时,口服吸收好,一次给药后6小时达血药峰值并可使血药浓度平稳地维持24小时,生物利用度达75％～85％。由于药物缓慢释放,血药浓度恒定而无普通制剂给药后的波峰效应,因而更适于临床应用。

4.治疗学

(1)药理作用:与维拉帕米不同,硝苯地平对心肌电生理特别是对传导系统没有明显的抑制作用,所以缺乏抗心律失常作用。它在整体条件下也不抑制心脏,其直接负性肌力作用可为交感神经系统反射性兴奋所完全抵消甚或表现为正性肌力作用。硝苯地平的突出效应在于松弛血管平滑肌、减低周围血管阻力,使动脉压下降,减轻左心室工作负荷及心室壁张力,从而降低心肌氧耗;同时使冠状动脉扩张、增加冠状动脉血流和改善对心肌的供氧。此外,硝苯地平尚有促进冠状动脉侧支循环及抗血小板聚集作用。

(2)临床应用如下。

轻、中度高血压及急症高血压:降压作用强大、迅速而完全,一般在给药后30~60分钟见效,维持时间达3小时。一般高血压患者,每天20~60 mg,分3~4次口服,控释片30~60 mg,每天1次;高血压危象或高血压伴有急性左心衰竭者,可立即舌下含服10~20 mg,待血压下降并平稳后改为口服维持。

各种类型的心绞痛:硝苯地平广泛应用于变异型心绞痛,疗效高,能显著减少心绞痛的发作次数和硝酸甘油用量,长期口服治疗可控制50%心绞痛患者的发作,90%的患者症状得以减轻,对慢性稳定型心绞痛效果亦佳,可使70%患者心绞痛改善,运动耐量增加30%;不稳定型心绞痛(冠状动脉阻塞兼痉挛)患者,当住院用β受体阻滞剂或静脉滴注硝酸甘油无效时,选用硝苯地平通常可收到良好效果。此外,伴有窦房结功能不良、房室传导障碍的心绞痛患者,这些不适合使用维拉帕米治疗的患者仍可选用硝苯地平。剂量与用法:舌下、口服及静脉给药均可。舌下含服每次10 mg,10分钟即可起效;口服每次10~20 mg,每天3次;静脉注射每次1 mg。控释片每天1次给药30~90 mg。

肺动脉高压:适于伴左至右分流的先心病肺动脉高压及原发性肺动脉高压,患者舌下含服硝苯地平1小时后,肺动脉压、肺总阻力指数及肺血管阻力指数明显下降,心排血量、心排血指数及氧输送量明显增加,血流动力学指标有所改善。推荐用药剂量为:体重<30 kg者一次10 mg,30~60 kg者一次20 mg,>60 kg者一次30 mg,碾碎舌下含化或口服,若耐受良好可长期服用,每天120~240 mg,分次口服。

雷诺病:硝苯地平口服,每次10~20 mg,每天3次,有效率可在60%~88%。

5.不良反应与防治

不良反应主要由其扩张周围动脉所致。长期用药的患者5%出现头痛,其他不良反应尚有头晕、面色潮红、低血压、肢端麻木、恶心、呕吐、乏力、精神不振、牙龈肿胀及踝部水肿,因反应轻微,一般无须停药。硝苯地平所致的钠潴留,加服利尿剂大多可以防止。长期用药只有4.7%的患者因不良反应严重而停药。少数患者服用硝苯地平30分钟后心绞痛或心肌缺血加重,可能是由于严重的冠状动脉固定性狭窄再加上血压下降或心率加快,使冠状动脉灌注不足致心肌氧供求失衡,也可能是冠状动脉"窃血"所致。偶有硝苯地平可引起红斑性肢痛和粒细胞缺乏症的报道。硝苯地平唯一的绝对禁忌证是低血压。

6.药物相互作用

(1)与β受体阻滞剂合用:两药合用时,由于β受体阻滞剂减弱了硝苯地平的反射性心动过速作用,常有良好效果且不良反应减少,适用于高血压或缺血性心脏病的治疗。

(2)与硝酸酯类合用:两药均可引起头痛、面红、心率加快及血压下降,当合用治疗心绞痛时虽正性作用相加,但同时不良反应加重,故一般不提倡两药合用。

（3）与阿司匹林合用：与阿司匹林并用能明显增强阿司匹林的抗血小板聚集和抗血栓形成作用，并减少其用量和不良反应。两者并用的体内效果优于体外，这可能与硝苯地平促使 PGI$_2$ 生成、抑制 Ca^{2+} 内流及扩张血管作用有关，但亦应注意，两者合用易诱发出血倾向。

（4）与其他药物：可使血清奎尼丁浓度明显降低，从而减弱奎尼丁的抗心律失常作用，但停用硝苯地平后，血清奎尼丁浓度会反跳性增加；动物试验中，硝苯地平与氟烷对离体大鼠心肌有相加的负性变力作用；西咪替丁可降低肝血流量，是肝细胞微粒体药物代谢氧化酶的强力抑制剂，与硝苯地平联用时可降低硝苯地平的清除率，合用时硝苯地平剂量应减少 40％。

7.制剂

片剂：10 mg。控释片：20 mg；30 mg。胶囊剂：5 mg。

（冯　兰）

第四节　调血脂及抗动脉粥样硬化药

一、概述

动脉粥样硬化的发生和发展是一个复杂的动态过程，其始动步骤可能与动脉内皮功能障碍有关，涉及因素有血脂异常、高血压、吸烟及糖尿病等。其中，血脂异常最为重要。流行病学调查研究表明，不同国家或地区人群中的 TC 水平与冠心病的发病率和死亡率呈正相关。如芬兰 TC 水平最高，则冠心病发病率也最高；而日本 TC 水平最低，则冠心病发病率也最低。大系列临床研究和长时间随访观察表明，高胆固醇血症在动脉粥样硬化发生和发展过程中，所起的危害性作用，明显大于高血压和糖尿病，如果高胆固醇血症合并高血压和/或糖尿病，则其危害性增加数倍。动脉内皮功能障碍导致其分泌一氧化氮、选择性通透、抗白细胞黏附、抑制平滑肌细胞增殖以及抗凝与纤溶等功能受损，致使血浆中脂质与单核细胞积聚于内皮下间隙，低密度脂蛋白胆固醇氧化为 OX-LDL，单核细胞变为巨细胞，经清道夫受体成为泡沫细胞，形成脂质核心，而血管平滑肌细胞迁移到内膜而增殖形成纤维帽。脂质核心有很强的致血栓作用，纤维帽含致密的细胞外基质，它能使质核与循环血液分隔，从而保持斑块的稳定。

粥样斑块可分为两类：一类为稳定斑块，其特点是纤维帽厚、血管平滑肌细胞含量多，脂质核心小，炎症细胞少，不易破裂；另一类为脂质含量多（占斑块总体积的 40％以上）、纤维薄、胶原与血管平滑肌细胞少，炎症细胞多，故易于破裂。1995 年公布的 Falk 等 4 项研究分析表明，急性冠状动脉综合征（包括心肌梗死、不稳定性心绞痛）的主要原因是粥样斑块破裂或糜烂引起血栓形成，并最终导致冠脉血流阻断所致。在急性冠脉综合征的患者中。其血管犯罪病变狭窄＜50％者占 68％，而狭窄＞70％者仅占 14％，这说明，稳定斑块可以减少心血管病事件。此外，多项临床试验证明，调脂治疗可使一部分冠状动脉粥样斑块进展减慢或回缩。因此，调脂治疗是防治动脉粥样硬化的最重要措施之一。

血脂是指血浆或血清中的中性脂肪或类脂。中性脂肪主要是甘油三酯，而类脂主要是磷脂、非酯化胆固醇、胆固醇酯及酯化脂肪酸。

脂质必须与蛋白质结合成脂蛋白才能在血液循环中运转，脂蛋白是由蛋白质、胆固醇、甘油三酯和磷脂组成的复合体。脂蛋白中的球蛋白称为载脂蛋白（Apo）。正常血浆利用超速离心法可分出 4 种主要脂蛋白，即乳糜微粒（CM）、极低密度脂蛋白（VLDL），低密度脂蛋白（LDL）和高密度脂蛋白（HDL），载脂蛋白的组成分为 ApoA、B、C、D、E。每一型又可分若干亚型，如 ApoA 可分 AⅠ、AⅡ、AⅥ；ApoB 可分 B48、B100；ApoC 可分 CⅠ、CⅡ、CⅢ；ApoE 可分 EⅠ、EⅢ等。用区带电泳法可将脂蛋白分为 CM、前 β（pre-β）、β 及 α 脂蛋白 4 种。

脂蛋白代谢需要酶的参与，主要的酶有脂蛋白脂酶（LPL）和卵磷脂胆固醇转酰酶（LCAT）。如果这些酶缺乏，就会产生脂代谢紊乱。血脂过高是由于血浆脂蛋白移除障碍或内源性产生过多，或两者同时存在而引起。

血脂异常一般是指血中总胆固醇（TC）、低密度脂蛋白-胆固醇（LDL-C）、甘油三酯（TG）超过正常范围和/或高密度脂蛋白-胆固醇（HDL-C）降低，也常称高脂血症，主要是指 TC 和/或 LDL-C 和/或 TG 增高以及 HDL-C 降低。

血脂异常是脂蛋白代谢异常的结果。研究表明，高胆固醇血症、低密度脂蛋白血症、ApoB 水平增高和高密度脂蛋白水平降低、TG 升高是冠心病的重要危险因素。血脂水平长期异常，冠心病事件的发生率增加。长期控制血脂于合适的水平，可以预防动脉粥样硬化，而控制血脂水平可以减轻动脉粥样硬化斑块，减少心血管病事件。北欧辛伐他汀生存研究（4S）表明，心肌梗死后和心绞痛患者，接受为期 6 年的辛伐他汀治疗，与安慰组相比较，治疗组主要冠状动脉性事件发作的危险性降低 34％，死亡危险性降低 30％，使需要接受冠脉搭桥手术的患者减少 37％。Hebert 等分析他汀类使 LDL-C 下降 30％，非致死性和致死性冠心病下降 33％，脑卒中下降 29％，心血管疾病死亡率下降 28％，总死亡率下降 22％。最近 Goud 等汇总分析出现 TC 下降 10％，冠心病死亡危险性下降 15％，各种原因死亡危险下降 11％。

近年来，对高甘油三酯（TG）血症在动脉粥样硬化中的意义的认识正在加深，目前认为，单纯高甘油三酯血症也是心血管病的独立危险因素，降低血甘油三酯水平，可降低心血管病临床事件及死亡率。但当高甘油三酯血症伴有高胆固醇血症或低高密度脂蛋白血症时，则冠心病事件和死亡率显著增加。研究发现富含 TG 的脂蛋白（TRL）与富含胆固醇的脂蛋白（CRL）之间通过脂质交换机制取得平衡，每一种脂蛋白都有很大的变异。LDL-C 为致动脉粥样硬化最强的脂蛋白，但其危害性因其颗粒大小而不同。LDL-C 可分为三个亚型，LDL-C$_3$ 即为小而密 LDL（SLDL），对 LDL 受体亲和力低于大而松的 LDL-C$_1$ 和 LDL-C$_2$，在血浆中停留时间长，不易从血液中清除，半衰期较其他亚型长，且易进入动脉内膜，易被氧化，被巨噬细胞吞噬形成泡沫细胞，成为动脉粥样硬化的脂肪，有高度的致动脉粥样硬化作用。而通过脂质交换机制，LDL-C 大小及分型比例受 TG 水平的控制。当 TG 增高时，LDL-C 亚型分布有变化，SLDL 增加而 HDL-C 减少，形成高 TG、HDL-C 低及 SLDL 升高三联症。这种三联症有极强的致动脉粥样硬化作用。目前已普遍认为甘油三酯水平升高是独立的心血管疾病危险因素。人们在以往使用他汀类或贝特类调血脂药物治疗血脂异常以及冠心病一、二级预防中所获得的益处，很可能也是得益于这些药物在降低 TC 的同时，也降低了 TG。

我们已经认识到 HDL-C 是种"好的胆固醇"，这是因为 HDL-C 具有逆转运胆固醇的作用，它可以将动脉壁中多余的胆固醇直接或间接地转运给肝脏，经相应受体途径进行分解代谢。因此升高 HDL-C 水平不仅有降低 TC 水平的作用，而且还具有防治动脉粥样硬化的作用。VAHIT 试验表明，吉非贝齐可使 HDL-C 上升，TG 水平下降，使冠心病死亡率及心肌梗死下降 22％。

二、血脂异常的分型

血脂异常可分为原发性和继发性两大类。

继发性血脂异常的基础疾病：主要有甲状腺机能过低、糖尿病、慢性肾病和肾病综合征、阻塞性肝胆疾病、肝糖原贮存疾病、胰腺炎、酒精中毒、特发性高血钙、退行球蛋白血症（多发性骨髓瘤、巨球蛋白血症及红斑狼疮）、神经性厌食症等。另外，还有一些药物如噻嗪类利尿剂、含女性激素的口服避孕药、甲状腺素、促进合成代谢的类固醇激素、黄体内分泌素以及某些 β 受体阻滞剂等，也能引起继发性脂质代谢异常。妊娠血脂代谢的变化属生理性。

（一）世界卫生组织（WTO）分型

将高脂血症分为以下五型，各型的实验室检查，特点及其与临床的联系，见表 6-1。

表 6-1　高脂血症分型

表型	试管内血清 4 ℃冰箱过夜	区带脂蛋白电泳谱	血脂	备注
Ⅰ	血清透明，顶端有"奶油层"	CM↑	TC↑，TG↑	不发或少发冠心病，易发胰腺炎
Ⅱa	血清透明，顶端无"奶油层"	LDL-C↑	TC↑↑	易发冠心病
Ⅱb	血清透明，顶端无"奶油层"	LDL-C↑，VLDL-C↑	TC↑↑，TG↑	易发冠心病
Ⅲ	血清透明，顶端有"奶油层"	介于 LDL-C 与 VLDL-C 间的 β-VLDL-C↑	TC↑↑，TG↑	易发冠心病，需超速离心后才能确诊
Ⅳ	血清透明，顶端无"奶油层"	VLDL-C↑	TC↑，TG↑↑	易发生冠心病
Ⅴ	血清透明，顶端有"奶油层"	CM↑，VLDL-C↑	TC↑，TG↑↑	少发冠心病

（二）血脂异常简易分型

惯用的高脂血症分型并不是病因学诊断，它常可因膳食、药物或其他环境因素的改变而变化。同时，它所需检测的项目繁多，个别类型的确诊，还需复杂的技术和昂贵的设备。因此，除少数特别难治性顽固性血脂异常患者外，为一般性临床治疗，可不必进行高脂血症的分型，也无须烦琐地进行其他分类，仅作血脂异常简易分型即可。实际上，血脂异常简易分型已包括了常见的与冠心病发病关系较大的高脂血症类型。血脂异常简易分型的主要目的在于指导临床医师有针对性地选用各种血脂调节药物。

三、血脂异常的治疗

高脂血症的治疗包括非药物治疗和药物治疗。非药物治疗包括饮食和其他生活方式的调节，如保持合适的体重；减低脂肪，尤其是胆固醇和饱和脂肪酸的摄入量，适当增加蛋白质和碳水化合物的比例，控制总热量；减少饮酒和戒烈性酒，运动锻炼和戒烟；注意抗高血压药物对血脂的影响；此外，血液净化亦用于高脂血症治疗。

高脂血症的药物治疗包括一级预防和二级预防以及已有动脉硬化疾病患者的血脂水平控制。

继发性血脂异常的治疗应以治疗基础疾病为主，当这些疾病被治愈或控制后，或停用某些有关药物后，血脂异常未改善或不满意时，应按原发性血脂异常作进一步处理。另外，当血脂异常继发于某种一时难以治愈或控制的疾病，可在治疗基础疾病的同时，进行调脂治疗。

（一）病因治疗

凡是能找到高脂血症病因的患者,均应积极对病因进行治疗。高血压病者、吸烟者由于血管内皮受损,致使 LDL-C 更容易进入血管壁内;而糖尿病患者由于 LDL-C 被糖化,故容易黏附于血管壁上而进入血管壁内;肥胖和缺乏体力活动也是高脂血症的重要促发因素。

（二）一般治疗

非药物治疗是所有血脂异常患者治疗的基础。不论是冠心病的一级预防或二级预防都需要非药物治疗。

1.饮食治疗

饮食治疗是治疗高脂血症的首选措施,目前是降低已升高的血清胆固醇,同时维持营养上的合理要求。饮食治疗方案:脂肪酸的热量＜总热量的 30％,饱和脂肪酸占总热量的 7％以下,每天胆固醇＜200 mg。应减少食谱中的全脂奶、奶油、动物脂肪、动物内脏、饱和植物油和棕榈油及椰子油,少吃或不吃蛋黄。限制食盐、减少饮酒和戒烈性酒。超重或肥胖病患者的饮食应按"肥胖病"的要求进行。

2.戒烟

吸烟可损伤血管内皮的天然屏障作用,降低血浆 HDL-C 水平,降低其自然抗氧化能力。

3.增加体力活动

体力活动可增加能量物质的消耗,促使血浆 LDL-C 及甘油三酯水平降低,同时升高 HDL-C 水平。每周步行 13 公里,大可提高 HDL-C 水平 10％。

4.减轻体重

对于体重超过标准的患者,应减轻体重。减轻体重可降低 LDL-C 水平和提高 HDL-C 水平,降低高血压、糖尿病和冠心病的发病率。

（三）药物治疗

调血脂和抗动脉硬化药物可分为五大类,分别是胆酸螯合剂、贝特类、他汀类、烟酸类及其他。

药物治疗适用于不能进行饮食调节及非药物治疗后疗效不满意的患者。对于冠心病二级预防尤其是急性冠脉综合征的患者,应以他汀类调脂药物治疗,应越早开始治疗越好。原发性血脂异常常常与遗传因素及环境因素有关,治疗应该是长期的,尤其是冠心病二级预防,应根据患者的经济情况选择用药种类、剂量及时间,首要目标要达到靶目标。达到靶目标后,有条件者减量长期服用,无条件者应监测血脂水平,血脂水平异常后重新开始治疗。

二种或三种调血脂药物联合应用,较单一药物疗效更佳,而且由于联合用药时剂量减少而使不良反应减轻。故目前主张,对于较为明显的血脂异常,应尽早联合用药。下列联合用药方式可供参考。

（1）胆酸螯合剂与烟酸类合用:适用于 LDL-C 增高伴或不伴有 TG 增高者。

（2）贝特类与胆酸螯合剂合用:适用于 LDL-C 增高、HDL-C 降低伴或不伴有 TG 增高者。

（3）胆酸螯合剂与他汀类合用:适用于 LDL-C 增高者。

（4）胆酸螯合剂、烟酸类、他汀类联合应用:适用严重家族性高胆固醇血症,可使 LDL-C 水平降低,HDL-C 水平显著升高。

（5）诺衡与美调脂合用:有增加发生肌炎的危险,故应慎用。

某些抗高血压药物可使血脂成分发生异常改变,故使用抗高血压药物过程中应注意其对脂代谢的不良影响。

四、调血脂药的临床应用

(一)胆酸螯合剂

该类药物包括考来烯胺、考来替泊和地维烯胺。

1.作用机制

该类药物为胆汁酸结合树脂,通过阻断胆酸肝肠循环,干扰胆汁重吸收,降低胆汁酸重返肝脏,刺激肝细胞内的胆固醇降解合成新的胆汁酸,从而降低肝细胞中胆固醇浓度。而肠道内的胆酸与药物结合后由大便排出,使血中胆酸量减少,促使肝细胞表面 LDL 受体从血液中摄取胆固醇以合成胆酸,因而降低血浆 LDL 水平,平均下降 15%~30%,同时升高 HDL-C 水平(升高 5%)。

2.临床应用

该类药物主要用于治疗单独 LDL-C 水平升高者(Ⅱa 型),以 LDL-C 轻、中度升高疗效较好;严重升高者需与其他类调血脂药物合用。该类药物还可与其他类调血脂药物合用治疗混合型高脂血症。

3.不良反应及注意事项

不良反应可有异味、恶心、腹胀、食欲缺乏及便秘。多进食纤维素可缓解便秘。罕见的不良反应有腹泻、脂肪泻、严重腹痛及肠梗阻、高氯性酸中毒等。还有升高甘油三酯的作用,严重高甘油三酯血症禁用此类药物,因此时有诱发急性胰腺炎的可能。

4.药物相互作用

(1)可减少地高辛、噻嗪类利尿剂、四环素、甲状腺素、普萘洛尔及华法林的吸收。上述药物应在服用胆酸螯合剂前 1~4 小时或服用胆酸螯合剂后 4 小时服用。

(2)可干扰普罗布考、贝特类调血脂药物的吸收,两类药物同服应有 4 小时间隔。

(3)影响叶酸的吸收,故处于生长期的患者服用该类药物时,每天应补充叶酸 5 mg。孕妇及哺乳期妇女需补充更多一些;应于服药前 1~2 小时服叶酸。

(4)减少脂溶性维生素的吸收,长期服用该类药物者,应适当补充维生素 A、维生素 D、维生素 K 及钙剂。

(二)他汀类调血脂药物

该类药物包括洛伐他汀、辛伐他汀、普伐他汀、氟伐他汀、阿伐他汀、西伐他汀等。

1.作用机制

通过对胆固醇生物合成早期限速酶 HMG-CoA(β-羟 β-甲基戊二酰辅酶 A)还原酶的抑制作用而起作用,在 HMG-CoA 还原酶的作用下,HMG-CoA 转变为甲基二羟戊酸,此为胆固醇生物合成的重要中间环节,从而减少了内源性胆固醇合成,使血浆总胆固醇下降,刺激 LDL 的肝摄取,降低 LDL-C 及 VLDL 的浓度。一般可降低 LDL30%~40%,是目前已知最强的降低胆固醇药物;还可轻度升高 HDL-C 2%~10%。此外,某些他汀类药物显示抑制巨噬细胞中胆固醇的积聚。现已明确,他汀类药物有多向性效应。他汀类药物的非调脂作用主要包括改善血管内皮功能和细胞功能(平滑肌细胞的迁移、增生、分化),抗氧化过程,加强斑块纤维帽,缩小富含脂质的核心,减轻炎症反应、抑制促凝活性、抑制血小板功能;从而防止斑块破裂、出血及血栓形成,终使斑块稳定,减少冠状动脉事件和减少心血管病死亡率。

2.临床应用

本品可用于治疗严重的原发性高胆固醇血症、有冠心病或其他心血管病危险因素的中等度高胆固醇血症者。禁用于活动性肝病、妊娠及哺乳期妇女、对本药过敏者。

3.不良反应及注意事项

不良反应主要为肝脏损害和横纹肌溶解,后者随拜尔公司宣布在全球范围内暂停销售西立伐他汀钠(拜斯停),再度引起人们重视。近年来已多有报道指出他汀类药物(β-羟基-β-甲基戊二酰辅酶 A 还原酶,简称 HMG-CoA 还原酶抑制剂)中的洛伐他汀、辛伐他汀、普伐他汀及西立伐他汀单用或与烟酸、贝特类降脂药(如吉非贝齐)大环内酯类抗生素(如红霉素、克拉霉素)、环孢菌素 A、左甲状腺素、米贝地尔等合用时均引起危及生命的横纹肌溶解症。尤其是他汀类药物与贝特类药物联用,可使横纹肌溶解的危险性增加已是公认的事实,故在美国已禁止这两类药物合用。据报道,全球有 600 万人服用过拜斯停,其中有 34 人怀疑因剂量过大或与吉非贝齐合用导致横纹肌溶解而死亡。一旦疑及由他汀类药物引起的横纹肌溶解症应立即停药,停药后肌痛等症状多在 3 天至 3 个月后消失,CK 多在短期内恢复正常。肌无力可持续至 1 年后消失。有人给 CoQ_{10} 每天 250 mg 口服,可较快减缓症状。国内有西立伐他汀引起肝功能损害的报道,但未见引起横纹肌溶解症的报道,可能与国内上市晚,使用例数少,剂量小有关。影响细胞存活的潜在试验表明,同等剂量的他汀类药物中,普伐他汀毒性最小,其次为辛伐他汀,而洛伐他汀肌毒性最大。当使用此类药物时,应尽量不与其他药物合用,并嘱患者注意乏力、肌无力、肌痛等症状,并应定期监测血清 CK,一旦有横纹肌溶解症状或血清 CK 明显升高(横纹肌溶解症,血清 CK 可升高至正常值 10 倍以上),应即停药,预后多较好。

4.药物相互作用

(1)与免疫抑制剂(如环孢霉素)、吉非贝齐、烟酸合用,可引起肌病。

(2)与红霉素合用可致肾损害。

(3)可中度提高香豆素类药物的抗凝效果,故两药合用时应适当减低香豆素类药物的用量。

(三)贝特类调血脂药物

该类药物包括氯贝丁酯、苯扎贝特、益多酯、非诺贝特、吉非贝齐等。

1.作用机制

(1)增强肌肉、脂肪、肝脏的 LPL 活性,加速 VLDL 中 TG 的分解代谢,使 VLDL 形成减少,降低血浆 TG 浓度。

(2)降低脂肪组织释放游离脂肪酸数量,并抑制 HMG-CoA 还原酶,减少细胞内胆固醇合成。

(3)增加肝细胞膜上 LDL 受体数量,加速 LDL 由血液中转移到肝细胞内,从而促进血液中胆固醇的清除。

(4)改善葡萄糖耐量。

(5)诱导 HDL-C 产生,使胆固醇进入 HDL-C。

(6)降低血浆纤维蛋白原含量和血小板黏附性。

临床试验表明,诺衡能明显降低血浆甘油三酯(降低 40%～50%)、总胆固醇及 LDL-C,并可升高 HDL-C(升高 20%)水平,使冠心病发病率减少 34%,死亡率减少 26%,对癌症的发生没有影响。力平脂口服吸收良好,若与胆酸螯合剂合用,对降低总胆固醇及 LDL-C 比他汀类的辛伐他汀强,降低 VLDL 和甘油三酯更突出。

2.临床应用

降低 TG 作用较降低 TC 作用强。临床上主要用于降低 TG,如严重高甘油三酯血症(如Ⅲ、Ⅳ、Ⅴ型高脂血症)以及复合性高脂血症患者。此外,本品还能减少血小板聚积,抑制血小板源生长因子,预防和延缓动脉粥样硬化进程。

3.不良反应及注意事项

此类药物患者可有恶心、呕吐、食欲缺乏、一过性肝功能异常、肌炎、阳痿、中性粒细胞减少、皮疹等。可使胆石症的发病率增加。可通过胎盘,故孕妇禁用。有报道指出,氯贝丁酯可使非冠心病的各种疾病的死亡率明显增加,故氯贝丁酯已不适用于临床应用,一些国家已禁用此药。目前主要应用诺衡和力平脂。

4.药物相互作用

此类药物有降低凝血作用,与抗凝剂合用时要调整后者的剂量。与他汀类合用可发生横纹肌溶解,甚至死亡,美国禁止两类药合用。

(四)烟酸类调血脂药物

该类药物包括烟酸、烟酸肌醇和阿昔莫司(乐脂平)。

1.作用机制

其主要作用是增加脂肪细胞磷酸二酯酶活性,使 cAMP 减少,脂酶活性减低,脂肪分解减少,血浆游离脂肪酸浓度下降,肝脏合成及释放 VLDL 随之减少。同时,抑制肝脏酶活性,减少 HDL 异化作用,提高血 HDL 浓度。本品对 VLDL、IDL 及 LDL 过高的患者均有效。此外,烟酸还有较强的外周血管扩张作用。乐脂平调脂作用平缓,还有抑制血小板聚集及改善葡萄糖代谢等功能,故适用于糖尿病性血脂异常。常用剂量的烟酸类药物可使 LDL 降低 15%～30%,TG 下降 20%,HDL-C 升高 30%。

2.临床应用

该类药物可用于大多数类型的血脂异常,如Ⅱa、Ⅱb、Ⅲ、Ⅳ、Ⅴ型高脂血症,既可降低 LDL-C 及 TG,又能升高 HDL-C。与其他调脂药物合用,效果更明显。

3.不良反应及注意事项

该类药物中以烟酸的不良反应较多见。

(1)皮肤潮红、皮疹、瘙痒及胃肠道反应,如呕吐、腹泻及消化不良。

(2)心悸、肝功能减退、视觉异常。

(3)可能刺激溃疡病发作,溃疡病患者禁用。

(4)可升高血糖及引起糖耐量异常,肝病、糖尿病及痛风患者慎用。

(5)长期治疗可出现色素过度沉着,黑色棘皮症及皮肤干燥。

(6)可能加强降压药引起的血管扩张作用,有可能引起直立性低血压。

(7)肾功能不全者慎用阿昔莫司。

(冯 兰)

第五节　抗心律失常药

　　心律失常的治疗目的是减轻症状或延长生命,只有症状明显时心律失常才需要治疗。而对心律失常的有效治疗则来源于对心律失常的发生机制以及抗心律失常药物的电生理特性之了解。

一、心脏电生理特性及其离子流基础

　　根据生物电特性,心肌细胞可分为快反应细胞和慢反应细胞,前者包括浦倾野纤维、束支、希氏束、心房肌、心室肌以及房室间异常传导纤维;后者包括窦房结、房室结、房室环的心肌纤维、二尖瓣和三尖瓣的瓣叶。心肌细胞的电生理特性包括自律性、兴奋性和传导性,其基础都是细胞膜的离子运动。静息状态下心肌细胞内电位比膜外电位要负(窦房结-60 mV,房室结-90 mV),称静息电位(resting membrane potential,RMP),主要是钾离子跨膜运动达到膜内外电位平衡形成。当心肌受到刺激引起兴奋便可出现动作电位(action potential,AP),通常按时间顺序分为0、1、2、3、4 五相。

　　0 相:为除极化期。快钠通道开放,大量钠离子由细胞外快速进入细胞内(快钠内流,I_{Na}),膜内电位由负值迅速变为$+20\sim+30$ mV。慢反应细胞的 0 相除极则依赖于钙离子为主的缓慢内向电流。

　　1 相:为快速复极初期。钠通道关闭,钾离子外流,Cl^- 离子内流,使膜内电位迅速降至 0 mV。

　　2 相:为缓慢复极期,平台期。慢通道开放,钙离子及少量钠离子内流,与外流的钾离子处于平衡状态,使膜内电位停滞于 0 mV。

　　3 相:为快速复极期。钙离子内流停止,钾离子外流增强,膜内电位较快的恢复到静息水平。

　　4 相:静息期。细胞膜通过离子泵 Na^+、Ca^{2+} 主动转运机制排出 Na^+、Ca^{2+},摄回 K^+,使细胞内外各种离子浓度恢复到兴奋前状态。非自律细胞的膜电位维持一个相对稳定的水平;而自律细胞在复极达到最大舒张电位(MDP)后开始逐渐递增的缓慢自动除极,直至膜电位达到阈电位形成一次动作电位。这种舒张期自动除极的形成,在慢反应细胞以 K^+ 外向电流的衰减为基础,有超极化激活的非特异性 Na^+ 内向离子流(If)及 Na^+、Ca^{2+} 交换引起的缓慢内向电流($I_{Na/ca}$)参与形成;在快反应细胞则主要是 Na^+ 内向离子流(If)引起。

　　心肌细胞传导性的重要决定因素是 0 相上升速度与幅度(V_{max}),快反应细胞取决于 Na^+ 的内流速度。0 相上升速度快,振幅大,除极扩布的速度即激动传导速度也快。

　　心肌细胞的自律性取决于舒张期自动除极化速度,常以 4 相坡度表示。快反应细胞主要是 Na^+ 内向离子流引起,慢反应细胞则以 K^+ 外向电流的衰减及 Ca^{2+} 内流为基础。

　　心肌细胞的兴奋性呈周期性变化,动作电位时程(APD)代表了心肌除极后膜电位的恢复时间,可分为以下各期:从 0 相开始到复极达-60 mV 的期间刺激心肌细胞不能引起可以扩布的动作电位,称为有效不应期(ERP),ERP 代表了心肌激动后兴奋性的恢复时间。ERP 延长,ERP/APD 比值增大,折返兴奋到达时不应期尚未完毕,利于折返激动消除。从 ERP 完毕至复极基本完成（－80 mV）为相对不应期（RRP），强化刺激可引起扩布性期前兴奋，但其传导慢，不应期短。RRP 开始的较短时间内心肌各细胞群的应激性恢复有先后，故易形成折返而引起心肌颤动，称易损期。RRP 延长，易损期亦延长，是导致心律失常的因素。从－80～－90 mV 为超常期，表现为兴奋性增高。

临床心律失常的产生可由于激动起源和/或传导异常引起，不管其机制如何，最终均与心肌细胞膜上离子转运过程的异常有关，而绝大多数的抗心律失常药也是通过对不同的离子通道的不同作用达到治疗目的。

根据电生理特性和功能的不同，国际药理联合会对 Na^+、K^+、Ca^{2+} 三大类细胞膜离子通道进行了最新命名。其中 Na^+ 通道分为Ⅰ、Ⅱ、Ⅲ、μ_1 和 h_1 型，除 h_1 型外，均对河豚毒素敏感，当细胞电位低于－80～－90 mV 时很容易激活，而高于－50 mV 时则迅速灭活。在一定的刺激下表现为较大的快速内向电流，与动作电位 0 相除极的产生和传导密切相关。

细胞膜钙离子通道分为 L、N、T、P 型，N 型和 P 型主要存在于神经系统组织中，在心血管系统中意义不大。T 型通道是低电压（通常为－100～－60 mV）时钙离子进入细胞的通道，与细胞的自律性和起搏有关。L 型通道是高电压激活的通道，当膜电位处于－40 mV 时很容易激活，是细胞钙离子内流的主要通道，也是迄今为止研究最多的钙离子通道。

细胞膜钾离子通道种类很多，已命名的功能明确的亚型有十余个，其活性也多受膜电位影响，如延迟整流钾离子通道（RV）的主要功能是启动复极化过程，在膜电位高于－50 mV 时方能激活；快速延迟整流性钾流（I_{Kr}）是心动过缓时主要复极电流，而缓慢延迟整流性钾流（I_{Ks}）则在心动过速时加大；再如内向整流钾电流（I_R），随着超极化程度的增加，为向电流的幅度增加，而除极化时，则变为外向电流，这对保持稳定的膜电位水平至关重要。另外，除了瞬间外向钾离子通道（K_A）外，多数钾离子通道不能自动失活，必须使膜电位复极化导致通道失活。

每种离子通道均具有激活、灭活和静息三种状态，与此相对应，心肌细胞也经历应激、绝对不应期和相对不应期的周期性改变。药物可选择性的作用于一种或多种状态的离子通道，并表现其阻断特性。这种阻断作用可随离子通道的开、关频率而改变，称为频率依赖性或使用依赖性。一般来说，钠通道阻滞剂对舒张期时处于静息状态的钠通道亲和力低，而对激活或灭活状态下（相当于动作电位的平台期）的通道亲和力高。每次激动可使药物与通道受体结合，而静息时从结合中解离。不同的药物对钠通道受体的结合和解离速率亦不一样，以利多卡因为代表的Ⅰ$_b$ 类药物的动力学速率最快，1 秒钟；以氟卡尼为代表的Ⅰc 类药的动力学速率最慢，16 秒钟；以奎尼丁为代表的Ⅰa 类药物则处于中间为 5～10 秒钟。因此心率越快可使越多的药物与通道结合，而没有足够的时间解离，从而使 V_{max} 下降，兴奋性和传导性降低，使心律失常终止。钙通道阻滞剂维拉帕米与 L 型通道的结合部位已经发现位于 L 型通道细胞膜的内侧，在除极化刺激引起通道开放时，维拉帕米经通道进入细胞膜，与通道蛋白结合并阻塞通道，因此心率增快，钙离子通道开放频率增加，药物的通道阻断作用增加。

二、抗心律失常药物分类

目前国际上应用最为广泛的抗心律失常药物的分类方法是 1970 年由 Vaughan Wil-liams 提出，1983 年经 Harrison 加以改良，主要根据药物对心肌细胞的电生理效应特点，将众多药物划分为膜稳定剂、β 受体阻滞剂、延长动作电位时程药及钙通道阻滞剂 4 类。需要指出的是，许多抗心律失常药物的作用不是单一的，如奎尼丁是Ⅰ类药的代表性药物，又有Ⅲ类药物作用；索

他洛尔既是 β 受体阻滞剂（Ⅱ类），同时兼具延长 Q-T 间期作用（Ⅲ类）。

三、抗心律失常的药物治疗选择

(一)心律失常的处理原则

心律失常的治疗目的是减轻症状或延长生命，因此治疗时必须做到以下几点。

(1)对极快或极慢的严重心律失常，应尽快明确其性质、发生机制，选择有效治疗措施尽快终止发作。选择何种药物进行治疗，应根据医师自己对心律失常的认识水平及对使用药物的掌握情况而定。

(2)寻找病因和诱发因素，给予及时的治疗，并避免再发。

(3)及时纠正心律失常引起的循环障碍和心肌供血不足，减少危害，避免发生严重后果。

(4)有些心律失常需选用非药物治疗，如射频消融术（适用于阵发性室上性心动过速、室上性心动过速伴预激综合征、室性心动过速、心房扑动、心房颤动）。改良窦房结术、电复律术（心室颤动、心室扑动、心房颤动、心房扑动、室性心动过速、室上性心动过速等）。人工心脏起搏术（缓慢心律失常）以及带有自动除颤功能的起搏器（AICD）。

(二)抗心律失常的药物选择

1.窦性心动过速

窦性心动过速可用镇静剂、β 受体阻滞剂、维拉帕米、地尔硫䓬。有心功能不全者，首选洋地黄制剂。

2.期前收缩

(1)无自觉症状，无心脏病者的良性、偶发期前收缩，可不予治疗。必须时可服用镇静剂、小檗碱、β 受体阻滞剂、普罗帕酮、安他唑啉（每次 0.10～0.25 mg，每天 3 次）等。

(2)伴有心力衰竭患者的期前收缩，首选洋地黄制剂。

(3)风湿性心脏病二尖瓣病变后期发生的频发房性期前收缩，可能是心房颤动的先兆，如有心功能不全，首选洋地黄制剂。如心功能尚好，可选用维拉帕米、胺碘酮、β 受体阻滞剂、丙吡胺、奎尼丁、亦可选用妥卡尼、安他唑啉、普罗帕酮等。

(4)频发、连发、多形、多源、R-on-T 形室性期前收缩，明确不伴有器质性心脏病的不主张常规抗心律失常药物治疗，可使用镇静剂或小剂量 β 受体阻滞剂。个别需要者可短时间选用美西律、阿普替林、丙吡胺、安他唑啉、普罗帕酮等。伴有器质性心脏病的患者应首先治疗原发病，祛除诱发因素，在此基础上可选用 β 受体阻滞剂、胺碘酮，非心肌梗死的器质性心脏病患者可选用普罗帕酮、美心律。

(5)急性心肌梗死急性期伴发的室性期前收缩，首选 β 受体阻滞剂、利多卡因。以后可选用胺碘酮、索他洛尔等；不宜选用Ⅰc类药物、如普罗帕酮等。

(6)洋地黄中毒引起的室性期前收缩，首选苯妥英钠、亦可选用利多卡因、美西律等。

3.阵发性室上性心动过速

终止发作应首选非药物治疗方法。抗心律失常药物首选维拉帕米、普罗帕酮。亦可选用 ATP、β 受体阻滞剂、阿普替林、丙吡胺、普鲁卡因胺和毛花苷 C 等。上述药物无效者，可选用胺碘酮；还可联合用药。预激综合征合并室上速时，不宜使用洋地黄制剂及维拉帕米。

4.心房颤动

控制心室率时，可选用洋地黄制剂（如毛花苷 C 静脉注射）、β 受体阻滞剂、维拉帕米、地尔硫草等。若洋地黄与维拉帕米或地尔硫草合用时,洋地黄的剂量应减少 1/3。药物转复心房颤动时,有器质性心脏病的患者可首选胺碘酮,不伴有器质性心脏病的患者可首选Ⅰ类药。

5.心房扑动

药物治疗原则同心房颤动。洋地黄制剂转复成功率为 40%～60%,奎尼丁转复成功率为30%～60%。减慢心室率可选用洋地黄制剂、β受体阻滞剂或维拉帕米等。

6.室性心动过速

室速伴明显血流动力学障碍,对抗心律失常药物治疗反应不佳者,应及时行同步直流电转复。药物复律胺碘酮安全有效,心功能正常者可选用利多卡因、普罗帕酮、普鲁卡因胺。无器质性心脏病的患者可选用维拉帕米、普罗帕酮、β受体阻滞剂、利多卡因。尖端扭转型室性心动过速病因各异,治疗方法各不相同,发作时首先寻找并处理诱发因素,药物转律首选硫酸镁,其次利多卡因、美心律或苯妥英,无效行心脏起搏。获得性 Q-T 延长综合征、心动过缓所致扭转型室性心动过速无心脏起博条件者可慎用异丙肾上腺素。

7.心室颤动

首选溴苄胺。亦可选用胺碘酮、利多卡因,但心室颤动波纤细者可选用肾上腺素,使其转变为粗颤波。心室颤动最有效的治疗方法是非同步电除颤。

8.缓慢心律失常

缓慢心律失常可选用阿托品、山莨菪碱、异丙肾上腺素;病窦综合征患者,还可选用烟酰胺、氨茶碱、硝苯砒啶、肼苯达嗪等。

四、抗心律失常药物的致心律失常作用

奎尼丁所致晕厥是由于尖端扭转型室速、心室颤动引起,多发生于用药早期。经临床及电生理检查证实,应用抗心律失常药物后患者可出现新的心律失常,或原有的心律失常恶化,并可危及生命。1987 年 ACC 会议将其命名为致心律失常作用,但以往认为发生率低而被忽视。1989 年心律失常抑制试验(Cardiac Arrhythmia Suppression Trial,CAST)结果发表,对心脏病学界产生了强烈震动,使传统的药物治疗观念发生了明显改变。CAST 的目的是评价心肌梗死后抗心律失常药物的治疗效果及对预后的影响,美国 10 个心血管病研究中心选用恩卡尼、氟卡尼和莫雷西嗪治疗心肌梗死后 6 个月至 2 年内伴有室性心律失常的患者,经过长期、随机、双盲对照观察,结论是用药组室性心律失常能被有效控制,但死亡率比对照组高 3 倍。这种结果提示致心律失常作用并非只发生在用药初期,某些短期应用疗效很好的药物却在长期治疗中室性期前收缩明显减少时诱发致命性心律失常,并引起死亡率增加。

迄今为止,还没有一种药物只有抗心律失常作用而没有致心律失常作用,致心律失常作用的发生率为 5%～15%,并且药物促发的心律失常可以表现为所有的心律失常的临床类型,如缓慢性心律失常(窦性心动过缓、窦性停搏、窦房传导阻滞、房室传导阻滞等)和快速性心律失常(室上性和室性)。大多数的抗心律失常药物均可以引起缓慢性心律失常,如β受体阻滞剂,钙通道阻滞剂。Ⅰ类及Ⅲ类药物、洋地黄常引起在传导障碍基础上的快速心律失常,最具代表性的是房性心动过速伴房室传导阻滞、非阵发性交界性心动过速伴房室分离及多形性室性期前收缩二联律。引起室性心律失常的药物多为延长 Q-T 间期药物(如Ⅰa 类和Ⅲ类,以及强力快钠通道抑制剂,如Ⅰc 类),室性心动过速是最常见的表现,特别是尖端扭转型室性心动过速,常常有致命的危险。Dhein 等实验观察常用抗心律失常药物低、中、高治疗浓度的致心律失常作用,证实致心律

失常作用的排列顺序如下：氟卡尼＞普罗帕酮＞奎尼丁＞阿吗灵＞丙吡胺＞美西律＞利多卡因＞索他洛尔，并发现普萘洛尔可降低氟卡尼的致心律失常作用。近年来加拿大及欧洲相继应用胺碘酮治疗心肌梗死后伴室性期前收缩患者，观察结果令人鼓舞，认为可显著抑制室性期前收缩，并可降低死亡率。

致心律失常作用的发生机制涉及心律失常产生的所有机制，如冲动的产生异常和/或传导异常。主要机制有两种：①Q-T间期延长（Ⅰa类药物及Ⅲ类药物），Q-T间期延长本身是药物有效治疗作用的一个组成部分，但若延长＞500毫秒或Q-Tc＞440毫秒时，尤其是合并电解质紊乱（如低血钾、低血镁）或与其他延长Q-T间期的药物合用时，可引起早期后除极触发尖端扭转型室速。②传导减慢促使折返发生，Ⅰc类药物可强有力的抑制快钠通道，导致心肌电生理效应的不均一性增加，产生折返活动，形成单向宽大畸形的室性心动过速。

致心律失常作用的诱发因素：①心功能状态，心力衰竭时抗心律失常药物的疗效减低，而致心律失常作用的发生率明显增加，可能与组织器官灌注不足，药物在体内分布、代谢与排泄受阻有关。因此心力衰竭合并心律失常时治疗的重点应着重于改善患者心功能，纠正缺氧、感染、低钾、低镁以及冠脉供血不足等诱发因素，如确实需要使用抗心律失常药物时，应在严密观察下选用有关药物。②电解质紊乱，低钾、低镁等可引起Q-T间期延长、增高异位节律点的自律性，诱发包括扭转型室性心动过速、心室颤动在内的恶性心律失常。低钾也可引起房室传导阻滞。低钾、低镁患者服用Ⅰa类药物、胺碘酮或洋地黄时，致心律失常作用明显增加。③药物的相互作用，抗心律失常药物联合应用时，致心律失常作用明显增加。已知奎尼丁、维拉帕米、胺碘酮等与地高辛合用，可明显增高地高辛的血浓度，诱发洋地黄中毒。维拉帕米与胺碘酮合用、维拉帕米与普萘洛尔合用、硫氮草酮与地高辛或美西律合用，都有诱发窦性停搏等严重心律失常的报告。Ⅰa类与Ⅰc类合用，Ⅰa类与Ⅲ类药合用，洋地黄与钙通道阻滞剂合用以及抗心律失常药与强利尿剂合用时都有可能发生致心律失常作用。④血药浓度过高，包括药物剂量过大或加量过速，或虽按常规剂量给药，但患者存在药物代谢及排泄障碍。如肝、肾功能不全时，易发生药物蓄积作用。⑤急性心肌缺血、缺氧，如急性心肌梗死早期，由于存在心肌电不稳定性，易发生药物致心律失常作用。肺心病时由于明显低氧血症，抗心律失常药也极易出现致心律失常作用。⑥其他，包括心脏自主神经功能紊乱及药物的心脏致敏作用。

致心律失常作用的诊断主要根据临床表现进行判断。在应用某种药物的过程中，出现新的心律失常或原有的心律失常加重或恶化，特别是其发生与消失同药物剂量的改变、药代动力学密切相关时，应高度怀疑是药物的致心律失常作用。当出现以下情况时，则大致可以肯定为致心律失常作用：室性期前收缩增加3～10倍，室性心动过速的周期缩短10%，出现多形性室性心动过速或扭转型室性心动过速，非持续性室性心动过速变为持续性室性心动过速以及用药过程中出现的病窦综合征，房室传导阻滞等。

为预防药物致心律失常作用的发生应严格掌握抗心律失常药物的适应证，对无器质性的心脏病的室性心律失常，经长期观察无血流动力学症状者不应抗心律失常治疗。对潜在致命性或致命性室性心律失常应积极治疗，包括纠正心力衰竭，心肌缺血和电解质紊乱等，但预后不良。对有可能发生致心律失常作用和心律失常猝死的患者，应最大程度限制使用抗心律失常药物。由于β受体阻滞剂是目前唯一被证实对心肌梗死后室性心律失常和死亡率有积极作用的抗心律失常药，有人建议心肌梗死患者应首选β受体阻滞剂，其次为胺碘酮，无效可分别依次试用Ⅰa、Ⅰc或仍无效可以Ⅰb类药物分别与上述药物联合应用或考虑非药物治疗。用药"个体化"，根据病情慎重选择药物及剂量,防止不恰当的联合用药。用药过程中应密切监测血钾、血镁、血钙及血药浓度,常规监测心电图 Q-T 间期、QRS 间期、P-R 间期及心率与心律的改变。

致心律失常作用一经确定,应立即停用有关药物,注意纠正可能的诱发因素,心肌缺血、低氧血症、心功能不全等,低钾、低镁应迅速纠正。对症处理,缓慢心律失常可给予阿托品或异丙基肾上腺素,无效应考虑安置人工心脏起搏器。尖端扭转型室速应用缩短 Q-T 间期的药物,如异丙肾上腺素和硫酸镁,但注意异丙肾上腺素对缺血性心脏病和先天性 Q-T 间期综合征属于禁用药,临时心脏起搏器对尖端扭转型室性心动过速效果肯定、安全。快速性室性心律失常如伴有明显血流动力学障碍应尽快电复律,并坚持持续人工心肺复苏,才可能免救患者生命。

五、妊娠期间抗心律失常药物的选择

(一)妊娠期间药代动力学变化

妊娠期间影响药物浓度的主要因素如下。

(1)妊娠期间孕妇血容量增加,药物要达到治疗水平的血浆浓度就必须增加药物的负荷剂量。

(2)血浆浓度下降可减少药物与蛋白的结合,导致药物总浓度下降,而其游离的药物浓度不变。

(3)妊娠期间,随着心排血量的增加,伴随肾血流量增加,使肾脏的药物清除率上升。

(4)黄体酮的激活使肝脏的代谢增加,故也增加了某些药物的清除率。

(5)由于胃肠吸收发生变化,从而导致药物血浆浓度升高或降低。

妊娠期间没有任何药物是绝对安全的,所以应尽量避免药物治疗。但是,若药物治疗是必须的,则最好静脉治疗,这样可使药物迅速达到有效治疗浓度,妊娠期间使用抗心律失常药物的最大顾虑是药物的致畸作用。胚胎期间(即受精后的前 8 周)药物的致畸危险性最大,以后因胎儿的器官已基本形成,对胎儿的危险性也就降低了。

(二)妊娠期间抗心律失常药物的选择

1.Ⅰ类抗心律失常药物

奎尼丁、普鲁卡因胺、利多卡因、氟卡尼、普罗帕酮比较安全,苯妥英钠有致畸作用,故禁止在妊娠期间使用。

2.Ⅱ类抗心律失常药物

β受体阻滞剂可用于妊娠妇女,β_1 阻断剂(美托洛尔和阿替洛尔)更适合于妊娠期间使用。但有报告普萘洛尔可引起胎儿宫内生长迟缓、心动过缓、低血糖、呼吸暂停、高胆红素血症,并能增加子宫活力,有引起早产的可能,但与对照组比较差异无显著性。

3.Ⅲ类抗心律失常药物

索他洛尔比较安全;溴苄胺对胎儿的影响所知甚少;胺碘酮可引起胎儿甲低、生长迟缓和早产,故不宜使用。

4.Ⅳ类抗心律失常药物

维拉帕米已用于治疗母子室上速,但可引起母体或胎儿心动过缓,心脏传导阻滞,心肌收缩抑制和低血压,并可使子宫的血流量减少,故妊娠期间应尽量避免使用,尤其是在使用过腺苷的情况下。

5.其他药物

地高辛相当安全,腺苷也常用于母子室上速,其剂量为 6～18 mg 于半分钟内静脉注射。

六、各类抗快速性心律失常药物

(一)膜稳定剂

膜稳定剂亦称钠通道阻滞剂。主要作用抑制钠离子通道的开放,降低细胞膜对钠离子的通透性,使动作电位 V_{max} 降低,传导延缓,应激阈值增高,心房和心室肌的兴奋性降低,延长有效不应期,使 ERP/APD 比值增大,使舒张末期膜电位的负值更大,有利于折返激动的消除。通过阻滞 Na^+ 的 4 相回流,减慢几乎所有自律细胞的舒张期自动除极化速度,抑制细胞自律性而消除异位心律。

由于窦房结的正常起搏活动主要通过缓慢的内向钙离子流完成,因此大多不受Ⅰ类药物影响。

1.药理作用

对钠、钾离子通道同时具较强的抑制作用。其抑制钠通道开放的作用,可使快反应纤维的动作电位 V_{max} 减慢,异位起搏点细胞动作电位 4 相坡度减低;而由于钾离子通道的阻滞,使细胞复极化减慢,同时延长 ERP 和 APD,但在延长程度上 APD＜ERP,ERP/APD 比值增大,变单向阻滞为双向阻滞。对受损的或快反应心肌细胞部分除极引起的缓慢传导,Ⅰa 类药物的抑制作用更为明显,因而可使发生于缺血部位心肌的折返活动得到终止。另外,此类药物还可使房室附加通路(旁路)的不应期延长,传导速度减慢,抑制预激综合征合并的室上性心动过速,在预激综合征伴房扑或心房颤动时可减慢心室率。

由于钾离子通道的阻滞作用可使 APD 延长,导致 Q-T 间期延长,T 波增宽、低平,在某些敏感患者可能诱发尖端扭转型室性心动过速或多形性室性心动过速,最为严重的反应即为"奎尼丁晕厥"。

Ⅰa 类药物均可竞争性抑制毒蕈碱型胆碱受体,具有抗迷走神经和轻度的 α 受体阻滞作用,其电生理效应明显受其受体阻断作用影响。对于慢反应纤维,电生理作用微弱,抗胆碱作用较明显,尤其是在血药浓度较低时,可以引起窦性心动过速,促进房室传导,在心房扑动或心房颤动时增加心室率。当血药浓度达到稳态后,其对快反应纤维的电生理作用趋于优势,但其抗胆碱效应常成为临床不良反应的主要原因。

Ⅰa 类药物可抑制心肌收缩力,其作用以丙吡胺最强,奎尼丁次之,普鲁卡因胺只有轻度的抑制作用。对心功能损害的患者可引起左室舒张末压的明显升高和心排血量的降低,而导致严重的心力衰竭。只有 N-乙酰卡尼作用相反,具正性肌力作用。

Ⅰa 类药物对外周血管的作用并不一致,奎尼丁与普鲁卡因胺可抑制血管平滑肌,引起外周血管阻力降低,这种外周血管的扩张作用部分是由于 α-肾上腺素受体的阻断。外周血管阻力降低伴心排血量减少可使动脉压降低。丙吡胺对外周血管有直接收缩作用,可使外周血管阻力增加,尽管同样的心脏抑制作用使心排血量降低,但动脉血压仍可得到良好的维持。

2.临床应用

Ⅰa 类药物具有广谱的抗心律失常作用,可用于消除房性、交界性和室性期前收缩;转复和预防心房扑动、心房颤动;对许多包括预激综合征在内产生的室上性心动过速有效,在预激综合征并心房扑动或心房颤动时可减慢心室率;还可用于预防和终止室性心动过速。

根据 Hondeghem 的调节受体理论，Ⅰa 类药物与钠通道的结合与解离速率相对较为缓慢，因此药物与受体结合的动力状态的不同，决定了临床效应亦有所不同，奎尼丁主要阻滞激活状态的钠通道，结合于动作电位 0 位相，常作为转复心房扑动和心房颤动的药物，并用于复律后维持正常窦律。普鲁卡因胺、丙吡胺等对失活钠通道的亲和力最大，失活＞激活＞静息，对房性心律失常作用较弱，而主要用于治疗各种室性期前收缩和室性心动过速（在美国丙吡胺仅允许用于室性心律失常），可预防室性心动过速/心室颤动的发生，在急性心肌梗死患者疗效不亚于利多卡因；也可用于治疗预激综合征合并的心律失常，预防复发性房性心律失常，包括心房颤动电转复后的复发。

Ⅰa 类药物的禁忌证：Q-T 间期延长引起的室性心律失常，严重窦房结病变，房室传导阻滞，双束支或三束支室内传导阻滞，充血性心力衰竭和低血压，洋地黄中毒，高血钾，重症肌无力及妊娠期妇女。

3.不良反应与防治

Ⅰa 类药物的心脏毒性作用主要包括抑制心血管以及促心律失常作用。其负性肌力作用对于已有心功能损害的患者可能诱发或加重心力衰竭。外周血管舒张引起低血压常发生于静脉用药时，主要是由于过量和/或给药速度过快所致。对心肌传导的抑制可引起室内传导阻滞、心室复极明显延迟、室性心律失常，严重者出现尖端扭转型室性心动过速，可发展为心室颤动或心脏停搏，而导致患者晕厥或心律失常性猝死。其发生可能与低血钾、心功能不全或对药物敏感等因素有关，与剂量关系不明确。预防的方法是用药期间连续测定心电图的 QRS 时间和 Q-T 间期，若前者超过 140 毫秒或较用药前延长 25％，Q-T 间期或 QTC 超过 500 毫秒或较用药前延长 35％～50％时应停药。注意补钾、补镁。一旦发生尖端扭转型室性心动过速应立即进行心肺复苏处理，静脉应用异丙基肾上腺素、阿托品、硫酸镁、氯化钾治疗，持续发作者可临时心脏起搏或电复律治疗。

治疗剂量时最常见的不良反应是胃肠道反应（腹泻、恶心、呕吐等）和神经系统症状（头晕、头痛等），个别患者可有皮疹、血小板计数减少、白细胞计数减少、低血糖、肝功能损害等。

（二）β 受体阻滞剂

β 受体阻滞剂的出现是近 30 多年来药理学的一大进展，迄今已有 20 余种，且新品还在不断研制成功。此类药物通过竞争性阻断心脏 β 肾上腺素受体，抑制外源性及内源性交感胺（儿茶酚胺）对心脏的影响而间接发挥抗心律失常作用。其共同的药理特征是通过抑制腺苷酸环化酶的激活，抑制了钙离子通道的开放，使心肌细胞，尤其是慢反应细胞 4 相自动除极化速率降低，V_{max} 减慢，激动的传导减慢，缩短或不改变 APD，相应延长 ERP（尤其是房室结），使 ERP/APD 比值增加，所以能消除因自律性增高和折返激动所致的室上性及室性心律失常，抑制窦性节律和房室结传导。由于此作用是通过竞争性阻滞出现的，因此用药期间安静状态下窦性心律无明显下降，只有当交感神经明显兴奋如运动和紧张状态，窦性心律的升高才被抑制。对希浦系统及心室肌的不应期及传导性影响不大，但在长期用药、大剂量或缺血缺氧状态下可使之有意义的延长及减慢，明显的提高心室致颤阈值。其中的某些药物尚具有直接膜抑制性，但需要较高的浓度才可出现，在抗心律失常作用中可能具有一定的临床意义。心脏选择性、内源性拟交感活性对抗心律失常作用意义不大。唯一的一个例外是索他洛尔，它具有抑制复极化、延长动作电位时程的作用，已归于Ⅲ类抗心律失常药物范围。

β 受体阻滞剂还具有抑制心肌收缩力，降低心肌耗氧量作用，常用于治疗心绞痛和高血压。

作为抗心律失常药物,β受体阻滞剂适用于下列情况:①不适当的窦性心动过速;②情绪激动或运动引起的阵发性房性心动过速;③运动诱发的室性心律失常;④甲状腺功能亢进和嗜铬细胞瘤引起的心律失常;⑤遗传性 Q-T 间期延长综合征;⑥二尖瓣脱垂或肥厚性心肌病引起的快速性心律失常;⑦心房扑动、心房颤动时用以减慢心室率。另外,β受体阻滞剂特别适用于高血压、劳累性心绞痛和心肌梗死后患者的心律失常。虽然β受体阻滞剂抑制心室异位活动的作用较弱,近期效果不如其他抗心律失常药,但经过几个大系列的临床试验,发现其不良反应少,几乎没有致心律失常作用,特别是它可明确的减少心肌梗死后心律失常事件、缺血事件的发生率和死亡率,是目前确认的可降低急性心肌梗死存活者猝死率的抗心律失常药,因此若无禁忌证,可广泛应用。但需注意长期用药不可突然停药以避免发生突然停药综合征。

β受体阻滞剂禁用于:①缓慢性心律失常如严重窦性心动过缓、窦房传导阻滞、窦性静止、慢快综合征、高度房室传导阻滞;②心源性休克;③非选择性药物如普萘洛尔禁用于支气管哮喘;④重度糖尿病、肾功能不全患者应慎用;⑤慢性充血性心力衰竭与低血压不是β受体阻滞剂的禁忌证,但应用宜谨慎。

常用β受体阻滞剂的用法用量如下。①普萘洛尔 10～20 mg,3～4 次/天。②美托洛尔 12.5～100.0 mg,2 次/天,静脉注射总量 0.15 mg/kg,分次注射。③阿替洛尔 12.5～200.0 mg,1 次/天。静脉注射每次 2.5 mg,总量<10 mg。④比索洛尔 2.5～20.0 mg,1 次/天。⑤醋丁洛尔 100～600 mg,2 次/天。⑥噻吗洛尔 5～10 mg,2 次/天,可增至 40 mg/d。⑦吲哚洛尔 5～10 mg,2～3 次/天,最大量 60 mg/d。⑧氧烯洛尔 40～80 mg,2～3 次/天,最大量 480 mg/d。⑨阿普洛尔 25～50 mg,3 次/天。最大量 400 mg/d。静脉注射每次 5 mg,注射速度<1 mg/min。⑩艾司洛尔:负荷量 0.5 mg/kg,1 分钟内静脉注射,继以每分钟 50 μg/kg 滴注维持,无效 5 分钟后重复负荷量,并将维持量增加 50 μg。最大维持量 200 μg/(kg·min),连续应用不超过 48 小时。⑪氟司洛尔:静脉注射每分钟 5～10 μg/kg

(三)延长动作电位时程药物

1.药理作用

延长动作电位时程药又称复极化抑制药,对钾、钠、钙离子通道均有一定抑制作用,对电压依赖性钾离子通道的抑制作用最强。主要通过对延迟整流钾离子流 I_{k+}(平台期外向钾流)的阻滞作用,可使 2 相平台期延长,动作电位时程延长,同时 ERP 也随心肌复极过程的受抑制而延长,尤其是原来 APD 较短的组织延长更为明显,从而使心肌细胞间的不应期差异缩小,动作电位趋于一致,有利于消除折返性心律失常。该类药物对房室旁路组织的作用更强,无论前传逆传都受到抑制,临床上常作为预激综合征的治疗用药。该类药物还可提高心室致颤阈值,预防恶性室性心律失常转为心室颤动或猝死。另外,该类药物往往兼有其他的作用效应,如胺碘酮同时具有Ⅰ、Ⅱ、Ⅲ、Ⅳ类药物作用特点,另一药物索他洛尔兼有Ⅱ、Ⅲ类抗心律失常药作用特点。而溴苄胺的突出特点是提高心室致颤阈而具有化学性除颤作用,它对交感神经具双重作用。

Ⅲ类药物对血流动力学的影响不尽一致。胺碘酮对血管平滑肌有特异性松弛作用,大剂量静脉注射时有负性肌力作用,口服剂量对心功能无明显影响。索他洛尔兼有β受体阻滞剂的作用,但有轻度的正性肌力作用,可能由于动作电位延长、钙内流时间增加,胞质内钙增高所致。溴苄胺亦可增加心肌收缩力,但对心肌梗死患者可导致心肌耗氧增加而加重心肌缺血,其对交感神经的双重作用可能导致暂时的血压升高,但以延迟出现的低血压更为常见,对心排血量及肺毛细管楔压并无明显影响。

2.临床应用

Ⅲ类药物属于广谱抗心律失常药物,是迄今认为最有效的抗心律失常药,对预防致命性室速、室颤、复发性心房扑动、心房颤动、阵发性室上性心动过速以及预激综合征伴发的心律失常均高度有效。CAST试验显示Ⅰ类药物用于心肌梗死后患者,非但没有降低死亡率,相反还增加了死亡的危险性。多项临床药物研究均显示Ⅲ类药物可使心肌梗死后猝死率降低。

Ⅲ类药物的禁忌证:显著心动过缓、心脏传导阻滞、Q-T延长综合证、低血压、心源性休克患者禁用。另外,甲状腺功能障碍及碘过敏患者禁用胺碘酮。

3.不良反应与防治

Ⅲ类药物的不良反应,与剂量大小及用药时间长短成正比。窦性心动过缓很常见,窦房传导阻滞、房室传导阻滞亦有发生。索他洛尔由于具有相反的频率依赖性,当心动过缓时,APD的延长更明显,因此比较容易引起尖端扭转型室速。Ⅲ类药物静脉注射过快可导致低血压,加重心力衰竭相对罕见。

Ⅲ类药物的心外不良反应主要为消化道症状(如恶心、便秘、口干、腹胀、食欲缺乏、肝损害、肝大等)和中枢神经系统反应(头痛、头晕、乏力等)。

(四)钙通道阻滞剂

这一类药品种繁多,达几十种,主要用于抗高血压等。用于抗心律失常的钙通道阻滞剂主要包括苯烷基胺类如维拉帕米、苯噻氮䓬类如地尔硫䓬,以及苄普地尔,它们能选择性阻滞细胞膜L型通道,防止细胞外钙离子进入细胞内,阻止细胞内储存的钙离子释放。因为慢反应细胞的电生理活动主要依赖缓慢内向的 Ca^{2+} 流,因而它们的电生理作用表现为抑制窦房结、房室结,降低4相自动除极斜率,升高除极阈值,使窦房结的自律性下降,心率减慢(这一作用可因外围血管扩张,血压下降,交感神经张力反射性升高而抵消)。抑制 V_{max},减慢冲动的传导,延长房室结有效不应期,变单向阻滞为双向阻滞,从而终止折返激动,但对房室旁路无明显抑制作用。抑制触发激动,阻断早期后除极的除极电流,减轻延迟后除极的细胞内钙超荷,对部分由于触发激动而产生的室性心律失常有效。当心房肌因缺血等致膜电位降低而转变为慢反应细胞时,钙通道阻滞剂亦有一定疗效。苄普地尔对房室旁路有抑制作用,同时具有膜稳定作用,尚可抑制钾外流而延长动作电位时程及不应期,因而抗心律失常作用较强。

钙通道阻滞剂还具有扩张外周血管及冠状动脉,抑制心肌收缩力的作用,可用于降血压及冠心病心绞痛(尤其是变异性心绞痛)的治疗,但可能会使心力衰竭加重。

钙通道阻滞剂主要用于室上性心律失常,终止房室结折返所致的阵发性室上性心动过速极为有效,对预激综合征合并的无QRS波群增宽的室上性心动过速亦有较好疗效。对房性和交界性期前收缩有一定效果。对心房扑动和心房颤动可减慢心室率,但复律的可能性较小。对触发活动导致的室性心律失常,如急性心肌梗死、运动诱发的室性心律失常,分支型室性心动过速(无心脏病证据,发作时心电图呈右束支传导阻滞合并电轴左偏图形,或呈左束支传导阻滞伴电轴右偏或左偏),维拉帕米静脉注射可取得理想效果。地尔硫䓬则认为对迟发后除极引起的室性心律失常有效,尤其是心肌缺血引起者。对大多数折返机制引起的室性心律失常,钙通道阻滞剂无效甚至有害(苄普地尔除外)。

钙通道阻滞剂的禁忌证:病态窦房结综合征、Ⅱ度或Ⅲ度房室传导阻滞,心力衰竭、心源性休克患者忌用。预激综合征合并心房扑动、心房颤动时,由于钙通道阻滞剂仅抑制房室结传导而不影响旁路的传导,从而使更多的心房激动经旁路传入心室导致心室率增加,患者血流动力学状态恶化,甚至诱发心室颤动,因此应属禁忌。

常用钙通道阻滞剂的用法用量如下。

维拉帕米:40～120 mg,3 次/天,可增至 240～320 mg/d。缓释剂 240 mg,1～2 次/天。最大剂量 480 mg/d。静脉注射每次 5～10 mg,缓慢注射,必要时 15 分钟后可重复 5 mg,静脉注射。

地尔硫䓬:每次 30～90 mg,3 次/天。静脉注射 0.25～0.35 mg/kg,稀释后缓慢注射,随后 5～15 mg/h静脉滴注维持,静脉应用过程中应监测血压。

(五)其他治疗快速性心律失常药物

1.洋地黄类

洋地黄类药物的品种繁多,历史久远,对心律失常的治疗作用主要源自其电生理效应和拟自主神经作用,治疗剂量的洋地黄可增强迷走神经张力和心肌对乙酰胆碱的敏感性,降低窦房结自律性,降低心房肌应激性,缩短心房肌的不应期,而延长房室结细胞的有效不应期,减慢房室传导(延长 A-H 间期);缩短房室旁路的有效不应期增加其传导;降低浦肯野细胞和心室肌细胞膜钾离子通透性,延长复极时间。大剂量可刺激交感神经、释放心源性儿茶酚胺使窦房结以下起搏点自律性明显增强,浦肯野纤维及心室肌细胞膜钾离子通透性增加,复极加快,舒张期除极坡度变陡,后电位振荡幅度增大,而诱发异位性心律失常。

洋地黄适用于阵发性室上性心动过速,快速心室率的心房颤动或扑动以及心力衰竭所致的各种快速性心律失常。

由于洋地黄可使房室旁路的传导增快,因此禁用于预激综合征伴发的室上性心动过速、心房颤动或心房扑动。洋地黄还禁用于病窦综合征、二度至三度房室传导阻滞、室性心动过速、肥厚型梗阻性心肌病等。

常用洋地黄的用法用量如下。

毛花苷 C:0.4～0.8 mg,静脉注射,必要时 2～4 小时后重复注射 0.2～0.4 mg。24 小时不超过 1.2 mg。

地高辛:0.25 mg,1～2 次/天,维持量 0.125～0.250 mg/d。

甲基地高辛:负荷量 0.9 mg,分 2～3 天服用,维持量 0.1～0.2 mg/d。

2.硫酸镁

镁是人体中仅次于钾、钠、钙位居第 4 位的阳离子,是细胞内仅次于钾的重要阳离子。可激活各种酶系,参与体内多种代谢过程,是心肌细胞膜上 Na^+,K^+-ATD 酶的激活剂,具有阻断钾、钙离子通道,保持细胞内钾含量、减少钙流作用。对心肌细胞的直接电生理作用是抑制窦房结自律性和传导性,抑制房内、室内及房室结的传导性,抑制折返和触发活动引起的心律失常。镁对交感神经有阻滞作用,可提高心室颤动、室性期前收缩阈值,有利于控制异位心律。

镁制剂对洋地黄中毒引起的快速性心律失常及尖端扭转型室性心动过速疗效甚好,有人认为尖端扭转型室速可首选硫酸镁。对心房扑动和心房颤动可部分转复,对各种抗心律失常药物疗效不佳的顽固性室早可能有效,对原有低镁血症者疗效更佳。

镁制剂禁用于肾功能不全、高镁血症、昏迷和呼吸循环中枢抑制的患者。

临床常用的镁制剂为硫酸镁,一般采用 10%～20%硫酸镁 20 mL 稀释 1 倍后缓慢注射,以后 2～3 g/d 静脉滴注,连用几天。

镁盐使用过量可致中毒,引起血压下降,严重者导致呼吸抑制、麻痹、甚至死亡。钙剂是镁中毒的拮抗剂,可对抗镁引起的呼吸、循环抑制。用法:10%葡萄糖酸钙或氯化钙 10 mL,稀释后静脉注射。

七、治疗缓慢心律失常药物

(一)抗胆碱能药物

抗胆碱能药物阻断 M 型胆碱反应,消除迷走神经对心脏抑制作用,缩短窦房结恢复时间,改善心房内和房室间传导,从而使心率增加,适用于迷走神经兴奋性增高所致的窦性心动过缓、窦性静止、窦房传导阻滞和房室传导阻滞以及 Q-T 间期延长所伴随的室性心律失常。

用药方法:阿托品 0.3~0.6 mg,口服,3 次/天;1 mg,皮下或静脉注射。山莨菪碱 5~10 mg,口服,3 次/天;10~20 mg,静脉注射或静脉滴注。溴丙胺太林 10~30 mg,口服,3 次/天。

(二)β受体兴奋剂

β受体兴奋剂增强心肌收缩力,加快心率和房室传导,增加心排血量,降低周围血管阻力。此外尚有扩张支气管平滑肌作用。适用于窦房结功能低下所致的缓慢心律失常如窦性心动过缓、窦性静止、窦房传导阻滞及房室传导阻滞。其中异丙肾上腺素兴奋心脏作用强烈,可消除复极不匀,促使延长的 Q-T 间期恢复,还可用于治疗缓慢室性心律失常和 Q-T 延长引起的尖端扭转性室性心动过速。沙丁胺醇的心脏兴奋作用较弱,仅为异丙肾上腺素的 1/7~1/10,而作用时间较长,宜于口服。

用药方法:异丙肾上腺素 1~2 mg 入液静脉滴注,滴速 1~3 μg/min;10 mg 吞下含化,3~4 次/天。沙丁胺醇 2.4 mg,口服,3~4 次/天。

(三)糖皮质激素

糖皮质激素具有抑制炎症反应,减轻局部炎症水肿的作用;故临床上常用于治疗急性病窦综合征、急性房室传导阻滞等。常用药物有地塞米松:10~20 mg 加入液体中静脉注射,每天 1~2 次。首次最大剂量可用至 80 mg。连用不应超过 7 天,否则应逐渐减量,缓慢停药。亦可给予相当剂量的氢化可的松静脉滴注或泼尼松口服。

(张玉秀)

第六节 抗 休 克 药

一、概述

休克是由各种有害因素的强烈侵袭作用于机体内而导致的急性循环功能不全综合征,临床主要表现为微循环障碍、组织和脏器灌注不足以及由此而引起的细胞和器官缺血、缺氧、代谢障碍和功能损害。如不及时、恰当地进行抢救,休克可逐渐发展到不可逆阶段甚至引发死亡。因此,临床必须采取紧急措施进行处理。近年来,随着研究的逐渐深入,对休克复杂的病理生理过程的认识不断提高,尤其是休克病程中众多的体液因子包括神经递质和体内活性物质、炎症介质及细胞因子等在休克发生发展中作用的确立,使休克的治疗水平跃上了一个崭新的台阶。如今,对休克的治疗已不再单纯局限于改善血流动力学的处理,而是以稳定血压为主、全面兼顾的综合治疗措施。

(一)休克的病理生理与发病机制

休克的发生机制较为复杂,不同原因引起的休克其病理生理变化也不尽一致。然而,无论休克的病因如何,在休克初期均可因心排血量减少、循环血量不足或血管扩张而出现血压降低。于是,机体迅速启动交感肾上腺素能神经系统的应激反应,使体内儿茶酚胺分泌急剧增加而引起细小动、静脉和毛细血管前后括肌痉挛,周围血管阻力增加并促进动静脉短路开放。此外,肾素-血管紧张素-醛固酮系统的兴奋、抗利尿激素分泌增多以及局部缩血管物质的产生,均有助于血压和循环血量的维持以及血流在体内的重新分配,以保证重要脏器供血(此阶段常被冠之为"微循环痉挛期",也称之为"休克代偿期")。若初期情况未能及时纠治,则微循环处于严重低灌注状态,此时,组织中糖的无氧酵解增强,乳酸等酸性代谢产物堆积而引起酸中毒。微动脉和毛细血管前括肌对酸性代谢产物刺激较为敏感呈舒张效应,而微静脉和毛细血管后括肌则对酸性环境耐受性强而仍呈持续性收缩状态,因而毛细血管网开放增加,大量体液淤滞在微循环内,使有效循环血量锐减。随着组织细胞缺血、缺氧的加重,微血管周围的肥大细胞释放组胺增加,ATP 分解产物腺苷以及从细胞内释放出的 K^+ 也增加,机体应激时尚可产生内源性阿片样物质(如内啡肽),这些物质均有血管扩张作用,可使毛细血管通透性增大,加之毛细血管内静水压显著增高,大量体液可渗入组织间隙,由此引起血液流变性能改变;此外,革兰阴性杆菌感染释放内毒素以及机体各种代谢产物也加剧细胞和组织损伤、加重器官功能障碍(此阶段常被冠之为"微循环淤滞期",也称之为"休克进展期")。若此时休克仍未获治疗则继续发展进入晚期,由于持续组织缺氧和体液渗出,可使血液浓缩和黏滞性增高;酸性代谢产物和体液因素,如各种血小板因子激活、血栓素 A_2 释放,均可使血小板和红细胞易于聚集形成微血栓;肠、胰及肝脏的严重缺血可导致休克因子(如 MDF)的释放,进而加剧组织和器官结构及功能的损伤。此外,损伤的血管内皮细胞使内皮下胶原纤维暴露,进而可激活内源性凝血系统而引起弥散性血管内凝血(DIC),使休克更趋恶化、进入到不可逆阶段(此期被冠之为"微循环衰竭期",也称之为"休克难治期")。

总之,休克是致病因子侵袭与机体内在反应相互作用的结果,机体在抵御这些侵害因素并作出调整、代偿和应激反应的过程中,常常伴发一系列的病理生理变化,同时,在这些病理生理过程中相随产生和释放的许多血管活性物质、炎症介质、休克因子等又反过来作用于机体,进一步加剧循环障碍及组织、器官功能损害,使休克进入恶性循环,这就是休克的发生机制。

(二)休克的治疗原则

1.一般治疗

(1)患者应置于光线充足、温度适宜的房间,尤其冬季病房内必须温暖,或在患者两腋下及足部放置热水袋,但要注意避免烫伤,急性心肌梗死患者应尽可能在冠心病监护病房(CCU)内监测,保持安静并避免搬动。

(2)除气喘或不能平卧者外,应使患者处于平卧位并去掉枕头,以有利于脑部供血。

(3)给氧,可低流量鼻导管给氧,或酌情采用面罩吸氧。

(4)镇痛,尤其是急性心肌梗死或严重创伤等并发剧烈疼痛引起休克时应注意止痛,一般可用吗啡 5~10 mg 或哌替啶 50~100 mg 肌内注射,必要时可给予冬眠疗法。

(5)昏迷、病情持续时间较长或不能进食的重症患者最好尽早插入胃管,给予清淡饮食或混合奶,能由胃管给的药尽量从胃管给,为防止呕吐,可给予甲氧氯普胺、多潘立酮或西沙必利。这样,不仅能使患者自然吸收代谢,有利于水电解质平衡,增加患者营养,减低因大量静脉输液而给心脏带来过度负荷以防心力衰竭,同时对保持肺部清晰、预防肺部感染、防止呼吸衰竭也有一定好处。另外,通过胃管给清淡饮食将胃酸或胃肠道消化液冲淡或稀释,对预防消化道应激性溃疡或消化道糜烂以及消化道大出血也不无裨益。

2.特殊治疗

某些重要脏器的功能障碍或衰竭,往往成为休克的始动因素或其发展过程中的关键环节,在休克的治疗中,借助于某些特殊方法或在药物治疗难以奏效时将这些方法应用于休克,可能会起到令人满意的治疗效果。这些特殊治疗如下。

(1)机械辅助通气:机械通气给氧并不适于一般的休克患者,因使用机械通气,尤其是应用呼气末正压(PEEP)及持续气道正压(CPAP)时,由于胸腔压力增加,可明显减少回心血量及肺循环血量,从而可能加剧休克和缺氧。但若二氧化碳潴留及缺氧明显·出现顽固性低氧血症(如ARDS)以及由于中毒或药物作用出现呼吸抑制时,则应果断建立人工气道,进行机械通气。应用人工气道时要注意清洁口腔、固定插管、防止管道及气囊压迫造成黏膜损伤,合理选择通气模式及正确调控参数,并做好呼吸道湿化、及时吸除呼吸道分泌物及定时更换或消毒机器管道、插管、气管套管、雾化器等,以防止交叉感染。

(2)机械性辅助循环:对心源性休克或严重休克继发心功能衰竭者,可应用主动脉内球囊反向搏动术(intra-aortic ballon counterpulsation therapy,IABP)、左心室或双室辅助循环,以帮助患者渡过难关、赢得时间纠治病因。

(3)溶栓及心脏介入性治疗:对急性心肌梗死并心源性休克者尽早行溶栓或经皮冠脉腔内成形术(PTCA)开通闭塞血管、挽救濒死心肌、改善心脏功能,新近应用证明已取得显著效果;单纯二尖瓣狭窄导致急性肺水肿、心源性休克时,可急诊行经皮球囊二尖瓣扩张术(PBMV);若明确心源性休克由心脏压塞引起时应立即行心包穿刺抽液。

(4)血液净化疗法:休克并发肾衰竭时,除药物治疗外,可采用腹膜透析来纠正肾衰竭。

(5)手术治疗:外科疾病导致的感染性休克,如化脓性胆管炎、肠梗阻、急性胃肠穿孔所致的腹膜炎、深部脓肿等,必须争取尽早手术。出血性休克患者,在经药物治疗难以止血时也应尽快手术;心源性休克由急性心肌梗死、心脏压塞或二尖瓣狭窄引起者,一旦介入性治疗失败或不能介入治疗解决时,宜迅速行冠脉搭桥术(CABG)、心包切开术或二尖瓣闭式分离术。

3.药物治疗

药物治疗是休克处理中最为关键的措施之一,针对不同的休克类型及具体情况选择用药,及时祛除病因,维持适宜的血压水平,在提高血压水平的同时维持好末梢循环,注意保持水、电解质及酸碱平衡,保证心、脑、肾等重要脏器的供血并预防DIC和多器官功能衰竭,这是各型休克药物治疗的共同原则,具体治疗措施有以下几项。

(1)祛除病因和预防感染:休克发生后,针对病因及时用药可以阻止休克发展甚或使休克逆转,如失血性休克的止血、止痛,感染性休克的抗感染治疗,过敏性休克的抗过敏等。应该指出,抗生素不仅适用于感染性休克,其他休克患者也应选用适当的抗生素预防感染,尤其是病情较重或病程较长者,在选药中必须注意选择不良反应小、对肾脏无明显影响的抗生素,一般可选用哌拉西林2～4 g静脉滴注,每天2次,也可选用其他抗生素。感染性休克则应根据不同的感染原进行抗感染治疗。

（2）提高组织灌流量、改善微循环。

补充血容量：低血容量性休克存在严重的循环血量减少，其他各型休克也程度不同地存有血容量不足问题，这是因为休克患者不仅向体外丢失液体，毛细血管内淤滞和向组织间隙渗出也使体液在体内大量分流，若不在短期内输液，则循环血量难以维持。因而，各型休克均需补充循环血量，心源性休克在补充液体时虽顾虑有加重心脏负荷的可能，但也不能列为补液的禁忌。有条件者最好监测 CVP 和 PCWP 指导补液。一般说来，CVP＜4 cmH$_2$O 或 PCWP＜1.1 kPa（8 mmHg）时，表明液量不足；CVP 在 3～9 cmH$_2$O 时可大胆补液，PCWP＜2.0 kPa（15 mmHg）时补液较为安全；但当 PCWP 达 2.0～2.4 kPa（15～18 mmHg）时补液宜慎重，若 CVP＞15 cmH$_2$O、PCWP＞2.7 kPa（20 mmHg）时应禁忌补液。无条件监测血流动力学指标时，可根据患者临床表现酌情补液，若患者感口渴或口唇干燥、皮肤无弹性、尿量少、两下肢不肿，说明液体量不足，应给予等渗液；若上述情况好转，且两肺部出现湿性啰音和/或两小腿水肿，表明患者体内水过多，宜及时给予利尿剂或高渗液，或暂停补液观察，切忌输入等渗或低渗液体。

合理应用血管活性药物：血管活性药物有稳定血压、提高组织灌注、改善微循环血流及增加重要脏器供血作用，包括缩血管药和扩血管药。在实际应用过程中，应注意以下两点：①血管活性药物的浓度不同，作用迥异，应予密切监测，并适时适度调整。例如，血管收缩药去甲肾上腺素及多巴胺高浓度静脉滴注时常引起血管强烈收缩，而低浓度时则可使心排血量增加、外周血管阻力降低。根据多年的临床经验，去甲肾上腺素应低浓度静脉滴注，以防血管剧烈收缩、加剧微循环障碍和肾脏缺血，诱发或加剧心肾功能不全。②血管收缩药与血管扩张药虽作用相反，但在一定条件下又可能是相辅相成的，两者适度联用已广泛用于休克的治疗。多年的临床实践经验证明，单用血管收缩药或血管扩张药疗效不佳以及短时难以明确休克类型和微循环状况的患者，先后或同时应用两类药物往往能取得较好效果。

纠正酸中毒，维持水、电解质平衡：酸中毒是微循环障碍恶化的重要原因之一，纠正酸中毒可保护细胞、防止 DIC 的发生和发展。碱性药物可增强心肌收缩力、提高血管壁张力及增加机体对血管活性药物的反应。扩容时应一并纠正酸中毒。常用碱性药物为 5% 碳酸氢钠，一般每次静脉滴注 150～250 mL，或根据二氧化碳结合力和碱剩余（BE）计算用量，先给 1/3～1/2，其余留待机体自身调整，过量则损害细胞供氧、对机体有害无益。此外，尚应注意水电平衡、防止电解质紊乱。

应用细胞保护剂：除糖皮质激素外，细胞保护剂尚包括自由基清除剂、能量合剂、莨菪碱等。其中，莨菪类药物（尤其是山莨菪碱）对感染性休克具有多方面保护作用，可提高细胞对缺氧的耐受性、稳定溶酶体膜、抑制血栓素 A$_2$生成及血小板、白细胞聚集等，宜早期足量应用。辅酶 A、细胞色素 C、极化液等可为组织和细胞代谢提供能量，对休克有一定疗效。自由基清除剂也已用于休克治疗，其疗效尚待评价。

纠正 DIC：DIC 一旦确立，应及早给予肝素治疗。肝素用量为 0.5～1.0 mg/kg 静脉滴注，每4～6 小时 1 次，保持凝血酶原时间延长至对照的 1.5～2.0 倍，DIC 完全控制后可停药。感染性休克患者，早期应用山莨菪碱有助于防治 DIC。此外，预防性治疗 DIC 尚可给予双嘧达莫25 mg，每天 3 次；或阿司匹林肠溶片 300 mg，每天 1 次；或华法林 2.5 mg，每天 2 次；或噻氯匹定250 mg，每天 1～2 次。如果出现纤溶亢进时，应加用抗纤溶药物治疗。

（3）防治多器官功能衰竭：休克时如出现器官功能衰竭，除了采取一般治疗措施外，尚应针对不同的器官衰竭采取相应措施，如出现心力衰竭时，除停止或减慢补液外，尚应给予强心、利尿和扩血管药物治疗;如发生急性肾功能不全,则可采用利尿甚或透析治疗;如出现呼吸衰竭时,则应给氧或呼吸兴奋剂,必要时使用呼吸机,以改善肺通气功能;休克合并脑水肿时,则应给予脱水、激素及脑细胞保护剂等措施。

二、抗休克药物分类

抗休克药物是指对休克具有防治作用的许多药物的共称,过去常单纯指血管活性药物。所谓血管活性药物,可概括地分为收缩血管抗休克药(血管收缩剂)和舒张血管抗休克药(血管扩张剂)。目前,休克治疗中除选择性使用上述两类药物外,还常应用强心药物、糖皮质激素、阿片受体阻断剂等,此外,还有一些药物已试用于临床,初步结果表明效果良好,有的尚处于试验阶段,或疗效不能肯定,距离临床仍有一段距离。

三、舒张血管抗休克药

(一)血管扩张药的抗休克作用

(1)扩张阻力血管和容量血管,使血管总外围阻力及升高的中心静脉压下降,心肌功能改善,心搏量及心脏指数增加,血压回升。

(2)可扩张微动脉、解除微循环痉挛,使血液重新流入真毛细血管,增加组织血流供应、减轻细胞缺氧、改善细胞功能,使细胞代谢障碍及酸血症的情况好转。

(3)促进外渗的血浆逆转至血管内,有助于恢复血容量,改善肺水肿,脑水肿及肾脏功能。

(4)使毛细血管内血流灌注量增加,流速增快,血液淤滞解除,血浆外渗减少,且代谢及酸血症状改善。从而使休克时血液浓缩,红细胞凝聚的现象得以纠正,有助于防治 DIC。

(二)血管扩张药的应用指征

(1)冷休克或休克的微血管痉挛期,常有交感神经过度兴奋,体内儿茶酚胺释放过多,毛细血管中的血流减少,组织缺血缺氧。临床表现为皮肤苍白、四肢厥冷、发绀、脉压低、脉细、眼底小动脉痉挛、少尿甚至无尿。

(2)补充血容量后,中心静脉压已达到正常值或升高至 1.47 kPa,无心功能不全的临床表现,且动脉血压仍持续低下,提示有微血管痉挛。

(3)休克并发心力衰竭、肺水肿、脑水肿、急性肾功能不全或发生 DIC 者。

(三)血管扩张药的应用注意事项

(1)用药前必须补足血容量,用药后血管扩张,血容量不足可能再现,此时应再补液。

(2)血管扩张后淤积于毛细血管床的酸性代谢物可较大量地进入体循环,导致 pH 明显下降,应予补碱,适当静脉滴注碳酸氢钠注射液。

(3)用药过程中,应密切注意药物的不良反应,并注意纠正电解质紊乱。

(4)用药过程中如出现心力衰竭,可给予毛花苷 C 0.4 mg,以 25% 葡萄糖注射液 20 mL 稀释后缓慢静脉注射。

(5)如用药后疗效不明显或病情恶化,应及时换用其他药物治疗。

四、血管收缩药

(一)血管收缩药的应用指征

(1)休克早期,限于条件无法补足血容量,而又需维持一定的血压,以提高心、脑血管灌注压力,增加其血流量。

(2)已用过血管扩张药,并采取了其他治疗措施而休克未见好转。

(3)由于广泛的血管扩张,血管容积和血容量间不相适应,全身有效循环血量急剧降低,血压下降,如神经源性休克和过敏性休克。

(二)血管收缩药在各类休克中选择应用

(1)低血容量休克早期,一般不宜应用血管收缩药。但在一些紧急情况下,由于血压急剧下降,而有明显的心、脑动脉血流量不足或伴有心、脑动脉硬化时,在尚未确立有效的纠正休克的措施之前,可应用小剂量血管收缩药如间羟胺或去甲肾上腺素,以提高冠状动脉和脑动脉灌注压,防止因严重供血不足而危及生命。但此仅为一种临时紧急措施,不能依靠其维持血压,否则弊多利少。

(2)心源性休克时,心肌收缩力减弱,心排血量下降,全身有效循环血量减少。小剂量血管收缩药(间羟胺或去甲肾上腺素)对低阻抗型心源性休克,可避免外周阻力过度下降,且能使心排血量增高。但收缩压升至 12.0 kPa 以上,心排血量将降低。因此,收缩压必须控制在 12.0 kPa。对高阻抗型的心源性休克,可并用酚妥拉明治疗。

(3)对感染性休克使用血管收缩药,应注意以下几点:①应在积极控制感染、补充血容量、纠正酸中毒及维持心、脑、肾、肺等主要器官功能的综合治疗基础上适当选用;②除早期轻度休克或高排低阻型休克可单独应用外,凡中、晚期休克或低排高阻型休克,宜采用血管扩张药或将血管收缩药与血管扩张药并用;③血管收缩药单独应用时宜首选间羟胺,但也可以用去甲肾上腺素,两者的剂量均不宜大,以既能维持一定的血压又不使外周阻力过度上升并能保持一定尿量的最低剂量为宜;④血压升高不宜过度,宜将收缩压维持在 12.0~13.3 kPa(指原无高血压者),脉压维持在 2.7~4.0 kPa;⑤当病情明显改善,血压稳定在满意水平持续 6 小时以上,应逐渐减量(可逐渐减慢滴速或逐渐减低药物浓度),不可骤停。

(4)神经源性休克与过敏性休克时,由于小动脉扩张,外周阻力降低,血压下降。给予血管收缩药可得到很好的疗效。神经源性休克可选用间羟胺或去甲肾上腺素,过敏性休克应首选肾上腺素。由于这两类休克均有相对血容量不足,所以同时补充血容量是十分必要的。

五、阿片受体阻断剂

随着神经内分泌学的发展及对休克病理生理研究的不断深入,内源性阿片样物质在休克发病中的作用越来越受到重视。内源性阿片样物质包括内啡肽和脑啡肽等,前者广泛存在于脑、交感神经节、肾上腺髓质和消化道,休克时其在脑组织及血液内含量迅速增多,作用于 u、k 受体,可产生心血管抑制作用,表现为心肌收缩力减弱,心率减慢、血管扩张和血压下降,进而使微循环淤血加剧,因此,内啡肽已被列为一类新的休克因子。1978 年,Holoday 和 Faden 首次报道阿片受体阻断剂——纳洛酮治疗内毒素性休克取得较好疗效,其后,Gullo 等(1983 年)将纳洛酮应用于经输液、拟交感胺药物及激素治疗无效的过敏性休克患者也获得显著效果,使纳洛酮已成为休克治疗中重要而应用广泛的药物之一。

(一)治疗学

1.药理作用

阻断内源性阿片肽与中枢和外周组织阿片受体的结合,抑制脑垂体释放前阿皮素和外周组织释放阿片肽。

拮抗内源性阿片肽与心脏阿片受体的直接结合,逆转内阿片肽对心脏的抑制作用,加强心肌收缩力、增加心排血量、提高动脉压及组织灌注,改善休克的血流动力学。

明显改善休克时的细胞代谢,预防代谢性酸中毒,对休克伴发的电解质紊乱(如高血钾)有调节作用、纠正细胞缺血缺氧。

通过稳定组织细胞的溶酶体膜、抑制中性粒细胞释放超氧自由基对组织的脂氧化损伤,从细胞水平上发挥抗休克作用。

纠正微循环紊乱、降低血液黏度,改善休克时细胞内低氧和膜电位,促进胞内 cAMP 增多,有利于心肌细胞的能量代谢。

纳洛酮通过上述机制逆转了 β-内啡肽大量释放产生的低血压效应,并防止低血容量和休克所致的肾功能衰退,增加重要器官的血流量,缩短休克病程,迅速改善休克症状并降低死亡率。

2.临床应用

纳洛酮对各种原因所致的休克均有效,尤其适用于感染中毒性休克,对经其他治疗措施无效的心源性、过敏性、低血容量性、创伤性及神经源性休克也有较好疗效。有研究认为早期、大剂量、重复使用,在休克出现 3 小时内使用效果最好。

3.用法及用量

首剂用 0.4～0.8 mg 稀释后静脉注射,继后可以 4 mg 加入 5％葡萄糖液中持续维持静脉滴注,滴速为每小时 0.25～0.30 $\mu g/kg$。

(二)不良反应与防治

治疗剂量无明显的毒性作用,超大剂量应用时尚可阻断 δ 受体,对呼吸和循环系统产生轻微影响。偶见恶心、呕吐、血压升高、心动过速甚或肺水肿等。对于需要麻醉性镇痛药控制疼痛、缓解呼吸困难的病例,不宜使用本品,因为止痛效果可为本品对抗。

(三)药物相互作用

(1)儿茶酚胺类药物如肾上腺素、异丙肾上腺素及 ACEI(卡托普利)对纳洛酮有协同效应;布洛芬干扰机体前列腺素合成,可加强纳洛酮的药理作用。

(2)胍乙啶(交感神经节阻断剂)、普萘洛尔(β 受体阻滞剂)可降低交感神经兴奋性和肾上腺素的作用,拮抗纳洛酮的药理效应;维拉帕米可阻滞细胞膜的钙离子通道而干扰纳洛酮的作用。

(四)制剂

注射剂:0.4 mg(1 mL)。

(张荣梅)

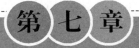

消化系统用药

第一节 促胃肠动力药

一、多潘立酮

(一)剂型规格

片剂:10 mg。分散片:10 mg。栓剂:10 mg、30 mg、60 mg。注射液为 2 mL:10 mg。滴剂为1 mL:10 mg。混悬液为 1 mL:1 mg。

(二)适应证

本药适用于由胃排空延缓、胃-食管反流、慢性胃炎、食管炎引起的消化不良;外科、妇科手术后的恶心、呕吐;抗帕金森综合征药物引起的胃肠道症状和多巴胺受体激动药所致的不良反应;抗癌药引起的呕吐,但对氮芥等强效致吐药引起的呕吐疗效较差;胃炎、肝炎、胰腺炎等引起的呕吐,及其他疾病,如偏头痛、痛经、颅脑外伤、尿毒症等、胃镜检查和血液透析、放射治疗(简称放疗)引起的恶心、呕吐;儿童各种原因(如感染等)引起的急性和持续性呕吐。

(三)用法用量

肌内注射:每次 10 mg,必要时可重复给药。口服:每次 10～20 mg,每天 3 次,饭前服。直肠给药:每次 60 mg,每天 2～3 次。

(四)注意事项

1 岁以下小儿慎用、哺乳期妇女慎用。

(五)不良反应

不良反应偶见头痛、头晕、嗜睡、倦怠、神经过敏等。如使用较大剂量可能引起非哺乳期泌乳,并且在一些更年期后妇女及男性患者中出现乳房胀痛现象;也可致月经失调。消化系统偶有口干、便秘、腹泻、短时的腹部痉挛性疼痛现象。皮肤偶见一过性皮疹或瘙痒症状。

(六)禁忌证

对本药过敏者、嗜铬细胞瘤、乳腺癌、机械性肠梗阻、胃肠道出血、孕妇。

(七)药物相互作用

增加对乙酰氨基酚、氨苄西林、左旋多巴、四环素等药物的吸收速度。对服用对乙酰氨基酚的患者,不影响其血药浓度。胃肠解痉药与本药合用,可能发生药理拮抗作用,减弱本药的治疗作用,两者不宜联用。与 H_2 受体拮抗药合用,由于 H_2 受体拮抗药改变了胃内 pH,减少本药在胃肠道的吸收,故两者不宜合用。维生素 B_6 可抑制催乳素的分泌,减轻本药泌乳反应。制酸药可以降低本药的口服生物利用度,不宜合用。口服含铝盐或铋盐的药物(如硫糖铝、胶体枸橼酸铋钾、复方碳酸铋等)后能与胃黏膜蛋白结合,形成络合物以保护胃壁,本药能增强胃部蠕动,促进胃内排空,缩短该类药物在胃内的作用时间,降低药物的疗效。

(八)药物过量

用药过量可出现困倦、嗜睡、心律失常、方向感丧失、锥体外系反应以及低血压等症状,但以上反应多数是自限性的,通常在 24 小时内消失。本药过量时无特殊的解药或特效药。应予对症支持治疗,并密切监测。给患者洗胃和/或使用药用炭,可加速药物清除。使用抗胆碱药、抗帕金森病药以及具有抗副交感神经生理作用的抗组胺药,有助于控制与本药毒性有关的锥体外系反应。

二、西沙必利

(一)剂型规格

片剂:5 mg、10 mg。胶囊:5 mg。干混悬剂:100 mg。

(二)适应证

本品可用于由神经损伤、神经性食欲缺乏、迷走神经切断术或部分胃切除引起的胃轻瘫。也用于X线、内镜检查呈阴性的上消化道不适;对胃-食管反流和食管炎也有良好作用,其疗效与雷尼替丁相同,与后者合用时其疗效可能得到加强;还可用于假性肠梗阻导致的推进性蠕动不足和胃肠内容物滞留及慢性便秘;对于采取体位和饮食措施仍不能控制的幼儿慢性、过多性反胃及呕吐也可试用本品治疗。

(三)注意事项

由于本品促进胃肠活动,可能发生瞬时性腹部疼挛、腹鸣或腹泻,此时可考虑酌减剂量。当幼儿或婴儿发生腹泻时应酌减剂量。本品对胃肠道功能增加的患者可能有害,必须使用时应注意观察。本品可能引起心电图 Q-T 间期延长、昏厥和严重的心律失常。当过量服用或与酮康唑同服时可引起严重的尖端扭转型室性心动过速。本品无胚胎毒性,也无致畸作用,但小于 34 周的早产儿应慎重用药。对于老年人,由于半衰期延长,故治疗剂量应酌减。肝、肾功能不全患者开始剂量可减半,以后可根据治疗结果及可能发生的不良反应及时调整剂量。本品虽不影响精神运动功能,不引起镇静和嗜睡,但加速中枢抑制剂如巴比妥类和乙醇等的吸收,因此使用时应注意。

(四)不良反应

曾有过敏、轻度短暂头痛或头晕的报道。偶见可逆性肝功能异常,并可能伴有胆汁淤积。罕见惊厥性癫痫、锥体外系反应及尿频等。

(五)禁忌证

对本品过敏者禁用,哺乳期妇女勿用本品。

(六)药物相互作用

由于本品是通过促进肠肌层节后神经释放乙酰胆碱而发挥胃肠动力作用,因此抗胆碱药可降低本品效应。服用本品后,胃排空速率加快,如同服经胃吸收的药物,其吸收速率可能降低,而经小肠吸收的药物其吸收速率可能会增加(如苯二氮䓬类、抗凝剂、对乙酰氨基酚及 H_2 受体阻滞药等)。对于个别与本品相关的药物需确定其剂量时,最好监测其血药浓度。

三、伊托必利

(一)剂型规格

片剂:50 mg。

(二)适应证

本品主要适用于功能性消化不良引起的各种症状,如上腹部不适、餐后饱胀、早饱、食欲缺乏、恶心、呕吐等。

(三)用法用量

口服,成人每天 3 次,每次 1 片,饭前服用。可根据年龄、症状适当增减或遵医嘱。

(四)注意事项

高龄患者用药时易出现不良反应,用时注意。严重肝肾功能不全者、孕妇及哺乳期妇女慎用,儿童不宜使用。

(五)不良反应

主要不良反应有过敏症状,如皮疹、发热、瘙痒感等;消化道症状,如腹泻、腹痛、便秘、唾液增加等;神经系统症状,如头痛、刺痛感、睡眠障碍等;血液系统症状,如白细胞计数减少,当确认异常时应停药。偶见 BUN 或肌酐升高、胸背部疼痛、疲劳、手指发麻和手抖等。

(六)禁忌证

对本药过敏者。胃肠道出血穿孔、机械性梗阻的患者禁用。

(七)药物相互作用

抗胆碱药可能会对抗伊托必利的作用,故两者不宜合用;本品可能增强乙酰胆碱的作用,使用时应注意。

(八)药物过量

药物过量表现为出现乙酰胆碱作用亢进症状,应采取对症治疗,可采用阿托品解救。

四、莫沙必利

(一)剂型规格

片剂:5 mg。

(二)适应证

慢性胃炎或功能性消化不良引起的消化道症状,如上腹部胀满感、腹胀、上腹部疼痛;嗳气、恶心、呕吐、胃烧灼感等。

(三)用法用量

常用剂量每次 5 mg,每天 3 次,饭前或饭后服用。

(四)注意事项

服用本品 2 周后,如消化道症状无变化,应停止服用。孕妇和哺乳期妇女、儿童及青少年、有肝肾功能障碍的老年患者慎用。

(五)不良反应

不良反应的发生率约为 4%。主要表现为腹泻、腹痛、口干、皮疹、倦怠、头晕、不适、心悸等。

另有约 3.8% 的患者出现检验指标异常变化,表现为嗜酸性粒细胞数增多、甘油三酯升高、ALT
升高等。

(六)禁忌证

对本药过敏者。胃肠道出血者或肠梗阻患者。

(七)药物相互作用

其与抗胆碱药物合用可能减弱本品的作用。

(张荣梅)

第二节　抗酸及治疗消化性溃疡药

一、复方氢氧化铝

(一)别名

达胃宁,胃舒平。

(二)作用与特点

本品有抗酸、吸附、局部止血、保护溃疡面等作用,效力较弱、缓慢而持久。

(三)适应证

主要用于胃酸过多、胃及十二指肠溃疡、反流性食管炎及上消化道出血等。由于铝离子在肠
内与磷酸盐结合成不溶解的磷酸铝自粪便排出,故尿毒症患者服用大剂量氢氧化铝后可减少磷
酸盐的吸收,减轻酸血症。鸟粪石型尿结石患者服用本品,可因磷酸盐吸收减少而减缓结石的生
长或防止其复发。也可用于治疗甲状旁腺功能减退症和肾病型骨软化症患者,以调节钙磷平衡。

(四)用法与用量

口服:每次 2～4 片,每天 3 次,饭前 30 分钟或胃痛发作时嚼碎后服。

(五)不良反应与注意事项

本品可致便秘。因本品能妨碍磷的吸收,故不宜长期大剂量使用。便秘者、肾功能不全者
慎用。

(六)药物相互作用

本品含多价铝离子,可与四环素类形成络合物而影响其吸收,故不宜合用。可通过多种机制
干扰地高辛、华法林、双香豆素、奎宁、奎尼丁、氯丙嗪、普萘洛尔、吲哚美辛、异烟肼、维生素及巴
比妥类的吸收或消除,使上述药物的疗效受到影响,应尽量避免同时使用。

(七)制剂与规格

片剂:每片含氢氧化铝 0.245 g、三硅酸镁 0.105 g、颠茄流浸膏 0.002 6 mL。

(八)医保类型及剂型

甲类:口服常释剂。

二、碳酸氢钠

(一)别名

重碳酸钠,酸式碳酸钠,重曹,小苏打。

(二)作用与特点

本药口服后能迅速中和胃中过剩的胃酸,减轻疼痛,但作用持续时间较短。口服易吸收,能碱化尿液,与某些磺胺药同服,可防止磺胺在尿中结晶析出。

(三)适应证

胃痛;苯巴比妥、阿司匹林等的中毒解救;代谢性酸血症、高钾血症及各种原因引起的伴有酸中毒症状的休克;早期脑栓塞以及严重哮喘持续状态经其他药物治疗无效者;真菌性阴道炎。

(四)用法与用量

口服:每次 0.5～2.0 g,每天 3 次,饭前服用。静脉滴注:5% 溶液,成人每次 100～200 mL,小儿 5 mL/kg。4% 溶液阴道冲洗或坐浴:每晚 1 次,每次 500～1 000 mL,连用 7 天。

(五)不良反应与注意事项

不良反应可引起继发性胃酸分泌增加,长期大量服用可能引起碱血症。静脉滴注本品时,低钙血症患者可能产生阵发性抽搐,而对缺钾患者可能产生低钾血症的症状。严重胃溃疡患者慎用,充血性心力衰竭、水肿和肾衰竭的酸中毒患者,使用本品应慎重。

(六)药物相互作用

不宜与胃蛋白酶合剂,维生素 C 等酸性药物合用,不宜与重酒石酸间羟胺、庆大霉素、四环素、肾上腺素、多巴酚丁胺、苯妥英钠、钙盐等同瓶静脉滴注。

(七)制剂与规格

(1)片剂:每片 0.3 g,0.5 g。

(2)注射液:0.5 g/10 mL,12.5 g/250 mL。

(八)医保类型及剂型

甲类:口服常释剂。

三、硫糖铝

(一)别名

胃溃宁、素得。

(二)作用与特点

其能与胃蛋白酶络合,抑制该酶分解蛋白质;并能与胃黏膜的蛋白质(主要为清蛋白及纤维蛋白)络合形成保护膜,覆盖溃疡面,阻止胃酸、胃蛋白酶和胆汁酸的渗透、侵蚀,从而利于黏膜再生和溃疡愈合。本品在溃疡区的沉积能诱导表皮生长因子积聚,促进溃疡愈合。同时本品还能刺激胃黏膜合成前列腺素,改善黏液质量,加速组织修复。服用本品后,仅 2%～5% 的硫酸二糖被吸收,并由尿排出。

(三)适应证

胃及十二指肠溃疡。

(四)用法与用量

口服:每次 1 g,每天 3～4 次,饭前 1 小时及睡前服用。

（五）不良反应与注意事项

不良反应主要为便秘。个别患者可出现口干、恶心、胃痛等。治疗收效后,应继续服药数月,以免复发。

（六）药物相互作用

不宜与多酶片合用,否则两者疗效均降低。与西咪替丁合用时可能使本品疗效降低。

（七）制剂与规格

（1）片剂:0.25 g,0.5 g。

（2）分散片:0.5 g。

（3）胶囊剂:0.25 g。

（4）悬胶剂:5 mL(含硫糖铝 1 g)。

（八）医保类型及剂型

乙类:口服常释剂、口服液体剂。

四、铝碳酸镁

（一）别名

铝碳酸镁。

（二）作用与特点

本品为抗酸药。抗酸作用迅速且作用温和,可避免 pH 过高引起的胃酸分泌加剧。作用持久是本品的另一特点。

（三）适应证

胃及十二指肠溃疡。

（四）用法与用量

一般每次 1 g,每天 3 次,饭后 1 小时服用。十二指肠壶腹部溃疡 6 周为 1 个疗程,胃溃疡 8 周为 1 个疗程。

（五）不良反应与注意事项

本品不良反应轻微,但有个别患者可能出现腹泻。

（六）药物相互作用

本品含有铝、镁等多价金属离子,与四环素类合用时应错开服药时间。

（七）制剂与规格

片剂:0.5 g。

（八）医保类型及剂型

乙类:口服常释剂。

五、奥美拉唑

（一）别名

洛赛克。

（二）作用与特点

本品高度选择性地抑制壁细胞中的 H^+-K^+-ATP 酶(质子泵),使胃酸分泌减少。其作用依赖于剂量。本品对乙酰胆碱或组胺受体均无影响。除了本品对酸分泌的作用之外,临床上未观察到明显的药效学作用。本品起效迅速,每天服 1 次即能可逆地控制胃酸分泌,持续约 24 小时。本品口服后 3 小时达血药浓度峰值。血浆蛋白结合率为 95%,分布容积 0.34～0.37 L/kg。本品主要由肝脏代谢后由尿及粪中排出。其血药浓度与胃酸抑制作用无明显相关性。每天服用 1 次即能可逆地控制胃酸分泌,持续约 24 小时。

(三)适应证

十二指肠溃疡、胃溃疡、反流性食管炎、卓-艾综合征(促胃液素瘤)。

(四)用法与用量

口服:每次 20 mg,每天 1 次。十二指肠溃疡患者,能迅速缓解症状,大多数病例在 2 周内愈合。第 1 疗程未能完全愈合者,再治疗 2 周通常能愈合。胃溃疡和反流性食管炎患者,能迅速缓解症状,多数病例在 4 周内愈合。第 1 疗程后未完全愈合者,再治疗 4 周通常可愈合。对一般剂量无效者,改每天服用本品 1 次,40 mg,可能愈合。卓-艾综合征:建议的初始剂量为 60 mg,每天 1 次。剂量应个别调整。每天剂量超过 80 mg 时,应分 2 次服用。

(五)不良反应与注意事项

本品耐受性良好,罕见恶心、头痛、腹泻、便秘和肠胃胀气,少数出现皮疹。这些作用均较短暂且轻微,并与治疗无关。因酸分泌明显减少,理论上可增加肠道感染的危险。本品尚无已知的禁忌证。孕妇及儿童用药安全性未确立,本品能延长地西泮和苯妥英的消除。与经 P_{450} 酶系代谢的其他药物如华法林,可能有相互作用。

(六)制剂与规格

胶囊剂:20 mg。

(七)医保类型及剂型

乙类:口服常释剂、注射剂。

六、泮托拉唑

(一)别名

潘妥洛克,泰美尼克。

(二)作用与特点

泮托拉唑是第 3 个能与 H^+-K^+-ATP 酶产生共价结合并发挥作用的质子泵抑制药,它与奥美拉唑和兰索拉唑同属苯并咪唑的衍生物,与奥美拉唑和兰索拉唑相比,泮托拉唑与质子泵的结合选择性更高,而且更为稳定。泮托拉唑口服生物利用度为 77%,达峰时间为 2.5 小时,$t_{1/2}$ 为 0.9～1.9 小时,但抑制胃酸的作用一旦出现,即使药物已经从循环中被清除以后,仍可维持较长时间。泮托拉唑无论单次、多次口服或静脉给药,药动学均呈剂量依赖性关系。

(三)适应证

本品主要用于胃及十二指肠溃疡、胃-食管反流性疾病、卓-艾综合征等。

(四)用法与用量

常用量每次 40 mg,每天 1 次,早餐时间服用,不可嚼碎;个别对其他药物无反应的病例可每天服用 2 次。老年患者及肝功能受损者每天剂量不得超过 40 mg。十二指肠溃疡疗程 2 周,必要时再服 2 周;胃溃疡及反流性食管炎疗程 4 周,必要时再服 4 周。总疗程不超过 8 周。

(五)不良反应与注意事项

偶可引起头痛和腹泻,极少引起恶心、上腹痛、腹胀、皮疹、瘙痒及头晕等。个别病例出现水肿、发热和一过性视力障碍。神经性消化不良等轻微胃肠疾病不建议伹用本品;用药前必须排除胃与食管恶性病变。肝功能不良患者慎用;妊娠头 3 个月和哺乳期妇女禁用本品。

（六）制剂与规格

肠溶片:40 mg。

（七）医保类型及剂型

乙类:口服常释剂、注射剂。

七、法莫替丁

（一）作用与特点

本品拮抗胃黏膜壁细胞的组胺 H_2 受体而显示强大而持久的胃酸分泌抑制作用。本品的安全范围广,又无抗雄激素作用及抑制药物代谢的作用。本品的 H_2 受体拮抗作用比西咪替丁强 $10\sim148$ 倍,对组胺刺激胃酸分泌的抑制作用比西咪替丁约强 40 倍,持续时间长 $3\sim15$ 倍。能显著抑制应激所致大鼠胃黏膜中糖蛋白含量的减少。对大鼠试验性胃溃疡或十二指肠溃疡的发生,其抑制作用比西咪替丁强,连续给药能促进愈合,效力比西咪替丁强。对失血及给予组胺所致大鼠胃出血具有抑制作用。本品口服后 $2\sim3$ 小时达血浓度峰值,口服及静脉给药 $t_{1/2}$ 均约 3 小时。尿中仅见原形及其氧化物,口服时,后者占尿中总排量的 $5\%\sim15\%$,静脉给药时占 80%,人给药后 24 小时内原形药物的尿排泄率,口服时为 $35\%\sim44\%$,静脉给药为 $88\%\sim91\%$。

（二）适应证

口服用于胃溃疡、十二指肠溃疡、吻合口溃疡、反流性食管炎;口服或静脉注射用于上消化道出血(消化性溃疡、急性应激性溃疡、出血性胃炎所致)及卓-艾综合征。

（三）用法与用量

口服:每次 20 mg,每天 2 次(早餐后、晚餐后或临睡前)。静脉注射或滴注:每次 20 mg 溶于生理盐水或葡萄糖注射液 20 mL 中缓慢静脉注射或滴注,每天 2 次,通常 1 周内起效,患者可口服时改口服。

（四）不良反应与注意事项

不良反应较少。最常见的有头痛、头晕、便秘和腹泻,发生率分别为 4.7%、1.3%、1.2%、1.7%。偶见皮疹、荨麻疹(应停药)、白细胞减少、氨基转移酶升高等。罕见腹部胀满感、食欲缺乏及心率增加、血压上升、颜面潮红、月经失调等。本品慎用于有药物过敏史、肾衰竭或肝病患者。孕妇慎用。哺乳期妇女使用时应停止哺乳。对小儿的安全性尚未确立。本品应在排除恶性肿瘤后再行给药。

（五）制剂与规格

(1)片剂:10 mg,20 mg。

(2)注射剂:20 mg/2 mL。

(3)胶囊剂:20 mg。

（六）医保类型及剂型

乙类:口服常释剂、注射剂。

八、西咪替丁

(一)别名

西咪替丁。

(二)作用与特点

本品属组胺 H_2 受体拮抗剂的代表性药品,能抑制基础胃酸及各种刺激引起的胃酸分泌,并能减少胃蛋白酶的分泌。本品口服生物利用度约 70%,口服后吸收迅速,1.5 小时血药浓度达峰值,$t_{1/2}$ 约为 2 小时,小部分在肝脏氧化为亚砜化合物或 5-羟甲基化合物,50%~70% 以原形从尿中排出,可排出口服量的 80%~90%。

(三)适应证

本品适用于治疗十二指肠溃疡、胃溃疡、反流性食管炎、复发性溃疡病等;对皮肤瘙痒症也有一定疗效。

(四)用法与用量

口服:每次 200 mg,每天 3 次,睡前加用 400 mg;注射:用葡萄糖注射液或葡萄糖氯化钠注射液稀释后静脉滴注,每次 200~600 mg;或用上述溶液 20 mL 稀释后缓慢静脉注射,每次 200 mg,4~6 小时 1 次。每天剂量不宜超过 2 g。也可直接肌内注射。

(五)不良反应与注意事项

少数患者可能有轻度腹泻、眩晕、嗜睡、面部潮红、出汗等。停药后可恢复。极少数患者有白细胞计数减少或全血细胞计数减少等。少数肾功能不全或患有脑病的老年患者可有轻微精神障碍。少数患者可出现中毒性肝炎,转氨酶一过性升高,血肌酐轻度升高或蛋白尿等,一般停药后可恢复正常。肝、肾功能不全者慎用,应根据肌酐清除率指标调整给药剂量。肌酐清除率为 0~15 mL/min 者忌用。

(六)药物相互作用

本品为一种强效肝微粒体酶抑制药,可降低华法林、苯妥英钠、普萘洛尔、地西泮、茶碱、卡马西平、美托洛尔、地高辛、奎尼丁、咖啡因等药物在肝内的代谢,延迟这些药物的排泄,导致其血药浓度明显升高,合并用药时需减少上述药物的剂量。

(七)制剂与规格

(1)片剂:每片 200 mg。

(2)注射剂:每支 200 mg。

(八)医保类型及剂型

甲类:口服常释剂、注射剂

九、大黄碳酸氢钠

(一)作用与特点

抗酸、健胃。

(二)适应证

本品可用于胃酸过多、消化不良、食欲缺乏等。

(三)用法与用量

口服,每次 1~3 片,每天 3 次,饭前服。

（四）制剂与规格

片剂：每片含碳酸氢钠、大黄粉各 0.15 g，薄荷油适量。

（五）医保类型及剂型

甲类：口服常释剂。

十、碳酸钙

（一）别名

兰达。

（二）作用与特点

本品为中和胃酸药，可中和或缓冲胃酸，作用缓和而持久，但对胃酸分泌无直接抑制作用，并可因提高胃酸 pH 而消除胃酸对壁细胞分泌的反馈性抑制。本品与胃酸作用产生二氧化碳与氯化钙，前者可引起嗳气，后者在碱性液中再形成碳酸钙、磷酸钙而引起便秘。本品在胃酸中转化为氯化钙，小肠吸收部分钙，由尿排泄，其中大部分由肾小管重吸收。本品口服后约 85% 转化为不溶性钙盐如磷酸钙、碳酸钙，由粪便排出。

（三）适应证

缓解由胃酸过多引起的上腹痛、反酸、胃部烧灼感和上腹不适。

（四）用法与用量

2～5 岁儿童（11.0～21.9 kg）每次 59.2 mg，6～11 岁儿童（22.0～43.9 kg）每次 118.4 mg，饭后 1 小时或需要时口服 1 次，每天不超过 3 次，连续服用最大推荐剂量不超过 14 天。

（五）不良反应与注意事项

偶见嗳气、便秘。大剂量服用可发生高钙血症。心肾功能不全者慎用。长期大量服用本品应定期测血钙浓度。

（六）药物相互作用

本品与噻嗪类利尿药合用，可增加肾小管对钙的重吸收。慎与洋地黄类药物联合使用。

（七）制剂与规格

（1）混悬剂：11.84 g×148 mL。

（2）片剂：0.5 g。

十一、盐酸雷尼替丁

（一）别名

西斯塔，兰百幸，欧化达，善卫得。

（二）作用与特点

本品为一选择性的 H 受体拮抗剂，能有效地抑制组胺、五肽胃泌素及食物刺激后引起的胃酸分泌，降低胃酸和胃酶的活性，但对胃泌素的分泌无影响。作用比西咪替丁强 5～8 倍，对胃及十二指肠溃疡的疗效高，具有速效和长效的特点。本品口服生物利用度约 50%，$t_{1/2}$ 为 2.0～2.7 小时，静脉注射 1 mg/kg，瞬间血药浓度为 3 000 ng/mL，维持在 100 ng/mL 以上可达 4 小时。大部分以原形药物从肾排泄。

（三）适应证

临床上主要用于治疗十二指肠溃疡、良性溃疡病、术后溃疡、反流性食管炎及卓-艾综合征等。

（四）用法与用量

口服：每天 2 次，每次 150 mg，早晚饭时服。

（五）不良反应与注意事项

较轻，偶见头痛、皮疹和腹泻。个别患者有白细胞或血小板计数减少。有过敏史者禁用。除必要外，妊娠哺乳妇女不用本品。8 岁以下儿童禁用。肝、肾功能不全者慎用。对肝有一定毒性，个别患者转氨酶升高，但停药后即可恢复。

（六）药物相互作用

本品与普鲁卡因、N-乙酰普鲁卡因合用，可减慢后者从肾的清除速率。本品还能减少肝血流，使经肝代谢的普萘洛尔、利多卡因、美托洛尔的代谢减慢，作用增强。

（七）制剂与规格

（1）片剂：0.15 g。

（2）胶囊剂：0.15 g。

（八）医保类型及剂型

甲类：口服常释剂、注射剂。

十二、尼扎替定

（一）别名

爱希。

（二）作用与特点

本药是一种组胺 H_2 受体拮抗剂，和组胺竞争性地与组胺 H_2 受体相结合，可逆性地抑制其功能，特别是对胃壁细胞上的 H_2 受体，可显著抑制夜间胃酸分泌达 12 小时，亦显著抑制食物、咖啡因、倍他唑（氨乙吡唑）和五肽胃泌素刺激的胃酸分泌。口服后并不影响胃分泌液中胃蛋白酶的活性，但总的胃蛋白酶分泌量随胃液分泌量的减少相应的减少，此外可增加他唑刺激的内因子分泌，本药不影响基础胃泌素分泌。口服生物利用度为 70% 以上。口服 150 mg，0.5～3.0 小时后达到血药浓度峰值，为 700～1 800 $\mu g/L$，与血浆蛋白结合率约为 35%，$t_{1/2}\beta$ 为 1～2 小时。90% 以上口服剂量的尼扎替定在 12 小时内从尿中排出，其中约 60% 以原形排出。

（三）适应证

活动性十二指肠溃疡。胃食管反流性疾病，包括糜烂或溃疡性食管炎，缓解胃灼热症状。良性活动性胃溃疡。

（四）用法与用量

（1）活动性十二指肠溃疡及良性活动性胃溃疡：300 mg/d，分 1～2 次服用；维持治疗时 150 mg，每天 1 次。

（2）胃食管反流性疾病：150 mg，每天 2 次。中、重度肾功能损害者剂量酌减。

（五）不良反应与注意事项

患者可有头痛、腹痛、肌痛、无力、背痛、胸痛、感染和发热，以及消化系统、神经系统、呼吸系统不良反应，偶有皮疹及瘙痒。罕见肝功异常，贫血，血小板减少症及变态反应。开始治疗前应先排除恶性溃疡的可能性。对本品过敏者及对其他 H_2 受体拮抗剂有过敏史者禁用。

（六）药物相互作用

本药不抑制细胞色素 P_{450} 关联的药物代谢酶系统。与大剂量阿司匹林合用会增加水杨酸盐的血浓度。

（七）制剂与规格

胶囊剂：150 mg。

十三、雷贝拉唑钠

（一）别名

波利特。

（二）作用与特点

本品具有很强的 H^+-K^+-ATP 酶抑制作用，胃酸分泌抑制作用以及抗溃疡作用。健康成年男子在禁食情况下口服本剂 20 mg，3.6 小时后达血药浓度峰值 437 ng/mL，$t_{1/2}$ 为 1.49 小时。

（三）适应证

胃溃疡、十二指肠溃疡、吻合口溃疡、反流性食管炎、卓-艾综合征。

（四）用法与用量

成人推荐剂量为每次 10～20 mg，每天 1 次。胃溃疡、吻合口溃疡、反流性食管炎的疗程一般以 8 周为限，十二指肠溃疡的疗程以 6 周为限。

（五）不良反应与注意事项

严重的不良反应有休克，血常规检查异常，视力障碍。其他不良反应有过敏症，血液系统异常，肝功异常，循环系统、精神神经系统异常。此外有水肿，总胆固醇、中性脂肪、BUN 升高，蛋白尿。

（六）药物相互作用

本品与地高辛合用时，可升高其血中浓度。与含氢氧化铝凝胶、氢氧化镁的制酸剂同时或其后1 小时服用，本药平均血药浓度和药时曲线下面积分别下降 8% 和 5%。

（七）制剂与规格

薄膜衣片：10 mg，20 mg。

十四、枸橼酸铋钾

（一）别名

胶体次枸橼酸铋，德诺，丽珠得乐，得乐，可维加。

（二）作用与特点

本品在胃酸条件下，以极微沉淀覆盖在溃疡表面形成一层保护膜，从而隔绝了胃酸、酶及食物对溃疡黏膜的侵蚀，促进黏膜再生，使溃疡愈合。本品还有良好的亢幽门螺杆菌作用。因而本品具有明显的抗溃疡作用，给药后在胃底、胃窦部、十二指肠、空肠及回肠均有铋的吸收，其中以小肠吸收为多。血药浓度与给药剂量呈相关性，一般于给药后 4 周血药浓度达稳态。血浆浓度通常＜50 μg/L。分布主要聚集在肾脏（占吸收的 60%）。有关本品吸收后的代谢与排泄资料较少。一些铋剂中毒患者血与尿的排泄半衰期分别为 4.5 天和 5.2 天，脑脊液中可达 13.9 天。

（三）适应证

本品适用于治疗胃溃疡、十二指肠壶腹部溃疡、多发溃疡及吻合口溃疡等多种消化性溃疡。

(四)用法与用量

480 mg/d,分 2~4 次服用。除特殊情况,疗程不得超过 2 个月。若需继续用药,在开始下 1 个疗程前 2 个月须禁服任何含铋制剂。

(五)不良反应与注意事项

不良反应主要表现为胃肠道症状,如恶心、呕吐、便秘和腹泻。偶见一些轻度变态反应。服药期间舌及大便可呈灰黑色。肾功能不全者禁用。

(六)药物相互作用

其与四环素同时服用会影响四环素的吸收。不得与其他含铋制剂同服。不宜与制酸药及牛奶合用,因牛奶及制酸药可干扰其作用。

(七)制剂与规格

(1)片剂:120 mg。

(2)胶囊剂:120 mg。

(3)颗粒剂:每小包 1.2 g(含本品 300 mg)。

(八)医保类型及剂型

乙类:口服常释剂、颗粒剂。

十五、米索前列醇

(一)作用与特点

本品为最早进入临床的合成前列腺素 E_1 的衍生物。能抑制基础胃酸分泌和由组胺、五肽胃泌素、食物或咖啡所引起的胃酸分泌。有局部和全身两者相结合的作用,其局部作用是主要的。其抑制胃酸分泌的机制是由于直接抑制了壁细胞。本品还显示有细胞保护作用。本品口服吸收良好,由于本品口服后迅速代谢为有药理活性的游离酸,因而不能测定原药的血药浓度。本品分布以大肠、胃和小肠组织及血浆中最多。其游离酸在血浆 $t_{1/2}$ 为(20.6±0.9)分钟;本品主要经肾途径排泄,给药后 24 小时内,约 80% 从尿和粪便中排出,尿中的排泄量为粪便中的 2 倍。本品在临床应用中未观察到有药物相互作用。

(二)适应证

十二指肠溃疡和胃溃疡。

(三)用法与用量

口服:每次 200 μg,在餐前或睡前服用,每天 1 次,4~8 周为 1 个疗程。

(四)不良反应与注意事项

轻度而短暂地腹泻、恶心、头痛、眩晕和腹部不适;本品禁用于已知对前列腺素类药物过敏者及孕妇;如在服用时怀孕,应立即停药。脑血管或冠状动脉疾病的患者应慎用。

(五)制剂与规格

片剂:200 μg。

十六、替普瑞酮

(一)别名

戊四烯酮,施维舒,E0671。

(二)作用与特点

本品能促进胃黏膜及胃黏液层中主要的黏膜修复因子即高分子糖蛋白的合成,提高黏液中的磷脂质浓度,提高黏膜的防御能力。本品还能防止胃黏膜病变时黏膜增殖区细胞增殖能力的下降。因此本品已证明对难治的溃疡也有良好效果,使已修复的黏膜壁显示正常迹象,也有防止复发的作用。本品不影响胃液分泌和运动等胃的生理功能,但对各种实验性溃疡(寒冷应激性、阿司匹林、利血平、乙酸、烧灼所致)已证明其均具有较强的抗溃疡作用。

(三)适应证

胃溃疡。

(四)用法与用量

口服:饭后30分钟以内口服,每次50 mg,每天3次。

(五)不良反应与注意事项

不良反应偶见头痛、便秘、腹胀及肝转氨酶轻度上升、总胆固醇值升高、皮疹等,但停药后均迅速消失。妊娠期用药的安全性尚未确立,故孕妇应权衡利弊慎重用药。小儿用药的安全性也尚未确立。

(六)制剂与规格

(1)胶囊剂:50 mg。

(2)细粒剂:100 mg。

(张荣梅)

第三节 助 消 化 药

一、胃蛋白酶

(一)制剂

片剂:每片0.1 g。

(二)适应证

常用于因食蛋白性食物过多所致消化不良、病后恢复期消化功能减退及慢性萎缩性胃炎、胃癌、恶性贫血所致的胃蛋白酶缺乏。

(三)用法用量

饭时或饭前服0.3~0.6 g,同时服稀盐酸0.5~2.0 mL。

(四)注意事项

(1)不宜与抗酸药同服,因胃内 pH 升高而使其活力降低。

(2)本品的药理作用与硫糖铝相拮抗,两者亦不宜合用。

二、胰酶

(一)制剂

肠溶片:每片0.3 g;0.5 g。

（二）适应证

本品可用于各种原因引起的胰腺外分泌功能不足的替代治疗，以缓解消化不良或食欲减退等症状。

（三）用法用量

每次 0.3～0.6 g，每天 3 次，饭前服。

（四）注意事项

不宜与酸性药同服。与等量碳酸氢钠同服可增加疗效。急性胰腺炎早期患者禁用。

（张荣梅）

第四节　胃肠解痉药

胃肠解痉药又称抑制胃肠动力药，主要是一些抗胆碱药。其主要作用机制是减弱胃肠道的蠕动功能，松弛食管及胃肠道括约肌，从而减慢胃的排空和小肠转运，减弱胆囊收缩和降低胆囊压力，减弱结肠的蠕动，减慢结肠内容物的转运。

一、溴丙胺太林（普鲁本辛）

（一）制剂

片剂：每片 15 mg。

（二）适应证

本品适用于胃溃疡及十二指肠溃疡的辅助治疗，也用于胃炎、胰腺炎、胆汁排泄障碍、遗尿和多汗症。

（三）用法用量

每次 15 mg，每天 3～4 次，饭前服，睡前 30 mg；治疗遗尿可于睡前口服 15～45 mg。

（四）注意事项

（1）不良反应主要有口干、视物模糊、尿潴留、便秘、头痛、心悸等，减量或停药后可消失。

（2）手术前和青光眼患者禁用，心脏病患者慎用。

二、甲溴阿托品（胃疡平）

（一）制剂

片剂：每片 1 mg；2 mg。纸片：每小格 1 mg。

（二）适应证

本主要用于胃及十二指肠溃疡、胃炎、胃酸过多症、胃肠道痉挛等。

（三）用法用量

口服：每次 1～2 mg，每天 4 次，饭后半小时及睡前半小时服用。必要时每天剂量可增至 12 mg。

（四）注意事项

青光眼及泌尿系统疾病患者忌用。

三、丁溴东莨菪碱(解痉灵)

(一)制剂

注射剂:20 mg/1 mL。胶囊剂:每胶囊 10 mg。

(二)适应证

本品可用于胃、十二指肠、结肠纤维内镜检查的术前准备,经内镜逆行胰胆管造影和胃、十二指肠、结肠的气钡低张造影或计算机腹部体层扫描的术前准备,可有效地减少或抑制胃肠道蠕动。还可用于治疗各种病因引起的胃肠道痉挛、胆绞痛、肾绞痛或胃肠道蠕动亢进等。

(三)用法用量

(1)口服:每次 10 mg,每天 3 次。

(2)肌内注射、静脉注射或溶于葡萄糖注射液、0.9%氯化钠注射液中静脉滴注:每次 20～40 mg,或每次 20 mg,间隔 20～30 分钟后再用 20 mg。静脉注射时速度不宜过快。

(四)注意事项

(1)青光眼、前列腺肥大所致排尿困难、严重心脏病、器质性幽门狭窄或麻痹性肠梗阻患者禁用。

(2)如出现过敏应及时停药。

(3)乳幼儿、小儿慎用。

四、辛戊胺(戊胺庚烷,新握克丁)

(一)制剂

复方辛戊胺注射液:每支 1 mL,内含异美汀氨基磺酸盐 0.06 g、辛戊胺氨基磺酸盐 0.08 g。复方辛戊胺滴剂:成分同复方辛戊胺注射液。

(二)适应证

本品可用于消化道、泌尿道及其括约肌痉挛、偏头痛、呃逆以及泌尿道、胃肠道器械检查。用于溃疡病、胆囊炎、胆石症等引起的腹痛。

(三)用法用量

每次肌内注射本品与异美汀的复方注射液 1～2 mL,或口服复方滴剂 25～40 滴,每天 3～4 次。

(四)注意事项

偶有恶心、神经过敏、头痛等不良反应,注射可引起血压升高,不宜用于高血压患者。

(张玉秀)

第五节　止吐及催吐药

一、甲氧氯普胺

(一)剂型规格

片剂:5 mg。注射液:1 mL:10 mg。

（二）适应证

本品可用于因脑部肿瘤手术、肿瘤的放疗及化疗、脑外伤后遗症、急性颅脑损伤以及药物所引起的呕吐。对于胃胀气性消化不良、食欲缺乏、嗳气、恶心、呕吐有较好疗效。也可用于海空作业引起的呕吐及晕车症状。增加食管括约肌压力，从而减少全身麻醉时胃肠道反流所致吸入性肺炎的发生率；可减轻钡餐检查时的恶心、呕吐反应现象，促进钡剂通过；十二指肠插管前服用，有助于顺利插管。对糖尿病性胃轻瘫、胃下垂等有一定疗效；也用于幽门梗阻及对常规治疗无效的十二指肠溃疡。可减轻偏头痛引起的恶心，并可能由于提高胃通过率而促进麦角胺的吸收。本品的催乳作用可试用于乳量严重不足的产妇。可用于胆管疾病和慢性胰腺炎的辅助治疗。

（三）用法用量

口服：一次 5～10 mg，每天 10～30 mg。饭前半小时服用。肌内注射：一次 10～20 mg。每天剂量一般不宜超过 0.5 mg/kg，否则易引起锥体外系反应。

（四）注意事项

注射给药可能引起直立位低血压。本品大剂量或长期应用可能因阻断多巴胺受体，使胆碱能受体相对亢进而导致锥体外系反应（特别是年轻人）。主要表现为帕金森综合征，可出现肌震颤、头向后倾、斜颈、阵发性双眼向上注视、发声困难、共济失调等。可用苯海索等抗胆碱药治疗。遇光变成黄色或黄棕色后，毒性增高。

（五）不良反应

不良反应主要为镇静作用，可有倦怠、嗜睡、头晕等。其他有便秘、腹泻、皮疹及溢乳、男子乳房发育等，但较为少见。

（六）禁忌证

孕妇禁用。禁用于嗜铬细胞瘤、癫痫、进行放疗或化疗的乳腺癌患者，也禁用于胃肠道活动增强可导致危险的病例。

（七）药物相互作用

吩噻嗪类药物能增强本品的锥体外系不良反应，不宜合用。抗胆碱药（阿托品、丙胺太林、颠茄等）能减弱本品增强胃肠运动功能的效应，两药合用时应予注意。可降低西咪替丁的口服生物利用度，两药若必须合用，服药时间应至少间隔 1 小时。能增加对乙酰氨基酚、氨苄西林、左旋多巴、四环素等的吸收速率，地高辛的吸收因合用本品而减少。

（八）药物过量

药物过量的表现：深昏睡状态，神志不清；肌肉痉挛，如颈部及背部肌肉痉挛、拖曳步态、头部及面部抽搐样动作，以及双手颤抖摆动等锥体外系症状。处理：用药过量时，使用抗胆碱药物（如盐酸苯海索）、治疗帕金森病药物或抗组胺药（如苯海拉明），可有助于锥体外系反应的制止。

二、盐酸昂丹司琼

（一）剂型规格

片剂：4 mg、8 mg。胶囊：8 mg。注射剂：1 mL：4 mg；2 mL：4 mg；2 mL：8 mg。

（二）适应证

本品适用于治疗由化疗和放疗引起的恶心呕吐，也可用于预防和治疗手术后引起的恶心呕吐。

（三）用法用量

1.治疗由化疗和放疗引起的恶心、呕吐

（1）成人：给药途径和剂量应视患者情况因人而异。剂量一般为8～32 mg；对可引起中度呕吐的化疗和放疗，应在患者接受治疗前，缓慢静脉注射8 mg；或在治疗前1～2小时口服8 mg，之后间隔12小时口服8 mg。对可引起严重呕吐的化疗和放疗，可于治疗前缓慢静脉注射本品8 mg，之后间隔2～4小时再缓慢静脉注射8 mg，共2次；也可将本品加入50～100 mL生理盐水中于化疗前静脉滴注，滴注时间为15分钟。对可能引起严重呕吐的化疗，也可于治疗前将本品与20 mg地塞米松磷酸钠合用静脉滴注，以增强本品的疗效。对于上述疗法，为避免治疗后24小时出现恶心呕吐，均应持续让患者服药，每次8 mg，每天2次，连服5天。

（2）儿童：化疗前按体表面积计算，每平方米静脉注射5 mg，12小时后再口服4 mg，化疗后应持续给予患儿口服4 mg，每天2次，连服5天。

（3）老年人：可依成年人给药法给药，一般不需调整。

2.预防或治疗手术后呕吐

（1）成人：一般可于麻醉诱导同时静脉滴注4 mg，或于麻醉前1小时口服8 mg，之后每隔8小时口服8 mg，共2次。已出现术后恶心、呕吐时，可缓慢滴注4 mg进行治疗。

（2）肾衰竭患者：不需调整剂量、用药次数或用药途径。

（3）肝衰竭患者：由于本品主要自肝脏代谢，对中度或严重肝衰竭的患者每天用药剂量不应超过8 mg。静脉滴注时，本品在下述溶液中是稳定的（在室温或冰箱口可保持稳定1周）：0.9%氯化钠注射液、5%葡萄糖注射液、复方氯化钠注射液和10%甘露醇注射液，但本品仍应于临用前配制。

（四）注意事项

怀孕期间（尤其妊娠早期）不宜使用本品。哺乳期妇女服用本品时应停止哺乳。

（五）不良反应

不良反应常见有头痛、头部和上腹部发热感、静坐不能、腹泻、皮疹、急性张力障碍性反应、便秘等；部分患者可有短暂性氨基转移酶升高；少见有支气管痉挛、心动过速、胸痛、低钾血症、心电图改变和癫痫大发作。

（六）禁忌证

有过敏史或对本品过敏者不得使用。胃肠道梗阻患者禁用。

（七）药物相互作用

其与地塞米松或甲氧氯普胺合用，可以显著增强止吐效果。

（八）药物过量

过量可引起幻视、血压升高，此时适当给予对症和支持治疗。

三、托烷司琼

（一）剂型规格

注射剂：1 mL：5 mg。胶囊剂：5 mg。

（二）适应证

本品主要用于治疗癌症化疗引起的恶心、呕吐。

（三）用法用量

每天 5 mg，总疗程 6 天。静脉给药，在化疗前将本品 5 mg 溶于 100 mL 生理盐水、林格氏液或 5％ 葡萄糖注射液中静脉滴注或缓慢静脉推注。口服给药，每天 1 次，每次 1 粒胶囊（5 mg），于进食前至少 1 小时服用或于早上起床后立即用水送服。疗程 2～6 天，轻症者可适当缩短疗程。

（四）注意事项

哺乳期妇女不宜应用，儿童暂不推荐使用。本品可能对血压有一定影响，因此高血压未控制的患者每天剂量不宜超过 10 mg。

（五）不良反应

常规剂量下的不良反应多为一过性，常见有头痛、便秘、头晕、疲劳及胃肠功能紊乱，如腹痛和腹泻。

（六）禁忌证

对本品过敏者及妊娠妇女禁用。

（七）药物相互作用

本品与食物同服可使吸收略延迟。本品与利福平或其他肝酶诱导剂合用可使本品血浆浓度减低，因此代谢正常者需增加剂量。

四、阿扎司琼

（一）剂型规格

注射剂：2 mL：10 mg。片剂：10 mg。

（二）适应证

本品主要用于抗恶性肿瘤药引起的消化系统症状，如恶心、呕吐等。

（三）用法用量

成人一般用量为 10 mg，每天 1 次静脉注射。

（四）注意事项

严重肝肾功能不全者慎用。有引起过敏性休克的可能，所以需要注意观察，一旦出现异常时应马上停药并给予适当处理。

（五）不良反应

精神系统方面有时出现头痛、头重或烦躁感；消化系统方面出现口渴，ALT、AST 和总胆红素上升；循环系统有时出现颜面苍白、冷感或心悸；其他方面有时出现皮疹、全身瘙痒、发热、乏力、双腿痉挛、颜面潮红及血管痛等。

（六）禁忌证

对本药及 5-HT_3 受体阻滞药过敏者。胃肠道梗阻患者禁用。

（七）药物相互作用

本品与碱性药物，如呋塞米、甲氨蝶呤、氟尿嘧啶、吡咯他尼或依托泊苷等配伍时，有可能出现混浊或析出结晶，也可能降低本品的含量，因此本品应先与生理盐水混合后方可配伍，配伍后应在 6 小时内使用。

五、阿扑吗啡

（一）剂型规格

注射剂：1 mL：5 mg。

（二）适应证

本品用于抢救意外中毒及不能洗胃的患者。

（三）用法用量

皮下注射：一次 2～5 mg，一次最大剂量 5 mg。

（四）注意事项

儿童、老年人、过度疲劳者及有恶心、呕吐的患者慎用。

（五）不良反应

患者可出现持续的呕吐、呼吸抑制、急促、急性循环衰竭等表现。

（六）禁忌证

（1）与吗啡及其衍生物有交叉过敏。

（2）心力衰竭或有心衰先兆的患者、醉酒状态明显者、阿片及巴比妥类中枢神经抑制药所导致的麻痹状态患者。

（七）药物相互作用

如先期服用止吐药，可降低本药的催吐作用。

（张荣梅）

第六节 泻 药

泻药是促进排便反射或使排便顺利的药物。按其作用原理可分为：①溶剂性泻药；②刺激性泻药；③滑润性泻药；④软化性泻药。

一、硫酸镁（硫苦，泻盐）

（一）制剂

注射剂：1 g/10 mL；2.5 g/10 mL。溶液剂：33 g/100 mL

（二）适应证

（1）导泻，肠内异常发酵，也可与驱虫药并用；与活性炭合用，可治疗食物或药物中毒。

（2）阻塞性黄疸及慢性胆囊炎。

（3）惊厥、子痫、尿毒症、破伤风、高血压脑病及急性肾性高血压危象等。

（4）外用热敷消炎去肿。

（三）用法用量

（1）导泻：每次口服 5～20 g，清晨空腹服，同时饮水 100～400 mL，也可用水溶解后服用。

（2）利胆：每次 2～5 g，每天 3 次，饭前或两餐间服。也可用 33% 溶液，每次 10 mL。

（3）抗惊厥、降血压：肌内注射，每次 1 g，10% 溶液每次 10 mL。静脉滴注，每次 1.0～2.5 g。

（四）注意事项

（1）缓慢注射，并注意患者的呼吸与血压。静脉滴注过快可引起血压降低及呼吸暂停。

（2）肠道出血患者、急腹症患者及孕妇、经期妇女禁用本品导泻。

（3）中枢抑制药（如苯巴比妥）中毒患者不宜使用本品导泻排除毒物，以防加重中枢抑制。

二、酚酞（果导）

（一）制剂

片剂：每片 50 mg；100 mg。

（二）适应证

本品适用于习惯性顽固便秘。也可在各种肠道检查前用作肠道清洁剂。

（三）用法用量

睡前口服 0.05～0.20 g，经 8～10 小时排便。

（四）注意事项

（1）本品如与碳酸氢钠及氧化镁等碱性药并用，能引起变色。

（2）婴儿禁用，幼儿及孕妇慎用。

三、甘油（丙三醇）

（一）制剂

栓剂：大号每个约重 3 g，小号每个约重 1.5 g。甘油溶液：50％甘油盐水溶液。

（二）适应证

用于便秘，也可用于降低眼压和颅内压。

（三）用法用量

（1）便秘：使用栓剂，每次 1 个塞入肛门（成人用大号栓，小儿用小号栓），对小儿及年老体弱者较为适宜。也可用本品 50％溶液灌肠。

（2）降眼压和降颅内压：口服 50％甘油溶液（含 0.9％氯化钠），每次 200 mL，每天 1 次，必要时每天 2 次，但要间隔 6～8 小时。

（四）注意事项

口服有轻微不良反应，如头痛、咽部不适、口渴、恶心、呕吐、腹泻及血压轻微下降等。空腹服用不良反应较明显。

四、开塞露

（一）制剂

开塞露（含山梨醇、硫酸镁）：含山梨醇 45％～50％（g/g），硫酸镁 10％（g/mL），羟苯乙酯 0.05％、苯甲酸钠 0.1％。开塞露（含甘油）：本品含甘油 55％（mL/mL）。

（二）适应证

本品主要用于便秘。

（三）用法用量

成人用量每次 20 mL（1 支），小儿酌减。

（四）注意事项

本品为治疗便秘的直肠用溶液剂。用时将容器顶端刺破，外面涂油脂少许，徐徐插入肛门，然后将药液挤入直肠内，引起排便。

（张荣梅）

第七节 止 泻 药

一、地芬诺酯

（一）适应证

本品适用于急、慢性功能性腹泻及慢性肠炎等。

（二）用法用量

口服：每次 2.5～5.0 mg，每天 2～4 次。至腹泻被控制时，应立即减少剂量。

（三）注意事项

（1）服药后偶尔见口干、腹部不适、恶心、呕吐、思睡、烦躁、失眠等，减量或停药后即消失。

（2）肝功能不全患者及正在服用成瘾性药物患者宜慎用。

（3）哺乳期妇女慎用。

二、洛哌丁胺

（一）适应证

本品适用于急性腹泻及各种病因引起的慢性腹泻。本品尤其适用于临床上应用其他止泻药效果不显著的慢性功能性腹泻。

（二）用法用量

成人首次口服 4 mg，以后每腹泻一次服 2 mg，直到腹泻停止或用量达每天 16～20 mg，连续 5 天，若无效则停服。儿童首次服 2 mg，以后每腹泻一次服 2 mg，至腹泻停止，最大用量为每天 8～12 mg。空腹或饭前半小时服药可提高疗效。慢性腹泻待显效后每天给予 4～8 mg（成人），长期维持。

（三）注意事项

（1）严重中毒性或感染性腹泻慎用；重症肝损害者慎用；因用抗生素而导致假膜性大肠炎患者不宜用。

（2）1 岁以下婴儿和肠梗阻、亚肠梗阻或便秘患者禁用；发生胃肠胀气或严重脱水的小儿禁用；孕妇和哺乳妇女慎用。

（3）本品不能单独用于伴有发热和便血的细菌性痢疾病者。

（张荣梅）

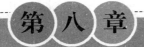

内分泌系统用药

第一节 下丘脑垂体激素及其类似物

下丘脑垂体激素及其类似物以人绒毛膜促性腺激素为代表药物,本节主要介绍该药物。

一、药理学

人绒毛膜促性腺激素(HCG)是胎盘滋养层细胞分泌的一种促性腺激素。它能刺激性腺活动,对女性可维持和促进黄体功能,使黄体合成孕激素,与具有促卵泡成熟激素(FSH)成分的尿促性素合用,可促进卵泡生成和成熟,并可模拟生理性的促黄体素的高峰而触发排卵。对男性,本药则有促进间质细胞激素的作用,能促进曲细精管功能,特别是睾丸间质细胞的活动,使其产生雄激素,促进性器官和男性第二性征的发育、成熟、促使睾丸下降,并促进精子形成。

口服能被胃肠道破坏,故仅供注射用。肌内注射和皮下注射本药在吸收程度上生物等效。单次肌内注射或皮下注射本药,男性和女性的达峰时间分别约 6 小时后和约 20 小时后。给药 36 小时内发生排卵。24 小时内 10％～12％以原形经肾随尿排出。消除半衰期约为 33 小时。

二、适应证

(一)女性

(1)下丘脑-垂体功能低下或不协调的无排卵性不孕症,用以诱导排卵。常与氯米芬或尿促性素配合使用。

(2)在助孕技术中与尿促性素配合,用于有正常排卵的妇女,以刺激超排卵。

(3)用于黄体功能不全,先兆流产或习惯性流产。

(4)用于功能性子宫出血。

(二)男性

(1)用于促性腺激素分泌不足的性腺功能减退和伴原发性精液异常的生育力低下。与促性素联合长期应用,可促使低促性腺激素男性性功能减低患者的精子形成。

(2)用于促性腺激素垂体功能不足导致的青春期延缓。

(3)用于非解剖梗阻的隐睾症。

(4)用于检查睾丸间质细胞功能。

三、禁忌证

(1)对本品过敏者。

(2)垂体增生或肿瘤。

(3)性早熟。

(4)诊断未明的阴道流血、子宫肌瘤、卵巢囊肿或卵巢肿大。

(5)血栓性静脉炎。

(6)男性前列腺癌或其他雄激素依赖性肿瘤。

(7)先天性性腺缺如或性腺切除术后。生殖系统炎性疾病时也不宜使用。

四、不良反应

(一)女性

(1)用于促排卵时,较多见诱发卵巢囊肿或轻至中度的卵巢肿大,并伴轻度胃胀、胃痛、下腹痛,一般可在2~3周内消退。少见严重的卵巢过度刺激综合征(OFSS),是由于血管通透性显著增高,使体液在胸腹腔和心包腔内迅速大量聚集,从而引起多种并发症(如血容量降低、电解质紊乱、血液浓缩、腹腔出血、血栓形成等)所致,临床表现为腹部或下腹剧烈疼痛、消化不良、恶心、呕吐、腹泻、气促、尿量减少、下肢水肿等。多发生在排卵后7~10天,也可在治疗结束后发生,此种反应后果严重,可危及生命。

(2)进行助孕技术治疗的女性的流产率高于正常女性。

(二)男性

(1)偶见乳腺发育。

(2)大剂量使用偶见水、钠潴留(雄激素生成过量所致)。

(3)青春期前男孩使用可引起骨骺早闭或性早熟,导致最终不能达到成人正常高度。

(三)其他

偶有变态反应。较少见乳房肿大、头痛、易激动、抑郁、易疲劳、小腿和/或足部水肿、注射局部疼痛等。

五、注意事项

(一)慎用的情况

有下列情况应慎用:①癫痫;②偏头痛;③哮喘;④心脏病;⑤高血压;⑥肾功能损害。

(二)禁用的情况

本药不能用于哺乳期妇女。

(三)对妊娠的影响

(1)用本药促排卵可增加多胎率,从而使胎儿发育不成熟,并有发生早产的可能。

(2)使用本药后妊娠,虽有死胎或先天性畸形的报道,但未证实与本药有直接关系。

(3)本药仅用于黄体阶段支持,不能用于妊娠期间。

(4)美国食品药品监督管理局(FDA)对本药的妊娠安全性分级为X级。

(四)对检验值或诊断影响

(1)妊娠试验可出现假阳性,故应在用药10天后进行检查。

(2)可使尿 17-酮类固醇及其他甾体激素的分泌增加。

(五)注意随访

用药期间需注意以下随访检查。

1.用于诱导排卵

(1)用药前应做盆腔检查及 B 超检查估计卵巢大小及卵泡发育境况。

(2)雌激素浓度开始上升后,应每天 B 超检查,直到停用本药后 2 周,以减少卵巢过度刺激综合征(OHSS)的发生。

(3)每天测量基础体温,如有排卵可出现双相体温。

(4)在用尿促性素 1 周后,需要每天测尿雌激素量,在雌激素高峰出现后 24 小时开始用本药,测定雌激素也可检测卵巢过度刺激剂的情况。

(5)测定黄体酮和宫颈黏液检查,有助于了解卵泡成熟程度或是否已有排卵。

2.用于男性性功能低下症

(1)测定血清睾酮水平,以排除其他原因所致的性腺功能低下,也可用于疗效评价。

(2)精子计数及精子活力的检测也可用于评价疗效。

(3)用于青春期前男孩,应定期监测骨骼成熟的情况。

(六)其他

除了男性促性腺激素功能不足、为促发精子生成之外,其他情况本药不宜长期连续使用。

六、用法和用量

(一)成人

肌内(或皮下)注射给药。

1.下丘脑-垂体功能低下或不协调的无排卵性不孕症

(1)如与氯米芬配合,可在停用氯米芬后的第 7 天,一次肌内注射 5 000 单位。

(2)如与尿促性素配合,应从月经周期第 8 周起 B 超监测卵泡发育,或进行尿雌激素测定,如卵泡平均直径达 18～20 mm,或尿雌激素高峰后 24 小时,则一次给予本品 5 000～10 000 单位,并建议患者在 36 小时内同房。

2.黄体功能不全

自排卵之日起,一次 1 500 单位,隔天 1 次,剂量根据患者的反应进行调整。妊娠后,须维持原剂量直至妊娠 7～10 周。

3.先兆性流产或习惯性流产

一次 3 000～5 000 单位,每 1～2 天 1 次,共 5～10 次。

4.功能性子宫出血

每天 300～1 500 单位,连用 3～5 天。

5.助孕技术

用于刺激正常排卵的妇女超促排卵,常与尿促性素配合,从月经周期第 8 天起 B 超监测卵泡发育,当卵泡直径在 16～17 mm 时,注射本药 5 000～10 000 单位,注射后 32～36 小时取卵。

6.体外受精

于胚胎移植当天起,一次 3 000 单位,每 1～2 天 1 次,共 3 次。

7.男性促性腺激素低下性不育症

一次 2 000 单位,一周 2 次,持续 3～6 个月至睾丸体积达 8 mL,再同时注射本品及促卵泡成熟激素(FSH)各 12.5 单位,一周 3 次,约用 12 个月直至精子形成,配偶受孕。

(二)儿童

肌内(或皮下)注射给药。

1.青春期延缓

一次 1 500 单位,一周 2～3 次,至少使用 6 个月。剂量可根据患者反应做相应调整。

2.隐睾症

(1)2 岁以下:一次 250 单位,一周 2 次,使用 6 周;6 岁以下:一次 500～1 000 单位,一周 2 次,使用 6 周;6 岁以上:一次 1 500 单位,一周 2 次,使用 6 周。

(2)必要时可重复上述治疗。

(3)剂量可根据患者反应做相应调整。

3.男性发育迟缓者睾丸功能测定

一次 2 000 单位,每天 1 次,连续 3 天。

七、制剂和规格

注射用绒促性素:①500 单位;②1 000 单位;③2 000 单位;④3 000 单位;⑤5 000 单位(1 000 单位相当于 1 mg)。

(吴光涛)

第二节 甲状腺激素及抗甲状腺药

甲状腺分泌的甲状腺激素是维持人体正常代谢和生长发育所必需的激素,影响全身各器官系统的功能和代谢状态。各种原因所致的甲状腺功能减退或亢进,以致体内甲状腺素水平过低或过高所引起各种症状,需要分别应用甲状腺激素或抗甲状腺药物治疗。

本节包括的药物为作为替代治疗药物的甲状腺片(口服常释剂型)以及抗甲状腺药物甲巯咪唑(口服常释剂型)和丙硫氧嘧啶(口服常释剂型)。

一、甲状腺片

(一)药理学

甲状腺激素对机体的作用广泛,具有促进分解代谢(生热作用)和合成代谢作用,对人体正常代谢及生长发育有重要影响,对婴、幼儿中枢的发育甚为重要,它可促进神经元和轴突生长、突触的形成。甲状腺激素的基本作用是诱导新生蛋白质包括特殊酶系的合成,调节蛋白质、碳水化合物和脂肪三大物质,以及水、盐和维生素的代谢。甲状腺激素诱导细胞 Na^+-K^+ 泵(Na^+-K^+-ATP 酶)的合作并增强其活力而使能量代谢和氧化磷酸化增强。甲状腺激素(主要是 T_3)还与核内特异性受体相结合,激活的受体与DNA甲状腺激素应答元件上特异的序列相结合,从而促进新的蛋白质(主要为酶)的合成。

口服吸收入血后,绝大部分甲状腺素与血浆蛋白(主要是甲状腺素结合球蛋白)结合,仅约0.03%的T_4和0.3%T_3以游离形式存在。只有游离甲状腺激素才能进入靶细胞发挥生物效应。部分T_4在肝、肾等脏器中转化为T_3,其量占T_3总量的70%~90%。游离T_3、T_4进入靶细胞后,T_4转化为T_3,后者与其受体的亲和力较T_4高10倍,作用增强4倍,故T_3是主要的具有活性的甲状腺激素,而T_4则被视为激素原。T_4半衰期为6~8天,而T_3为1天。甲状腺激素在肝内降解并与葡糖醛酸和硫酸结合后,通过胆汁排泄。

(二)适应证

(1)各种原因引发的甲状腺激素缺乏(甲状腺功能减退症或黏液性水肿)的替代治疗,不包括亚急性甲状腺炎恢复期出现的暂时性亚临床甲状腺功能减退。

(2)非地方性单纯性甲状腺肿。

(3)预防和治疗甲状腺结节

(4)促甲状腺激素依赖性甲状腺癌的辅助治疗。

(5)抗甲状腺治疗的辅助用药,防止甲状腺功能减退症状的发生和甲状腺进一步肿大。

(6)防止颈部放疗患者甲状腺癌的发生。

(7)防止某些药物如碳酸锂、水杨酸盐及磺胺类药物所致甲状腺肿大作用。

(8)甲状腺功能试验的抑制剂,此用途限于T_3。

(三)禁忌证

(1)对本药过敏者。

(2)患有以下疾病或未经治疗的以下疾病患者:肾上腺功能不全、垂体功能不全、甲状腺毒症、冠心病、心绞痛、动脉硬化、高血压患者。

(3)急性心肌梗死、急性心肌炎和急性全心炎患者。

(4)非甲状腺功能减退心力衰竭、快速性心律失常患者。

(四)不良反应

甲状腺激素如用量适当无任何不良反应。使用过量则引起心动过速、心悸、心绞痛、心律失常、头痛、神经质、兴奋、不安、失眠、骨骼肌痉挛、肌无力、震颤、出汗、潮红、怕热、腹泻、呕吐、体重减轻等类似甲状腺功能亢进症的症状。T_3过量时,不良反应的发生较T_4或甲状腺片快。减量或停药可使所有症状消失。T_4过量所致者,症状消失较缓慢。

(五)注意事项

(1)糖尿病患者、心肌缺血患者慎用。

(2)对病程长、病情重的甲状腺功能减退症或黏液性水肿患者使用本类药应谨慎小心,开始用小剂量,以后缓慢增加直至生理替代剂量。

(3)伴有垂体前叶功能减退症或肾上腺皮质功能不全患者应先服用糖皮质激素,待肾上腺皮质功能恢复正常后再用本类药。

(4)本药不易透过胎盘,甲状腺功能减退者在妊娠期间无须停药。对于患有甲状腺功能亢进的孕妇,必须单独使用抗甲状腺药物进行治疗,而不宜将本药与抗甲状腺药物合用,否则可能会导致胎儿甲状腺功能减退。美国食品药品监督管理局(FDA)对本药的妊娠安全性分级为A级。

(5)老年患者对甲状腺激素较敏感,超过60岁者甲状腺激素替代需要量比年轻人约低

25%,而且老年患者心血管功能较差,应慎用。

（六）药物相互作用

（1）糖尿病患者服用甲状腺激素应视血糖水平适当增加胰岛素或降糖药剂量。

（2）甲状腺激素与抗凝剂如双香豆素合用时,后者的抗凝作用增强,可能引起出血;应根据凝血酶原时间调整抗凝药剂量。

（3）本类药与三环类抗抑郁药合用时,两类药的作用及毒副作用均有所增强,应注意调整剂量。

（4）服用雌激素或避孕药者,因血液中甲状腺素结合球蛋白水平增加,合用时甲状腺激素剂量应适当调整。

（5）β肾上腺素受体阻断剂可减少外周组织 T_4 向 T_3 的转化,合用时应注意。

（七）用法和用量

1.成人

口服,开始为每天 15～20 mg,逐步增加,维持量一般为每天 90～120 mg,少数患者需每天 180 mg。

2.婴儿及儿童

完全替代量:①6 个月以下,每天 15～30 mg;②6 个月～1 岁,每天 30～60 mg;③2～3 岁,每天 60～90 mg;④4～7 岁,每天 90～120 mg;⑤8～14 岁,每天 120～150 mg。

开始剂量应为完全替代剂量的 1/3,逐渐加量。由于本品 T_3、T_4 含量及二者比例不恒定,在治疗中应根据临床症状及 T_3、T_4、促甲状腺激素检查调整剂量。

（八）制剂和规格

甲状腺片:10 mg、40 mg、60 mg。

二、甲巯咪唑

（一）药理学

本药属咪唑类抗甲状腺药,能抑制甲状腺激素的合成。本药通过抑制甲状腺内过氧化物酶,阻止摄入到甲状腺内的碘化物氧化及酪氨酸偶联,从而阻碍甲状腺素（T_4）的合成。由于本药并不阻断贮存的甲状腺激素释放,也不对抗甲状腺激素的作用,故只有当体内已有甲状腺激素被耗竭后,本药才产生明显的临床效应。本药抑制甲状腺激素合成的作用略强于丙硫氧嘧啶,持续时间也较长。

此外,本药尚有轻度免疫抑制作用,抑制甲状腺自身抗体的产生,降低血液循环中甲状腺刺激性抗体水平,使抑制性 T 细胞功能恢复正常。

口服后迅速被吸收,吸收率为 70%～80%。起效时间至少 3～4 周,对使用过含碘药物或甲状腺肿大明显者,可能需要 12 周才能发挥作用。吸收后广泛分布于全身,但浓集于甲状腺,可透过胎盘,也能经乳汁分泌。本药不与血浆蛋白结合,主要代谢物为 3-甲基-2-硫乙内酰胺,原形药及其他代谢物 75%～80% 随尿液排泄,半衰期约 3 小时（也有报道为 4～14 小时）。

（二）适应证

抗甲状腺药物。用于各种类型的甲状腺功能亢进症,包括格雷夫斯病（伴有自身免疫功能紊乱、甲状腺弥漫性肿大、可有突眼）、甲状腺瘤、结节性甲状腺肿及甲状腺癌引起的甲状腺功能亢进。在格雷夫斯病中,尤其适用于以下几种情况。

（1）病情较轻，甲状腺轻至中度肿大者。

（2）甲状腺手术后复发，但又不适于放射性^{131}I治疗者。

（3）手术前准备。

（4）作为^{131}I放疗的辅助治疗。

（三）禁忌证

（1）对本药过敏者。

（2）哺乳期妇女。

（四）不良反应

1.较多见的不良反应

发生率3％～5％，皮疹、皮肤瘙痒，此时需根据情况停药或减量，并加抗过敏药物，待变态反应消失后再重新由小剂量开始，必要时换一种制剂。

2.严重不良反应

血液系统异常，轻度白细胞计数减少较为多见，严重的粒细胞缺乏症较少见，后者可无先兆症状即发生，有时可出现发热、咽痛，应及时停药，并查血常规，及早处理粒细胞缺乏症。再生障碍性贫血也可能发生。因此，在治疗过程中，尤其前两个月应定期检查血常规。

3.其他不良反应

包括味觉减退、恶心、呕吐、上腹部不适、关节痛、头晕、头疼、脉管炎（表现为患部红、肿、痛）、红斑狼疮样综合征（表现为发热、畏寒、全身不适、软弱无力）。

4.罕见的不良反应

肝炎（可发生黄疸，停药后黄疸可持续至10周开始消退）、肾炎等；其他少见血小板减少，凝血因子Ⅱ或凝血因子Ⅶ降低。

（五）注意事项

1.有下列情况者慎用

（1）对其他甲巯咪唑复合物过敏者。

（2）血白细胞计数偏低者。

（3）肝功能不全者。

2.对儿童的影响

儿童用药过程中应注意避免出现甲状腺功能减低，必要时可酌情加用甲状腺片。

3.对老年人的影响

老年人尤其是肾功能不全者，应酌情减量给药，必要时可酌情加用甲状腺片。

4.对妊娠的影响

本药可透过胎盘，孕妇用药应谨慎，必须用药时宜采用最小有效剂量。甲亢孕妇在妊娠后期病情可减轻，此时可减少抗甲状腺的药物的用量，部分患者于分娩前2～3周可停药，但分娩后不久可再次出现明显的甲亢症状。美国食品药品监督管理局（FDA）对本药妊娠安全性分级为D级。

5.对哺乳的影响

本药可由乳汁分泌，哺乳期妇女服用较大剂量时可能引起婴儿甲状腺功能减退，故服药时应暂停哺乳。

6.随访检查

用药前后及用药时应当检查或监测血常规、肝功能、甲状腺功能。

7.对诊断的干扰

本药能使凝血酶原时间延长,并使血清碱性磷酸酶、门冬氨酸氨基转移酶(AST)和丙氨酸氨基转移酶(ALT)增高。

(六)药物相互作用

(1)本药通过降低凝血因子的代谢而降低抗凝药的敏感性,从而降低抗凝药的疗效。与抗凝药合用时,应密切监测凝血酶原时间和国际标准化比值。

(2)对氨基水杨酸、保泰松、巴比妥类、酚妥拉明、妥拉唑林、维生素 B_{12}、磺胺类、磺脲类等都可能抑制甲状腺功能,引起甲状腺肿大,与本药合用时须注意。

(3)高碘食物或药物的摄入可使甲亢病情加重,使抗甲状腺药需要量增加或用药时间延长。

(七)用法和用量

1.成人

(1)甲状腺功能亢进:一般开始用量每天 30 mg,分 3 次服用。可根据病情轻重调整为每天 15~40 mg,每天最大量 60 mg。当病情基本控制(体重增加、心率低于每分钟 90 次、血清 T_3 和 T_4 水平恢复正常),需 4~8 周开始减量,每 4 周减 1/3~1/2。维持量每天 5~15 mg,一般需要治疗 18~24 个月。

(2)甲状腺功能亢进术前准备:按上述剂量连续用药,直至甲状腺功能正常,在术前 7~10 天加用碘剂。

(3)甲状腺危象:每天 60~120 mg,分次服用。在初始剂量服用 1 小时后加用碘剂。

2.儿童

口服,甲状腺功能亢进每天 0.4 mg/kg,分 3 次服用;维持剂量为每天 0.2 mg/kg。

(八)制剂和规格

甲巯咪唑片:5 mg;10 mg。

三、丙硫氧嘧啶

(一)药理学

本药为硫脲类抗甲状腺药,主要抑制甲状腺激素的合成。其机制为抑制甲状腺内过氧化物酶,阻止摄入到甲状腺内的碘化物氧化及酪氨酸偶联,从而阻碍甲状腺素(T_4)的合成。同时,本药通过抑制 T_4 在外周组织中脱碘生成三碘甲状腺原氨酸(T_3),故可在甲状腺危象时起到减轻病情的即刻效应。由于本药并不阻断贮存的甲状腺激素释放,也不亢甲状腺激素的作用,故只有当体内已有甲状腺激素被耗竭后,本药才产生明显的临床效应。

此外,本药尚有免疫抑制作用,可抑制 B 淋巴细胞合成抗体,抑制甲状腺自生抗体的产生,使血促甲状腺素受体抗体消失。恢复抑制 T 淋巴细胞功能,减少甲状腺组织淋巴细胞浸润,从而使格雷夫斯病的免疫紊乱得到缓解。

口服迅速吸收,生物利用度 50%~80%。给药后 1 小时血药浓度达峰值。药物吸收后分布到全身各组织,主要在甲状腺中聚集,肾上腺及骨髓中浓度亦较高,还可透过胎盘(但比甲巯咪唑少)。血浆蛋白结合率约为 76.2%(60%~80%)。药物主要在肝脏代谢,60%被代谢破坏;其余部分 24 小时内从尿中排出,也可随乳汁排出。在血中半衰期很短(1~2 小时),但由于在甲状腺中的聚集作用,其生物作用可持续较长时间。当肾功能不全时,半衰期可长达 8.5 小时。

(二)适应证

(1)用于各种类型的甲状腺功能亢进症,包括格雷夫斯病(伴有自身免疫功能紊乱、甲状腺弥漫性肿大、可有突眼)。在格雷夫斯病中,尤其适用于:①病情较轻,甲状腺轻至中度肿大者。②儿童、青少年及老年患者。③甲状腺手术后复发,但又不适于放射性^{131}I 治疗者。④手术前准备。⑤作为^{131}I 放疗的辅助治疗。⑥妊娠合并格雷夫斯病。

(2)用于甲状腺危象(作为辅助治疗,以阻断甲状腺素的合成)。

(三)禁忌证

(1)对本药或其他硫脲类抗甲状腺药物过敏者。

(2)严重的肝功能损害者。

(3)白细胞严重缺乏者。

(4)结节性甲状腺肿伴甲状腺功能亢进者。

(5)甲状腺癌患者。

(四)不良反应

本药的不良反应大多发生在用药的头 2 个月。

1.常见不良反应

头痛、眩晕、关节痛、唾液腺和淋巴结肿大以及味觉减退、恶心、呕吐、上腹部不适。也有皮疹、皮肤瘙痒、药物热。

2.血液不良反应

血液不良反应多为轻度粒细胞减少,少见严重的粒细胞缺乏、血小板减少、凝血因子Ⅱ或因子Ⅶ降低、凝血酶原时间延长。另可见再生障碍性贫血。

3.其他不良反应

可见脉管炎(表现为患部红、肿、痛)、红斑狼疮样综合征(表现为发热、畏寒、全身不适、软弱无力)。

4.罕见不良反应

间质性肺炎、肾炎、肝功能损害(血清碱性磷酸酶、天门冬氨酸氨基转移酶和丙氨酸氨基转移酶升高、黄疸)。

(五)注意事项

1.有下列情况者慎用

(1)外周白细胞计数偏低者。

(2)肝功能异常者。

2.对儿童的影响

儿童用药过程中应注意避免出现甲状腺功能减低,必要时可酌情加用甲状腺片。

3.对老年人的影响

老年人尤其是肾功能不全者,应酌情减量给药,必要时可酌情加用甲状腺片。

4.对妊娠的影响

本药透过胎盘量较甲巯咪唑少,妊娠合并格雷夫斯病可选用本药。鉴于孕妇用药可导致胎儿甲状腺肿、甲状腺功能减退,故孕妇用药应谨慎,宜采用最小有效剂量,一旦出现甲状腺功能偏低即应减量。美国食品药品监督管理局(FDA)对本药的妊娠安全性分级为 D 级。

5.对哺乳的影响

哺乳期妇女服用剂量较大时,可能引起婴儿甲状腺功能减退,故哺乳期妇女禁用本药。

6.随访检查

用药前后及用药时应当检查或监测血常规及肝功能。

7.对诊断的干扰

本药能使凝血酶原时间延长,并使血清碱性磷酸酶、门冬氨酸氨基转移酶(AST)和丙氨酸氨基转移酶(ALT)增高。

(六)药物相互作用

(1)本药可增强抗凝血药的抗凝作用。

(2)对氨基水杨酸、巴比妥类、酚妥拉明、妥拉唑林、维生素 B_{12}、磺胺类、磺脲类等都可能抑制甲状腺功能,引起甲状腺肿大,与本药合用时应注意。

(3)硫脲类抗甲状腺药物之间存在交叉变态反应。

(4)高碘食物或药物的摄入可使甲亢病情加重,使抗甲状腺药需要量增加或用药时间延长。

(七)用法和用量

1.成人

(1)口服。①甲状腺功能亢进:开始剂量一般为一次 100 mg,每天 3 次,视病情轻重用量可为每天 150~400 mg,每天最大量为 600 mg。通常用药 4~12 周病情控制(体重增加、心率低于每分钟 90 次、血清 T_3 和 T_4 水平恢复正常),可减量 1/3。以后如病情稳定可继续减量,每 4~6 周递减 1/3~1/2,维持量视病情而定,一般每天 50~150 mg,全程 1~2 年或更长。②甲状腺危象:一次 150~200 mg,每 6 小时 1 次,直至危象缓解,约 1 周时间停药。若患者需用碘剂以控制 T4 释放时,本药需在开始服碘剂前 1 小时服用,或至少应同时服用,以阻断服用的碘合成更多的甲状腺激素。③甲亢的术前准备:一次 100 mg,每天 3~4 次,至甲亢症状控制后加服碘剂 2 周,以减轻甲状腺充血,使甲状腺变得结实,便于手术。于术前 1~2 天停服本药。④作为放射性碘治疗的辅助治疗:需放射性碘治疗的重症甲亢患者,可先服本药,控制症状后再做甲状腺[131]I检查,以确定是否适用放射性碘治疗。在行放射性碘治疗后症状还未缓解者,可短期使用本药,一次 100 mg,每天 3 次。

(2)肾功能不全时剂量:肾功能不全者药物半衰期延长,用药时应减量。

(3)老年人剂量:老年人药物半衰期延长,用量应减少。

2.儿童

口服,甲状腺功能亢进:①新生儿每天 5~10 mg/kg,分 3 次服用。②6~10 岁每天 50~150 mg,分 3 次服用。③10 岁以上每天 150~300 mg,分 3 次服用。

以上情况,根据病情调节用量,甲亢症状控制后应逐步减至维持量。

(八)制剂和规格

丙硫氧嘧啶片:50 mg;100 mg。

(吴光涛)

第三节　胰岛素及口服降血糖药

胰岛素及口服降血糖药是治疗糖尿病的重要药物。糖尿病主要有胰岛素绝对缺乏的1型糖尿病和胰岛素相对缺乏的2型糖尿病。因此胰岛素主要用于治疗1型糖尿病,且须终身使用胰岛素。口服降血糖药多用于2型糖尿病,且可将不同作用类别的口服降血糖药合用;2型糖尿病患者采用口服降血糖药治疗效果不理想,或出现急性、慢性并发症时,则须用胰岛素治疗。

口服降血糖药按其作用可分为胰岛素增敏类(如二甲双胍等)和促胰岛素分泌类(如格列本脲和格列吡嗪等);按其化学结构则可分为双胍类(如二甲双胍等)和磺脲类(如格列本脲和格列吡嗪等)。

本节包括不同时效的动物源胰岛素(注射剂)和双胍类胰岛素增敏的口服降血糖药二甲双胍(口服常释剂型),以及磺脲类促胰岛素分泌的口服降血糖药格列本脲(口服常释剂型)和格列吡嗪(口服常释剂型)。

一、胰岛素

(一)概述

胰岛素是机体调节和维持血糖代谢和稳定的重要激素;也是治疗糖尿病的重要药物。临床使用的胰岛素(制剂)有来源于由动物组织提取的胰岛素或以生物工程重组的人胰岛素;其作用基本一致。本节包括的为前者。

1.胰岛素的药理学

胰岛素通过靶组织(主要是肝、脂肪和肌肉)细胞膜上的特异受体(胰岛素受体)结合后起作用,然后引发一系列生理效应。具体为以下几项内容。

(1)促进肌肉、脂肪组织对葡萄糖的主动转运,吸收葡萄糖进而代谢、产生能量,或以糖原、甘油二酯的形式贮存。

(2)促进肝摄取葡萄糖并转变为糖原。

(3)抑制肝糖原分解及糖原异生,减少肝输出葡萄糖。

(4)促进多种组织对碳水化合物、蛋白质、脂肪的摄取,同时促进蛋白质的合成、抑制脂肪细胞中游离脂肪酸的释放、抑制酮体生成,从而调节物质代谢。通过上述作用,胰岛素可使糖尿病患者血中葡萄糖来源减少、消耗增加,并在一定程度上纠正各种代谢紊乱,从而降低血糖、延缓(或防止)糖尿病慢性并发症的发生。

2.胰岛素的吸收

胰岛素皮下注射吸收迅速,但吸收很不规则,不同患者或同一患者的不同注射部位吸收量均有差别,以腹壁吸收最快,上臂外侧吸收较骨前外侧快。皮下注射0.5～1.0小时后开始生效,2.5～4.0小时作用达高峰,持续时间为5～7小时,半衰期为2小时。静脉注射后10～30分钟起效并达峰值,持续时间为0.5～1.0小时。本药用量越大,作用时间越长。在血液循环中半衰期为5～10分钟。胰岛素吸收入血后,只有5％与血浆蛋白结合,但可与胰岛素抗体相结合(结合后,胰岛素作用时间延长)。主要在肝脏、肾脏代谢(先经谷胱甘肽氨基转移酶还原,再由蛋白水解酶水解成短肽或氨基酸),也可被肾胰岛素酶直接水解。少量原形随尿排出。

3.胰岛素的制剂及其特点

根据其起效作用快慢、维持作用时间长短以及疾病情况和给药方法,胰岛素制剂可分为三类。

(1)短效(速效)胰岛素制剂:又称为普通胰岛素或正规胰岛素,其制剂如胰岛素注射液和中性胰岛素注射液,其中不含任何延缓其吸收的物质,吸收和起作用均迅速,但作用持续时间较短。短效胰岛素制剂主要控制一餐饭后的高血糖,可供皮下注射;可肌内注射(使用情况较少,例如对酮酸症中毒患者在运送途中),必要时可静脉注射或加入输液体中静脉滴注。

(2)中效胰岛素制剂:为了延缓胰岛素的吸收和作用持续时间而加入低量鱼精蛋白(即其鱼精蛋白与胰岛素含量相匹配,没有多余的鱼精蛋白)和氯化锌,如低精蛋白锌胰岛素注射液。中效胰岛素主要控制两餐后的高血糖,以第二餐饭为主,只可皮下注射,不可静脉给药。

(3)长效胰岛素制剂:为了延缓胰岛素的吸收和作用持续时间而加入鱼精蛋白和氯化锌,但其内含有多余的鱼精蛋白,若与短效胰岛素混合,会与多余的鱼精蛋白结合,形成新的鱼精蛋白锌胰岛素而使长效作用的部分增多,又简称 PZI。长效胰岛素无明显作用高峰,主要提供基础水平的胰岛素。只可皮下注射,不可静脉给药。

(4)预混胰岛素制剂:尚有将短效和中效胰岛素按不同比例混合制成一系列的预混胰岛素制剂供某些患者需用,如常用的是含 30% 短效和 70% 中效的制剂等。

(二)中性胰岛素注射液

本品为猪或牛胰岛素经层析法纯化制成的中性灭菌水溶液,pH 为 6.8～8.0。

1.药理学

本品为胰岛素速效型制剂。药理作用和作用机制见前。

皮下注射后吸收较迅速,0.5～1.0 小时开始生效,最大作用时间 1～3 小时,维持作用时间 5～8 小时。剂量愈大,维持作用时间愈长。静脉注射立即起效,但维持作用时间短。

2.适应证

(1)1 型糖尿病。

(2)2 型糖尿病有严重感染、外伤、大手术等严重应激情况,以及合并心、脑血管并发症、肾脏或视网膜病变等。

(3)糖尿病酮症酸中毒,高血糖非酮症性高渗性昏迷。

(4)长病程 2 型糖尿病血浆胰岛素水平确实较低,经合理饮食、体力活动和口服降糖药治疗控制不满意者,2 型糖尿病具有口服降糖药禁忌时,如妊娠、哺乳等。

(5)成年或老年糖尿病患者发病急、体重显著减轻伴明显消瘦。

(6)妊娠糖尿病。

(7)继发于严重胰腺疾病的糖尿病。

(8)对严重营养不良、消瘦、顽固性妊娠呕吐、肝硬化初期可同时静脉滴注葡萄糖和小剂量胰岛素,以促进组织利用葡萄糖。

3.禁忌证

(1)对本药过敏者。

(2)低血糖患者。

4.不良反应

(1)变态反应：注射部位红肿、瘙痒、荨麻疹、血管神经性水肿。

(2)低血糖反应：出汗、心悸、乏力，重者出现意识障碍、共济失调、心动过速甚至昏迷。

(3)胰岛素抵抗，日剂量需超过 200 U 以上。

(4)注射部位脂肪萎缩、脂肪增生。

(5)眼屈光失调。

5.注意事项

(1)青春期前的儿童应适当减少胰岛素用量，因其对胰岛素的敏感性较青春期儿童高，较易发生低血糖。青春期儿童应适当增加胰岛素用量（20％～50％），青春期后再逐渐减少用量。

(2)老年人易出现低血糖，用药时需特别谨慎，同时应配合饮食治疗及适当的体力活动。

(3)胰岛素不通过胎盘屏障，对胎儿无影响。美国食品药品监督管理局（FDA）对本药的妊娠安全性分级为 B 级。孕妇（特别是妊娠中、晚期）对胰岛素需要量增加，但分娩后则迅速减少。

(4)哺乳妇女使用胰岛素治疗对婴儿无危险，但可能需要降低胰岛素用量。

(5)糖尿病是慢性病，需长期治疗。用药期间应定期检查血糖、尿糖、尿常规、肾功能、视力、眼底、血压及心电图等，以了解糖尿病病情及并发症情况。例如各餐前、餐后及睡前测血糖，并定期测血糖化血红蛋白，帮助制定降糖药的治疗方案（单独或联合，剂量调整等）；另一方面是为了尽早检测出各种并发症、伴发病或相关问题，以便采取对策，例如每次访视应包括体重、体重指数、血压、尼龙丝测试、足背动脉搏动等；以便发现微血管病变、大血管病变或神经病变等。

(6)不同患者或同一患者的不同病期，其胰岛素敏感性不同，即使其血糖值相近，其胰岛素需要量也不同，治疗中应注意个体化，按病情需要检测血糖，随时调整胰岛素用量。下列情况供参考。

下列情况其胰岛素的需要量可能会增加：①高热；②甲状腺功能亢进症；③肢端肥大症；④库欣综合征；⑤糖尿病酮症酸中毒；⑥严重感染、外伤、大手术；⑦较大的应激情况如急性心肌梗死、脑卒中；⑧同时应用拮抗胰岛素的药物。

下列情况其胰岛素需要量可能会减少：①严重肝功能受损。②在肾功能受损时，由于胰岛素在肾脏的代谢和排泄减少，但在尿毒症时，由于胰岛素抵抗，其需要量也随之变化，应监测血糖调整用量。③腺垂体功能减退症、甲状腺功能减退症。④其他，如腹泻、胃瘫、肠梗阻、呕吐及其他引起食物吸收延迟的因素等，胰岛素应酌情减量。

6.药物相互作用

(1)口服降糖药与胰岛素有协同降血糖作用，雄激素、单胺氧化酶抑制药、非甾体类解热镇痛消炎药也可增强胰岛素的降血糖作用。

(2)抗凝血药、水杨酸盐、磺胺类药、甲氨蝶呤等可与胰岛素竞争结合血浆蛋白，使血液中游离胰岛素水平增高，从而增强其降血糖作用。

(3)氯喹、奎尼丁、奎宁等可延缓胰岛素的降解，使血中胰岛素浓度升高，从而增强其降血糖作用。

(4)β 肾上腺素受体阻断药（如普萘洛尔）可阻止肾上腺素升高血糖的反应，干扰机体调节血糖的功能。与胰岛素合用可掩盖某些低血糖症状、延长低血糖时间，故合用时应注意调整胰岛素剂量。

(5)血管紧张素转化酶抑制药、溴隐亭、氯贝丁酯、酮康唑、锂、甲苯达唑、维生素 B_6、茶碱等可通过不同方式产生直接或间接影响,导致血糖降低,与上述药物合用时,胰岛素应适当减量。

(6)奥曲肽可抑制生长激素、胰高血糖素及胰岛素的分泌;并可延迟胃排空、减缓胃肠蠕动,引起食物吸收延迟,从而降低餐后血糖水平。在开始使用奥曲肽时,胰岛素应适当减量,以后再根据血糖调整用量。

(7)某些钙通道阻滞药、可乐定、达那唑、二氮嗪、生长激素、肝素、H_2受体拮抗药、大麻、吗啡、尼古丁、磺吡酮等药物可改变糖代谢、升高血糖,与上述药物合用时,胰岛素应适当加量。

(8)糖皮质激素、促肾上腺皮质激素、胰高血糖素、雌激素、口服降糖避孕药、甲状腺素、肾上腺素、噻嗪类利尿药、苯乙丙胺、苯妥英钠等可升高血糖水平,与胰岛素合用时,应调整这些药物或胰岛素的剂量。

(9)中等以上的酒精可增强胰岛素引起的低血糖作用,导致严重、持续的低血糖反应。在空腹或肝糖原储备较少的情况下更易发生。

(10)吸烟可促进儿茶酚胺释放、减少皮肤对胰岛素吸收,从而降低胰岛素作用。

7.用法和用量

(1)皮下注射,一般每天 3 次,餐前 15~30 分钟注射,必要时睡前加注一次小量。剂量根据病情、血糖、尿糖由小剂量(视体重等因素每次 2~4 U)开始,逐步调整。

(2)1 型糖尿病患者每天胰岛素需用总量多介于每千克体重 0.5~1.0 U,根据血糖监测结果调整。

(3)2 型糖尿病患者每天需用总量变化较大,在无急性并发症情况下,敏感者每天仅需 5~10 U,一般患者约 20 U,肥胖、对胰岛素敏感性较差者需要量可明显增加。

(4)在有急性并发症(感染、创伤、手术等)情况下,对 1 型及 2 型糖尿病患者,应每 4~6 小时注射一次,剂量根据病情变化及血糖监测结果调整。

8.制剂和规格

中性胰岛素注射液:10 mL:400 U。

(三)胰岛素注射液

本品为胰岛素(猪或牛)的灭菌水溶液。

1.药理学

本品为短效胰岛素制剂。药理作用和作用机制参阅"一、胰岛素"。

皮下给药吸收迅速,皮下注射后 0.5~1.0 小时开始生效,2~4 小时作用达高峰,维持时间 5~7 小时;静脉注射 10~30 分钟起效,15~30 分钟达高峰,持续时间 0.5~1.0 小时。静脉注射的胰岛素在血液循环中半衰期为 5~10 分钟,皮下注射后半衰期为 2 小时。

2.适应证

同"(二)中性胰岛素注射液"。

3.禁忌证

同"(二)中性胰岛素注射液"。

4.不良反应

同"(二)中性胰岛素注射液"。

5.注意事项

同"(二)中性胰岛素注射液"。

6.药物相互作用

同"(二)中性胰岛素注射液"。

7.用法和用量

同"(二)中性胰岛素注射液"。

8.制剂和规格

胰岛素注射液:10 mL:400 U。

(四)低精蛋白锌胰岛素注射液

本品为采用经层析纯化的高纯度猪胰岛素和适量的硫酸鱼精蛋白、硫酸锌配制而成的中性无菌混合液。

1.药理学

本药所含胰岛素与鱼精蛋白比例适当,无多余的鱼精蛋白。注射给药后缓慢释放出胰岛素而发挥作用,为中效胰岛素制剂。药理作用和机制见前。

皮下注射后吸收缓慢而均匀,2~4 小时起效,6~12 小时血药浓度达峰值,作用可持续 18~28 小时(介于胰岛素和精蛋白锌胰岛素之间)。

2.适应证

(1)用于 1 型糖尿病的常规治疗。

(2)用于 2 型糖尿病的治疗。主要针对口服降糖药效果欠佳(或继发失效)的患者(特别是未超重者),以及胰岛素水平不高、血糖波动较大、血糖控制差的患者。可单独使用,也可与短效胰岛素联合应用。

3.注意事项

参阅"(二)中性胰岛素注射液"。

4.禁忌证

参阅"(二)中性胰岛素注射液"。

5.不良反应

参阅"(二)中性胰岛素注射液"。

6.药物相互作用

参阅"(二)中性胰岛素注射液"。

7.用法和用量

成人:皮下注射,开始一般一次 4~8 U,早餐前 30~60 分钟皮下注射,每天 1 次,必要时可于晚餐前再注射早餐前剂量的 1/2。以后根据病情及血糖、尿糖等情况而调整剂量。如果用量超过 40 U 时,应分为 2 次给药。

8.制剂和规格

低精蛋白锌胰岛素注射液:①10 mL:400 U。②3 mL:300 U。

(五)精蛋白锌胰岛素注射液

本品为采用经层析纯化的高纯度猪胰岛素和硫酸鱼精蛋白、硫酸锌配制而成的中性无菌混合液。

1.药理学

本药含有过量鱼精蛋白,为长效胰岛素制剂。药理作用和作用机制参阅"一、胰岛素"。

皮下注射后吸收缓慢而均匀,3~4 小时起效,12~24 小时作用达高峰,作用持续 24~

36小时。

2.适应证

本品可用于治疗轻、中度糖尿病,以减少胰岛素注射次数,控制夜间高血糖。按病情需要有时需与短效胰岛素合用。

3.禁忌证

(1)胰岛细胞瘤患者。

(2)其余参阅"(二)中性胰岛素注射液"。

4.不良反应

参阅"(二)中性胰岛素注射液"。

5.注意事项

参阅"(二)中性胰岛素注射液"。

6.药物相互作用

参阅"(二)中性胰岛素注射液"。

7.用法和用量

成人:常规剂量。皮下注射,开始一般一次4～8 U,每天1次,每天早餐前30～60分钟皮下注射,以后根据病情及血糖、尿糖等情况而调整剂量。有时需要于晚餐前再注射1次,剂量根据病情而定,一般每天总量10～20 U。

8.制剂和规格

精蛋白锌胰岛素注射液:①10 mL:400 U。②10 mL:800 U。

二、二甲双胍

(一)药理学

本品为双胍类降血糖药,能降低2型糖尿病患者的空腹血糖及餐后高血糖,使糖化血红蛋白下降1%～2%。具体作用如下。

(1)增加周围组织对胰岛素的敏感性,增加胰岛素介导的葡萄糖利用。

(2)增加非胰岛素依赖的组织(如脑、血细胞、肾髓质、肠道、皮肤等)对葡萄糖的利用。

(3)抑制肝糖原异生,降低肝糖输出。

(4)抑制肠壁细胞摄取葡萄糖。

(5)抑制胆固醇的生物合成和贮存,降低血甘油三酯、总胆固醇水平,但本药无刺激胰岛素分泌作用,对正常人无明显降血糖作用,2型糖尿病患者单用本药时一般不引起低血糖。与苯乙双胍相比,本药引起乳酸性酸中毒的危险性小,较为安全。

口服后由小肠吸收,生物利用度为50%～60%。口服0.5 g后2小时,其血药浓度峰值约为2 g/mL。在胃肠道壁的浓度为血药浓度的10～100倍,在肾、肝和唾液内的浓度约为血药浓度的2倍。本药很少与血浆蛋白结合,以原形随尿液迅速排出(肾功能不全时,可导致药物蓄积),12小时内有90%被清除。血浆半衰期为1.7～4.5小时。

(二)适应证

(1)用于单纯饮食控制疗效不满意的10岁以上的2型糖尿病患者(对于肥胖和伴高胰岛素血症者,本药不但有降糖作用,还有减轻体重及缓解高胰岛素血症的效果)。

(2)亦可用于10岁以上不伴酮症或酮症酸中毒的1型糖尿病患者,与胰岛素注射联合治疗,可减少胰岛素剂量。

(3)用于某些对磺脲类疗效较差的糖尿病患者(可与磺脲类合用)。

(三)禁忌证

(1)对本药及其他双胍类药物过敏者。

(2)2型糖尿病伴有酮症酸中毒、肝肾功能不全、心力衰竭、急性心肌梗死、严重感染或外伤、重大手术以及临床有低血压和缺氧情况者。

(3)糖尿病合并严重的慢性并发症(如糖尿病肾病、糖尿病眼底病变)患者。

(4)静脉肾盂造影或动脉造影前2～3天者。

(5)酗酒者。

(6)严重心、肺疾病患者。

(7)维生素 B_{12}、叶酸和铁缺乏者。

(8)营养不良、脱水等全身情况较差者。

(9)孕妇及哺乳妇女。

(四)不良反应

(1)常见腹泻、恶心、呕吐、胃胀、乏力、消化不良、腹部不适及头痛。

(2)少见大便异常、低血糖、肌痛、头晕、指甲异常、皮疹、出汗增加、味觉异常、胸部不适、寒战、流感症状、潮热、心悸、体重减轻等。有时出现疲倦。

(3)偶有口中金属味。本药可减少维生素 B_{12} 的吸收,但极少引起贫血。

(4)罕见乳酸性酸中毒,表现为呕吐、腹痛、过度换气、精神障碍。

(五)注意事项

(1)既往有乳酸性酸中毒史者慎用。

(2)老年患者由于肾功能可能有减退,易出现乳酸性酸中毒,用量应酌减。65岁以上患者用药时应谨慎;80岁以上者只有在其肌酐清除率正常时,方可用药。

(3)妊娠糖尿病患者,为控制血糖,主张使用胰岛素,禁止使用本药。美国食品药品监督管理局(FDA)对本药的妊娠安全性分级为B级。

(4)用药前后及用药时应当检查或监测:①用药期间应定期检查空腹血糖、尿糖、尿酮体及肝、肾功能。②对有维生素 B_{12} 摄入或吸收不足倾向的患者,应每年监测血常规,每2～3年监测一次血清维生素 B_{12} 水平。

(六)药物相互作用

(1)本药与磺脲类药物、胰岛素合用,有协同降血糖作用,但也有资料表明,与格列本脲合用时,本药的药动学没有影响,格列本脲的曲线下面积和血药浓度峰值均降低。对1型及2型糖尿病需用胰岛素治疗者,本药与胰岛素联合应用时,需减少胰岛素的用量(开始时间少20%～30%),以防止发生低血糖。

(2)本药可加强抗凝药(如华法林等)的抗凝作用。

(3)西咪替丁可增加本药的生物利用度,并减少肾脏清除率,两者合用时应减少本药用量。

(4)经肾小管排泌的阳离子药物(如地高辛、吗啡、普鲁卡因胺、奎尼丁、奎宁、雷尼替丁、氨苯蝶啶、甲氧苄啶和万古霉素),理论上可能与本药在肾小管竞争转运,合用时,建议密切监测,调整药物剂量。

(5)乙醇与本药同服时,会增强本药对乳酸代谢的影响,易致患者出现乳酸性酸中毒,故服用本药时应尽量避免饮酒。

(七)用法和用量

1.成人

常规剂量,口服给药,开始一次 0.25 g,每天 2～3 次,于餐中或饭后服用(肠溶制剂可于餐前服用);以后根据疗效逐渐加量,一般每天总量 1.0～1.5 g。每天最大剂量不超过 2 g。

2.儿童

常规剂量,口服给药:对 10～16 岁儿童,每天最高剂量为 2 g。10 岁以下儿童不推荐使用。

(八)制剂和规格

(1)盐酸二甲双胍片(胶囊):0.25 g。

(2)盐酸二甲双胍肠溶片(肠溶胶囊):0.25 g;0.5 g。

三、格列本脲

(一)药理学

本药为第二代磺脲类口服降血糖药,可促进胰岛 B 细胞分泌胰岛素,对 2 型糖尿病患者有效,有强大的降血糖作用。可降低空腹及餐后血糖、糖化血红蛋白。其作用机制为与胰岛 B 细胞膜上的磺脲受体特异性结合,使 K^+ 通道关闭,引起膜电位改变,从而使 Ca^{2+} 通道开放、细胞液内 Ca^{2+} 浓度升高,从而使促胰岛素分泌,起到降血糖作用。此外,本药尚具有改善外周组织(如肝脏、肌肉、脂肪)对胰岛素抵抗的胰外效应。

口服吸收快。口服后 2～5 小时血药浓度达峰值。蛋白结合率 95%。在肝内代谢,由肝和肾排出各约 50%。持续作用 24 小时。半衰期 10 小时。

(二)适应证

本品适用于单用饮食控制疗效不满意的轻、中度 2 型糖尿病,其胰岛 B 细胞有一定的分泌胰岛素功能,无急性并发症(感染、创伤、急性心梗、酮症酸中毒、高糖高渗性昏迷等),非妊娠期,无严重的慢性并发症患者。

(三)禁忌证

(1)对本药或其他磺脲类过敏者,或对磺胺类药物过敏者。

(2)已明确诊断的 1 型糖尿病患者。

(3)2 型糖尿病伴有酮症酸中毒、昏迷、严重烧伤、感染、外伤和重大手术等应激情况。

(4)严重肝肾疾病患者。

(5)严重甲状腺疾病患者。

(6)白细胞减少者。

(7)孕妇。

(四)不良反应

1.代谢/内分泌系统

主要不良反应为低血糖,在热量摄入不足、剧烈体力活动、饮酒、用量过大或与可致低血糖的药物合用时更易发生。症状较轻者,进食、饮糖水大多可缓解(这与阿卡波糖、伏格列波糖不同),但肝、肾功能不全者、年老体弱者以及营养不良者和垂体功能不足者,或剂量偏大时可引起严重低血糖,严重可危及生命,导致死亡。另可见甲状腺功能低下。

2.消化道反应

消化道反应可出现上腹灼热感、食欲减退、恶心、呕吐、腹泻、口腔金属味,一般不严重,且多与剂量偏大有关。部分患者可因食欲增强而使体重增加。

3.肝脏损害

黄疸、肝功能异常偶见。

4.血液系统

异常少见,包括贫血(溶血性贫血及再生障碍性贫血)、血小板减少、白细胞减少甚至粒细胞缺乏等。

5.变态反应

如皮疹,偶有发生致剥脱性皮炎者。

6.泌尿生殖系统

青年人夜间遗尿十分常见。

7.其他

其他可有关节痛、肌肉痛、血管炎等反应。

(五)注意事项

(1)有下列情况应慎用:①体质虚弱或营养不良者;②老年患者;③高热患者;④有肾上腺皮质功能或腺垂体功能减退者(尤其是未经激素替代治疗者);⑤肝肾功能不全者;⑥甲状腺功能亢进者;⑦恶心、呕吐患者。

(2)本药不推荐儿童使用。

(3)本药对妊娠的影响,动物实验和临床观察证明可造成死胎或婴儿畸形,故孕妇禁用。美国食品药品监督管理局(FDA)对本药的妊娠安全性分级为 C 级。

(4)本药可随乳汁分泌,哺乳期妇女不宜使用,以免授乳婴儿发生低血糖。

(5)用药前后及用药时应当检查或监测血糖及尿糖、糖化血红蛋白、血常规及肝、肾功能,并进行眼科检查。

(六)药物相互作用

(1)与下列药物合用,可增加低血糖的发生率:①抑制磺脲类自尿液排泄的药物,如治疗痛风的丙磺舒、别嘌醇。②延缓磺脲类代谢的药物,如 H_2 受体阻断药(如西咪替丁、雷尼替丁)、抗凝剂及氯霉素、咪康唑。与香豆素抗凝剂合用时,两者初始血药浓度升高,但随后血药浓度降低,故根据情况调整两药的用量。③促使磺脲类与血浆蛋白解离的药物,如水杨酸盐、贝特类降血脂药。④本身具有致低血糖的药物:胍乙啶、奎尼丁、水杨酸盐类及单胺氧化酶抑制药。⑤β肾上腺素受体阻断药可干扰低血糖时机体的升血糖反应,阻碍肝糖原酵解,同时又可掩盖低血糖的警觉症状。⑥合用其他降血糖药物,如二甲双胍、阿卡波糖、胰岛素及胰岛素增敏药。

(2)与升高血糖的下列药物合用时,可能需要增加本药剂量:糖皮质激素、雌激素、噻嗪类利尿药、苯妥英钠、利福平等。

(3)乙醇本身具有致低血糖的作用,并可延缓本药的代谢。与乙醇合用可引起腹痛、恶心、呕吐、头痛以及面部潮红,且更易发生低血糖。

(七)用法和用量

1.片剂

成人,口服,用量个体差异较大。开始时一次 2.5 mg,早餐前服用,或早餐及午餐前各一次;

轻症患者一次 1.25 mg,每天 3 次,于三餐前服用。用药 7 天后剂量递增(一周增加 2.5 mg)。一般用量为每天 5～10 mg,最大用量每天不超过 15 mg。

2.胶囊

成人,口服,开始时一次 1.75 mg,早餐前服用,或早餐及午餐前各一次。必要时每天 5.25～7.00 mg。最大用量每天不超过 10.5 mg。

(八)制剂和规格

(1)格列本脲片:2.5 mg。

(2)格列本脲胶囊:1.75 mg。

四、格列吡嗪

(一)适应证

适用于单用饮食控制疗效不满意的轻、中度 2 型糖尿病患者,其胰岛 B 细胞有一定的分泌胰岛素功能,无急性并发症(感染、创伤、急性心梗、酮症酸中毒、高糖高渗性昏迷等),非妊娠期,无严重的慢性并发症患者。

(二)禁忌证

包括:①对本药或磺胺类药过敏者。②已确诊的 1 型糖尿病患者。③2 型糖尿病患者伴有酮症酸中毒、昏迷、严重烧伤、感染、外伤和重大手术等应激情况。④肝肾功能不全者。⑤白细胞减少者。⑥肾上腺功能不全者。⑦孕妇。

(三)用法和用量

1.成人

(1)单用饮食疗法失败者,起始剂量为每天 2.5～5.0 mg,以后根据血糖和尿糖情况增减剂量,一次增减 2.5～5.0 mg。每天剂量超过 15 mg 者,分 2～3 次餐前服用。

(2)已使用其他口服磺脲类降糖药者,停用其他磺脲类 3 天,复查血糖后开始服用本药,从 5 mg 起逐渐加大剂量,直至产生满意的疗效。最大日剂量不超过 30 mg。

2.肾功能不全者

肾功能不全者(包括肌酐清除率低于每分钟 10 mL 者)不需要进行剂量调整,可采用保守剂量。同时在用药的初始阶段应密切监测患者的血糖、尿糖。

3.肝功能不全者

建议初始剂量为每天 2.5 mg。

4.老年人

对单次或反复给药的药动学研究显示,老年受试者的药动学参数没有明显变化,建议初始剂量为每天 2.5 mg。

(吴光涛)

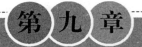

生殖系统用药

第一节　性激素类药物及避孕药

性激素是性腺分泌的激素,主要包括睾丸分泌的雄激素、卵巢分泌的雌激素和孕激素,均属于甾体化合物(类固醇)。临床上应用的性激素类药物是上述性激素的人工合成品及其衍生物,多为甾体化合物。性激素类药物除用于治疗某些疾病外,目前主要用作避孕药。

性激素类药物像性激素一样,通过相应的性激素受体发挥作用。性激素受体位于细胞核内,是可溶性 DNA 结合蛋白,可调节特定基因的转录,是转录因子超家族成员。性激素类药物进入细胞后,可直接穿越核膜,与特异性受体结合,使后者在结构上发生构象变化,作用于 DNA,影响转录和蛋白质合成,引起相应的生物学效应。

一、雄激素类药物及抗雄激素类药物

雄激素类药物包括天然雄激素及其衍生物。雄激素类药物通过提高体内雄激素类化合物的血浆浓度,使雄激素受体的生物活性增强,主要治疗垂体疾病、睾丸疾病和睾丸切除造成的男性性功能低下和男性青春期发育迟缓。抗雄激素类药物主要通过阻断雄激素受体、抑制雄激素生物转化、降低雄激素受体的活性及减少血浆雄激素类化合物的浓度发挥作用,主要用于男性性功能亢进、前列腺癌等的治疗。

(一)雄激素类药物

雄激素类药物包括天然雄激素睾酮或称睾丸素及其人工合成的衍生物,临床应用的雄激素制剂多为人工合成的睾酮及其衍生物。雄激素类药物按化学结构分为 17α-烷基取代物和 17-羟基酯化衍生物两类,前者有甲睾酮或甲基睾丸素、氟甲睾酮等,后者有丙酸睾酮或丙酸睾丸素、十一酸睾酮等。

1.体内过程

睾酮口服易被肝脏迅速破坏,生物利用度低,因此口服无效。其主要在肝脏代谢,代谢物与葡萄糖醛酸或硫酸结合失去活性,经肾排泄。此外,睾酮还可在某些靶器官在 5α-还原酶的作用下转化成活性更强的二氢睾酮发挥作用。人工合成的雄激素类药物与睾酮相比,17-羟基酯化衍

生物极性较低,可植于皮下或溶于油剂中肌内注射,吸收缓慢,作用持久。17α-烷基取代物口服有效,生物利用度高,如甲睾酮可口服或舌下给药,是临床常用药物。

2.药理作用及机制

雄激素类药物进入精囊、附睾、前列腺、肾脏、骨骼肌和皮肤等组织的靶细胞内,在5α-还原酶的作用下转化为5α-双氢睾酮,与睾酮一起作为雄激素,与雄激素受体结合,并可在芳香酶作用下转化为雌二醇,与雌激素受体结合。

(1)对生殖系统的作用:促进男性性征和生殖器官发育,并保持其成熟状态。大剂量睾酮可抑制垂体前叶分泌促性腺激素(负反馈),使睾丸雄激素合成减少,对女性可减少雌激素分泌。此外,尚有抗雌激素作用。

(2)同化作用:雄激素能明显地促进蛋白质合成(同化作用),减少氨基酸分解(异化作用),使肌肉增长,体重增加,降低氮质血症,同时出现水、钠、钙、磷潴留现象。

(3)提高骨髓造血功能:在骨髓造血功能低下时,大剂量雄激素通过促进肾脏分泌促红细胞生成素,直接兴奋骨髓合成亚铁血红素,提高骨髓造血功能,促进红细胞生成。

(4)免疫增强作用:促进免疫球蛋白合成,增强机体免疫和巨噬细胞功能,有一定的抗感染能力,此外尚有糖皮质激素样抗炎作用。

(5)心血管系统调节作用:雄激素通过激活雄激素受体和耦联K^+通道,对心血管系统有良好的调节作用,表现为影响脂质代谢,降低胆固醇;调节凝血和纤溶过程;通过血管内皮细胞使血管平滑肌舒张,降低血管张力。

3.临床应用

(1)睾丸功能不全:垂体疾病、睾丸疾病、睾丸切除、无睾症或类无睾症、男性青春期发育迟缓等可致睾丸功能不全,男性性功能减退,可用睾酮或其酯类进行替代治疗。

(2)功能性子宫出血:利用雄激素类药物抗雌激素作用,使子宫平滑肌及其血管收缩,内膜萎缩而止血。对绝经期综合征较为合适,也可用于子宫肌瘤。对严重出血病例,可用己烯雌酚、黄体酮和丙酸睾酮等三种混合物作注射,以收止血之效,停药后则出现撤退性出血。

(3)晚期乳腺癌:对晚期乳腺癌或乳腺癌转移者,采用雄激素治疗可使部分病例得到缓解,可能与其抗雌激素作用有关,也可能通过抑制垂体促性腺激素的分泌,减少卵巢分泌雌激素。此外,雄激素尚有抗催乳素刺激乳腺癌的作用。治疗效果与癌细胞中雌激素受体含量有关,受体浓度高者,疗效较好。

(4)贫血:慢性再生障碍性贫血及其他贫血用丙酸睾酮或甲睾酮可使骨髓功能改善,特别是红细胞生成加速,但起效较慢,一般用药2~4个月起效,疗程5~8个月,部分病例停药后易复发。

(5)虚弱:雄激素有同化作用,小剂量可治疗各种消耗性疾病、骨质疏松、生长延缓、肌萎缩等,加快恢复。

4.不良反应及禁忌

(1)女性患者长期应用可能引起痤疮、多毛、声音变粗、闭经、乳腺退化、性欲改变等男性化现象。男性患者可发生性欲亢进,此外,由于雄激素在性腺外组织可转化为雌激素,可引起男性女性化,如乳房肿大。

(2)多数雄激素均能干扰肝内毛细胆管的排泄功能,引起黄疸,肝功能不良者慎用。

孕妇及前列腺癌患者禁用。因有水、钠潴留作用,肾炎、肾病综合征、高血压及心力衰竭患者慎用。

（二）抗雄激素类药物

凡能对抗雄激素生理效应的药物均称为抗雄激素类药物，包括雄激素合成抑制剂、5α-还原酶抑制剂、雄激素受体阻断剂。常用的抗雄激素药有环丙孕酮和非那雄胺。

1.环丙孕酮

环丙孕酮为17α-羟孕酮类化合物，具有较强的孕激素作用，反馈性抑制下丘脑-垂体系统，使LH、FSH水平降低，进而使睾酮分泌减少；还可阻断雄激素受体，抑制内源性雄激素的作用。可降低男性性欲及性功能，抑制性腺功能，用于降低男性倒错的性欲，不能手术的前列腺癌。可减轻女性多毛症、雄激素依赖性脱发及增高的皮脂腺功能，用于妇女多毛症、痤疮和秃发等。

不良反应有头痛、贫血、胃肠道反应。能减少精子生成，产生不正常精子，导致男性不育，停药后可恢复。女性治疗期间排卵受到抑制也可引起不孕。大剂量引起肝损害，治疗期间，应定期检查肝功。因其抑制性功能和性发育，故禁用于未成年人。

2.非那雄胺

非那雄胺为5α-还原酶的特异性抑制剂，能抑制外周睾酮转化为二氢睾酮，减少血液和前列腺等组织中二氢睾酮水平，发挥抗雄激素作用，对雄激素受体无亲和力。

前列腺的生长发育和良性增生依赖于二氢睾酮，非那雄胺通过降低血液和前列腺组织中的二氢睾酮水平而抑制前列腺增生，改善良性前列腺增生的临床症状。

不良反应主要表现为性欲降低、男性乳房发育及精液减少。

二、雌激素类药物及抗雌激素类药物

雌激素主要由卵巢和胎盘分泌，肾上腺皮质和睾丸也能产生少量雌激素。雌激素类药物有天然和人工合成两类。有些雌激素合成制剂具有抗雌激素作用。

（一）雌激素类药物

雌激素类药物包括天然雌激素及人工合成的雌激素类化合物，天然雌激素是卵巢分泌的雌二醇（estradiol，E2），其在肝脏易被氧化成雌酮（estrone，E1），血浆及尿中的雌三醇（estriol，E3）是上述物质的代谢产物。目前临床常用的雌激素类药物多为雌二醇的衍生物，按化学结构分为两类：①甾体雌激素类药物，如炔雌醇、炔雌醚、苯甲酸雌二醇及戊酸雌二醇等。雌三醇的雌激素样活性较雌二醇弱，其长效衍生物为尼尔雌醇。近年来，结合型雌激素妊马雌酮（结合雌激素，倍美力）应用日益广泛，它是从妊娠马尿中提取的一种水溶性天然结合型雌激素或人工合成，含雌酮硫酸钠和孕烯雌酮硫酸钠。②非甾体雌激素类药物，如己烯雌酚、己烷雌酚等。

1.体内过程

天然雌二醇可经消化道吸收，但易被肝脏破坏，主要采用肌内注射和外用。代谢产物部分以葡萄糖醛酸及硫酸结合的形式从肾脏排出，部分从胆道排泄并形成肝肠循环。人工合成的炔雌醇、炔雌醚或己烯雌酚等在肝内破坏较慢，口服吸收好，作用较持久。酯类衍生物如苯甲酸雌二醇，肌内注射吸收缓慢，作用时间延长。

2.药理作用及机制

雌激素与靶器官细胞核中的雌激素受体（estrogen receptor，ER）结合而发挥作用。ER在全身分布广泛，主要分布于下丘脑-垂体-卵巢轴上。ER有ER$_\alpha$和ER$_\beta$两种亚型，其基因定位于不同染色体上。ER$_\alpha$和ER$_\beta$在配体结合域和转录激活域存在明显的差异，但它们在DNA结合域的高度同源性,提示两种受体能识别相同的 DNA 序列,因而能调节许多相同的靶基因。女性下丘脑内 ER 表达高于男性;青春期前 ER_β 型占优势,成年后 ER_α 型占优势。ER_α 足量表达于女性生殖器官,如子宫、阴道和卵巢;ER_β 高表达于前列腺及卵巢,肺、骨骼、脑及脉管系统表达较少。未结合配体的 ER 在细胞核内以单体存在,雌激素与 ER 结合后再与特殊序列的核苷酸——雌激素反应因子(estrogen response elements,EREs)结合形成 ER-DNA 复合物。该复合物募集辅激活因子,包括类固醇受体辅激活因子-1(steroid receptor coactivator-1,SRC-1)和其他蛋白,引起组蛋白乙酰化,进而引起靶基因转录和相应蛋白质合成,发挥各种药理作用。

(1)对未成年女性:雌激素能促使女性第二性征和性器官发育成熟,如子宫发育、乳腺腺管增生及脂肪分布变化等。

(2)对成年女性:除保持女性性征外,还参与形成月经周期。

(3)排卵和乳腺分泌:小剂量雌激素,特别是在孕激素配合下,促进促性腺激素释放,促进排卵;较大剂量时,则通过负反馈机制减少促性腺激素分泌,抑制排卵。小剂量雌激素促进乳腺导管及腺泡生长发育;大剂量抑制催乳素作用,使乳汁分泌减少。此外尚有对抗雄激素的作用。

(4)代谢:促进肾小管对水、钠的重吸收,有轻度水钠潴留作用;能增加骨骼钙盐沉积,加速骨骺闭合;大剂量可使三酰甘油和磷脂升高而胆固醇降低,增加高密度脂蛋白,也使糖耐量降低。

(5)其他:雌激素对心脏和神经系统具有保护作用,并有促进凝血作用。

3.临床应用

雌激素主要用于围绝经期替代治疗、化疗和作为避孕药的组成成分。

(1)绝经期综合征:绝经期综合征(更年期综合征)是指绝经期妇女垂体与卵巢的内分泌平衡失调,雌激素分泌减少,垂体促性腺激素分泌增多,出现一系列内分泌失调症状。雌激素可抑制垂体促性腺激素的分泌从而减轻各种症状。

(2)骨质疏松:雌激素可抑制破骨细胞活性,减少骨质重吸收,对老年骨质疏松症有一定疗效。

(3)老年性阴道炎、阴道干燥症和泌尿生殖道肥大等,局部用药有效。

(4)卵巢功能不全和闭经:雌激素可促进外生殖器、子宫及第二性征的发育,用于原发性或继发性卵巢功能低下。与孕激素类合用,可产生人工月经周期。

(5)功能性子宫出血:雌激素促进子宫内膜增生,修复出血创面而止血,也可适当配伍孕激素,以调整月经周期。

(6)回乳及乳房胀痛:部分妇女停止授乳后可发生乳房胀痛,大剂量雌激素干扰泌乳素对乳腺的刺激作用,抑制泌乳,克服胀痛,俗称回奶。

(7)晚期乳腺癌:能缓解绝经 5 年以上的乳腺癌患者的症状。研究表明乳腺癌的发生可能与内源性雌酮有关,绝经后卵巢停止分泌雌二醇,而肾上腺分泌的雄烯二酮在周围组织可转化为雌酮,其对乳腺的持续作用,可能是导致乳腺癌的重要原因。大剂量雌激素抑制垂体前叶分泌促性腺激素,减少雌酮的产生。另外,雌激素还可竞争雌激素受体。但绝经前乳癌患者禁用,因雌激素可促进乳腺肿瘤生长。

(8)前列腺癌:较大剂量雌激素抑制垂体促性腺激素分泌,使睾丸萎缩,抑制雄激素的产生,同时又有抗雄激素作用,使前列腺癌症状改善,肿瘤病灶缩小或退化。

(9)避孕:见避孕药。

(10)痤疮:青春期痤疮是由于雄激素分泌过多,刺激皮脂腺分泌,引起腺管阻塞并继发感染。

雌激素能抑制雄激素分泌并拮抗其作用。

4.不良反应及禁忌

雌激素剂量较大时,可出现剂量依赖性不良反应。

(1)消化道症状:常见恶心、食欲缺乏,早晨较多见。从小剂量开始,逐渐增加剂量可减轻反应;改用注射剂则此种反应较轻。

(2)致癌:长期大量应用可引起子宫内膜过度增生,发生子宫出血,故慎用于有子宫内膜炎者;绝经后雌激素替代疗法可增加子宫癌的发病率;妊娠初 3 个月服用己烯雌酚或其他雌激素可提高阴道癌和宫颈癌发病率,甚至使出生的女孩在青春期患阴道腺癌。

(3)代谢:大剂量可引起水钠潴留;长期大量使用可引起高血压、水肿及加重心力衰竭。

(4)其他:本药在肝灭活,可引起胆汁淤积性黄疸。

(5)妊娠期不应使用雌激素,以免胎儿发育异常。

(二)抗雌激素类药

抗雌激素类药物是一类具有抑制或减弱雌激素作用的药物。目前临床常用氯底酚胺和他莫昔芬。

1.氯底酚胺

氯底酚胺也称氯米芬,属非甾体抗雌激素药物,为三苯乙烯衍生物,与己烯雌酚的化学结构相似。

(1)药理作用与机制:氯底酚胺是选择性雌激素受体调节剂,能与雌激素受体结合,有较弱的雌激素活性和较强的抗雌激素作用,能促进人的垂体前叶分泌促性腺激素,从而诱使排卵,与其能在下丘脑竞争雌激素受体、消除内源性雌激素的负反馈作用有关。对男性则有促进精子生成的作用。

(2)临床应用:氯底酚胺可用于治疗无排卵的不孕症、避孕药引起的闭经及月经紊乱、多囊卵巢、功能性子宫出血、乳房纤维囊性疾病和晚期乳癌等,也用于精子缺乏的男性不育症。

(3)不良反应:不良反应的发生一般与所用剂量有关,常见的有卵巢肿大和囊肿形成、面部潮红(与绝经期综合征相似)、腹部和盆腔不适或疼痛。此外,还有恶心、头晕、乳胀、体重增加、短暂的视觉模糊、可逆性脱发、失眠、精神抑郁和肝功异常。

氯底酚胺可使多胎发生率增加。动物试验证明本品可致畸胎,一旦受孕应立即停药。连续服用大剂量可引起卵巢肥大,卵巢囊肿患者禁用。

2.他莫昔芬

他莫昔芬(tamoxifen,TMX)也称三苯氧胺,为非甾体抗雌激素药物,其结构与雌激素相似,有 E 型和 Z 型两个异构体,E 型具有弱雌激素活性,Z 型具有抗雌激素作用。他莫昔芬 Z 型异构体能与乳腺癌细胞的雌激素受体结合,抑制雌激素依赖性肿瘤细胞的增殖。主要用于晚期、复发及不能手术治疗的乳腺癌,尤其是绝经期高龄患者的首选药物;也用于乳腺癌术后转移的辅助治疗,预防复发;此外,尚可用于乳腺增生的短期治疗。其不良反应有胃肠道反应;生殖系统反应表现为月经失调、子宫内膜增生、阴道出血等;偶见肝功异常和白细胞、血小板减少;大剂量长期应用可致视力障碍,如白内障。

三、孕激素类药物及抗孕激素类药物

孕激素类药物多为黄体酮及其衍生物,主要用于体内孕激素分泌不足所致的各种疾病,也可用于避孕。孕酮受体阻断剂和 3β-羟基甾体脱氢酶（3 betahydroxy steroid dehydrogenase，3β-SDH）抑制剂具有抗孕激素作用。

（一）孕激素类药物

孕激素类药物包括天然孕激素孕酮（progesterone，P4）和人工合成的孕激素药物。临床应用的孕激素类药物主要是人工合成品及其衍生物，按化学结构可分为两大类：①17α-羟孕酮类：从黄体酮衍生而得，如甲羟孕酮（甲孕酮，安宫黄体酮）、甲地孕酮、氯地孕酮及长效的己酸羟孕酮，其活性类似内源性激素；②19-去甲基睾酮类：由炔孕酮衍生而来，如炔诺酮、炔诺孕酮、左炔诺孕酮、孕二烯酮等。19-去甲基睾酮衍生物除具有孕激素活性外，还具有部分雄激素活性。

1.体内过程

孕酮口服后在胃肠及肝迅速被破坏，生物利用度低，故需注射给药。血浆中的黄体酮大部分与血浆蛋白结合，游离的仅占 3%，其代谢产物主要与葡萄糖醛酸结合，从肾排出。人工合成的炔诺酮、甲地孕酮等作用较强，在肝破坏较慢，可以口服，是避孕药的主要成分。油溶液肌内注射可发挥长效作用。

2.药理作用及机制

孕激素通过与孕酮受体（progesterone receptor，PR）结合发挥作用。PR 有 PR_A 和 PR_B 两种亚型。孕酮与其受体结合后，受体磷酸化，募集辅助激活因子，或直接与通用转录因子相互作用，引起蛋白质构象改变，产生效应。PR_B 介导孕酮的刺激效应，PR_A 则抑制 PR_B 及其他激素受体的转录活性。在月经周期中，PR_A 和 PR_B 的比例不断变化，PR_A 存在于整个月经周期中，而 PR_B 则出现于卵泡中期，在黄体早期明显降低。

（1）生殖系统。①子宫：月经后期，在雌激素作用的基础上，使子宫内膜继续增厚、充血、腺体增生并分支，由增殖期转为分泌期，有利于孕卵的着床和胚胎发育；妊娠期，松弛子宫平滑肌，抑制子宫收缩，降低子宫对缩宫素的敏感性，有保胎作用；抑制宫颈上皮分泌黏液，减少精子进入子宫。②输卵管：抑制输卵管节律性收缩和纤毛生长。③阴道：加快阴道上皮细胞脱落。④乳房：与雌激素一起促使乳腺腺泡发育，为哺乳做准备。⑤排卵：大剂量可抑制垂体前叶 LH 的分泌，从而抑制卵巢排卵。

（2）代谢：竞争性对抗醛固酮，促进 Na^+ 和 Cl^- 的排泄并利尿；促进蛋白质分解，增加尿素氮排泄；诱导肝药酶，促进药物代谢。

（3）神经系统。①升高体温：孕酮通过下丘脑体温调节中枢影响散热过程，使月经周期的黄体相基础体温较高；②中枢抑制和催眠。

3.临床应用

孕激素主要用于激素替代治疗、化疗和避孕。

（1）黄体功能不足。①功能性子宫出血：因黄体功能不足所致子宫内膜不规则的成熟与脱落而引起子宫出血时，应用孕激素类可使子宫内膜协调一致地转为分泌期，停药后 3～5 天发生撤退性出血。②先兆流产与习惯性流产：由于黄体功能不足所致的先兆流产与习惯性流产，疗效不确实；19-去甲睾酮类具有雄激素作用，可使女性胎儿男性化，黄体酮有时也可能引起生殖器畸形，现已不主张使用，仅在确因孕激素分泌过低的先兆流产才考虑使用。

（2）痛经和子宫内膜异位症：孕酮可抑制排卵并减轻子宫痉挛性收缩从而止痛，也可使异位的子宫内膜萎缩退化。与雌激素制剂合用，疗效更好。

（3）化疗。①子宫内膜癌：大剂量孕酮可通过负反馈抑制下丘脑和腺垂体，诱导肝药酶促进雄激素降低,减少其转变为雌二醇,减少雌激素生成,使子宫内膜癌体萎缩;②前列腺肥大或癌症:大剂量孕酮还可反馈抑制腺垂体分泌间质细胞刺激素,减少睾酮分泌,促进前列腺细胞萎缩退化。

(4)避孕:单独或与雌激素联合应用(见避孕药)。

4.不良反应

较少,偶见头晕、恶心及乳房胀痛等;长期应用可引起子宫内膜萎缩、子宫出血、月经量减少甚至停经,并易诱发阴道真菌感染。有些不良反应与雄激素活性有关,如性欲改变、多发或脱发、痤疮;大剂量使用 19-去甲睾酮类可致肝功能障碍,女性胎儿男性化,胎儿生殖器畸形。

(二)抗孕激素类药物

抗孕激素类药物通过干扰孕酮与受体结合或抑制其合成发挥抗孕激素作用。常用药物分两类:①孕激素受体阻滞剂,如米非司酮、孕三烯酮、利洛司酮等;②3β-羟基甾体脱氢酶抑制剂,如环氧司坦、曲洛司坦等。

1.米非司酮

米非司酮为第一个孕酮受体阻滞剂,其对子宫内膜孕酮受体的亲和力比黄体酮强 5 倍,从而产生较强的抗孕酮作用,无孕激素、雌激素、雄激素和抗雌激素活性,有一定的抗糖皮质激素活性。

米非司酮具有抗早孕作用,主要用于妊娠第 1～3 个月的药物性流产,其能明显增加妊娠子宫对前列腺素的敏感性,与前列腺素类药物序贯用药,可提高完全流产率。米非司酮可对抗黄体酮对子宫内膜的作用,具有抗着床作用,单用可作为房事后紧急避孕的有效措施。

不良反应有恶心、乏力、下腹痛、头晕、乳房胀、头痛、呕吐等,但发生率低,症状较轻微,无须处理。

2.环氧司坦

环氧司坦为 3β-羟基甾体脱氢酶(体内孕酮合成不可缺少的酶)抑制剂,能抑制卵巢和胎盘孕酮的合成,降低体内孕酮水平,导致流产。临床用于抗早孕,与前列腺素合用,效果更好。

四、避孕药

避孕药是阻碍受孕或防止妊娠的一类药物,使用避孕药是目前避孕方法中的一种安全、有效、使用方便、较理想的避孕方法。

生殖过程包括精子和卵细胞的形成与成熟、排卵、受精、着床以及胚胎发育等多个环节。阻断其中任何一个环节都可以达到避孕和终止妊娠的目的。这些环节多发生在女性体内,故目前常用的避孕药大多属于女性避孕药,包括复方甾体激素和具有杀精作用的外用避孕药,男性避孕药较少。

(一)甾体避孕药

甾体避孕药由不同类型的雌激素和孕激素配伍组成,包括口服的短效或长效制剂、长效注射剂、事后避孕药和探亲避孕药。制剂剂型有片剂、膜剂、丸剂、油制注射剂和缓释剂,近年来研制成模拟月经周期中内分泌变化的多相口服避孕药,每个服药周期摄入的雌激素和孕激素量降低,长期用药更安全。

1.药理作用及机制

(1)抑制排卵:外源性雌激素和孕激素通过负反馈机制抑制下丘脑 GnRH 的释放,从而减少

FSH 分泌,使卵泡的生长成熟过程受到抑制,同时孕激素又抑制 LH 释放,阻碍卵子的成熟和排卵。停药后,垂体前叶产生和释放 FSH 和 LH,以及卵巢排卵功能都可很快恢复。

(2)抗着床:孕激素有抗雌激素作用,干扰子宫内膜正常增生,腺体少而内膜萎缩,与胚胎发育不同步,不适宜受精卵着床。

(3)其他:除上述作用外,此类药物还可干扰生殖过程的其他环节,如可能影响子宫和输卵管的正常活动,以致受精卵不能适时地到达子宫;孕激素使宫颈黏液变得更黏稠,量减少,拉丝度降低,精子不易进入子宫腔,影响卵子受精。

2.临床应用

(1)短效口服避孕药:如复方炔诺酮片(口服避孕片Ⅰ号)、复方甲地孕酮片(口服避孕片Ⅱ号)及复方炔诺孕酮甲片等。从月经周期第 5 天开始,每晚 1 片,连服 22 天,不能间断。一般于停药后 2～4 天发生撤退性出血,形成人工月经周期。下次服药仍从月经来潮第 5 天开始,如停药 7 天仍未来月经,则应立即服下一周期的药物。偶尔漏服,应于 24 小时内补服 1 片,且警惕有妊娠可能。

(2)长效口服避孕药:是以长效雌激素炔雌醚与不同孕激素如炔诺孕酮或氯地孕酮等配伍而成的复方片剂。用法是从月经来潮当天算起,第 5 天服 1 片,最初两次间隔 20 天,以后每月服1 次,每次 1 片。

(3)长效注射避孕药:如复方己酸孕酮注射液(避孕针 1 号)和复方甲地孕酮注射液。第一次于月经周期第 5 天深部肌内注射 2 支,以后每隔 28 天或于每次月经周期的第 11～12 天注射1 支。一般于注射后 12～16 天月经来潮。

(4)事后避孕药:用于无避孕措施或避孕失败后预防妊娠的补救措施(又称紧急避孕),常用的有左炔诺孕酮(毓婷,安亭)、米非司酮(弗乃尔)。左炔诺孕酮用法:在无避孕措施的性生活或避孕失败后 72 小时(3 天)内服毓婷 1 片(0.75 mg),12 小时后再服 1 片。米非司酮用法:在无避孕措施的性生活或避孕失败后 72 小时内服 1 片米非司酮(25 mg),服药越早越好,最好空腹或进食 2 小时后服用。注意事后避孕药仅作为紧急情况下的一种补救措施,偶尔使用,不能作为长期避孕措施。紧急避孕失败而妊娠者,新生儿畸形发生率高,必须终止妊娠。

(5)探亲避孕药:也称抗着床避孕药,本类药物主要使子宫内膜发生各种功能和形态变化,不利于孕卵着床。我国多用大剂量炔诺酮(探亲避孕片,每片 5 mg)、甲地孕酮(探亲 1 号,每片2 mg)或双炔失碳酯(53 号抗孕片)。本类药物主要优点是其应用不受月经周期的限制。一般于同居当晚或事后服用,14 天以内必须连服 14 片,如超过 14 天,应接服Ⅰ号或Ⅱ号口服避孕药。探亲避孕药不能作为长期避孕措施,每年使用不超过 2 次。

(6)避孕药缓释系统:将孕激素(黄体酮、炔诺孕酮、甲羟孕酮、甲地孕酮等)与某些具备缓慢释放性能的高分子化合物(称缓释剂)制备成多种剂型,在体内持续地释放低剂量的避孕药,从而达到长效避孕作用。目前已在临床使用的避孕缓释系统有皮下埋植剂、阴道环、含药宫内节育器、微球或微囊注射剂等。如含黄体酮宫内节育器于月经后第 3～7 天时,经阴道从宫颈外口置入宫腔底部,每只含黄体酮 38 mg,每天缓慢释放 50～60 μg,试用期 1 年。

(7)多相片剂:为了使服用者的性激素水平近似正常月经周期水平,减少经期出血的发生率,可将避孕药制成多相片剂,如炔诺酮双相片、三相片和炔诺孕酮三相片。

炔诺酮双相片:开始 10 天每天服 1 片含炔诺酮 0.5 mg 和炔雌醇 0.035 mg 的片剂,后 11 天每天服 1 片含炔诺酮 1 mg 和炔雌醇 0.035 mg 的片剂,很少发生突破性出血是其优点。

炔诺酮三相片:开始 7 天每天 1 片,含炔诺酮 0.5 mg,中期 7 天和最后 7 天分别含炔诺酮 0.75 mg 和 1 mg,炔雌醇含量均为 0.035 mg,其效果较双相片更佳。

炔诺孕酮三相片:开始 6 天每天 1 片,含炔诺孕酮 0.05 mg 和炔雌醇 0.03 mg,中期 5 天每片含炔诺孕酮 0.075 mg 和炔雌醇 0.04 mg,后 10 天每片含炔诺孕酮 0.125 mg 和炔雌醇 0.03 mg。这种服法更符合人体内源性激素的变化规律,临床效果更好。

3.不良反应

不良反应的发生与避孕药中雌孕激素的比例、类型、剂型及给药途径有关。

(1)类早孕反应:少数妇女在用药初期可出现轻微的类早孕反应,如恶心、呕吐及择食等。由雌激素引起,坚持用药 2~3 个月可减轻或消失。

(2)子宫不规则出血:较常见于用药后最初几个周期中,轻者点滴出血,不用处理,随服药时间延长可逐渐停止。流血偏多者,每晚可加服炔雌醇,直至停药。流血近似月经量则停止服药,作为 1 次月经来潮,于出血第 5 天开始服用下一周药物,或更换避孕药物。

(3)月经失调:服用短效避孕药常出现经量减少或闭经,有不正常月经史者较易发生。如连续 2 个月闭经,应停药。服长效口服避孕药经量增多,经期延长,出血较多时可用止血药,必要时注射丙酸睾酮。应用长效注射避孕药,常可出现月经不规则,如经期延长、经量多、周期缩短、不规则出血或闭经,多见于用药第 1~3 个月。

(4)乳汁减少:少数哺乳妇女乳汁分泌减少。

(5)凝血功能亢进:本类药物可诱发血栓性静脉炎、肺栓塞或脑血管栓塞等。

(6)其他:少数人可见肝功能轻度损伤,部分妇女体重增加,少数人前额及面部皮肤发生色素沉着。

4.禁忌证及应用注意

(1)急慢性肝炎、肾炎、雌激素依赖性肿瘤、糖尿病、血栓性疾病、充血性心力衰竭、严重高血压患者禁用。

(2)服药期间受孕应终止妊娠,要求生育时应停药半年后再孕,以防生育畸胎。

(3)哺乳期妇女不宜使用,避孕药可使乳汁分泌减少,并降低乳汁的质量,还能进入乳汁,对乳儿产生不良影响。

(4)用药期间同时服用利福平、苯巴比妥、苯妥英钠等肝药酶诱导剂,可加速甾体避孕药在肝脏代谢;长期口服广谱抗菌药,减少肠道菌丛,抑制肠道中雌激素结合物水解,妨碍雌激素吸收。

(二)外用避孕药

常用的外用避孕药多是一些具有较强杀精作用的药物,制成胶冻、片剂或栓剂等,放入阴道后,药物自行溶解而散布在子宫颈表面和阴道壁,发挥杀精子作用,故也叫杀精剂。它的优点是使用方便,不影响内分泌和月经,如正确使用,效果也很好。

非离子型表面活性剂壬苯醇醚是目前公认杀精效果最强的杀精子药,对精子细胞膜有破坏作用,改变精子细胞渗透性,从而使精子失去活力或杀死精子。此外,尚有抗病毒作用。

本类药物还有孟苯醇醚、辛苯醇醚等。

(三)男性避孕药

目前,世界上还没有一个成熟的男性避孕药可供广泛使用,研究较多的有棉酚、雄激素、孕激素-雄激素复合剂和环丙氯地孕酮。

棉酚是从锦葵科植物草棉、树棉或陆地棉成熟种子、根皮中提取的一种多元酚类物质,我国学者先发现它有抗生育作用,并在国内进行大量研究及临床试用。

棉酚破坏睾丸生精上皮细胞,以精子细胞和精母细胞最为敏感,导致精子畸形、死亡,直至无精子。临床上男性服药4个月后均出现无精子或极少精子,且不活动;停药后药效可持续3~5周,以后逐渐恢复生育功能。棉酚作为男性避孕药使用存在的主要问题是发生低血钾肌无力症和永久性无精子症,虽然发生率很低,但限制了它的广泛推广使用。

棉酚除用作口服男用避孕药外,还用于治疗妇科疾病,如月经过多或失调、子宫肌瘤、子宫内膜异位症等。

（薛子成）

第二节　子宫平滑肌兴奋药

本类药物主要能选择性地兴奋子宫平滑肌,由于药物的不同、剂量的不同及子宫的生理状态不同,用药后可表现为子宫节律性收缩或强直性收缩。引起子宫节律性收缩的药物,可用于产前的催产、引产;引起子宫强直性收缩的药物,则多用于产后止血或产后子宫复原。此外,有些药物也用于人工流产。

一、缩宫素

（一）别称

催产素,奥赛托星。

（二）制剂与规格

包括:①缩宫素注射液,0.5 mL:2.5 U、1 mL:5 U、1 mL:10 U。②注射用缩宫素,5 U、10 U。③缩宫素滴鼻液,1 mL:5 U、1 mL:10 U、1 mL:40 U。④缩宫素鼻喷雾剂,5 mL:200 U(每喷0.1 mL,相当于4 U)。

（三）作用与应用

本品能直接兴奋子宫平滑肌,加强子宫的收缩力,增加子宫收缩频率。其收缩强度取决于用药剂量及子宫所处的生理状态。小剂量(2~5 U)本品加强子宫(特别是妊娠末期子宫)的节律性收缩,其收缩性质与正常分娩相似,使子宫底部产生节律性收缩,对子宫颈则产生松弛作用,有利于胎儿顺利娩出;大剂量(5~10 U)使子宫产生持续强直性收缩,不利于胎儿娩出。子宫平滑肌对缩宫素的敏感性受性激素的影响,雌激素能提高子宫平滑肌对缩宫素的敏感性,孕激素则降低子宫对缩宫素的敏感性。在妊娠早期,孕激素水平高,缩宫素对子宫平滑肌收缩作用较弱,可保证胎儿安全发育;在妊娠后期,雌激素水平高,故妊娠后期的子宫较敏感,特别在临产时子宫对缩宫素的反应更敏感,有利于胎儿娩出,故此时只需小剂量即可达到引产、催产的目的。缩宫素还可通过作用于乳腺腺泡周围的肌上皮细胞,刺激乳腺平滑肌,使乳腺导管收缩,促进排乳,但不能增加乳汁分泌量。用于:①引产、催产、产后出血及子宫复原不全。②缩宫素激惹试验,了解胎盘储备功能。③经鼻给药促排乳。

（四）用法与用量

包括:①引产或催产,静脉滴注,1次2.5~5.0 U,加入5%葡萄糖注射液500 mL稀释后缓慢静脉滴注(10～30 滴/分,开始时更须慢滴,以 8～10 滴/分为宜),根据宫缩和胎儿情况随时调节。最快每分钟不超过 0.02 U,通常为 0.002～0.005/min。如静脉滴注太快,可使子宫强直收缩,而致胎儿死于宫内、胎盘早期剥离或子宫破裂。②防治产后出血及促进子宫复原,将本品5～10 U 加于 5％葡萄糖注射液中静脉滴注,每分钟滴注 0.02～0.04 U,胎盘娩出后可肌内注射 5～10 U。③子宫出血,肌内注射 1 次 5～10 U,极量 1 次 20 U。④催乳,滴鼻液在哺乳前 2～3 分钟滴鼻,1 次 3 滴;或少量喷于 1 侧或两侧鼻孔内。⑤缩宫素激惹试验,试验剂量同引产,用稀释后的缩宫素作静脉滴注,直到 10 分钟内出现 3 次有效宫缩。此时注意胎心变化,若为阴性说明胎儿耐受力好;阳性者则应分析原因,尽早结束分娩。

(五)注意事项

包括:①对本品过敏者、三胎以上的经产妇、横位、骨盆过窄、产道受阻、胎位异常、明显头盆不称、完全性前置胎盘、脐带先露或脱垂、前置血管、胎儿窘迫、宫缩过强、瘢痕子宫、需立即手术的产科急症、子宫收缩乏力长期用药无效患者禁用。用高渗盐水终止妊娠的流产、胎盘早剥、严重妊娠高血压综合征、心脏病、临界性头盆不称、子宫过大、曾有宫腔内感染史、受过损伤的难产史、子宫或宫颈曾经手术治疗(包括剖宫产史)、子宫颈癌、部分前置性胎盘、早产、胎头未衔接、臀位、胎位或胎儿的先露部位不正常、孕妇年龄超过 35 岁者慎用。②不良反应较少,很少发生变态反应,偶见恶心、呕吐、血压下降等。大剂量时可导致子宫强直性收缩,压迫子宫肌层血管,阻断胎盘的血流量,可使胎儿窒息而死或子宫破裂,故要严格掌握用量和静脉滴注速度。③用于催产时必须指征明确,以免产妇和胎儿发生危险。④静脉滴注时需使用滴速调节器控制用量,滴速应根据患者的具体情况而定。⑤遇有子宫收缩乏力,注药时间不宜超过 6 小时。⑥骶管阻滞时用缩宫素可发生严重的高血压,甚至脑血管破裂。⑦用药前和用药时需检查及监护子宫收缩的频率、持续时间及程度;孕妇的脉搏及血压;骨盆大小及胎儿先露下降情况;静止期间子宫肌张力;出入液量的平衡,尤其是长时间使用了缩宫素;胎儿心率;胎儿成熟度。⑧不能同时多途径给药或并用多种缩宫药。

(六)药物相互作用

包括:①与麦角制剂(如麦角新碱)合用时有增加子宫收缩的作用。②环丙烷等碳氢化合物吸入全麻时,使用缩宫素可导致产妇出现低血压、窦性心动过缓和/或房室节律失常。恩氟烷浓度＞1.5％,氟烷浓度＞1％吸入全麻时,子宫对缩宫素的效应减弱。恩氟烷浓度＞3％,可使本品效应消失,并可致子宫出血。③其他缩宫药与本品同时用可使子宫张力过高,产生子宫破裂和/或宫颈撕裂。

二、垂体后叶

(一)别称

垂体素,脑垂体后叶素,垂体后叶素,必妥生,催生针。

(二)制剂与规格

包括:①垂体后叶注射液,0.5 mL：3 U、1 mL：6 U、2 mL：3 U、2 mL：6 U。②垂体后叶粉吸入剂,1 g。

(三)作用与应用

本品含有缩宫素,小剂量可增强子宫的节律性收缩,大剂量能引起强直性收缩,使子宫肌层内血管受压迫而起止血作用。其作用较麦角制剂快,而维持时间短(约 0.5 小时),故常与麦角制剂合用(其作用可持续 1 小时以上)。所含加压素有抗利尿和升压作用。由于有升高血压作用,现产科已少用。加压素能直接收缩小动脉及毛细血管(尤其内脏血管),可降低门静脉压和肺循环压力,有利于血管破裂处血栓形成而止血。还能使肾小管和集合管对水分的重吸收增加。用于产后出血、产后子宫复原不全、促进宫缩引产(已少用)、肺出血、食管及胃底静脉曲张破裂出血和尿崩症等。

(四)用法与用量

包括:①产后出血,必须在胎儿和胎盘均已娩出之后方可肌内注射 10 U。如作预防性应用,可在胎儿前肩娩出后立即静脉注射 10 U。②临产阵缩弛缓不正常者(偶也用于催生,但须谨慎),将 5～10 U 本品以 5％葡萄糖注射液 500 mL 稀释后缓慢静脉滴注,并严密观察宫缩情况,适时调整滴速。

(五)注意事项

包括:①对本品过敏或有过敏史者,心力衰竭、肺源性心脏病、高血压、动脉硬化、冠心病患者,胎位不正、骨盆过窄、产道阻碍及有剖宫史等孕妇禁用。②用药后可引起血压升高、尿量减少、尿急,如出现面色苍白、出汗、心悸、胸闷、腹痛、荨麻疹、支气管哮喘、过敏性休克等,应立即停药。③因对子宫颈有强烈的兴奋作用,且有升压作用,故不宜用于催产、引产。④静脉滴注时应注意药物浓度及滴速,一般为每分钟 20 滴。滴速过快或静脉推注均易引起腹痛或腹泻。⑤处理产后子宫出血时,应在胎盘娩出后给药。

(六)药物相互作用

包括:①本品与麦角制剂(如麦角新碱)合用时有增强子宫收缩的作用。②本品中含有的缩宫素与肾上腺素、硫喷妥钠、麻醉乙醚、氟烷、吗啡等同用时会减弱子宫收缩作用。

三、麦角新碱

(一)别称

地施利尔。

(二)制剂与规格

包括:①马来酸麦角新碱注射液,1 mL：0.2 mg、1 mL：0.5 mg。②麦角新碱片,0.2 mg、0.5 mg。

(三)作用与应用

麦角生物碱类能选择性地兴奋子宫平滑肌,起效迅速,作用强而持久。与缩宫素不同的是,剂量稍大即引起包括子宫体和子宫颈在内的子宫平滑肌强直性收缩(对子宫体和子宫颈的兴奋作用无明显差别),妊娠后期子宫对其敏感性增强,因此不适用于催产和引产。用于治疗产后子宫出血、产后子宫复原不全(加速子宫复原)、月经过多等。

(四)用法与用量

包括:①肌内或静脉注射,1 次 0.2～0.5 mg,必要时每隔 2～4 小时重复 1 次,但最多限定 5 次。静脉注射时可用 25％葡萄糖注射液 20 mL 稀释。②静脉滴注,1 次 0.2 mg,加入 5％葡萄糖注射液 500 mL 稀释,缓慢滴入。③口服,产后子宫复原不全,1 次 0.2～0.5 mg,1 天 2～3 次,共 2～3 天。④子宫肌层或子宫颈注射,剖宫产时可直接注射子宫肌层 0.2 mg;产后或流产后止血可在子宫颈注射 0.2 mg(注射子宫颈左右两侧)。极量 1 次 0.5 mg,1 天 1 mg。

(五)注意事项

包括:①对本品过敏者,妊娠高血压、冠心病患者,在胎儿及胎盘未剥离娩出前(否则可使胎盘嵌留宫腔内)禁用。肝、肾功能不全,血管硬化,高血压,血管痉挛,闭塞性周围血管病,妊娠高血压综合征,脓毒症患者慎用。②由于用药时间短,不良反应少见。部分患者用药后可发生恶心、呕吐、出冷汗、面色苍白等反应。静脉给药时可出现头痛、头晕、耳鸣、腹痛、恶心、呕吐、胸痛、心悸、呼吸困难、心率过缓,故不宜以静脉注射作为常规使用。也有可能突然发生严重的高血压,在用氯丙嗪后症状可以有所改善,甚至消失。③下列不良反应虽少见,但应注意:如由于冠状动脉痉挛所致的胸痛、血压突然升高引起的严重头痛、皮肤瘙痒、四肢痛或腰痛、手足苍白发冷、两腿无力、呼吸短促(可能是变态反应)。④如使用不当,可能发生麦角中毒,表现为持久腹泻、手足和下肢皮肤苍白发冷、心跳弱、持续呕吐、惊厥。⑤麦角制剂间显示交叉变态反应,患者不能耐受其他麦角制剂,同样也不能耐受本品。⑥如胎儿娩出前使用本品,可能发生子宫强直性收缩,以致胎儿缺氧或颅内出血。⑦本品能经乳汁排出,使婴儿可能出现麦角样毒性反应;又可能抑制泌乳,故哺乳期妇女不宜用。⑧服用本品期间禁止吸烟过多,以免引起血管收缩或痉挛。⑨子宫复原不全时常伴有宫腔内感染,单用麦角制剂有使感染扩散的危险,一般应联合应用抗感染药。

(六)药物相互作用

包括:①与缩宫素、其他麦角制剂有协同作用,不宜合用。②麻醉乙醚、氟烷、硫喷妥钠、吗啡等可减弱本品的子宫收缩作用。③不得与血管收缩药(包括局麻药液中的肾上腺素)同用。④不宜与升压药合用,否则会使血压升高,引起剧烈头痛。

四、麦角流浸膏

(一)制剂与规格

麦角流浸膏:约含生物碱(以麦角毒碱计)0.06%。

(二)作用与应用

主要用于产后出血,促使子宫早期复旧,并预防产后并发症。

(三)用法与用量

口服:1 次 0.5～2.0 mL,1 天 3～4 次,至多连服 2 天。极量 1 次 4 mL,1 天 12 mL。

(四)注意事项

包括:①单用麦角制剂可能导致感染扩散,故同时应加用抗菌药物。②久置后效力渐减,需密闭、避光和热等。

五、地诺前列酮

(一)别称

前列腺素 E_2,地诺前列腺素,普洛舒定,普洛舒定 E_2,普贝生,普比迪,PGE_2。

(二)制剂与规格

包括:①地诺前列酮注射液,2 mg(每支另附碳酸钠溶液 1 mg 及 0.9% 氯化钠注射液 10 mL)。②地诺前列酮阴道栓,10 mg。③地诺前列酮控释阴道栓,10 mg。④地诺前列酮凝胶,3 g∶0.5 mg、3 g∶1 mg、3 g∶2 mg。

(三)作用与应用

本品为天然前列腺素(PG)。PGE_2 不同于缩宫素,它对各期妊娠子宫均有兴奋作用,且作用比较温和。但各期妊娠子宫对 PGE_2 的敏感性不一致,足月妊娠子宫反应最敏感。PGE_2 所致的强烈子宫收缩因影响胎盘血液供应和胎盘功能而发生流产。阴道栓放入阴道后 10 分钟开始宫缩,作用持续 2～3 小时,平均流产时间为 17 小时(12～24 小时)。对子宫颈有软化及扩张作用,可用于人工流产手术前扩张宫颈。可使支气管平滑肌舒张。对下丘脑体温调节中枢有升温作用,用药后体温可升高 1～2 ℃。用于中期妊娠引产、足月妊娠引产和早期妊娠治疗性流产,对妊娠毒血症(先兆子痫、高血压)、妊娠合并心肾疾病、过期妊娠、妊娠死胎、水泡状胎块、羊膜早破、高龄初产妇等均可应用。

(四)用法与用量

1.催产

普通阴道栓,1 次 3 mg,置于阴道后穹隆深处,6～8 小时后若产程无进展,可再放置 1 次。

2.引产

(1)静脉滴注法:将本品 2 mg 和所附碳酸钠(1 mg)溶液各 1 支加入 10 mL 0.9％氯化钠注射液中,摇匀使成稀释液后加入 5％葡萄糖注射液 500 mL 中缓慢静脉滴注,对中期妊娠引产滴速一般为 4～8 μg/min(每分钟 15～30 滴),对足月或过期妊娠引产滴速一般为 1 μg/min(每分钟 3～4 滴)。

(2)宫腔内羊膜腔外注射法(中期妊娠引产):将本品 2 mg 和所附碳酸钠(1 mg)溶液各 1 支加入 10 mL 0.9％氯化钠注射液中,摇匀备用。给药时 1 次 0.2 mg,每 2 小时 1 次。给药 3 小时后,可酌情加用适量缩宫素,以加速产程进展。

(3)宫颈内给药(用于足月或近足月孕妇引产前,为促进宫颈成熟):凝胶(含本品 0.5 mg)徐徐注入宫颈管内(低于宫颈内口,不要将凝胶注入子宫峡部),注完后嘱孕妇平卧 15～30 分钟,以减少凝胶的流失。如宫颈/子宫对初次剂量无反应,可于 6 小时后重复给药,但24 小时内不超过 1.5 mg。

(4)阴道给药:①凝胶剂,用于具有理想引产条件的足月或近产期孕妇的引产,将凝胶(含本品 1 mg)注入阴道后穹隆深处,需平卧至少 30 分钟,以减少药物流出。如果需要,6 小时后重复给药 1 mg(如有反应)或 2 mg(如无反应)。②控释阴道栓,适用于需要引产的足月孕妇,促使宫颈成熟或使宫颈继续成熟。将控释栓剂 1 次 10 mg 置入阴道后穹隆深处平卧 2 小时。该药定量释放 PGE$_2$ 0.3 mg/h,持续 12 小时,12 小时后或出现规律性宫缩时取出。

3.产后出血

将本品注射液 5 mg 用所附的稀释液稀释后溶于氯化钠注射液中,缓慢静脉滴注(开始宜慢,以后可酌情加快)。

(五)注意事项

包括:①对前列腺素或所含成分过敏、妊娠晚期头盆不称、胎位异常、可疑胎儿宫内窘迫者、羊膜已破、有子宫手术史、多胎妊娠或多胎经产(3 次以上足月产)、有难产史和创伤性分娩者、子宫收缩过强或过度反应者、盆腔炎或有此病史、妊娠期间不明原因的阴道出血、溃疡性结肠炎及青光眼患者禁用。有贫血史、哮喘史、癫痫病史、高血压病史、糖尿病史、心血管疾病史、肝病史、肾病史、活动性肺部疾病、宫颈硬化、子宫纤维瘤、宫颈炎和阴道炎患者视情况慎用或禁用。②常见腹泻、恶心、呕吐、发热(常在用药后 15～45 分钟出现,停药或药栓取出后 2～6 小时恢复正常)。少见畏寒、头痛、发抖;流产发生后第 3 天出现畏寒或发抖、发热。静脉滴注时,少数患者可出现静脉炎,停药后自行消失。③用量过大或合用其他缩宫药可使子宫痉挛或张力过高,甚至挛缩,因而导致宫颈撕裂、宫颈后方穿孔、子宫破裂和/或大出血。④用药后如果产程进展缓慢,可加用适量缩宫素,以加快产程进展,缩短产程时间。⑤在催产、引产用药时需注意严密观察子宫收缩频率、时间、张力和强度等；应测量体温、脉搏和血压等。根据子宫收缩情况随时调整给药剂量。若出现宫缩过强，则立即停药，必要时给予抑制宫缩药物，如利托君、特布他林等。⑥流产或分娩后常规检查宫颈，及时发现宫颈裂伤，予以修补。⑦动物试验表明，某些前列腺素对胎仔有致畸作用，故用前列腺素阴道栓终止妊娠失败后，必须改用其他方法终止妊娠。

（六）药物相互作用

本品与其他静脉用催产药和产后止血药如缩宫素、卡贝缩宫素、麦角新碱、甲麦角新碱等合用，可能使子宫过度兴奋，导致子宫痉挛，甚至软产道损伤、子宫破裂，故不应与以上药物合用。

六、米索前列醇

（一）别称

喜克溃，喜克馈，米索普特，米索普鲁斯托尔。

（二）制剂与规格

包括：①米索前列醇片，100 μg、200 μg。②双氯芬酸钠米索前列醇片（奥湿克），双氯芬酸钠 50 mg，米索前列醇 200 μg。

（三）作用与应用

本品为前列腺素（PGE_1）类似物。具有抑制胃酸分泌和胃黏膜保护作用。对妊娠子宫有明显的收缩作用，且口服有效。近年发现与米非司酮合用，抗早孕有良好效果。单用于中期引产，效果不好，一般均与米非司酮联合应用。不良反应较硫前列酮、卡前列甲酯轻，且使用方便。口服半小时可达最大效应，半衰期为 20～40 分钟。用于胃及十二指肠溃疡及抗早孕、中期妊娠引产。

（四）用法与用量

口服：①抗早孕，孕妇在服用米非司酮 36～48 小时后，1 次口服本品 400 μg。②中期妊娠引产，先顿服米非司酮 200 mg，36 小时后在阴道后穹隆放置本品 600 μg（3 片）。如 24 小时后无规律性宫缩或宫缩较弱，则再次阴道放置本品 600 μg。在服用米非司酮 36～48 小时后，1 次口服本品 500 μg。自第 1 次应用本品后 48 小时内未排出胎儿者，属于引产失败，需改用其他方法。

（五）注意事项

包括：①对前列腺素类药物过敏、前置胎盘、宫外孕、盆腔感染发热、宫颈炎或阴道炎、瘢痕子宫患者，青光眼、眼压高、哮喘、心脏病、心肌病、有心血管病史者禁用。②不良反应主要有腹泻、恶心、呕吐、头痛、眩晕等。部分有手心发痒、皮疹、体温升高等变态反应。③有宫颈炎或阴道炎者应治疗后再引产。④用药时应密切观察宫缩及产程进展。如遇宫缩过强，为避免子宫损伤可用前列腺素拮抗药，如阿司匹林、吲哚美辛等。⑤产程进展很快的初产妇，胎儿排出后需检查宫颈阴道段有无裂伤。⑥本品不能用于催产，也不能与缩宫素合用。

（薛子成）

第三节　子宫平滑肌抑制药

子宫平滑肌抑制药又称抗早产药或抗分娩药，可松弛子宫平滑肌，抑制其收缩，有利于胎儿在宫内安全生长,防止早产。

一、β₂肾上腺素受体激动药——利托君

（一）别称

羟苄羟麻黄碱,利妥特灵,安宝,幼托,雷托君,柔托扒。

（二）制剂与规格

包括:①盐酸利托君片,10 mg。②利托君缓释胶囊,4 mg。③盐酸利托君注射液,5 mL∶50 mg、10 mL∶150 mg。

（三）作用与应用

本品为β₂肾上腺素受体激动药,能选择性激动子宫平滑肌的β₂受体,降低子宫平滑肌收缩的强度和频率,减少子宫的活动,从而延长妊娠期。同时由于本品可使腺苷酸环化酶的活性增强(cAMP增多)而产生保胎作用。药物能透过胎盘到达胎儿血液循环,可通过乳汁分泌。用于延长孕期,预防20周以后的早产。

（四）用法与用量

诊断为早产并适用本品者,最初用静脉滴注,随后改为口服维持治疗。

静脉滴注:1次100 mg,用5％葡萄糖注射液500 mL(糖尿病患者可用氯化钠注射液500 mL)稀释为0.2 mg/mL的溶液,于48小时内使用完毕。开始时应控制滴速为0.05 mg/min(每分钟5滴,20滴为1 mL),每10分钟增加0.05 mg/min,直至达到预期效果,通常保持在0.15～0.35 mg/min(每分钟15～30滴),待宫缩停止后持续输注12～18小时。静脉滴注结束前半小时可以开始口服维持剂量10 mg。开始24小时内,每2小时10 mg,此后每4～6小时10～20 mg,1天总量不超过120 mg。为了抗早产的需要,维持治疗还可按此剂量继续口服。

（五）注意事项

包括:①对本品过敏者,妊娠期不足20周和分娩进行期(宫颈口开大4 cm以上)的孕妇,继续妊娠对母体及胎儿均有害时(如产前出血、子痫或严重先兆子痫、胎儿死于宫内、绒毛膜羊膜炎等宫内感染),心脏病、肺动脉高压、甲状腺功能亢进、心律失常伴有心动过速、未控制的高血压、未控制的糖尿病、嗜铬细胞瘤、支气管哮喘患者禁用。糖尿病和使用排钾利尿药的患者慎用(本品可升高血糖和降低血钾)。②本品对β₂受体的激动作用选择性不强,用药者可出现母亲和胎儿心率增快(分别平均为130次/分和164次/分)、母亲血压升高,故滴注速率宜控制,避免母亲心率超过140次/分。如减少剂量或停止输注,心率很快恢复正常。③可出现心悸、心动过速、胸闷、胸痛、面红、发汗及心律失常等反应,严重者应中断治疗。还可有震颤、恶心、呕吐、头痛、神经过敏、心烦意乱、焦虑不适及红斑、皮疹等。④静脉滴注时应保持左侧姿势,以免发生低血压。⑤静脉滴注时应密切监测母体及胎儿的心率、血压等情况,视情况及时调整剂量或停用。严格观察母体水分出入量,避免摄入液体过多。⑥如母亲心率持久超过140次/分为肺水肿先兆,应停止用药。一旦发生肺水肿,应积极常规处理。⑦如胎膜已破,在推迟分娩和可能发生绒毛膜羊膜炎之间要权衡利弊后再用药。⑧用药过程中需静脉给其他药时,则从"三通"给药,不得影响本品的滴注速度。⑨溶液变色或出现沉淀(或结晶)则不可再用。

（六）药物相互作用

包括:①本品与糖皮质激素合用时可引起肺水肿等严重反应,故不宜联用。②本品不宜与排钾利尿药合用,以防血钾降低过多。③本品与硫酸镁、二氮嗪、哌替啶、强效麻醉药同时使用可加

重对心血管的影响,特别是心律失常或低血压。④应避免与 β 受体激动药或阻滞药合用。

二、缩宫素受体拮抗药——阿托西班

(一)别称
依保。

(二)制剂与规格
醋酸阿托西班注射液:0.9 mL：6.75 mg、5 mL：37.5 mg。

(三)作用与应用
本品是一种合成的肽类物质,可在受体水平上对人缩宫素产生竞争性抑制作用。与缩宫素受体结合后可降低子宫的收缩频率和张力,抑制子宫收缩。本品也与加压素受体结合抑制加压素的作用。未见对心血管有影响。在人早产时,使用推荐剂量的本品可抑制子宫收缩,使子宫安静。给予本品后子宫很快发生松弛,10 分钟内子宫收缩显著降低,并维持子宫安静状态(≤4 次收缩/小时,达 12 小时)。用于延长孕期,防止 24～33 周孕期间的早产。即有下列情况的孕妇,以推迟即将来临的早产:年龄≥18 岁、孕龄 24～33 周、胎儿心率正常的孕妇,其规律性宫缩达每 30 分钟内≥4 次,每次持续至少 30 秒,并伴宫颈扩张 1～3 cm(初产妇 0～3 cm)和子宫软化度/变薄≥50%。

(四)用法与用量
分三步静脉给药:初始静脉注射本品单剂量 6.75 mg(用药规格为 0.9 mL：6.75 mg),注射速度持续 1 分钟以上;随即静脉滴注高剂量(用药规格为 5 mL：37.5 mg,已经稀释为 0.75 mg/mL 的本品注射液,用氯化钠注射液或复方乳酸钠注射液或 5% 葡萄糖注射液稀释),滴速为 300 μg/min,持续 3 小时;然后再静脉滴注低剂量(仍用已经稀释为 0.75 mg/mL 的本品注射液),滴速为 100 μg/min,最多达 45 小时。持续治疗时间不应超过 48 小时,整个疗程总剂量不宜超过 330 mg。若需要用本品重复治疗,也应该开始用 6.75 mg 注射液单剂量静脉注射,随后再用已经稀释为 0.75 mg/mL 的本品注射液静脉滴注。

三、其他

(一)硫酸镁
1.用法与用量

静脉注射与滴注:①治疗早产和妊娠高血压,首次负荷量为 4 g,用 25% 葡萄糖注射液20 mL 稀释后 5 分钟内缓慢静脉注射,以后用 25% 硫酸镁注射液 60 mL 加于 5% 葡萄糖注射液 1 000 mL 中静脉滴注,速度为每小时 2 g,直至宫缩停止后 2 小时,以后口服 β2 肾上腺素受体激动药维持。②治疗中、重度妊娠高血压综合征,先兆子痫和子痫,首次剂量为 2.5～4.0 g,用 25% 葡萄糖注射液 20 mL 稀释后 5 分钟内缓慢静脉注射,以后每小时 1～2 g 静脉滴注维持,24 小时内的总量不得超过 30 g。

2.注意事项

包括:①对本品过敏、心脏传导阻滞、心肌损害、严重肾功能不全(内生肌酐清除率每分钟低于 20 mL)的患者禁用。肾功能不全、严重心血管疾病、呼吸系统疾病患者慎用或不用。②可有暂时性腱反射消失、血压下降、心悸、呼吸困难、胸闷等;静脉注射可引起潮热、出汗、口干,快速静脉注射可引起恶心、呕吐、心慌、头晕,个别出现眼球震颤,减慢注射速度则症状可消失;新生儿高镁血症表现为肌张力低、吸吮力差、不活跃、哭声不响亮等,少数有呼吸抑制现象;少数孕妇出现肺水肿;极少数患者血钙降低,出现低钙血症。③肾功能不全、用药剂量大时可发生血镁积聚。血镁浓度达 5 mmol/L 时可出现肌肉兴奋性受抑制,感觉反应迟钝,膝腱反射消失,呼吸开始受抑制;血镁浓度达 6 mmol/L 时可发生呼吸停止和心律失常、心脏传导阻滞;浓度进一步升高,可使心脏停搏。④连续使用硫酸镁可引起便秘,部分患者可出现麻痹性肠梗阻,停药后好转。⑤每次用药前和用药过程中定时做膝腱反射检查、测定呼吸次数、观察排尿量、抽血查血镁浓度。如出现膝腱反射明显减弱或消失,或呼吸次数每分钟少于 14 次,每小时尿量少于 20 mL 或 24 小时少于 600 mL,应及时停药。⑥用药过程中突然出现胸闷、胸痛、呼吸急促,应及时听诊,必要时行胸部 X 线摄片,以便及早发现肺水肿。⑦保胎治疗时,不宜与肾上腺素 β 受体激动药(如利托君等)同时使用,因易引起血管不良反应。

(二)烯丙雌醇

1.别名

丙烯雌甾醇,丙烯基雌烯三醇,多力妈。

2.制剂与规格

烯丙雌醇片:5 mg。

3.作用与应用

本品系孕激素类药,治疗自然流产和先兆早产的重要机制是孕激素替代作用。它可增强绒毛膜的活性,刺激内源性激素(包括雌三醇、孕二醇、人绒毛膜促性腺激素和人胎盘催乳素等)显著增高,使胎盘功能正常化;另外还可升高缩宫素酶的浓度和活性,降解缩宫素,减轻前列腺素对子宫的刺激作用,抑制子宫收缩。口服吸收快且好,服后 3～4 天即能使上述激素升高 2～4 倍。长期使用对垂体-肾上腺-卵巢轴没有抑制作用,故不会出现内分泌紊乱。用于先兆流产、习惯性流产和先兆早产。

4.用法与用量

口服:①先兆流产,1 次 5 mg,1 天 3 次,连用 5～7 天至症状消失。必要时可增加剂量。②习惯性流产,从有妊娠征兆起,每天服用 5～10 mg,至少维持至危险期后的 1 个月,通常至妊娠的第 5 个月末。如流产发生于妊娠的第 4～5 个月,应连续服用至妊娠的第 6～7 个月,之后剂量可逐渐减少。③先兆早产,剂量因人而异,经常需要比上述剂量较大的量(1 天 5～20 mg)。一般 1 次 5 mg,1 天 3 次,连用 5～7 天。

5.注意事项

包括:①严重肝功能障碍、Dubin-Johnson 及 Rotor 综合征(属先天性非溶血性黄疸,均为常染色体隐性遗传性疾病)、既往妊娠患有妊高征或感染疱疹病毒者禁用。患有糖尿病的孕妇慎用。②偶见体液潴留、恶心和头痛。③本品可降低糖耐量,患有糖尿病的孕妇服用本品期间应定期测定血糖水平。

6.药物相互作用

酶诱导剂可能会降低本品的疗效,合用时应谨慎。

（薛子成）

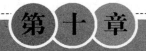

血液系统用药

第一节 抗 凝 血 药

抗凝血药是指能通过干扰机体生理性凝血的某些环节而阻止血液凝固的药物,临床主要用于防止血栓的形成和/或已形成血栓的进一步发展。

一、凝血酶间接抑制药

(一)肝素

肝素是一种硫酸化的葡萄糖胺聚糖(GAGs)的混合物,分子量为 $3\sim15$ kD。因与大量硫酸基和羧基共价结合而带有大量负电荷,呈酸性。肝素存在于血浆、肥大细胞和血管内皮细胞中。药用肝素是从猪肠黏膜或牛肺脏中获得。

1.药理作用与机制

肝素在体内和体外均有强大的抗凝作用。静脉注射后,抗凝作用立即发生。肝素的抗凝机制有以下几方面。

(1)增强抗凝血酶Ⅲ活性:AT-Ⅲ是 α_2-球蛋白,含有精氨酸-丝氨酸(Arg-Ser)肽活性部位,能与凝血酶(Ⅱa)、凝血因子Ⅸa、Ⅹa、Ⅺa 和Ⅻa 发生缓慢的化学结合,形成稳定复合物,抑制这些因子的活性,发挥抗凝血作用。肝素可与 AT-Ⅲ赖氨酸残基形成可逆性复合物,使 AT-Ⅲ构象改变,暴露出精氨酸活性位点,增强 AT-Ⅲ与凝血酶及凝血因子Ⅸa、Ⅹa、Ⅺa 和Ⅻa 丝氨酸活性中心结合,与凝血酶形成肝素-ATⅢ-Ⅱa 三元复合物,"封闭"凝血因子活性中心,使其灭活,发挥强大的抗凝作用。肝素能使 ATⅢ-Ⅱa 反应速率加快 1 000 倍,加速凝血酶灭活。

(2)激活肝素辅助因子Ⅱ HCⅡ):高浓度肝素与肝素辅助因子Ⅱ(HCⅡ)结合使其激活。活化的 HCⅡ可提高对凝血酶的抑制速率达 100 倍以上。但肝素与 HCⅡ的亲和力要比与 AT-Ⅲ亲和力小得多,故需高浓度肝素才能充分发挥 HCⅡ的抗凝作用。

(3)促进纤溶系统激活:肝素可还促进血管内皮细胞释放组织型纤溶酶原激活剂(tissue plasminogen activator,t-PA)和内源性组织因子通路抑制物(tissue factor pathway inhibitor, TFPI)。t-PA 可激活纤溶系统;TFPI 可抑制组织因子(tissue factor,TF)。TF 是血管内皮细胞的一种整合蛋白,是因子Ⅶ对其底物因子Ⅸ和Ⅹ的重要辅助因子。TF引起的凝血可能涉及动脉血栓形成和动脉粥样硬化。肝素促进细胞内释放t-PA和TFPI发挥抗血栓作用。

(4)降血脂:肝素可使内皮细胞释放脂蛋白酶,将血中乳糜微粒和极低密度脂蛋白的甘油三酯水解为甘油和游离脂肪酸。但停用肝素此作用立即消失,故无重要临床意义。

2.体内过程

肝素是极性很强的大分子物质,不易通过生物膜,故口服和直肠给药不吸收,不能发挥抗凝作用。肌内注射因吸收速率不易预测,易引起局部出血和刺激症状,不予使用。临床上肝素采取静脉注射,注射后肝素与血浆蛋白结合率为80%。主要在肝脏中经肝素酶分解代谢;低剂量肝素被单核-巨噬细胞系统清除和降解。肝素$t_{1/2}$因剂量而异,个体差异较大,例如静脉注射100 U/kg、400 U/kg和800 U/kg,其$t_{1/2}$分别为1小时、2小时和5小时左右。肺气肿、肺栓塞患者$t_{1/2}$缩短,肝、肾功能严重障碍者则$t_{1/2}$明显延长,对肝素敏感性也提高。

3.临床应用

(1)血栓栓塞性疾病:主要用于防止血栓形成和扩大,如深部静脉血栓、肺栓塞、脑梗死、心肌梗死、心血管手术及外周静脉术后血栓形成等。在治疗急性动、静脉血栓形成的药物中,肝素是最好的快速抗凝剂。

(2)弥散性血管内凝血(DIC):这是肝素的主要适应证,应早期应用,防止纤维蛋白原及其他凝血因子耗竭而发生继发性出血。

(3)心血管手术、心导管检查、血液透析及体外循环等体外抗凝。

4.不良反应

(1)出血是肝素主要的不良反应,表现为各种关节腔积血、伤口和各种黏膜出血等。严重者可引起致命性出血(4.6%)。对轻度出血患者停药即可,严重者可静脉缓慢注射硫酸鱼精蛋白,每1 mg鱼精蛋白可中和100 U肝素。用药期间应监测部分凝血激酶时间(APTT)。

(2)血小板减少症:发生率高达6%。若发生在用药后1～4天,程度多较轻,不需中断治疗即可恢复,一般认为是肝素引起一过性的血小板聚集作用所致;多数发生在给药后7～10天,与免疫反应有关。可能因肝素促进血小板因子4(PF4)释放并与之结合,形成肝素-PF4复合物,后者再与特异抗体形成PF4-肝素-IgG复合物,引起病理反应所致。停药后约4天可恢复。

(3)其他:肝素可引起皮疹、发热等变态反应,长期使用可引起骨质疏松和自发性骨折。

5.禁忌证

对肝素过敏,有出血倾向、血友病、血小板功能不全和血小板减少症、紫癜、严重高血压、细菌性心内膜炎、肝功能不全、肾功能不全、消化性溃疡、颅内出血、活动性肺结核、孕妇、先兆性流产、产后、内脏肿瘤、外伤及术后等患者禁用。

6.药物相互作用

肝素为弱酸性药物,不能与弱碱性药物合用;与阿司匹林等非甾体抗炎药、右旋糖酐和双嘧达莫合用,可增加出血的危险;与肾上腺皮质激素类、依他尼酸合用,可致胃肠道出血;与胰岛素或磺脲类药物合用,能导致低血糖;静脉同时给予肝素和硝酸甘油,可降低肝素活性;与血管紧张素Ⅰ转化酶抑制剂合用,可能引起高血钾。

(二)低分子量肝素

低分子量肝素(low molecular weight heparin,LMWH)是指分子量小于7 kD的肝素。LMWH是从普通肝素中分离或由普通肝素降解后再分离而得。由于其药理学和药动学的特性优于普通肝素,近年来发展很快。LMWH 因分子量小,不能与 AT-Ⅲ 和凝血酶结合形成复合物,因此对凝血酶及其他凝血因子无作用。LMWH 具有选择性抗凝血因子 Ⅹ 活性的作用,与普通肝素比较具有以下特点。

(1)抗凝血因子 Ⅹa/Ⅱa 活性比值明显增加。LMWH 抗因子 Ⅹa/Ⅱa 活性比值为 1.5~4.0,而普通肝素为 1.0 左右,分子量越低,抗凝血因子 Ⅹa 活性越强,降低了出血的危险。

(2)生物利用度高,半衰期较长,体内不易被消除。

(3)LMWH 由于分子量小,较少受 PF₄ 的抑制,不易引起血小板减少。LMWH 将逐渐取代普通肝素用于临床,但各制剂选用时仍应小心注意出血的不良反应。

(三)伊诺肝素

1.药理作用

伊诺肝素为第一个上市的 LMWH,分子量为 3.5~5.0 kD,对抗凝血因子 Ⅹa 与因子 Ⅱ 活性比值为 4.0 以上,具有强大而持久的抗血栓形成作用。

2.体内过程

皮下注射后吸收迅速、完全。注射后 3 小时出现血浆最高活性,而血浆中抗凝血因子 Ⅹa 活性可持续 24 小时。不易通过胎盘屏障,部分经肾排泄。$t_{1/2}$ 为 4.4 小时。

3.临床应用

本品主要用于防治深部静脉血栓、外科手术和整形外科(如膝、髋人工关节更换手术)后静脉血栓的形成,防止血液透析时体外循环凝血发生。与普通肝素比较,本品抗凝剂量较易掌握,毒性小,安全,且作用持续时间较长。常规给药途径为皮下注射。

4.不良反应

较少发生出血,如意外静脉注射或大剂量皮下注射,可引起出血加重,可用鱼精蛋白对抗;鱼精蛋白 1 mg 可中和 1 mg 本品的抗因子 Ⅱa 及部分(最多 60%)抗因子 Ⅹa 的活性。偶见血小板减少和严重出血。对本品过敏患者,严重肝、肾功能障碍患者应禁用。

(四)硫酸皮肤素

硫酸皮肤素属于糖胺聚糖类,是依赖 HCⅡ 的凝血酶间接抑制剂。该药通过激活 HCⅡ 通路而灭活凝血酶。HCⅡ 在硫酸皮肤素存在时,其抑制凝血酶活性速率可提高 1 000 倍。因此,本品与肝素或 LMWH 合用,可大大增强后两类药的抗凝作用。硫酸皮肤素静脉注射(也可肌内注射)后在体内不被代谢,以原形从肾排泄。临床试用于抗血栓治疗,无明显出血等不良反应。口服可吸收,有望成为口服抗凝血药。

几种天然的或人工合成的多聚阴离子,如硫酸戊聚糖、硫酸软骨素 E 等均可通过激活 HCⅡ 通路而抑制凝血酶活性,产生抗凝作用。

(五)合成肝素衍生物

磺达肝素是一种以抗凝血酶肝素结合位点结构为基础合成的戊多糖,经抗凝血酶介导对因子 Ⅹa 有抑制作用。由于其聚合体短而不抑制凝血酶,与肝素和低分子肝素相比,该药发生血小板减少症的风险要小得多。

二、凝血酶直接抑制药

凝血酶是最强的血小板激活物。根据药物对凝血酶的作用位点可分为:①双功能凝血酶抑制药,如水蛭素可与凝血酶的催化位点和阴离子外位点结合;②阴离子外位点凝血酶抑制药,仅通过催化位点或阴离子外位点与凝血酶结合发挥抗凝血酶作用。

基因重组水蛭素是水蛭唾液的有效成分水蛭素经由基因重组技术制成,分子量为 7 kD。

(一)药理作用与机制

水蛭素对凝血酶具有高度亲和力,是目前所知最强的凝血酶特异性抑制剂。可抑制凝血酶所有的蛋白水解作用,如裂解纤维蛋白、血纤肽和纤维蛋白原。水蛭素与凝血酶以 1∶1 结合成复合物,使凝血酶灭活。该药不仅阻断纤维蛋白原转化为纤维蛋白凝块,而且对激活凝血酶的因子 Ⅴ、Ⅷ、Ⅻ,以及凝血酶诱导的血小板聚集均有抑制作用,具有强大而持久的抗血栓作用。

(二)体内过程

本品口服不被吸收,静脉注射后进入细胞间隙,不易通过血-脑屏障。主要以原形(90%～95%)经肾脏排泄。$t_{1/2}$ 约 1 小时。

(三)临床应用

本品可用于防治冠状动脉形成术后再狭窄、不稳定型心绞痛、急性心肌梗死后溶栓的辅助治疗、DIC 及血液透析中血栓形成,临床疗效优于肝素。大剂量可引起出血。

(四)注意事项

肾衰竭患者慎用。由于患者用药期间体内通常可形成抗水蛭素的抗体从而延长 APTT,建议每天监测 APTT。目前,尚无有效的水蛭素解毒剂。

三、维生素 K 拮抗药

维生素 K 是凝血因子 Ⅱ、Ⅶ、Ⅸ 和 Ⅹ 活化必需的辅助因子。具有拮抗维生素 K 作用的药物为香豆素类,是一类含有 4-羟基香豆素基本结构的物质。常用华法林、双香豆素、苯丙香豆素和醋硝香豆素等。香豆素类药物为口服抗凝血药。

双香豆素口服吸收慢且不规则,吸收后几乎全部与血浆蛋白结合,因此与其他血浆蛋白结合率高的药物同服时,可增加双香豆素的游离药物浓度,使抗凝作用大大增强,甚至诱发出血。双香豆素分布于肺、肝、脾及肾,经肝药酶羟基化失活后由肾排泄。醋硝香豆素大部分以原形经肾排出。其主要药动学参数,见表 10-1 所示。

表 10-1 口服抗凝药半衰期与作用时间

药物	每天量(mg)	$t_{1/2}$(h)	持续时间(h)
华法林	5～15	10～16	3～5
醋硝香豆素	4～12	8	2～4
双香豆素	25～150	10～30	4～7

以下具体介绍华法林。

(一)药理作用与机制

华法林无体外抗凝作用,体内抗凝作用缓慢而持久。口服后一般需 12～24 小时发挥作用,1～3 天作用达高峰,停药后作用可持续数天。华法林的抗凝作用主要是竞争性抑制维生素 K 依赖的凝血因子 Ⅱ、Ⅶ、Ⅸ 和 Ⅹ 前体的功能活性。这些凝血因子前体的第 10 个谷氨酸残基(Glu)在 γ-羧化酶的催化作用下,经羧基化生成 γ-羧基谷氨酸。由于 γ-羧基谷氨酸具有很强的螯合 Ca^{2+} 的能力,从而实现了这些凝血因子由无活性型向活性型的转变。其中,维生素 K 是 γ-羧化酶的辅酶。在羧化反应中,在 Ca^{2+} 和 CO_2、O_2 参与下,氢醌型维生素 K 氧化为环氧化型维生素 K,后者在维生素 K 环氧化物还原酶,或维生素 K 循环中相关的还原酶系作用下,转为维生素 K 原形,再被还原为氢醌型维生素 K,继续参与华法林因抑制维生素 K 循环中相关的还原酶系,阻断维生素 K 以辅因子形式参与羧化酶的催化反应,抑制凝血因子 Ⅱ、Ⅶ、Ⅸ 和 Ⅹ 的功能活性,从而产生抗凝作用。

(二)体内过程

华法林口服吸收完全,生物利用度达 100%,吸收后 97% 与血浆蛋白结合,表观分布容积小,能通过胎盘。华法林(消旋混合物)的 R-和 S-同分异构体,均在肝脏代谢,可经胆汁排入肠道再吸收,最终从肾排泄。$t_{1/2}$ 为 $40\sim50$ 小时。

(三)临床应用

1.心房颤动和心脏瓣膜病所致血栓栓塞

华法林的常规应用;此外,接受心脏瓣膜修复术的患者,需长期服用华法林。

2.髋关节手术患者

本品可降低静脉血栓发病率。

3.预防复发性血栓栓塞性疾病

如肺栓塞、深部静脉血栓形成患者,用肝素或溶栓药后,常规用华法林维持 $3\sim6$ 个月。

(四)不良反应

不良反应主要是出血,如血肿、关节出血和胃肠道出血等。在服药期间应密切监测凝血酶原时间(PT)。一旦出血严重,应立即停药,给予维生素 K 10 mg 静脉注射,一般在给药 24 小时后,PT 可恢复正常。罕见有“华法林诱导的皮肤坏死”,通常发生在用药后 $2\sim7$ 天内。也可引起胆汁淤滞性肝损害,停药后可消失。可致畸胎,孕妇禁用。

(五)药物相互作用

甲硝唑、西咪替丁和水杨酸等肝药酶抑制剂及非甾体抗炎药、胺碘酮、依他尼酸和氯贝丁酯等可增强本类药物的抗凝血作用;巴比妥类、苯妥英钠等肝药酶诱导剂可减弱本类药物的抗凝作用。

(张玉秀)

第二节 抗血小板药

血小板在血栓栓塞性疾病,特别是在动脉血栓疾病的形成中具有重要病理生理学意义。抗血小板药是指对血小板功能有抑制作用的药物,临床较常用的是阿司匹林和氯吡格雷。

一、血小板代谢酶抑制药

(一)阿司匹林

阿司匹林是花生四烯酸代谢过程中的环氧酶抑制药。$75\sim150$ mg 阿司匹林可使血小板中环氧酶活性中心丝氨酸残基乙酰化而灭活,从而抑制血栓素 A_2(TXA$_2$)的生成。一次服药,对该酶抑制达 90%,且不可逆。但是,阿司匹林对血管内皮细胞中环氧酶的抑制作用弱而可逆,故对 PGI$_2$ 的形成影响小。因此,此剂量阿司匹林防治血栓性疾病收效较佳,不良反应较少。

1.药理作用

抑制血小板聚集,阻止血栓形成。生理情况下,血小板产生的血栓素 TXA_2 是强大的血小板释放及聚集的诱导物,它可直接诱发血小板释放 ADP,加速血小板的聚集过程。阿司匹林可抑制 TXA_2 的合成,抑制血小板聚集引起的血液凝固,延长出血时间。

2.临床应用

常用于冠状动脉硬化性疾病、心肌梗死、脑梗死、深静脉血栓形成和肺梗死等。作为溶栓疗法的辅助抗栓治疗,能减少缺血性心脏病发作和复发的风险,也可使短暂性脑缺血发作患者的脑卒中发生率和病死率降低。

(二)利多格雷

利多格雷是强大的 TXA_2 合成酶抑制药兼中度 TXA_2 受体阻滞药。本品可直接抑制 TXA_2 的合成,拮抗 TXA_2 的作用。对血小板血栓和冠状动脉血栓的作用较水蛭素及阿司匹林更有效。据临床试验报道,本品在急性心肌梗死、心绞痛及缺血性脑卒中的治疗中,在血栓发生率和再栓塞率方面均较阿司匹林明显降低,且预防新的缺血性病变更为有效。有轻度胃肠反应,不良反应较轻。

同类药物尚有吡考他胺,其作用比利多格雷弱,不良反应轻。

(三)依前列醇

依前列醇(PGI_2)为人工合成的前列腺素类 PGI_2,是迄今为止发现的活性最强的血小板聚集内源性抑制剂。内源性 PGI_2 由血管内皮细胞合成,具有强大的抗血小板聚集及松弛血管平滑肌作用。依前列醇能抑制 ADP、胶原纤维和花生四烯酸等诱导的血小板聚集和释放。对体外旁路循环中形成的血小板聚集体具有解聚作用,还能抑制血小板在血管内皮细胞上的黏附。PGI_2 的作用机制是通过激活血小板腺苷酸环化酶,使血小板内 cAMP 水平升高,促进胞质内 Ca^{2+} 再摄取进入 Ca^{2+} 库,降低胞质内游离 Ca^{2+} 浓度,使血小板处于静止状态,失去对各种刺激物的反应。

本品 $t_{1/2}$ 很短,仅 3 分钟,作用短暂,性质不稳定。在体内迅速转为稳定的代谢产物6-酮-PGF_1。在肺内不被灭活是 PGI_2 的特点。PGI_2 性质不稳定,作用短暂。

依前列醇用于如心肺分流术、血液透析等体外循环时,防止高凝状态和微血栓形成,也用于严重外周血管性疾病如雷诺病、缺血性心脏病、原发性肺动脉高压和血小板消耗性疾病。

本品静脉滴注过程中常见血压下降、心率加速、头痛、眩晕和潮红等现象,减少剂量或暂停给药可以缓解;此外,对消化道刺激症状也较常见。禁用于有出血倾向、严重左室收缩功能障碍所致的充血性心力衰竭患者。

(四)双嘧达莫

双嘧达莫为环核苷酸磷酸二酯酶抑制药。主要抑制血小板的聚集,发挥抗栓作用。

1.药理作用与机制

(1)抑制血小板黏附,防止其黏附于血管壁的损伤部位。

(2)通过以下途径增加 cAMP 含量,抑制血小板聚集:①抑制磷酸二酯酶活性,减少 cAMP 水解为 5-AMP;②抑制血液中的腺苷脱氢酶,减少腺苷的分解;③抑制腺苷再摄取,增加血浆中腺苷含量,通过腺苷,再激活腺苷酸环化酶,增加血小板中 cAMP 浓度,而协同抗血小板聚集作用。

(3)抑制血小板生成 TXA_2,降低其促进血小板聚集的作用,并可直接刺激血管内皮细胞产生 PGI_2,增强其活性。

此外,本品尚有扩张冠状动脉阻力血管、增加冠状动脉血流量的作用,但不能增加缺血区的血液供应。

2.体内过程

双嘧达莫口服吸收缓慢,个体差异大,生物利用度为 27%～59%。口服后 1～3 小时血药浓度达峰值,与蛋白结合率高(91%～99%)。主要在肝脏转化为葡萄糖醛酸耦联物。自胆汁排泄,可因肝肠循环而延缓消除,少量自尿排出。$t_{1/2}$ 为 10～12 小时。

3.临床应用

其与阿司匹林相似,但不常应用。一般与口服抗凝血药香豆素合用,治疗血栓栓塞性疾病,可增强疗效。如安装人工瓣膜者、口服香豆素类仍有血栓栓塞者或同服阿司匹林不能耐受者等。

4.不良反应

较常见不良反应为胃肠道刺激。由于血管扩张,血压下降,导致头痛、眩晕、潮红和晕厥等。少数心绞痛患者用药后可出现"窃血"现象,诱发心绞痛发作,应慎用。

二、氯吡格雷

氯吡格雷为一种前体药物,通过氧化作用形成 2-氧基-氯吡格雷,然后再经过水解形成活性代谢物(一种硫醇衍生物)发挥作用。与阿司匹林相比,氯吡格雷可显著降低新的缺血性事件(包括心肌梗死,缺血性脑卒中和其他血管疾病死亡)的发生率。

(一)药理作用与机制

氯吡格雷是血小板聚集抑制剂,选择性地抑制 ADP 与血小板受体的结合及抑制 ADP 介导的糖蛋白 GPⅡb/Ⅲa 复合物的活化,发挥抑制血小板的聚集的功能。氯吡格雷也可以抑制非 ADP 引起的血小板聚集,并不可逆抑制 ADP 受体的功能。

(二)体内过程

氯吡格雷吸收迅速,母体化合物的血浆浓度很低。血浆蛋白结合率为 98%。氯吡格雷进入肝脏后在细胞色素 P450 同工酶 2B6 和 3A4 调节的调节下生成无抗血小板作用的羧酸盐衍生物。约 50% 由尿液排出,46% 由粪便排出。一次和重复给药后,血浆中主要代谢产物的消除半衰期为 8 小时。

(三)临床应用

本品可用于预防和治疗因血小板高聚集引起的心、脑及其他动脉循环障碍疾病。如防治心肌梗死,缺血性脑血栓,闭塞性脉管炎和动脉粥样硬化及血栓栓塞引起的并发症。应用于有过近期发生的脑卒中、心肌梗死或确诊外周动脉疾病的患者,治疗后可减少动脉粥样硬化事件的发生(心肌梗死、脑卒中和血管性死亡)。

(四)不良反应及注意事项

常见不良反应为消化道出血,中性粒细胞减少、腹痛、食欲缺乏、胃炎、便秘和皮疹。患有急性心肌梗死的患者,在急性心肌梗死最初几天不推荐进行氯吡格雷治疗。对于有伤口(特别是在胃肠道和眼内)易出血的患者应慎用。对肝、肾功能不好的患者慎用。

三、血小板 GPⅡb/Ⅲa 受体阻断药

(一)阿昔单抗

阿昔单抗是血小板 GPⅡb/Ⅲa 的人/鼠嵌合单克隆抗体,可竞争性、特异性地阻断纤维蛋白

原与 GP Ⅱ b/Ⅲa 结合,产生抗血小板聚集作用。临床试用于不稳定型心绞痛的治疗,可降低心肌梗死发生率。有出血危险,应严格控制剂量。

(二)精氨酸-甘氨酸-天冬氨酸多肽

血小板 GP Ⅱ b/Ⅲa 受体含有能与精氨酸-甘氨酸-天冬氨酸(RGD)三肽结合的位点。用天然或化学合成含有 RGD 三肽序列的多肽,均能抑制纤维蛋白原与 GP Ⅱ b/Ⅲa 受体结合,而具有抗血小板聚集作用。现已试用于血栓栓塞性疾病的治疗。

(三)依替巴肽

依替巴肽属于环状多肽,是 RGD 三肽在 αⅡ$b\beta_3$ 结合位点的阻断剂。静脉注射可在体内阻止血小板聚集。临床用于不稳定型心绞痛和冠状动脉成形术。

随后相继开发出非肽类的 GP Ⅱ b/Ⅲa 受体阻断药拉米非班、替罗非班和可供口服的珍米洛非班、夫雷非班和西拉非班等。抑制血小板聚集作用强,应用方便,不良反应较少。适用于急性心肌梗死、溶栓治疗、不稳定型心绞痛和血管成形术后再梗死。

（张玉秀）

第三节　纤维蛋白溶解药

在生理情况下,各种因素引起小血管内形成血凝块时,将激活纤溶系统,使之溶解,阻止血栓形成,保证血流畅通。当某些病理因素导致机体形成血栓时,可以给予外源性的纤溶酶原激活剂,大量激活纤溶系统,使纤溶酶原转为纤溶酶,将已形成的血栓溶解。因此,将此类药物称为纤维蛋白溶解剂,又名溶栓药。

一、链激酶

链激酶(SK)为第一代天然溶栓药,是从 β-溶血性链球菌培养液中提取的一种非酶性单链蛋白,分子量为 47 kD,链激酶 1 U 相当于 0.01 g 蛋白质。现用基因工程技术制成重组链激酶(rSK)。

(一)药理作用

链激酶激活纤溶酶原为纤溶酶的作用是间接的,即链激酶先与纤溶酶原形成 SK-纤溶酶原复合物,使其中的纤溶酶原构象发生变化,转为 SK-纤溶酶复合物,后者激活结合或游离于纤维蛋白表面的纤溶酶原为纤溶酶,使血栓溶解。因此,SK 的活性不需要纤维蛋白存在,SK-纤溶酶原复合物也不受血液中 α_2-抗纤溶酶(α_2-AP)的抑制。

(二)临床应用

本品主要用于血栓栓塞性疾病,如急性心肌梗死、静脉血栓形成、肺栓塞、动脉血栓栓塞、透析通道栓塞和人工瓣膜栓塞等。在血栓形成不超过 6 小时内用药,其疗效最佳。

(三)不良反应

不良反应为出血,严重者可注射氨甲苯酸(或类似药),也可补充纤维蛋白原或全血。本品具有抗原性,可引起变态反应。

二、尿激酶

尿激酶(UK)是由人尿或肾细胞组织培养液提取的第一代天然溶栓药。尿激酶为体内纤溶系统的成员,可直接激活纤溶酶原为纤溶酶。纤溶酶裂解凝血块表面上的纤维蛋白,也可裂解血液中游离的纤维蛋白原,故本品对纤维蛋白无选择性。进入血液中的 UK 可被循环中纤溶酶原激活剂的抑制物(PAI)所中和,但连续用药后,PAI 很快耗竭。产生的纤溶酶可被血液中 α_2-AP 灭活,故治疗量效果不佳,需大量 UK 使 PAI 和 α_2-AP 耗竭,才能发挥溶栓作用。UK 的 $t_{1/2}$ 约 16 分钟,作用短暂。

本品主要用于心肌梗死和其他血栓栓塞性疾病,是目前国内应用最广泛的溶栓药。出血是其主要不良反应,但较链激酶轻,无变态反应。

三、阿尼普酶

阿尼普酶又称茴香酰化纤溶酶原/链激酶激活剂复合物(APSAC),属第二代溶栓药。本品为链激酶与赖氨酸纤溶酶原以 1∶1 的比例形成的复合物,分子量 131 kD。赖氨酸纤溶酶原的活性中心被茴香酰基所封闭。进入血液中的 APSAC 弥散到血栓含纤维蛋白表面,通过复合物的赖氨酸纤溶酶原活性中心与纤维蛋白结合,被封闭的乙酰基缓慢去乙酰基,激活血栓上纤维蛋白表面的纤溶酶原为纤溶酶,溶解血栓。

本品具有以下特点:一次静脉注射即可,不必静脉滴注(缓慢去乙酰基);不受 α_2-AP 抑制(茴香酰化);本品是赖氨酸纤溶酶原的复合物,较易进入血液凝块处与纤维蛋白结合;本品是选择性纤维蛋白溶栓药,很少引起全身性纤溶活性增强,故出血少。具有抗原性,可致变态反应。本品血浆 $t_{1/2}$ 为 90~105 分钟。临床应用同尿激酶。

同属第二代溶栓药的还有阿替普酶、西替普酶和那替普酶。后两者为基因重组的 t-PA。

四、葡萄球菌激酶

葡萄球菌激酶(SAK)简称葡激酶,是从某些金葡菌菌株的培养液中获得,现为基因工程重组产品。作用与链激酶相似,无酶活性。SAK 先与纤溶酶原形成复合物,后者裂解纤溶酶原为纤溶酶。葡激酶对纤维蛋白的溶解作用和对富含血小板血栓的溶栓作用均较链激酶强。已试用于急性心肌梗死患者,疗效较链激酶佳,出血较少。

五、瑞替普酶

瑞替普酶属第三代溶栓药,通过基因重组技术改良天然溶栓药的结构,提高选择性溶栓效果,延长 $t_{1/2}$,减少用药剂量和不良反应。瑞替普酶具有以下优点:溶栓疗效高(血栓溶解快,防止血栓再形成,提高血流量),见效快,耐受性较好,不需要按体重调整,只能静脉给药。一般,在发病 6 小时内使用治疗效果更好。本品适用于急性心肌梗死的溶栓疗法。常见不良反应为出血、血小板减少症。有出血倾向患者慎用。

（张玉秀）

第四节 促 凝 血 药

一、维生素K

(一)药理作用

维生素 K 是 γ-羧化酶的辅酶,参与凝血因子Ⅱ、Ⅶ、Ⅸ 和Ⅹ前体的功能活化过程。使这些凝血因子前体的第 10 个谷氨酸残基,在羧化酶参与下,羧化为 γ-羧基谷氨酸,从而使这些因子具有活性,产生凝血作用。羧化酶的活化需要还原的氢醌型维生素 K 氧化为维生素 K 环氧化物,以及环氧化型维生素 K 的再还原才能完成上述羧化反应。

(二)临床应用

本品可用于维生素 K 缺乏引起的出血:阻塞性黄疸、胆瘘、慢性腹泻和广泛胃肠切除后,继发于吸收或利用障碍所致的低凝血酶原血症;新生儿出血(缺乏合成维生素 K 的细菌)和预防长期应用广谱抗生素继发的维生素 K 缺乏症(细菌合成维生素 K 减少);口服过量华法林香豆素类抗凝药、水杨酸等所致出血。

(三)不良反应

较大剂量维生素 K_3 可引发新生儿、早产儿或缺乏葡萄糖-6-磷酸脱氢酶的特异质者发生溶血和高铁血红蛋白血症。

二、凝血因子制剂

凝血因子制剂是从健康人体或动物血液中提取、经分离提纯、冻干后制备的含不同凝血因子的制剂,主要用于凝血因子缺乏时的替代或补充疗法。

凝血酶原复合物是由健康人静脉血分离而得的含有凝血因子Ⅱ、Ⅶ、Ⅸ 和Ⅹ的混合制剂。上述四种凝血因子的凝血作用均依赖维生素 K 的存在。临床主要用于治疗乙型血友病(先天性凝血因子Ⅸ缺乏)、严重肝脏疾病、香豆素类抗凝剂过量和维生素 K 依赖性凝血因子缺乏所致的出血。

抗血友病球蛋白含凝血因子Ⅷ及少量纤维蛋白原。临床主要用于甲型血友病(先天性因子Ⅷ缺乏症)的治疗。还可用于治疗溶血性血友病、抗因子Ⅷc 抗体所致严重出血。静脉滴注过速能引起头痛、发热、荨麻疹等症状。

三、氨甲环酸及氨甲苯酸

(一)临床应用

本品可用于纤溶系统亢进引起的各种出血,如前列腺、尿道、肺、肝、胰、脑、子宫、肾上腺和甲状腺等富含纤溶酶原激活物的脏器外伤或手术后出血,对一般慢性渗血效果较好。氨甲环酸的疗效较好,其抗纤溶活性为氨甲苯酸的 7～10 倍,为临床最常用的制剂。

(二)不良反应

本品常见有胃肠道反应。过量可引起血栓或诱发心肌梗死。合用避孕药或雌激素妇女,更易出现血栓倾向。肾功能不全者慎用。

（张玉秀）

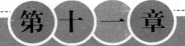

第十一章

抗肿瘤用药

第一节 烷 化 剂

目前临床上常用的烷化剂主要有氮芥(nitrogen mustard,mustine,HN_2)、环磷酰胺(cycllo-phosphamide，CPA)、塞替哌（thiotepa，triethylene thiophosphoramide，TSPA)、白消安(busulfan，马利兰，mylleran)、福莫司汀(fotemustine)等。此类药物分子中均含有1～2个烷基，所含烷基是活性基团，可使DNA、RNA及蛋白质中的亲核基团烷化，该类药物对DNA分子作用强，在一定条件下，DNA碱基上的所有N和O原子都可以不同程度地被烷化，DNA结构受到破坏，影响细胞分裂。属细胞周期非特异性药物。

一、药物作用及机制

此类药物对细胞增生周期各时相均有细胞毒作用，而且对静止细胞 G_0 期亦有明显的杀伤作用。

(一)氮芥

最早应用于临床的烷化剂，是注射液，其盐酸盐易溶于水，水溶液极不稳定。此药是一高度活化的化合物，可与多种有机亲核基团结合，其重要的反应是与鸟嘌呤第7位氮呈共价键结合，产生DNA的双链内的交叉联结或链内不同碱基的交叉联结，从而阻碍DNA的复制或引起DNA链断裂。对 G_1 期及M期细胞作用最强，对其他各期及非增生细胞均有杀灭作用。

(二)环磷酰胺

较其他烷化剂的选择性高，体外无细胞毒作用，在体内活化后才能产生抗肿瘤作用，口服及注射均有效。抗肿瘤作用机制为无活性的CPA，在体内经肝药酶作用转化为4-羟环磷酰胺，进一步在肿瘤组织中分解成环磷酰胺氮芥，其分子中的β-氯乙基与DNA双螺旋链起交叉联结作用，破坏DNA结构，抑制肿瘤细胞分裂。

(三)塞替哌

有三个乙烯亚胺基，能与细胞内DNA的碱基结合，从而改变DNA功能。对多种移植性肿瘤有抑制作用。虽属周期非特异性药物，但选择性高，除可抑制人体细胞及肿瘤细胞的核分裂、使卵巢滤泡萎缩外,还可影响睾丸功能。

(四)白消安

属磺酸酯类化合物,在体内解离而起烷化作用。

二、药动学特点

(一)氮芥

注射给药后,在体内停留时间极短(0.5～1.0 分钟),起效迅速,作用剧烈且无选择性。有 90%以上很快从血中消除,迅速分布于肺、小肠、脾脏、肾脏、肝脏及肌肉等组织中,脑中含量最少。给药后 6 小时与 24 小时血中及组织中含量很低,20%的药物以二氧化碳形式经呼吸道排出,有多种代谢产物从尿中排除。

(二)环磷酰胺

口服吸收良好,生物利用度为 75%～90%,经肝转化成磷酰胺氮芥,产生细胞毒作用。静脉注射后,血中药物浓度呈双指数曲线下降,为二房室开放模型,$t_{1/2\alpha}$ 为 0.97 小时,$t_{1/2\beta}$ 为 6.5 小时,V_d 为 21.6 L/kg,清除率为(10.7±3.3)mL/min。主要经肾排泄,48 小时内尿中排出用药量的 70%左右,其中 2/3 为其代谢产物。肾功能不良时,清除率下降,$t_{1/2\beta}$ 可延长到 10 小时以上。

(三)塞替哌

口服易被胃酸破坏,胃肠道吸收差,静脉注射后 1～4 小时血中药物浓度下降 90%,$t_{1/2}$ 约为 2 小时,能透过血-脑屏障。主要以代谢物形式经尿中排泄,排泄量达 60%～85%。

(四)白消安

口服易吸收,口服后 1～2 小时可达血药高峰,$t_{1/2}$ 以约为 2.5 小时。易通过血-脑屏障,脑脊液中浓度可达血浓度的 95%。绝大部分以甲基磺酸形式从尿中排出。

三、临床应用和疗效评价

(一)适应证及疗效评价

1.氮芥

氮芥是第一个用于恶性肿瘤治疗的药物,在临床上主要用于恶性淋巴瘤,如霍奇金淋巴瘤及非霍奇金淋巴瘤等。尤其适用于纵隔压迫症状明显的恶性淋巴瘤患者。亦可用于肺癌,对未分化肺癌的疗效较好。

2.环磷酰胺

具有广谱的抗肿瘤作用,可用以治疗多种恶性肿瘤。

(1)恶性淋巴瘤:单独应用对霍奇金病的有效率达 60%左右,与长春新碱、丙卡巴肼及泼尼松合用对晚期霍奇金病的完全缓解率达 65%。

(2)急性白血病和慢性淋巴细胞白血病:有一定疗效,且与其他抗代谢药物无交叉抗药性,联合用药可增加疗效。

(3)其他肿瘤:对多发性骨髓瘤、乳腺癌、肺癌、卵巢癌、神经母细胞瘤、软组织肉瘤、精原细胞瘤、胸腺瘤等均有一定疗效。

(4)自身免疫性疾病:类风湿关节炎、肾病综合征、系统性红斑狼疮、特发性血小板减少性紫癜及自身免疫性溶血性贫血等。

3.塞替哌

对卵巢癌的有效率 40%；对乳腺癌的有效率达 20%～30%，和睾酮合用可提高疗效；对膀胱癌可采用膀胱内灌注法进行治疗，每次 50～100 mg 溶于 50～100 mL 生理盐水中灌入，保留 2 小时，每周给药1次，10 次为 1 个疗程；对癌性腹水、胃癌、食管癌、宫颈癌、恶性黑色素瘤、淋巴瘤等亦有一定疗效。

4.白消安

低剂量即对粒细胞的生成有明显选择性抑制作用，仅在大剂量下才对红细胞和淋巴细胞有抑制作用，由于它对粒细胞的选择性作用，对慢性粒细胞白血病有明显疗效，缓解率可达 80%～90%，但对慢性粒细胞白血病急性病变和急性白血病无效，对其他肿瘤的疗效也不明显。

5.福莫司汀

主要用于治疗已扩散的恶性黑色素瘤（包括脑内部位）和原发性脑内肿瘤，也用于淋巴瘤、非小细胞肺癌、肾癌等。

（二）治疗方案

1.氮芥

静脉注射，每次 4～6 mg/m²（或 0.1 mg/kg），每周 1 次，连用 2 次，休息 1～2 周重复。腔内给药：每次 5～10 mg，加生理盐水 20～40 mL 稀释，在抽液后即时注入，每周 1 次，可根据需要重复。局部皮肤涂抹：新配制每次 5 mg，加生理盐水 50 mL，每天 1～2 次，主要用于皮肤蕈样霉菌病。

2.环磷酰胺

口服，每次 50～100 mg，每天 3 次。注射剂用其粉针剂，每瓶 100～200 mg，于冰箱保存，临用前溶解，于 3 小时内用完。静脉注射每次 200 mg，每天或隔天注射 1 次，1 个疗程为 8～10 g。冲击疗法可用每次 800 mg，每周 1 次，以生理盐水溶解后缓慢静脉注射，1 个疗程为 8 g。儿童用量为每次 3～4 mg/kg，每天或隔天静脉注射 1 次。

3.塞替哌

常静脉给药，亦可行肌内及皮下注射，常用剂量为 0.2 mg/kg，成人每次 10 mg，每天 1 次，连用 5 天，以后改为每周 2～3 次，200～300 mg 为 1 个疗程。腔内注射为 1 次 20～40 mg，5～7 天 1 次，3～5 次为 1 个疗程。瘤体注射为 1 次 5～15 mg，加用 2% 普鲁卡因，以减轻疼痛。

4.白消安

常用量为口服 6～8 mg/d，儿童 0.05 mg/kg，当白细胞下降至 1 万～2 万后停药或改为 1～3 mg/d，或每周用 2 次的维持量。

四、不良反应及注意事项

（一）不良反应

1.胃肠道反

均有不同程度的胃肠道反应，预先应用氯丙嗪类药物可防止胃肠道反应，其中噻替派的胃肠道反应较轻。福莫司汀可有肝氨基转移酶、碱性磷酸酶和血胆红素中度、暂时性增高。

2.骨髓抑制

均有不同程度的骨髓抑制。抑制骨髓功能的程度与剂量有关，停药后多可恢复。

3.皮肤及毛发损害

以氮芥、环磷酰胺等多见。

4.特殊不良反应

（1）环磷酰胺可致化学性膀胱炎，出现血尿，血尿出现之前，可产生尿频和排尿困难，发生率及严重程度与剂量有关，主要是因为环磷酰胺代谢产物经肾排泄，可在膀胱中浓集引起膀胱炎，故用药期间应多饮水和碱化尿液以减轻症状；大剂量可引起心肌病变，可致心内膜、心肌损伤，起病急骤，可因急性心力衰竭而死亡，与放射治疗或阿霉素类抗生素并用时，也能促进心脏毒性的发生。

（2）白消安久用可致闭经或睾丸萎缩，偶见出血、再障及肺纤维化等严重反应。

5.其他

（1）环磷酰胺有时可引起肝损害，出现黄疸，肝功能不良者慎用。少数患者有头晕、不安、幻视、脱发、皮疹、色素沉着、月经失调及精子减少等。

（2）氮芥有时可引起轻度休克、血栓性静脉炎、月经失调及男性不育。

（3）福莫司汀少见发热、注射部位静脉炎、腹泻、腹痛、尿素暂时性增加、瘙痒、暂时性神经功能障碍（意识障碍、感觉异常、失味症）。

（二）禁忌证

烷化剂类抗恶性肿瘤药毒性较大，因此，凡有骨髓抑制、感染、肝肾功能损害者禁用或慎用。过敏者禁用。妊娠及哺乳期妇女禁用。

（三）药物相互作用

1.氮芥

与长春新碱、丙卡巴肼、泼尼松合用（MOPP疗法）可提高对霍奇金淋巴瘤的疗效。

2.环磷酰胺

可使血清中假胆碱酯酶减少，使血清尿酸水平增高，因此，与抗痛风药如别嘌呤醇、秋水仙碱、丙磺舒等同用时，应调整抗痛风药物的剂量。此外也加强了琥珀胆碱的神经肌肉阻滞作用，可使呼吸暂停延长。环磷酰胺可抑制胆碱酯酶活性，因而延长可卡因的作用并增加毒性。大剂量巴比妥类、皮质激素类药物可影响环磷酰胺的代谢，同时应用可增加环磷酰胺的急性毒性。

3.噻替派

可增加血尿酸水平，为了控制高尿酸血症可给予别嘌呤醇；与放疗同时应用时，应适当调整剂量；与琥珀胆碱同时应用可使呼吸暂停延长，在接受噻替派治疗的患者，应用琥珀胆碱前必须测定血中假胆碱酯酶水平；与尿激酶同时应用可增加噻替派治疗膀胱癌的疗效，尿激酶为纤维蛋白溶酶原的活化剂，可增加药物在肿瘤组织中的浓度。

4.白消安

可增加血及尿中尿酸水平，故对有痛风病史的患者或服用本品后尿酸增高的患者可用抗痛风药物。

（四）注意事项

1.氮芥

本品剂量限制性毒性为骨髓抑制，故应密切观察血常规变化，每周查血常规1～2次。氮芥对局部组织刺激性强，若漏出血管外，可导致局部组织坏死，故严禁口服、皮下及肌内注射，药物一旦溢出，应立即用硫代硫酸钠注射液或1％普鲁卡因注射液局部注射，用冰袋冷敷局部

6～12 小时。氮芥水溶液极易分解,故药物开封后应在 10 分钟内注入体内。

2.环磷酰胺

其代谢产物对尿路有刺激性,应用时应多饮水,大剂量应用时应水化、利尿,同时给予尿路保护剂美司钠。当大剂量用药时,除应密切观察骨髓功能外,尤其要注意非血液学毒性如心肌炎、中毒性肝炎及肺纤维化等。当肝肾功能损害、骨髓转移或既往曾接受多程化放疗时,环磷酰胺的剂量应减少至治疗量的1/3～1/2。腔内给药无直接作用。环磷酰胺水溶液不稳定,最好现配现用。

3.塞替哌

用药期间每周都要定期检查外周血常规,白细胞与血小板及肝、肾功能。停药后 3 周内应继续进行相应检查,已防止出现持续的严重骨髓抑制;尽量减少与其他烷化剂联合使用,或同时接受放射治疗。

4.白消安

治疗前及治疗中应严密观察血常规及肝肾功能的变化,及时调整剂量,特别注意检查血尿素氮、内生肌酐清除率、胆红素、丙氨酸转移酶(ALT)及血清尿酸。用药期间应多饮水并碱化尿液或服用别嘌呤醇以防止高尿酸血症及尿酸性肾病的产生。发现粒细胞或血小板迅速大幅度下降时应立即停药或减量以防止出现严重骨髓抑制。

(吴光涛)

第二节　抗　代　谢　药

抗代谢药是一类化学结构与机体中核酸、蛋白质代谢物极其相似的化合物,所以在体内与内源性代谢物产生特异性、竞争性拮抗:①两者在同一生化反应体系中竞争同一酶系统,影响其正常反应速度,降低或取消代谢产物的生成,影响大分子(DNA、RNA 及蛋白质)的生物合成,并抑制核分裂。②以伪代谢物的身份参与生化反应,经酶的作用所生成的产物是无生理功能的,从而阻断某一生化反应而抑制细胞的分裂。此类药物属细胞周期特异性药物,临床上常用的有甲氨蝶呤(Methotrexate,amethopterin,MTX)、巯嘌呤(6-mercaptopurine,6-MP)、氟尿嘧啶(5-氟尿嘧啶,5-fluorouracil,5-FU)、阿糖胞苷(cytarabine,Ara-C)、盐酸吉西他滨(gemcitabine 小时ydrochloride)等。

一、药物作用及机制

(一)药理作用

1.甲氨蝶呤

为叶酸类抗代谢药,其化学结构与叶酸相似,对二氢叶酸还原酶有强大的抑制作用,可与二氢叶酸还原酶形成假性不可逆的、强大而持久的结合,从而使四氢叶酸的生成障碍,干扰体内一碳基团的代谢,致使核苷酸的合成受阻,最终抑制 DNA 的合成。该药选择性地作用于细胞增生周期中的 S 期,故对增生比率较高的肿瘤作用较强。但由于其可抑制 DNA 及蛋白质合成,故可延缓 G_1-S 转换期。

2.巯嘌呤

为嘌呤类抗代谢药,能阻止嘌呤核苷酸类的生物合成,从而抑制 DNA 的合成,属作用于 S 期的药物,亦可抑制 RNA 的合成。还具有免疫抑制作用。

3.氟尿嘧啶

为嘧啶类抗代谢药。在体内外均有较强的细胞毒作用,且抗癌谱广。进入体内经转化后形成氟尿嘧啶脱氧核苷(5-FUdRP),5-FUdRP 可抑制胸腺嘧啶核肾酸合成酶(thymidylate syn-thetase,TS)活力,阻断尿嘧啶脱氧核苷酸(dUMP)甲基化形成胸腺嘧啶脱氧核苷酸(dTMP),从而阻止 DNA 合成,抑制肿瘤细胞分裂繁殖。另外,在体内可转化为氟尿嘧啶核苷掺入 RNA,从而干扰蛋白质合成。该药对 S 期敏感。

4.阿糖胞苷

属于脱氧核糖核苷酸多聚酶抑制剂,抗肿瘤作用强大,另外还具有促分化、免疫抑制及抗病毒作用。Ara-C 抗肿瘤作用的机制是经主动转运进入细胞后,转化为阿糖胞苷三磷酸(Ara-CTP)而产生如下作用:①Am-CTP 可抑制 DNA 聚合酶而扣制 DNA 合成。②Ara-CTP 也可掺入 DNA,干扰 DNA 的生理功能。③Ara-CTP 可抑制核苷酸还原酶活性,影响 DNA 合成。④Ara-C 还可抑制膜糖脂及膜糖蛋白的合成,影响膜功能。⑤Am-CTP 亦可掺入 RNA,干扰其功能。

(二)抗药性作用

(1)癌细胞与 6-MP 长期接触,可产生抗药性,主要是由于癌细胞内缺乏 6-MP 转化为 6-巯基嘌呤核苷酸的转换酶,另外也与膜结合型碱性磷酸酶活力升高导致癌细胞中硫代嘌呤核苷酸减少有关。

(2)肿瘤细胞与氟尿嘧啶长期接触可出现抗药性,其抗药机制:①肿瘤细胞合成大量的 TS。②细胞内缺乏足够的氟尿嘧啶转化酶。③胸苷激酶量增加,可促进肿瘤细胞直接利用胸苷。

(3)肿瘤细胞与 Ara-C 长期接触可产生抗药性,可能与下列原因有关:细胞膜转运 Ara-C 能力下降;瘤细胞中活化 Ara-C 的酶活性提高,使之代谢失活;脱氧三磷酸腺苷(dCTP)增高,阻断其他脱氧核苷酸合成;细胞内 Ara-CTP 与 DNA 聚合酶的亲和力下降;Ara-CTP 从 DNA 解离。

二、药动学特点

(一)甲氨蝶呤

口服小剂量(0.1 mg/kg)吸收较好,大剂量(10 mg/kg)吸收较不完全,食物可影响其吸收。进入体内后全身分布,肝、肾等组织中含量最高,不易透过血-脑屏障,但可进入胸腔积液及腹水中。血药浓度呈三房室模型衰减:$t_{1/2\alpha}$ 为 2～8 分钟;$t_{1/2\beta}$ 为 0.9～2 小时;$t_{1/2\gamma}$ 为 0.4 小时,清除率每分钟 >9 mL/m^2。在体内基本不代谢,主要以原形通过肾小球滤过及肾小管主动分泌,经尿中排出,排除速度与尿 pH 有关,碱化尿液可加速排出。MTX 血药浓度与其骨髓毒性密切相关,可根据血药浓度监测毒性。

(二)巯嘌呤

口服吸收不完全,生物利用度个体差异较大,为 5%～37%,可能与首关效应有关。静脉注射后,半衰期较短,$t_{1/2}$ 约为 50 分钟,脑脊液中分布较少。体内代谢有两种途径:①巯基甲基化后再被氧化失活,甲基化由硫嘌呤甲基转移酶(TPMP)催化;当 TPMP 活性低时,6-MP 代谢减慢,作用增强,易引起毒性反应。该酶活性在白种人为多态分布(约 15% 的人酶活性较低),而在中国人为均态分布。②被黄嘌呤氧化酶（XO）催化氧化为 6-硫代鸟酸。该药主要经肾排泄。

(三)氟尿嘧啶

口服吸收不规则且不完全，生物利用度可随剂量而增加，临床一般采用静脉注射给药。血中药物清除为一房室模型，$t_{1/2}$ 为 10～20 分钟。吸收后分布于肿瘤组织、肝和肠黏膜细胞内的浓度高，可透过血-脑屏障及胸、腹腔癌性积液中。80% 在肝内代谢。在 8～12 小时由呼吸道排出其代谢产物 CO_2，15% 左右以原形经尿排出。

(四)阿糖胞苷

口服无效，需静脉滴注。易透过血-脑屏障，在体内经胞嘧啶核苷脱氨酶作用，形成无活性的阿拉伯糖苷（ara-U）。该酶在肝、脾、肠、肾、血细胞及血浆中含量较高。药物的消除为二房室模型，$t_{1/2\alpha}$ 为 10～15 分钟，$t_{1/2\beta}$ 为 2～3 小时，24 小时内约有 80% 的药物以阿糖尿苷的形式排泄。

三、临床应用和疗效评价

(一)适应证及疗效评价

1.甲氨蝶呤

(1)急性白血病，对于急性淋巴性白血病和急性粒细胞性白血病均有良好疗效，对儿童急性淋巴性白血病的疗效尤佳，对于成人白血病疗效有限，但可用于白血病脑膜炎的预防。

(2)绒毛膜上皮癌、恶性葡萄胎：疗效较为突出，大部分患者可得到缓解，对于早期诊断的患者疗效可达 90%。

(3)骨肉瘤、软组织肉瘤、肺癌、乳腺癌、卵巢癌：使用大剂量有一定疗效。

(4)头颈部肿瘤：以口腔、口咽癌疗效最好，其次是喉癌，鼻咽癌疗效较差，常以动脉插管滴注给药。

(5)其他：鞘内注射给药对于缓解症状较好，亦可用于预防给药和防止肿瘤转移。对肢体、盆腔、肝、头颈部肿瘤可于肿瘤区域动脉注射或输注，加用醛氢叶酸（CF），疗效较好。对自身免疫系统疾病如全身系统性红斑狼疮、类风湿关节炎等有一定疗效。另外，对牛皮癣有较好的疗效。

2.巯嘌呤

(1)急性白血病，常用于急性淋巴性白血病，对儿童患者的疗效较成人好；对急性粒细胞、慢性粒细胞或单核细胞白血病亦有效。

(2)绒毛膜上皮癌和恶性葡萄胎：我国使用大剂量 6-MP 治疗绒毛膜上皮癌收到一定疗效，但不如 MTX。

(3)对恶性淋巴瘤、多发性骨髓瘤也有一定疗效。

(4)近年已利用其免疫抑制作用，用于原发性血小板减少性紫癜、自身免疫性溶血性贫血、红斑狼疮、器官移植、肾病综合征的治疗。

3.氟尿嘧啶

(1)消化道癌：为胃癌、结肠癌、直肠癌的最常用药物，常与丝裂霉素、阿糖胞苷、阿霉素、卡莫司汀、长春新碱、达卡巴嗪等合用；亦可作晚期消化道癌手术后的辅助化疗；亦可采用动脉插管注药或持久输注法治疗原发性肝癌。

(2)绒毛膜上皮癌：我国采用大剂量氟尿嘧啶与放线菌素 D 合用，治愈率较高。

(3)头颈部肿瘤：以全身用药或动脉插管注射、滴注，用于包括鼻咽癌等的头颈部肿瘤治疗。

(4)皮肤癌：局部用药对多发性基膜细胞癌、浅表鳞状上皮癌等有效，对广泛的皮肤光化性角化症及角化棘皮瘤等亦有效。

（5）对乳腺癌、卵巢癌、肺癌、甲状腺癌、肾癌、膀胱癌、胰腺癌有效，对宫颈癌除联合化疗外，还可并用局部注射。

4.阿糖胞苷

（1）急性白血病，对急性粒细胞白血病疗效最好，对急性单核细胞白血病及急性淋巴细胞白血病也有效。但单独使用缓解率差，常与6-MP、长春新碱、环磷酰胺等合用。

（2）对恶性淋巴肉瘤、消化道癌也有一定疗效，对多数实体瘤无效。

（3）还可用于病毒感染性疾病，如单纯疱疹病毒所致疱疹；牛痘病毒、单纯疱疹及带状疱疹病毒所致眼部感染。

（二）治疗方案

1.甲氨蝶呤

（1）急性白血病：口服每天 0.1 mg/kg，也可肌内注射或静脉注射给药。一般有效疗程的安全剂量为50～100 mg，此总剂量视骨髓情况和血常规而定。

（2）脑膜白血病或中枢神经系统肿瘤：鞘内注射5～10 mg/d，每周1～2次。

（3）绒毛膜上皮癌及恶性葡萄胎：成人一般 10～30 mg/d，每天1次，口服或肌内给药，5天为1个疗程，视患者反应可重复上述疗程，亦可以 10～20 mg/d 静脉滴注（加于5％葡萄糖溶液 500 mL中于4小时滴完），5～10天为1个疗程。

（4）骨肉瘤、恶性淋巴瘤、头颈部肿瘤等：常采用大剂量（3～15 g/m²）静脉注射，并加用亚叶酸（6～12 mg）肌内注射或口服，每6小时一次，共3天，这称为救援疗法。因为大剂量的 MTX 可提高饱和血药浓度，由此可升高肿瘤细胞内的药物浓度并便于扩散至血流较差的实体瘤中，但因血药浓度的提高，其毒性也相应增加，故加用 CF，后者转化四氢叶酸不受 MTX 所阻断的代谢途径的限制，故起解救作用，提高化疗指数。为了充分发挥解救作用，应补充电解质、水分及碳酸氢钠以保持尿液为碱性，尿量维持在每天 3 000 mL 以上，并对肝、肾功能、血常规及血浆 MTX 的浓度逐日检查，以保证用药的安全有效。对有远处转移的高危患者，则需和放线菌素 D 等联合应用，缓解率达70％以上。

2.巯嘌呤

（1）白血病，2.5～3.0 mg/(kg·d)，分2～3次口服，根据血常规调整剂量，由于其作用比较缓慢，用药后 3～4 周才发生疗效，2～4 个月为1个疗程。

（2）绒毛膜上皮癌：6 mg/(kg·d)，1个疗程为10天，间隔3～4周后重复疗程。

（3）用于免疫抑制：1.2～2.0 mg/(kg·d)。

3.氟尿嘧啶

（1）静脉注射，10～12 mg/(kg·d)，每天给药量约为 500 mg，隔天1次；国外常用"饱和"剂量法，即 12～15 mg/(kg·d)，连用 4～5 天后，改为隔天1次，出现毒性反应后剂量减半；亦有以 500～600 mg/m²，每周给药1次；成人的疗程总量为5～8 g。

（2）静脉滴注：毒性较静脉注射低，一般为 10～20 mg/(kg·d)，把药物溶于生理盐水或5％葡萄糖注射液中，2～8 小时滴完，每天1次，连续5天，以后减半剂量，隔天1次，直至出现毒性反应。治疗绒毛膜上皮癌时，可加大剂量至 25～30 mg/(kg·d)，药物溶于5％葡萄糖液 500～1 000 mL中点滴 6～8 小时，10 天为1个疗程，但此量不宜用作静脉注射，否则，将产生严重毒性反应。

（3）动脉插管滴注：以 5～20 mg/kg 溶于 5％葡萄糖液中（500～1 000 mL）滴注 6～8 小时，每天 1 次，总量为 5～8 g。

（4）胸腹腔内注射：一般每次 1 g，5～7 天 1 次，共 3～5 次。

（5）瘤内注射：如宫颈癌每次 250～500 mg。

（6）局部应用：治疗皮肤基底癌及癌性溃疡，可用 5％～10％的软膏或 20％的霜剂外敷，每天 1～2 次。

（7）口服：一般 5 mg/（kg·d），总量为 10～15 g 或连续服用至出现毒性反应，即停药。

4.阿糖胞苷

（1）静脉注射，1～3 mg/（kg·d），连续 8～15 天。

（2）静脉滴注：1～3 mg/（kg·d），溶于葡萄糖液中缓慢滴注，14～20 天为 1 个疗程。

（3）皮下注射：做维持治疗，每次 1～3 mg/kg，每周 1～2 次。

（4）鞘内注射：25～75 毫克/次，每天或隔天注射一次，连用 3 次。

四、不良反应及注意事项

（一）不良反应

（1）胃肠道反应：均有不同程度的胃肠道反应，为常见的早期毒性症状。MTX 较严重，可引起广泛性溃疡及出血，有生命危险。巯嘌呤大剂量可致口腔炎、胃肠黏膜损害、胆汁郁积及黄疸，停药后可消退。5-FU 可致假膜性肠炎，此时需停药，并给予乳酶生等药治疗。

（2）骨髓抑制均有不同程度的骨髓抑制。MTX 严重者引起全血抑制，当白细胞低于 $3×10^9$/L，血小板低于（0.5～0.7）$×10^9$/L 或有消化道黏膜溃疡时，应停用或用亚叶酸钙救援及对症治疗。6-MP 严重者也可发生全血抑制，高度分叶核中性白细胞的出现，常是毒性的早期征兆。

（3）皮肤及毛发损害常见于阿糖胞苷和盐酸吉西他滨。

（4）特殊不良反应：①MTX 有肝、肾功能损害，长期应用可能引起药物性肝炎、肝硬化和门脉高压；大剂量 MTX 应用，其原形及代谢产物从肾排泄，易形成结晶尿及尿路阻塞，形成肾损害，要多饮水及碱化尿液。②6-MP 可致部分患者出现高尿酸血症、尿酸结晶及肾功能障碍。③5-FU 毒性较大，治疗量与中毒量相近，可致神经系统损害：颈动脉插管注药时，部分患者可发生小脑变性、共济失调和瘫痪；还可引起心脏毒性：出现胸痛、心率加快，心电图表现为 ST 段抬高，T 波升高或倒置，同时可见血中乳酸脱氢酶升高。④阿糖胞苷可致肝损害，可见转氨酶升高、轻度黄疸，停药后可恢复。大剂量可致阻塞性黄疸。⑤盐酸吉西他滨可致泌尿生殖系统毒性：轻度蛋白尿及血尿常见，偶尔见类似溶血尿毒症综合性的临床表现，若有微血管病性溶血性贫血的表现，如血红蛋白及血小板迅速下降，血清胆红素、肌酐、尿素氮、乳酸脱氢酶上升，应立即停药。有时停药后，肾功能仍不能好转，则应给予透析治疗；呼吸系统：气喘常见，静脉滴注过程中可见支气管痉挛；心血管系统：可有水肿，少数有低血压。

（5）其他：①MTX 鞘内注射，可引起蛛网膜炎，出现脑膜刺激症状；长期大量用药可产生坏死性脱髓性白质炎。可引起间质性肺炎，出现咳嗽、发热、气急等症，部分患者可致肺纤维化；少数患者有生殖功能减退、月经不调，妊娠前 3 个月可致畸胎、流产或死胎。②氟尿嘧啶有时引起注射部位动脉炎，动脉滴注可引起局部皮肤红斑、水肿、破溃、色素沉着，一般于停药后可恢复。③阿糖胞苷有时可致小脑或大脑功能失调及异常抗利尿激素分泌综合征。

（二）禁忌证

过敏者、感染患者、孕妇、哺乳妇女禁用，肝、肾功能障碍患者慎用。

（三）药物相互作用

（1）MTX蛋白结合率高，与磺胺类、水杨酸盐、巴比妥类、苯妥英钠合用，可竞争与血浆蛋白结合，使其浓度增高。糖皮质激素、头孢菌素、青霉素、卡那霉素可抑制细胞摄取MTX，减弱其作用。苯胺蝶呤可增加白血病细胞中的二氢叶酸还原酶浓度，减弱MTX的作用。该药与氟尿嘧啶序贯应用，可使MTX作用增加，反之可产生阻断作用。长春新碱于MTX用前30分钟给予，可加速细胞对MTX的摄取，并阻止其逸出，加强MTX的抗肿瘤作用。门冬酰胺酶（L-asparaginase）可减轻MTX的毒性反应。在给MTX 24小时后加用门冬酰胺酶，可提高MTX对急性淋巴细胞白血病的疗效。

（2）与别嘌呤醇合用，可使6-MP抗肿瘤作用加强，还可减少6-硫代尿酸的生成。

（3）甲酰四氢叶酸、胸腺嘧啶核苷、甲氨蝶呤、顺铂、尿嘧啶、双嘧达莫、磷乙天门冬氨酸可增强氟尿嘧啶的抗肿瘤作用。别嘌呤醇可降低氟尿嘧啶的毒性，但不影响抗肿瘤作用。

（4）阿糖胞苷与硫鸟嘌呤合用可提高对急性粒细胞性白血病的疗效；与四氢尿嘧啶核苷合用，使其 $t_{1/2}$ 延长，增强骨髓抑制。大剂量胸腺嘧啶核苷酸、羟基脲可增强其抗肿瘤作用，阿糖胞苷亦可增强其他抗肿瘤药物的作用。

（四）注意事项

应对患者的血小板、白细胞、中性粒细胞数进行监测，应根据骨髓毒性的程度相应调整剂量；静脉滴注药物时间延长和增加用药频率可增加药物的毒性；静脉滴注时，如发生严重呼吸困难（如出现肺水肿、间质性肺炎或成人呼吸窘迫综合征），应停止药物治疗。早期给予支持疗法，有助于纠正不良反应；应定期检查肝、肾功能；盐酸吉西他滨可引起轻度困倦，患者在用药期间应禁止驾驶和操纵机器。

（张玉秀）

第三节　植物类抗肿瘤药

从植物中寻找有效的抗肿瘤药物已成为国内外重要研究课题，目前用于治疗肿瘤的植物药已筛选出20多种。它们分别通过抑制微管蛋白活性、干扰核蛋白本功能、抑制DNA拓扑异构酶活性等发挥抗肿瘤作用。临床常用的有长春碱类、喜树碱类、鬼臼毒素类、紫杉醇和三尖杉酯碱等。

一、药物作用及机制

（一）药理作用

（1）长春碱类抗肿瘤药主要有长春碱（vinblastine，VLB）、长春新碱（vincristine，VCR）及人工半合成的长春地辛（vindesine，VDS），皆有广谱抗肿瘤作用，均属细胞周期特异性抗肿瘤药。VCR抗肿瘤作用强度与VDS相似，强于VLB。VDS还具有增强皮肤迟发性变态反应及淋巴细胞转化率的作用。长春碱类抗肿瘤作用机制：主要抑制微管蛋白聚合，妨碍纺锤体的形成，使纺锤体主动收缩功能受到抑制,使核分裂停止于中期,可致核崩解,呈空泡状或固缩成团,主要作用于细胞增生的 M 期。VCR 还可干扰蛋白质代谢,抑制细胞膜类脂质的合成,抑制氨基酸在细胞膜上的转运,还可抑制 RNA 聚合酶的活力,从而抑制 RNA 合成。

(2)喜树碱类包括喜树碱(camptothecin,CPT)及羟喜树碱,其中羟喜树碱亦可人工合成。抗肿瘤作用强,具有广谱抗肿瘤作用,为周期特异性抗肿瘤药。10-OHCPT 抗肿瘤作用较 CPT 明显,毒性较小。两者抗肿瘤原理相似,直接破坏 DNA 并抑制其合成,对 S 期细胞的作用比对 G_1 期和 G_2 期细胞的作用明显,较高浓度抑制核分裂,阻止细胞进入分裂期。

(3)依托泊苷(鬼臼乙叉苷)及替尼泊苷是从小檗科鬼臼属植物鬼臼中提取的鬼臼毒素的衍生物,在体外有广谱的抗肿瘤作用,属细胞周期非特异性药物。体外 VM-26 的细胞毒作用较 VP-16 强 10 倍。VP-16 还具有抗转移作用。此类化合物主要作用于 S 及 G_2 期细胞,使 S 及 G_2 期延缓,从而杀伤肿瘤细胞。作用靶点为拓扑异构酶Ⅱ(TOPO-Ⅱ),干扰拓扑异构酶Ⅱ修复 DNA 断裂链作用,导致 DNA 链断裂。VM-26 对 TOPO-Ⅱ的作用较 VP-16 强 1.4 倍。

(4)紫杉醇具有独特的抗肿瘤机制,作用靶点为微管,促使微管蛋白组装成微管,形成稳定的微管束,且不易拆散,破坏组装—扩散之间的平衡,使微管功能受到破坏,从而影响纺锤体功能,抑制肿瘤细胞的有丝分裂,使细胞周期停止于 G_2 及 M 期,属周期特异性药物。

(5)三尖杉酯碱属细胞周期非特异性药物。抑制蛋白质生物合成,抑制 DNA 合成,还可促进细胞分化,促进细胞凋亡。

(二)抗药性作用

(1)VLB、VCR 之间存在交叉抗药性,与其他抗肿瘤药间亦有交叉抗药性,呈多药抗药性。但 VDS 与 VCR 间交叉抗药性不明显。抗药性产生机制与肿瘤细胞膜上 P 蛋白扩增,微管蛋白结构的改变从而影响药物与微管蛋白结合有关。

(2)肿瘤细胞与 VP-16 长期接触可产生抗药性,与其他抗肿瘤药物出现交叉抗药性,呈现典型性多药抗药性。主要与细胞膜上 P 糖蛋白的扩增,导致药物从胞内泵出,胞内药物浓度明显降低有关。还可出现非典型性多药抗药性,其原因往往与 TOPO-Ⅱ的低表达及出现功能异常有关。VP-16 的抗药性主要为典型性多药抗药性,VM-26 的抗药性主要为非典型性多药抗药性。

(3)肿瘤细胞与紫杉醇长期接触可产生抗药性,抗药性产生的机制是 α 及 β 微管蛋白变性,使之不能聚合组装成微管;另一机制是抗药细胞膜上存在 mdr 基因,P 糖蛋白过度表达,使紫杉醇在细胞内聚集减少,并呈多药抗药性。

二、药动学特点

(一)长春碱类

口服不吸收,静脉给药,VCR 体内半衰期约为 24 小时,末端相半衰期长达 85 小时。主要集中于肝、血小板、血细胞中,经肝代谢,其代谢产物从胆汁排出,肝功能不全应减量应用。

(二)喜树碱类

CPT 静脉注射后,很快分布于肝、肾及胃肠道,在胃肠道停留时间长,浓度高,胆囊中浓度较血中高出 300 倍,肝中药物浓度较血中高出 2 倍,$t_{1/2}$ 为 1.5～2.0 小时,主要从尿中排泄。10-OHCPT静脉注射后,分布于各组织,肿瘤组织中含量较高,维持时间较长,主要通过粪便排出。

(三)鬼臼毒素类

(1)静脉注射 VP-16 后,蛋白结合率为 74%～90%,主要分布于肝、肾、小肠,不易透过血-脑屏障,血药浓度的衰减呈二房室开放模型,$t_{1/2\alpha}$ 为 (1.4 ± 0.4) 小时,$t_{1/2\beta}$ 为 (5.7 ± 1.8) 小时;VP-16 亦可口服,口服后生物利用度有个体差异,吸收不规则,且口服吸收后有效血浓度仅为静脉注射的 28%～52%,口服后 0.5～4 小时血药浓度达峰值,$t_{1/2}$ 为 4～8 小时;原形及代谢产物主要经尿排泄。

(2)静脉注射 VM-26,血中蛋白结合率达 99%,脑脊液中浓度低,血浆中药物浓度的衰减呈三房室开放模型,末相 $t_{1/2}$ 为 11～38 小时,主要经尿排泄,原形占 35%。

(四)紫杉醇

静脉注射后,蛋白结合率达 95%～98%。体内分布广,V_d 为 55～182 L/m^2。血药浓度的衰减呈二室开放模型:$t_{1/2\alpha}$ 为 16.2 分钟;$t_{1/2\beta}$ 为 6.4 小时,清除率为每分钟 253 mL/m^2。主要由尿排泄,大部分为其代谢产物。

(五)三尖杉酯碱

口服吸收迅速,但不完全。静脉注射血中药物浓度呈二房室模型衰减,$t_{1/2\alpha}$ 为 3.5 分钟,$t_{1/2\beta}$ 为 50 分钟。注射后 15 分钟,分布于全身各组织中,肾中分布最高,其次为肝、骨髓、肺、心、胃肠、脾、肌肉、睾丸,血及脑中最低。给药 2 小时后,各组织中药物浓度迅速降低,但骨髓中浓度下降慢。主要通过肾及胆汁排泄。

三、临床应用和疗效评价

(一)适应证及疗效评价

1.长春碱类

VLB 主要用于恶性淋巴瘤、睾丸癌、泌尿系统肿瘤。对乳腺癌、Kaposi 肉瘤亦有一定疗效。VCR 可用于急性淋巴细胞白血病、恶性淋巴瘤、儿童肿瘤及治疗晚期肺鳞癌作为同步化药物使用。VDS 可用于白血病,如急性淋巴细胞性白血病、急性非淋巴细胞性白血病及慢性粒细胞白血病急性病变,还可用于肺癌、乳腺癌、食管癌、恶性黑色素瘤。

2.喜树碱类

CPT 对胃癌、绒毛膜上皮癌、恶性葡萄胎、急性及慢性粒细胞白血病、膀胱癌、大肠癌及肝癌均有一定的疗效。10-OHCPT 用于原发性肝癌、头颈部恶性肿瘤、胃癌、膀胱癌及急性白血病。

3.鬼臼毒素类

(1)VP-16 临床上对肺癌、睾丸癌、恶性淋巴瘤、急性粒细胞性白血病有较好疗效,对食管癌、胃癌、儿科肿瘤、Kaposi 肉瘤、原发性肝癌亦有一定疗效。

(2)VM-26 主要用于急性淋巴细胞白血病、恶性淋巴瘤、肺癌、儿童肿瘤、脑癌、卵巢癌、宫颈癌、子宫内膜癌及膀胱癌,与顺铂合用治疗伴有肺、淋巴结、肝、盆腔转移的膀胱癌。

4.紫杉醇

主要用于晚期卵巢癌、乳腺癌、肺癌、食管癌、头颈部肿瘤、恶性淋巴瘤及膀胱癌的治疗。

5.三尖杉酯碱

主要用于急性粒细胞性白血病。对真性红细胞增多症及恶性淋巴瘤有一定疗效。

（二）治疗方案

1.长春碱类

（1）VCR：静脉注射成人 25 μ/kg，儿童 75 μ/kg，每周 1 次，总量为 10～20 mg，亦可用同一剂量点滴；胸腹腔内注射每次 1～3 mg，用 20～30 mL 生理盐水稀释后注入。

（2）VLB：一般用量为0.1～0.2 mg/kg，每周 1 次。

（3）VDS：一般用量为每次 3 mg/m^2，每周 1 次，快速静脉注射，连用 4～6 次。

2.喜树碱类

临床常静脉给药，CPT 每次 5～10 mg，每天 1 次，或 15～20 mg，隔天 1 次，总剂量 140～200 mg 为 1 个疗程。10-OHCPT 每次 4～8 mg，每天或隔天 1 次，总剂量 60～120 mg 为 1 个疗程；动脉内注射：1 次 5～10 mg，每天或隔天 1 次，总剂量 100～140 mg 为 1 个疗程；膀胱内注射：1 次 20 mg，每月 2 次，总量为 200 mg。

3.鬼臼毒素类

（1）VP-16：静脉注射每天 60 mg/m^2，每天 1 次，连续 5 天，每 3～4 周重复 1 次；胶囊每天口服 120 mg/m^2，连服 5 天，隔 10～15 天重复 1 个疗程。

（2）VM-26：静脉注射，每次 1～3 mg/kg，每周 2 次，可连用 2～3 个月。

4.紫杉醇

每 3 周给药 1 次，每次 135 mg/m^2 或 175 mg/m^2，用生理盐水或葡萄糖水稀释后静脉滴注，持续 3 小时、6 小时或 24 小时。

5.三尖杉酯碱

成人每天 0.10～0.15 mg/kg；儿童为 0.15 mg/kg，溶于 250～500 mL 葡萄糖液中静脉滴注，4～6 天为 1 个疗程，间歇 2 周重复 1 个疗程。

四、不良反应及注意事项

（一）不良反应

（1）胃肠道反应：均有不同程度的胃肠道反应。VLB 可致口腔炎、口腔溃疡等，严重可产生胃肠溃疡，甚至危及生命的血性腹泻。VDS 很少引起胃肠道反应。

（2）骨髓抑制均有不同程度的骨髓抑制，多为剂量一限制性毒性。三尖杉酯碱可致全血减少。

（3）皮肤及毛发损害均有不同程度的皮肤损害及脱发。

（4）特殊不良反应：①长春碱类可致神经系统毒性，多在用药 6～8 周出现，可引起腹泻、便秘、四肢麻木及感觉异常、跟腱反射消失、颅神经麻痹、麻痹性肠梗阻、眼睑下垂及声带麻痹等；总量超过 25 mg 以上应警惕出现永久性神经系统损害；神经系统毒性 VCR 较重，VDS 较轻。②鬼臼毒素类可引起变态反应，少数患者于静脉注射给药后出现发热、寒战、皮疹、支气管痉挛、血压下降，抗组胺药可缓解，减慢静脉滴注速度可减轻低血压症状。③紫杉醇引起的变态反应，与赋形剂聚乙基蓖麻油促使肥大细胞释放组胺等血管活性物质有关，主要表现为Ⅰ型变态反应；还可引起心脏毒性，表现为不同类型的心律失常，常见为心动过缓，个别病例心率可降低至 40 次/分；可致神经毒性，以感觉神经毒性最常见，表现为手套-袜状分布的感觉麻木、刺痛及灼痛，还可出现口周围麻木感，常于用药后 24～72 小时出现，呈对称性和蓄积性。④三尖杉酯碱可引起心脏毒性，表现为心动过速、胸闷、传导阻滞、心肌梗死、心力衰竭。

(5)其他:①长春碱类还可引起精神抑郁、眩晕、精子减少及静脉炎,外漏可造成局部坏死、溃疡,VCR 还可致复发性低钠血症;VDS 还可引起肌肉痛及咽痛、碱性磷酸酶升高及药热。②喜树碱类中 CVT 毒副作用较大,主要为骨髓抑制,尿路刺激症状,胃肠道反应,另有肝毒性;10-OHCPT泌尿系统损伤少见,少数可见心律失常,一般不需处理可自然恢复。③鬼臼毒素类可引起少数人轻度视神经炎、中毒性肝炎、出现黄疸及碱性磷酸酶升高,还可诱发急性淋巴细胞性白血病及急性非淋巴细胞白血病。④紫杉醇可致肝肾轻度损伤,局部刺激性大,可致静脉炎,外漏可致局部组织红肿、坏死。⑤三尖杉酯碱还可导致肝功能损伤、蛋白尿。

(二)禁忌证

禁用于白细胞计数减少患者、细菌感染患者及孕妇、哺乳妇女,另外,肝、肾功能障碍,有痛风史的患者,恶病质,大面积皮肤溃疡患者慎用。

(三)药物相互作用

(1)甘草酸单胺盐可降低 CPT 的毒性。

(2)鬼臼毒素类与长春碱类生物碱合用可加重神经炎,抗组胺药可减轻变态反应。

(3)肿瘤组织对紫杉醇的抗药性可被维拉帕米等钙通道阻滞剂、他莫昔芬、环孢素等逆转。与顺铂、长春碱类药物合用,可加重紫杉醇的神经毒性,与顺铂合用还可加重紫杉醇的心脏毒性。

(四)注意事项

长春碱类仅供静脉应用,不能肌内、皮下、鞘内注射,鞘内应用可致死。

(张玉秀)

第四节　生物反应调节剂

肿瘤的生物治疗发展非常迅速,已成为继手术、化疗和放疗之后的第四种治疗肿瘤的方法,它已被广泛研究和应用于临床,并取得一定疗效。肿瘤生物治疗主要包括免疫治疗、基因治疗及抗血管生成三方面。免疫治疗的种类较多,但是大体的分类上主要有细胞免疫治疗和体液免疫治疗两种。免疫治疗还包括抗癌效应细胞的激活,细胞因子的诱发,抗癌抗体的筛选、新型疫苗的研制,这些都与免疫学理论的发展和分子生物技术的进步密切相关。基因治疗是指将细胞的遗传物质-核苷酸通过某种手段转移到靶细胞中(机体的免疫细胞、瘤细胞和其他一些能起到治疗作用的细胞中)以纠正或扰乱某些病理生理过程,基因治疗虽然难度很大,但它是生物治疗的方向,让这些细胞自然增长,分泌有效因子,以调节各种抗癌免疫活性细胞或直接作用于癌细胞,这应是治疗微小转移灶和防止复发最理想的手段。对此已在多方面进行深入、细致地研究。根据肿瘤生长与转移有赖于血管生成这一基本现象,针对肿瘤血管形成的分子机制来设计的抗血管生成治疗策略,已成为目前肿瘤治疗的热点研究领域,许多抗血管生成剂已进入临床研究阶段。肿瘤生物治疗合理方案的制定,基础和临床研究的密切配合及基因治疗等都有待进一步深入研究。

目前,常用的一些生物反应调节剂(biological response modifiers,BRM)的抗肿瘤作用如下:①激活巨噬细胞或中性粒细胞。②激活自然杀伤细胞。③促使 T 淋巴细胞分裂、增生、成熟、分化,调整抑制性 T 细胞与辅助性 T 细胞的比值。④增强体液免疫功能。⑤诱生干扰素、白细胞介素、肿瘤坏死因子等细胞因子。⑥通过产生某些细胞因子再进一步激活有关免疫细胞而起作用。

(张玉秀)

第五节　其他类肿瘤药

一、铂类配合物

临床常用的有顺铂及卡铂。两者具有相似的抗肿瘤作用,卡铂的某些抗肿瘤作用强于顺铂,其毒性作用亦小于顺铂。该类化合物能抑制多种肿瘤细胞的生长繁殖,在体内先将氯解离,然后与 DNA 上的碱基共价结合。形成双链间的交叉联结成单链内两点的联结而破坏 DNA 的结构和功能,属周期非特异性药物。为目前联合化疗中常用的药物之一。

主要对睾丸癌、恶性淋巴瘤、头颈部肿瘤、卵巢癌、肺癌及膀胱癌有较好疗效,对食管癌、乳腺癌等亦有一定的疗效。

常用静脉滴注给药:顺铂,每天 25 mg/m²,连用 5 天为 1 个疗程,休息 3~4 周重复 1 个疗程,亦可 1 次 50~120 m/m²,每 3~4 周 1 次;卡铂,100 mg/m²,每天 1 次,连用 5 天,每 3~4 周重复 1 个疗程,亦可 1 次 300~400 mg/m²,每 4 周重复 1 次。

不良反应主要表现为消化道反应,如恶心、呕吐、骨髓抑制、耳毒性及肾毒性,卡铂的上述不良反应均较顺铂轻。

二、激素类抗肿瘤药

激素与肿瘤的关系早已为人们所注意,用激素可诱发肿瘤,当应用一些激素或抗激素后,体内激素平衡受到影响,使肿瘤生长所依赖的条件发生变化,肿瘤的生长可因之受到抑制。常用的有糖皮质激素、雌激素等。

临床常用的雌激素制剂己烯雌酚,实验证明,对大白鼠乳腺癌有抑制作用。另外,可激活巨噬细胞的吞噬功能及刺激体内网状内皮系统功能。临床主要用于前列腺癌和乳腺癌的治疗。治疗前列腺癌:3~5 mg/d,3 次/天。治疗乳腺癌:每次 5 mg,3 次/天。

临床上常用的孕激素一般为其衍生物,如甲地孕酮、双甲脱氢孕酮。主要用于子宫内膜癌、乳腺癌及肾癌的治疗。甲地孕酮口服,由 4 mg/d 渐增至 30 mg,连服 6~8 周,或 4 次/天,每次 4 mg,连用 2 周;双甲脱氢孕酮口服,开始 0.1 g/d,每周递增 1 倍,3 周后大剂量可达 0.8 g/d。

(矫金庆)

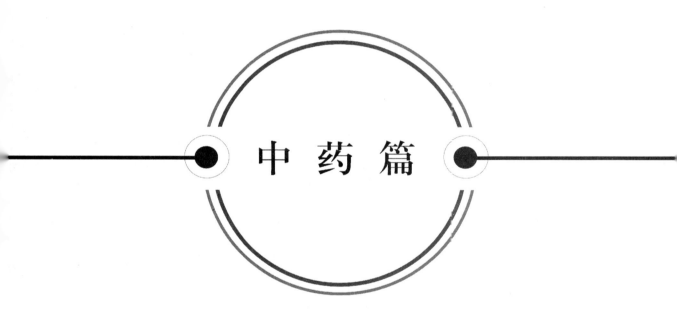

中 药 篇

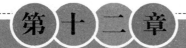

中药制剂技术

第一节　固体分散技术

一、固体分散体的释药作用原理

（一）固体分散体的速释作用

当选用水溶性高分子材料为载体制备固体分散体时，由于载体可以改善难溶性药物的润湿性、阻止药物重新结晶、保持药物的高度分散状态，因而具有速释作用。

1.药物的高度分散状态

药物在固体分散体中的分散状态是影响药物溶出的主要因素，药物以分子、微晶、胶体、无定型、亚稳定型等形态分散于载体材料中，且载体材料阻止避免药物聚集粗化，从而提高难溶性药物的溶出速率。

（1）分子状态分散：以 PEG-4 000、PEG-6 000、PEG-12 000、PEG-2 0000 等为载体制备固体分散体时，由于载体分子量较大，分子由两列平行的螺旋链组成，在熔融再凝固中，螺旋的空间造成晶格缺损，从而改变结晶的性质，如溶解度、溶出速率等。小分子（分子量≤1 000）的药物可在熔融时插入螺旋链中形成填充型固体溶液，即以分子状态分散，该类固体分散体溶出速率高、吸收好。

（2）胶体、无定型和微晶等状态分散：采用熔融法制备固体分散体时，由于从高温骤冷，黏度迅速增大，已分散的药物难于再聚集粗化，有些药物以胶体、微晶、无定形等状态分散。当以PVP、MC、Eudragit L 等为载体时，药物以无定形状态分散，其溶解度、溶出速率均高于较其他状态。研究表明，药物可以呈现多种分散状态分散于载体材料中，且药物在载体中的分散状态与药物的相对含量有关。在制备姜黄素 PVP-k30 固体分散体时，当姜黄素含量为 14.3％时，姜黄素的结晶衍射峰已不明显，表明已经形成固体分散体，且随着 PVP-k30 比例的加大，衍射峰越来越接近 PVP-k30 衍射图谱，姜黄素的衍射峰消失得更加明显，表明在固体分散体中，姜黄素是以无定型状态或分子形式分散于 PVP-k30 中，从而达到高度分散状态，这种分散与 PVP-k30 的用量有关。又如羟基喜树碱 PEG-6 000 固体分散体，羟基喜树碱溶解于熔融的 PEG-6 000 载体中，以分子、超细结晶、亚稳定晶型等状态分散,从而增加羟基喜树碱的溶解速度。

2.载体材料对药物溶出的促进作用

(1)载体材料可提高药物的可润湿性:胆酸类载体具有表面活性,可以增加药物的润湿性,其他水溶性高分子材料则环绕于药物粒子周围,阻滞其凝结、聚集,增加与水的接触,提高药物的可润湿性,从而增加药物的溶出,达到速效的目的。环孢素 A,以 Poloxamer-188 为载体制备的固体分散体,由于 Poloxamer-188 具有表面活性从而促使药物快速溶出。

(2)载体材料保证了药物的高度分散性:药物分散于载体材料中,足够多的载体材料分子将高度分散的药物包围,从而阻止药物形成聚集体,保证药物的高度分散,加快药物的溶出、吸收。

(3)载体材料对药物的有抑晶性:药物与载体材料在溶剂蒸发过程中,由于氢键作用、络合作用、黏度增加,载体材料能够抑制药物的晶核形成和成长,使药物以无定形状态分散于载体中,形成共沉淀物。例如,PVP 与药物形成氢键的能力与 PVP 的分子量有关,分子量愈小愈易形成氢键,相应共沉淀物的溶出速率也愈高,共沉淀物的溶出次序为 PVP-k15>PVP-k30>PVP-k90。

(二)固体分散体的缓释作用

采用疏水或脂质类为载体材料,制成的固体分散体具有缓释作用。药物以分子或微晶状态分散于骨架内,药物的溶出必须首先通过载体材料的网状骨架扩散,故释放缓慢。其缓释作用可符合零级、一级或 Higuchi 等规律。不论水溶性或水难溶性药物都可以制成缓释固体分散体,其释药速率受载体材料种类、黏度、用量、制备工艺等因素的影响。以乙基纤维素为载体材料的固体分散体中乙基纤维素的黏度越大、用量越多,水分渗透越困难;药物被包裹越致密,药物释放速率就越缓慢。同时固体分散体中含药量低、固体分散体的粒径大,则溶出慢,缓释作用也强。

以乙基纤维素和羟丙基甲基纤维素为载体制备的葛根素缓释固体分散体的体外溶出度试验表明,具有良好的缓释效果。用丙烯酸树脂Ⅱ、丙烯酸树脂Ⅲ为载体制备青蒿素固体分散体按一级动力学模型释药,在人工胃液中药物很少或几乎不溶,而在 pH6.8 和 pH7.5 人工肠液中能较快释放。

二、固体分散体的成型技术

常用的固体分散体的成型技术有熔融法、溶剂法、溶剂-熔融法、研磨法喷雾包埋法、冷冻干燥法等,药物采用何种成型技术,主要取决于药物的性质、载体材料理化性质。

(一)熔融法

将药物和载体分别粉碎过筛,充分混合,置容器中,水浴或油浴加热,不断搅拌至全部熔融,继续搅拌,迅速冷却成固体或倾于冷的不锈钢板上,使之迅速冷却固化,将其置于干燥器中,放置的温度视不同品种而定,以 PEG 类为载体材料的固体分散体只需室温放置。操作关键是必须迅速冷却以达到较高的过饱和状态,使多个胶态晶核迅速形成而不致变成粗晶。熔融法操作较简便、成本较低,尤其适用于熔点比较接近的药物与载体材料(如 PEG 类),便于制备时加热和冷却温度的选择。但不耐热的药物和载体材料不宜用此法,以免分解、氧化。对受热易分解、升华及多晶型转换的药物,若采用其他方法制备有困难时,可考虑采用减压熔融或充惰性气体熔融的方法。

用熔融法制备单体成分固体分散体,如穿心莲内酯固体分散体的制备:称取穿心莲内酯、PEG-6 000,将 PEG-6 000 置烧杯内,于水浴上加热融化,加入药物细粉,搅拌使分散溶解,迅速放入-20 ℃的冰箱中固化,粉碎过 60 目筛,干燥器中保存备用。体外溶出速率试验表明,穿心莲内酯 PEG-6 000 固体分散体能显著提高穿心莲内酯的溶出速率。又如,以聚乙二醇-6 000、聚乙二醇-4 000 为载体,利用熔融法制备硝苯地平固体分散体,其溶出速率较硝苯地平均有提高。

熔融法制备中药固体分散体制剂:最典型的例子是直接制成滴丸,例如,苏冰滴丸、复方丹参滴丸等。

(二)溶剂法

溶剂法亦称共沉淀法。将药物和载体同时溶于同一溶剂中,或者把药物和载体分别溶于相同的溶剂中,混合均匀,蒸去溶剂,使药物和载体同时析出,得到固体分散体,干燥即得。蒸发溶剂时,先用较高温度蒸至黏稠,突然冷冻固化,得到质量好的产品。该方法适用于热敏性或易挥发的药物,常用溶剂有氯仿、乙醇、无水乙醇、丙酮、异丙醇等,常用载体材料有 PVP 类、甘露醇、胆酸等。溶剂法的优点是可以避免熔融法因加热温度过高,使药物和载体分解。缺点是有机溶剂不易除净,成本较高等。制备过程中可加入表面活性剂、增溶剂、昆悬剂、崩解剂及起泡剂等,以利于药物的分散、溶解和吸收。

用溶剂法制备固体分散体:例如,以 PVP-k30 为载体制备依托泊苷固体分散体,采用三因素三水平正交设计筛选处方,以累积溶出度为考察指标,以药物与载体的比例、溶质与溶剂的比例、挥发溶剂的温度为考察因素,结果表明,因素影响由强到弱顺序为:药物与载体的比例>溶剂挥发时的温度>溶质与溶剂的比例。又如,以乙基纤维素(EC)、羟丙基甲基纤维素(HPMC)为载体制备葛根素缓释固体分散体,即取适量 EC 加无水乙醇溶解,得溶液Ⅰ,备用;取处方量药物粉末,用适量无水乙醇溶解,加到溶液Ⅰ中;同法称取 HPMC(15cp),加无水乙醇溶解,加入前述溶液中,水浴加热蒸发,边加热边搅拌,待乙醇挥尽后,60 ℃干燥,取出,粉碎,过筛(14~16 目)整粒,装一号胶囊,即得。体外溶出度试验表明,该固体分散体缓释效果良好。

(三)溶剂-熔融法

将溶剂法与熔融法结合起来应用,即将固体药物选用适当溶剂溶解后,再加入熔融的载体中,除去溶剂,迅速冷却固化,即得。该方法药物的受热时间短、稳定,产品质量好,但仅限于小剂量药物。例如,制备环孢素 A-Ploxamar188 固体分散体,即以 Ploxamar-188 为载体,采用溶剂-熔融法制备该固体分散体,改善了环孢素 A 的溶解性,研究表明,载体的比例越大,固体分散体的溶出速度越快,药物的分散状态也由微晶转为非晶态分散。

(四)研磨法

研磨法是将药物与载体混合后,强力持久研磨一定时间,使药物与载体以氢键结合,形成固体分散体,研磨时间因药物而异。常用载体为微晶纤维素、乳糖、PVP 等。该方法载体用量较高,适用于小剂量药物。

(五)喷雾干燥法

喷雾干燥法是将药物和载体溶于溶剂中,喷雾干燥,即得。本法所用的载体应既能溶于水又能溶于有机溶剂中,常用的载体有甲基纤维素、PVP、半乳糖、甘露糖等。例如,以聚维酮(PVP)为载体,用喷雾干燥法制备丹参酮(Tanshinone,TAN)的固体分散体,经研究,TAN 以超细态分散于载体中,TAN 固体分散体的溶出度较 TAN 原料药及机械混合物有显著提高。

(六)冷冻干燥法

冷冻干燥法系将药物和载体溶于溶剂中,然后冷冻干燥除去溶剂,即得。冷冻干燥法适用于热敏性药物,产品稳定性好,药物的分散性优于喷雾干燥法,但操作复杂,成本高。

（七）热熔挤出法

热熔挤出法（hot-melt extrusion）是将药物与辅料加热熔融，使药物在载体中高度分散，再利用适宜条件挤压，得到外观与密度一致的产品。该方法的优点在于集熔融、干燥于一体，制成的固体分散体经过筛、整粒，直接制成片剂或胶囊。Geert Verreck 等，利用该技术制备了依曲康唑-HPMC 固体分散体，证实药物以无定形态分散于载体中。

（八）流化床包衣法

流化床包衣法是将药物及载体共同溶解于有机溶剂中，采用流化床包衣装置，将溶液喷入，药物与载体共同沉淀于空白丸心上。丸心可选择蔗糖丸心、微晶纤维素丸心。该方法干燥迅速、溶剂残留少、工艺简单，产品可以直接装胶囊。例如，利用流化床包衣技术制备水飞蓟素、兰索拉唑与 PVP-k30 的固体分散体，提高了药物的溶出度与生物利用度。

（九）超临界流体法

超临界流体法包括超临界流体快速膨胀技术（Rapid expansion from supercritical fluid technology，RESF）、气体抗溶剂技术（Gas anti-solvent，GAS）、超临界流体注入技术（Supercritical fluid impregnation，SFI），利用超临界流体的强渗透性、溶解性、瞬间蒸发性克服熔融溶剂法中产物过黏、分散不完全等缺点，该方法作为一种新型的固体分散体制备方法，近年来得到迅速发展和广泛应用。与传统方法相比，SCF 技术具制备过程温和、不需有机溶剂、绿色环保、无污染；操作条件易于控制、产品重现性好；直接形成微粒、无需粉碎、避免了常规制粒过程中产生相转变、高表面能、静电和化学降解等特点。选用难溶性药物布地奈德，以亲水性聚合物聚氧乙烯作为载体，应用 SCF 技术制备布地奈德-聚氧乙烯固体分散体，采用粉末 X-射线衍射（PXRD）分析、差示扫描量热（DSC）分析、溶解度法、溶出度法对固体分散体进行物相鉴别，并对药物/载体的配比和制备过程的影响因素进行了考察。结果表明，在 40 ℃，20MPa 条件下，布地奈德-聚氧乙烯 N750（1∶10）是形成固体分散体的最佳条件，布地奈德主要以无定形状态存在，溶解度和累积溶出率显著提高，证实超临界流体技术制备固体分散体可行性。

（十）直接胶囊填充法

直接胶囊填充法（Direct Capsule-Filling），系将熔融态物质直接填充于硬胶囊壳中，室温下冷却固化成型的技术。1978 年由 Francois 与 Jones 首次提出，该方法避免了传统方法的干燥、粉碎等操作，利于工业化生产，但要求溶液温度应低于硬胶囊壳的最大耐受温度 70 ℃。姚琳等，以硬脂酸、聚乙二醇、单硬脂酸甘油脂三元载体材料制备肉桂油缓释固体分散体，先将辅料置于 70 ℃烘箱中，待辅料完全熔融后滴加肉桂油，混合均匀，取相应体积的熔融物，填充至硬胶囊壳中，室温冷却，置干燥器中备用。

三、固体分散体的质量检查与评价

对于选定的模型药物，为达到预期的释药特性，选择适宜的载体、选用适当的方法将其制成固体分散体，为评判质量，需要对所制成的固体分散体进行物相鉴定，常用的固体分散体的质量检查方法有热分析法、X-射线衍射法、红外光谱测定法、溶出速率测定法、热台显微镜法等。

（一）热分析法

热分析法是研究固体分散体的常用物相鉴别方法，常用的有差示热分析法、差示扫描量热法。差示热分析法（Differential thermal analysis，DTA）又称差热分析。差示扫描量热法（Differential scanning calorimetery，DSC）又称差动分析。通过观察药物 DSC 曲线的变化，观察药物的存在状态。魏艳丽等采用溶剂法制备磺胺甲噁唑(SMZ)-聚乙二醇 6 000 固体分散体,并对所制备的固体分散体进行溶解度试验、溶出度测定,结果表明,与 SMZ 相比,SMZPEG6 000(1∶6)固体分散体的溶解度、溶出速率均显著提高。

(二)X-射线衍射法(X-ray diffraction)

每一种物质的结晶均有其特定结构,相应粉末 X-射线衍射图便有其特征衍射峰,若固体分散体中有药物的结晶存在,则在衍射图中便有该药物结晶的特征峰。例如,葛根素缓释固体分散体,X-射线衍射试验表明葛根素为结晶较好的化合物,在 3182°、1319°、4171°、5156°、4154°有特征的衍射峰;葛根素与 EC、HPMC 的物理混合物仍有这些特征峰;固体分散体样品的 X-射线衍射图谱表明,样品以非晶态为主,推断固体分散体中有一部分葛根素是以分子状态分散,而另一部分可能以微晶状态分散。又如,采用聚乙二醇 6 000-卵磷脂(9∶1)为载体,制备青蒿素的固体分散体,将载体、物理混合物、固体分散体,进行 X 射线衍射分析。固体分散体 X 射线衍射图谱中没有青蒿素晶体峰,表明药物在载体中以非晶状态存在。

(三)红外光谱测定法

物质结构中不同的官能团有不同的特征吸收光谱,固体分散体中由于药物与载体之间发生反应使得药物吸收峰发生位移或强度改变等,可以鉴别是否形成固体分散体。例如,穿心莲内酯固体分散体红外光谱测定,分别取适量的 PEG-6 000、穿心莲内酯原料药、PEG6 000-穿心莲内酯(10∶1)的固体分散体及二者的物理混合物,经 KBr 压片后,进行红外扫描,研究药物和载体之间的相互作用。

(四)溶出速率测定法

对难溶性药物而言,固体分散体溶出较原药快,测定二者的溶出速率,可以判别是否形成固体分散体。测定方法参照《中国药典》2005 年版二部。例如,将葛根素缓释固体分散体装入胶囊,取胶囊 1 粒,选用转蓝法,以 0.1 mol/L 盐酸溶液(加入 0.13%十二烷基硫酸钠)为释放介质,转速 100 r/min,定时取样,在 250 nm 测定吸光度值,计算葛根素的累积溶出率。固体分散体中葛根素在 1 小时、4 小时、8 小时、10 小时时,累积释放度依次满足 10%～30%、40%～70%、70%～90%、80%～100%的要求,释放效果稳定。证明所制备的葛根素缓释固体分散体既能够达到较理想的缓释效果,同时也能在规定时间内释放完全。

(五)热台显微镜法

热台显微镜法(Hot stage microscope,HSM)可以了解药物载体形成固体分散体的动态过程和互溶情况,有利于选择合适的载体并了解其对药物的溶解性。对物相的鉴别方法有两种:①将药物载体按比例混合均匀,在热台显微镜上加热形成固体分散体;②将制备好的固体分散体置热台显微镜上,程序加热直至熔化,观察固体分散体在该过程中的形态、规律。M.J Arias 等利用热台显微镜法观察奥沙西泮与 PEG-6 000、D-甘露醇形成的固体分散体,结果表明,就互溶而言,PEG-6 000 更适合作为载体。

四、固体分散技术在中药药剂中的应用

固体分散技术作为一个较为成熟的技术,在中药制剂中已有广泛的应用,为提高中药制剂的疗效、新产品的研发奠定了基础。

(一)直接制备中药滴丸剂

随着药物制剂新技术、新辅料的产生,中药新剂型不断涌现,近年来广泛应用的中药滴丸剂

便是固体分散技术在中药药剂中应用的产物,即将固体或液体药物溶解、混悬或乳化在载体中,然后滴入到与药物基质不相溶的液体冷凝剂中,经收缩冷却而成的丸剂,可供内服(包括舌下含服)、腔道使用等。目前,滴丸剂多采用水溶性基质,具有速效、高效作用,舌下含服时可通过口腔黏膜直接吸收入血,起效更快,故称为速效制剂;其次为缓释长效作用,以脂溶性载体制成的固体分散体滴丸剂,具有缓释长效作用,例如,雷公藤滴丸用虫蜡和硬脂酸为载体,以固体分散技术制备而成,使其具有肠溶和长效作用,同时还具有降低毒副作用、增加药物稳定性等特点。

(二)先制固体分散体再制成片剂

穿心莲内酯是中药穿心莲的主要成分之一,具有清热解毒、凉血消肿等功能,现代药理学研究证明,穿心莲内酯具有消炎抗菌、抗病毒感染,抗肿瘤等作用。由于穿心莲内酯难溶于水,口服生物利用度低,为了提高其体内生物利用度,将穿心莲内酯和亲水性高分子材料制成固体分散体,可以显著提高其在溶出介质中的溶出度。将穿心莲内酯-PEG6 000 固体分散体与适量的微晶纤维素混匀,压片,得穿心莲内酯固体分散体片,研究表明,穿心莲内酯固体分散体片的溶解度增加,溶出速率提高。又如,采用固体分散技术研制了水飞蓟素固体分散体片剂,与普通片剂相比溶出速度显著增加。

(三)先制固体分散体再制成胶囊剂

将中药有效成分或有效部位制成固体分散体后,装于胶囊中制得固体分散体胶囊,具有固体分散体和胶囊剂的双重特点。例如,用溶剂法制备淫羊藿总黄酮磷脂复合物与 PVP 的共沉淀物,充填于胶囊中,结果淫羊藿总黄酮的溶出度显著提高,45 分钟时的溶出百分率提高近 7 倍。又如,制备葛根黄豆苷元固体分散体胶囊,也能显著增加主药的溶出的效果。此外,若将速释和缓释两种固体分散体按比例装于空胶囊中,则可制成缓释、控释胶囊剂,例如,采用溶剂法制备蒿甲醚速释和缓释两种固体分散体,装于 2 号胶囊,制成了蒿甲醚控释胶囊。其他还有桂苷控释胶囊、葛根黄酮控释胶囊等,均为以 EC/PEG 为混合载体制成的骨架控释型控释胶囊。

(四)先制固体分散体再制成注射剂

中药固体分散体注射剂是利用固体分散技术,将中药制成固体分散体后,再制成注射剂。不仅可以提高注射剂中药物的浓度,还可以增加药物的稳定性。例如,将大黄总蒽醌-尿素低共溶混合物(1∶1)溶于注射用水,制成大黄注射液。动物实验表明,该注射液给药后 30 分钟即起作用,1 小时血液中药物浓度达峰值,血药浓度高,且质量稳定。将香茶菜甲素或细辛醚 PVP 共沉淀物分别制成注射液,有较好的稳定性,在室温及 4 ℃以下储存 8 个月以上仍澄明,未发生再结晶现象。

(五)先制固体分散体再制成胃内漂浮片

采用溶剂-熔融法制备尼莫地平固体分散体。以 poloxamer188 为载体,依据流体动力学平衡体系,将尼莫地平固体分散体、羟丙甲纤维素、十六醇等制备成一种包含尼莫地平固体分散体的新型胃内漂浮缓释系统,在提高难溶性药物尼莫地平溶出速率的同时控制其释放,以达到既高效又长效的目的。统计矩分析表明,该系统的相对生物利用度为普通尼莫地平片的 4 倍,体内平均滞留时间为其 2 倍。

(荆树英)

第二节 包 合 技 术

一、概述

(一)包合技术的含义与包合物的分类

1.包合技术的含义

包合技术是一种分子被包嵌于另一种分子的空穴结构中,形成包合物的技术。通过包合技术形成一类独特形式的络合物称为包合物,又称包藏物、加合物、包含物等。Mylius 观察到对苯二酚和一些挥发性化合物可产生包含物。他提出这两个化合物相互作用,不是化学键的结合,而是一种分子被另一种分子包合的结果。他的发现后来由 X-射线衍射分析所确认。具有包合作用的外层分子称为主分子,被包合到主分子空间中的小分子物质,称为客分子,包合物又称为分子胶囊。

2.包合物的分类

包合物种类很多,名称因分类方法而异。目前包合物的分类方法主要有两种,一是按包合物的结构和性质分类,二是按包合物的几何形状分类。

(1)按包合物的结构和性质分类。①多分子包合物:是若干主分子由氢键连接,按一定方向松散地排列形成晶格空洞,客分子嵌入空洞中而成的包合物。包合材料常用的有硫脲、尿素等。②单分子包合物:是单个主分子的一个空洞,由一个客分子嵌入空洞中而成的包合物。环糊精是常用的单分子包合材料。③大分子包合物:是天然或人工大分子化合物可形成多孔结构,能容纳一定大小的分子而成的包合物。常用的有葡聚糖凝胶、沸石、硅胶、纤维素、蛋白质等。

(2)按包合物的几何形状分类。①管状包合物:是由一种分子构成管形或筒形空洞骨架,另一种分子填充于其中而成的包合物。管状包合物在溶液中较稳定,如尿素、环糊精、去氧胆酸等均形成管状包合物。②笼状包合物:即客分子进入几个主分子构成的笼状晶格中而成的包合物。其空间完全闭合,如对苯二酚包合物等。③层状包合物:某些药物与某些表面活性剂形成的胶团,呈栅栏状排列,也可以认为是层状包合物。

(二)包合技术的特点及常用的包合材料

1.包合技术的特点

(1)增加药物的溶解度,提高生物利用度:药物形成包合物后,溶解度增大,同时其膜通透性、蛋白结合性也随之改变,能增强药效,提高生物利用度。包合物的溶解性取决于包合材料的结构与性质。如齐墩果酸 β-环糊精包合物,溶解度提高 12 倍,溶出度增加 6 倍,大大提高了生物利用度。薄荷油、桉叶油的 β-环糊精包合物,甚至溶解度可增加 50 倍。

(2)提高药物的稳定性:包合物相当于分子胶囊,药物分子被包合,阻断了外界环境与药物的接触,防止药物发生氧化、水解、异构化、聚合及酶降解等作用,提高了药物的稳定性。例如,分别对大蒜的挥发油 β-环糊精包合物和未包合的混合物进行强光照射、高温、高湿、挥发性试验及恒温加热实验,结果在光、热、湿等因素影响下,包合物中大蒜油含量没有明显变化,而混合物中大蒜油含量均明显下降,说明大蒜油包合后增加了对光、热和湿的稳定性;挥发性试验结果,包合物的热失重比混合物小，说明包合物降低了大蒜油的挥发性。肉桂油β-环糊精包合物具有一定的抗光照性、热稳定性和湿稳定性，其稳定性明显优于单纯肉桂油。

（3）掩盖不良气味，减少刺激性，降低不良反应：将具有强烈刺激性的大蒜油、浓郁腥臭苦味的引流熊胆制成β-环糊精包合物，能掩盖不良气味；将六神丸中的蟾酥、冰片等用β-环糊精包合后，降低了对黏膜的刺激性，同时防止冰片的挥发。将巴豆油制成β-环糊精包合物，克服了巴豆霜存在的粉末黏湿性强、流动性小、分剂量不准确、易引发毒副反应等问题。将雷公藤有效成分制成包合物可以降低雷公藤的毒性。

（4）液体药物固体化，便于制剂加工：挥发油在通常情况下是具有特殊而浓烈气味的油状液体，常温下可以挥散，几乎不溶于水；对空气、日光及温度的影响较敏感，易于分解变质。在中药复方中，挥发油较难与处方中其他药物混匀制成固体制剂。在普通固体制剂工艺中，挥发性成分常以少量乙醇溶解后，喷洒于干颗粒或干燥粉末中，由于挥发油在常温下可以挥散，难以有效控制。将中药挥发油制成β-环糊精包合物，使液体药物成为固体粉末，既增加了挥发油的稳定性，又有利于均匀混合，便于制剂加工。目前包合技术已在中药口服固体制剂、滴眼剂，以及外用软膏剂等多种剂型中得到普遍应用，取得了较好效果。如制备香砂养胃胶囊，将所含挥发油用β-环糊精包合，减少了药物在制备和贮藏期间挥发油的散失、胶囊中的挥发油含量是水丸的 2.75 倍。采用直接喷入挥发油工艺制备的川芎茶调颗粒剂，在制备和贮藏中挥发油急剧散失，90 天后仅有 6.25%，采用β-环糊精包合工艺制备，放置 90 天后，挥发油为投入量的 88%。在小儿止咳颗粒剂原工艺中把挥发油喷洒到颗粒上密封包装，改为用β-环糊精包合后与其他原料、辅料混匀制粒，克服了原工艺在生产中的不便。应用β-CD 包合救心油后制成片剂或胶囊剂，克服了液态救心油口服剂量不准，携带不便，有效成分易挥散等缺点。用β-环糊精包合羚羊感冒片中的 3 种挥发油，进一步完善了羚羊感冒片的生产工艺。

（5）调节释药速率：包合物使药物形成超微粒分散贮藏在分子胶囊中，可调节药物的释放。不同酰化度的 β-环糊精与药物形成的包合物释药速率不同。疏水性 β-环糊精衍生物（如乙基化β-环糊精）将水溶性药物包合后，能降低其溶解度，可用作水溶性药物的缓释载体材料。羟丙基β-环糊精可以使亲脂性药物定向到达脑及脂质丰富的器官，增加药物在靶器官中的浓度。如将樟脑、薄荷脑、桉叶油与β-环糊精包合物制成吸入剂，将其倒入沸水中，挥发性药物可以比较均匀地释放。手术前静脉注射氟桂利嗪羟丙基β-环糊精包合物，在切除的脑瘤组织中，药物浓度是血浆药物浓度的 10 倍。

（6）用于药物的分离和测定：β-环糊精还可用于药物的分离和分析，环糊精能提供高度选择系统，且具立体选择性，因而能在色谱分析中对一些难分离的同分异构体与光学异构体的分离发挥特有作用。例如，β-环糊精包合物能从蛋白水解物中分离出苯丙氨酸，将芳香氨基酸与非芳香氨基酸分离。根据β-环糊精与秦皮甲素、秦皮乙素形成包合物后，发生荧光增敏作用的原理，可进行微量及痕量检测。羟丙基环糊精固载于硅胶 GF254 板上，成功拆分盐酸克伦特罗对映异构体。研究发现 β-环糊精、羟丙基环糊精对左氧氟沙星、氧氟沙星具有较强的手性识别能力，采用竞争光度法测定左氧氟沙星的含量。

2.常用的包合材料

可以用于制备包合物的材料有环糊精、胆酸、淀粉纤维素、蛋白质等。目前常用的包合材料为环糊精及其衍生物。其筒状分子内部可以包合多种适当大小的疏水性物质，可用于医药、食品、轻工、化工以及农业等方面。我国应用的环糊精，以 β-环糊精为主，近年来膜分离技术的应用及嗜碱性生产菌株筛选成功,使环糊精的工业生产迅速发展。

(1)环糊精:环糊精(Cyclodextrin,简称 CD 或 CYD)系淀粉经酶解环合后得到的由 6～12 个葡萄糖分子连接而成的环状低聚糖化合物。环糊精有 3 种类型:α、β、γ,分别由 6、7、8 个葡萄糖分子构成。3 种 CD 的空洞内径及物理性质有很大差别,以 β-CD 空洞大小适中,水中溶解度最小(18.5g·L-1),最易从水中析出结晶,随着水中温度升高溶解度增大。如水中含 20％乙醇,常温溶解度可增至 5.5％。这些性质对 β-CD 包合物的制备,提供了有利条件。β-CD 在酸性环境中稳定性较差,但比淀粉和非环状小分子糖类耐酸,对碱、热和机械作用都较稳定。CD 与某些有机溶剂共存时,能形成复合物而沉淀,可以利用各种 CD 在溶剂中溶解度不同而进行分离。

安全性试验证明 CD 毒性很低。日本和美国已批准用于医药和食品工业。放射性标记的淀粉和 CD 的动物代谢试验表明,初期 CD 被消化的数量比淀粉低、但 24 小时后两者代谢总量相近,体内分布也相似,说明 CD 可作为碳水化合物来源被人体吸收。

(2)环糊精的衍生物:为了克服 β-环糊精溶解度低及非胃肠道给药有肾毒性的缺点,使其具有更优良的性质,提高应用效果,研究者对其进行了结构改造和化学修饰,获得了一些性能优良的环糊精衍生物。目前水溶性优良的 2,6-二甲基-β-环糊精、磺酸基-β-环糊精、葡萄糖基-β-环糊精等以其独到的优势已在国外得到了广泛的应用。如 2,6-二甲基-β-环糊精对脑黄金等脂溶性分子的增溶能力大约是羟丙基-β-环糊精 1.5～3.0 倍,磺酸基-β-环糊精对含胺的碱性分子的增溶能力大约是羟丙基-β-环糊精 2～4 倍,葡萄糖基-β-环糊精可用于输液制剂的稳定、增溶等。

β-环糊精衍生物大体可分为 3 种类型。①水溶型:该类环糊精衍生物产品有支链环糊精、甲基化环糊精、羟乙基环糊精、羟丙基环糊精、低相对分子量 β-环糊精聚合物(相对分子质量为 3 000～6 000)等。②疏水型:该类环糊精衍生物产品有乙基环糊精、乙酰基环糊精等。乙基-β-环糊精产品难溶于水,具有表面活性,能包合亲水性分子,可利用此特性使亲水性药物的水溶性降低,控制药物的释放速率。疏水性环糊精衍生物可用于缓释水溶性药物,对于多肽和蛋白类药物尤其重要。③离子型:该类环糊精衍生物产品有含阳离子产品及阴离子产品,含阴离子产品如羧基甲-β-CD 衍生物[如 6-棱甲基-β-CD(CM-β-CD)]、β-CD 的硫酸酯或磺烷基醚型衍生物[如 2,3,6-硫酸-β-CD(S-β-CD)]、2,3,6-丁磺基-β-CD(SBE-β-CD)]。

此外,双亲性环糊精衍生物因取代位点和取代基的不同而具有不同的构型,其中有一类裙式环糊精(skirt-shaped cyclodextrins)是将环糊精上所有的仲羟基酯化得到的。这类衍生物可生物降解,同族成员众多,应用广泛。裙式衍生物水溶性不高,具有表面活性,可通过分子间相互作用形成聚合物,又能像磷脂一样形成双层分子囊,并具有良好的生物相容性、一定的机械强度和稳定性。目前常用的有 γ-CDC6(2,3-二己酰基-γ-环糊精)和 β-CDC6(2,3-二己酰基-β-环糊精)。

(3)其他包合材料:尿素、硫脲等具有非常完美的平面三角形几何结构,而且同时具有质子给体和受体,可以形成 6 个以上的氢键,是很好的主体分子。此外,甘草酸、甘珀酸钠也可以与某些化合物形成包合物。

(三)包合原理

主分子和客分子进行包合作用时,相互之间不发生化学反应,不存在离子键、共价键或配位键等化学键的作用,包合作用主要是一种物理过程。包合物形成条件,主要取决于主分子和客分子的立体结构和两者的极性。

1.主、客分子的结构与大小

主分子需具有一定形状和大小的空洞,特定的笼格、洞穴或沟道,以容纳客分子。客分子的大小、分子形状应与主分子所提供的空间相适应,若客分子小,选择的主分子较大,则客分子可自由进出洞穴;若客分子太大,嵌入空洞内困难或只有侧链进入,不易形成稳定的包合物;只有当主、客分子大小适合时,主客分子间隙小,产生足够强度的 vander waals 力,才能形成稳定的包合物。一般只有小分子有机药物可以形成包合物,这些药物应符合下列条件之一:①药物分子的原子数>5;②药物分子中稠环数应<5;③药物的相对分子量在 100～400;④溶解度低于 10g/L;⑤熔点低于 250 ℃。

2.主、客分子的比例

包合物不仅在固态中能形成,在水和有机溶剂中也能形成,包合物在晶体中客分子不一定都在空穴内,也可以在晶格空隙中,在溶液中客分子在空穴内。所以主、客分子之比一般不遵守化学计量关系,客分子最大量取决于主分子所提供的空洞数,而所有空洞又并未被完全占领,因而主、客分子的比例有较大的变动范围。大多数 CD 包合物组成摩尔比为 1：1,能形成稳定的单分子包合物。但体积大的客分子(如甾体化合物)比较复杂。

主分子和客分子药物包合物的形成,主要是分子间吸引力的结合。环糊精所形成的单分子包合物,在水中溶解时,整个包合物被水分子包围和溶剂化,包合物仍然稳定。溶剂化合物与包合物有许多相似之处,溶剂化合物受化学计量约束,也不存在包合物的空间结构。

3.客分子的极性

CD 的空洞由碳-氢键和醚键构成为疏水区,非极性脂溶性客分子能坚固地以疏水键与主分子空洞中疏水键相互作用形成包合物,形成的包合物在水中溶解度较小,极性分子可与环糊精分子的羟基形成氢键,嵌在 CD 的洞口亲水区,形成的包合物水溶解度较大。同时,环糊精分子中葡糖基的 C3、C5、C6 原子都带正电,使无机阴离子能进入空洞内,彼此以静电引力结合。

二、包合物的制备

(一)包合物常用制备方法

制备环糊精包合物的包合过程有几个主要环节,即主分子与客分子在一定条件下,进行包合→放置→滤过→干燥→清洗,最终得到包合物。根据其制备过程的特点,常用以下几种方法。

1.饱和水溶液法

将环糊精制成饱和水溶液,然后将水溶性药物直接加入环糊精饱和溶液中制备环糊精合物的方法。其一般工艺路线为:β-CD→加一定量的蒸馏水使其饱和→加热溶解→冷却→加药物→搅拌冷藏过夜→滤过(抽滤、离心)分离包合物→有机溶剂洗涤→干燥→干包合物。

如果被包合物难溶于水,可先将其溶解于少量有机溶剂(如丙酮、异丙醇等)中,再加入环糊精饱和水溶液中,充分搅拌或不断振荡一定的时间,使客分子药物被包合,然后滤过、洗涤、干燥即得。但在水中溶解度大的有一部分包合物仍溶解在溶液中,可加入一种有机溶剂,使其析出沉淀。将析出的固体包合物滤过,再用适当的溶剂洗净、干燥,即得稳定包合物。

该法常用搅拌设备有:磁力搅拌器、高速组织捣碎机、超声波粉碎机、超声波清洗器等。由于所用搅拌设备不同,搅拌的时间也应不同,可根据具体设备采用正交设计法来优化搅拌(或振荡)方式及最佳时间。例如,采用饱和水溶液法通过正交试验,以挥发油包封率、包合物得率为考察指标优选出荆芥油的最佳包合工艺为,挥发油:β-环糊精＝1：8,包合温度 50 ℃,包合时间3.5 小时。也可直接将挥发油的提取与 β-CD 包合连续流水作业,形成了新的包合工艺;如气-液包合法和液-液包合法。以陈皮挥发油为研究对象,通过比较饱和水溶液法、研磨法、液-液包封法、气-液包封法对 β-CD 包合陈皮挥发油的效果,综合观察油利用率、含油率、包合物收得率,结果以饱和水溶液法为优。因此饱和水溶液法是最常用的包合方法。

2.研磨法

先将环糊精加水 2～5 倍量研匀,然后再加入客分子药物(如果药物为难溶性成分,应先将其溶于少量的有机溶剂中),充分研磨一定时间至糊状物,干燥后用适当及适量的有机溶剂洗净,经干燥,即得环糊精包合物。该法其一般工艺路线为:β-CD 加入一定量蒸馏水→研匀→加入药物研磨→得到糊状物→干燥→有机溶剂洗涤→分离→干燥→干包合物。

常用研磨设备有乳钵,研磨机(如快速磨、立式胶体磨)等。例如,应用正交设计优选制备丁香油 β-CD 的工艺条件,并与胶体磨法和饱和水溶液法进行比较试验,结果表明,用胶体磨法来制备丁香油 β-CD 包合物最为实用,适合于工业化生产。

3.冷冻干燥法

将 CD 制成饱和水溶液,加入客分子药物溶解,搅拌混合,使药物被包合,置于冷冻干燥机中冷冻干燥。若制得的包含物溶于水而且在干燥时容易分解或变色者,可用冷冻干燥法,且所得成品较为疏松,溶解好。如将氟尿嘧啶制成环糊精包含物后制成干糖浆,口服后药物易于吸收,增加药物的生物利用度。

4.喷雾干燥法

将 CD 饱和水溶液加入客分子药物溶解,搅拌混合,使药物被包合,采用喷雾干燥设备进行干燥。此法适用于难溶性、疏水性药物,如地西泮的 β 环糊精包含物。

5.超声法

将 CD 饱和水溶液加入客分子药物溶解,混合后立即用超声波破碎仪或超声波清洗机,选择合适的强度,超声适当时间,代替搅拌,将析出沉淀饱和水溶液法处理得包合物。

6.密封控温法

该技术是将主、客分子密封于容器内,通过控制加热温度和时间等因素,使客分子在一定温度下挥发或升华成为气体分子进入主分子空穴中与其相互结合,当温度降低后,主、客分子就以实体物质形式借助分子间范德华力、氢键或离子键等结合方式形成包合物。与其他包合方法相比,该技术制备包合物的制备过程中不需加入任何溶剂,包合物中没有溶剂残留,后处理方便,包合速度快,包合率高,制备工艺简便,对具有升华性质的药物或有挥发成分的中药采用该技术制备包合物有明显的优势。苯甲酸(BA)具有较好的升华性并在水中溶解度较差,对升华性及难溶性药物具有一定代表性,选用 BA 作为模型药物进行研究,结果表明,控温 90 ℃,密封加热 3 小时为最佳。

(二)包合物常用的干燥方法

制得的包合物通常需要干燥。而干燥方法及温度的选择主要根据包合物的性质及药物的性质。常用的干燥方法有以下几种。

1.喷雾干燥法

所制得包合物如果易溶于水,遇热性质又较稳定,可选用喷雾干燥法干燥。其特点是干燥温度高,受热时间短,所得包合物产率高。由于喷雾干燥采用瞬间加热,使 β-CD 包合物脱包率减少,同时减少了生产步骤,节省资源,适用于工业生产。

2.冷冻干燥法

所制得包合物在冷冻过程中使其从溶液中析出,同时也利用低温冷冻的外界条件使其干燥,直接得到干包合物。冷冻干燥法特别适宜于用加热干燥易分解、变色变性的包合物。由于该法制得的外形疏松、溶解性好,常用于制备粉针剂。

3.减压干燥法

利用减压条件,使包合物在低温下进行干燥,以减少对包合物的破坏。这种方法同样适用于加热易分解、变色、变性的包合物。

4.其他干燥方法

据包合物的类型、生产设备及环境条件,有的包合物可在30～40℃下自然晾干;有的用常温下吹冷风干燥;还有的用80～100℃烘干。

(三)影响包合工艺的因素

包合条件的选择对于包合率有一定的关系,主要有包合材料,主客分子投料比例,搅拌的时间、速度、温度,反应液pH值,用水量,干燥温度等。采用正交实验或均匀设计法对工艺进行综合评价,通过直观分析、方差分析优选最佳工艺。

1.包合材料

包合材料是否合适是影响包合效果的首要因素。环糊精系列是目前最常用的包合材料,而其中β-CD是国内外能大量工业生产,而且价格低廉,是首选的一种包合材料。有关β-CD包合物的研究报道比较多。

2.主客分子投料比例

包合物的主、客分子之比一般不遵守化学计量关系。但大多数环糊精包合物组成摩尔比为1:1时,可形成稳定的单分子包合物。不过体积大的客分子(如某一些中药成分)情况比较复杂,当主分子环糊精用量不合适时,也可使包合物不易形成,表现为客分子含量很低。主客分子投料比例选择应根据试验结果确定,由于客分子的性质不尽相同,所以主客分子比例差异较大。

3.包合方法与工艺

选择包合工艺常用的试验设计方法,可采用正交设计法或用均匀设计法安排试验,根据查阅文献及预试验结果,找出影响包合工艺的因素,设计出因素和水平。

以挥发油收得率、油利用率为考核指标,对银翘解毒颗粒剂中薄荷、荆芥的混合挥发油β-CD包合工艺进行研究,选择了影响包合物的3个因素,即挥发油与β-CD投料比、包合温度、搅拌时间,结果认为包合温度是影响生产工艺的主要因素,挥发油与β-CD的比例为次要因素,而包合时间则影响不大。报道巴豆油β-CD包合物制备工艺的研究,对包合物测定含油率后计算油利用率和收得率,分析结果认为,包合温度对含油率和油利用率有显著影响,对收得率无显著影响;投料配比和搅拌时间对含油率有显著影响,但对油利用率和收得率无显著影响。

考察薄荷脑的包合工艺,以包合物薄荷脑回收率为指标,考察薄荷脑与β-CD的比例、搅拌时间、包合温度3个因素,所得最佳工艺条件是薄荷脑与β-CD比例为1:10、搅拌时间15分钟、温度30℃,认为薄荷脑与β-CD比例对包合量影响最大,搅拌时间次之,而温度影响最小。以挥发油收率、包合物收率为考核指标,优选当归等挥发油的包合条件,选择影响包合物的4个因素,即挥发油与β-CD投料比、包合温度、搅拌时间、搅拌速度,结果认为:投料比、搅拌时间、搅拌速度对挥发油收率影响都较大,包合温度对包合物的收率影响很明显,搅拌时间与搅拌速度对包合物的收率影响不大。

三、包合物的验证

药物与环糊精是否形成包合物,可以根据包合物的性质、结构状态,采用以下方法验证。

(一)显微镜法

由于包合过程中晶体发生变化,故可通过分析包合物晶格变化及相态变化来判断包合物是否形成。采用显微镜成像法对干姜挥发油的包合物与制备的空白包合物(不加任何药物)进行观察,结果空白包合物为规则的 β-CD 板状结晶,含油包合物为不规则形粉末,证明挥发油与 β-CD 已形成包合物。采用扫描电镜对白术挥发油与 β-CD 物理混合物、白术挥发油 β-CD 包合物进行分析,结果两者晶态存在明显差异,物理混合物中大部分挥发油棱角分明、边缘清晰地附着于 β-CD 方晶表面,而包合物中挥发油嵌入 β-CD 方晶内,界面模糊,使 β-CD 转呈分枝状晶体,与 X-射线粉末衍射分析结果一致。

(二)热分析法

(1)差示热分析法(Differential thermal analysis,DTA):差示热分析法又称差热分析,是在程序控制温度下测定样品物理参数随温度变化的一种方法。此法用于包合物的验证简便、快速。如对 β-CD、白术挥发油与 β-CD 物理混合物、白术挥发油与 β-CD 包合物进行差热分析,升温范围 50~350 ℃;物理混合物为白术挥发油与 β-CD 的简单叠加,仍然显示了 β-CD 的特征峰,仅是由于挥发油中低沸点挥发性成分的存在,使 β-CD 的脱水峰由 82.9 ℃降低至 76.7 ℃;在包合物中,β-CD 的两特征峰消失,说明 β-CD 空腔中的水分子已被置换出来,同时,出现了新特征峰,推测挥发油与 β-CD 之间不是简单的吸附,而是发生了分子间作用,生成新的物相。

(2)差示扫描量热法(Differential scanning calorimetery,DSC)差示扫描量热法又称差动分析,是在程序控制温度下输入到参比物和样品的能量随温度变化的一种分析方法。此法用于包合物的验证比 DTA 灵敏、重现性好。

(三)X-射线衍射法

晶体药物在用 X 射线衍射时显示该药物的结晶的衍射特征峰,而药物的包合物是无定形态,没有衍射特征峰。白术挥发油与 β-CD 物理混合物及白术挥发 β-CD 包合物 X 射线粉末衍射图分析。结果,包合物和物理混合物的主要特征峰明显不同,这些新特征峰的出现,表明包合物形成新的晶型。

(四)薄层色谱法(TLC)

采用薄层色谱法验证包合物,以有无薄层斑点、斑点数和 Rf 值来验证是否形成包合物。将白术挥发油、β-CD、白术挥发油 β-CD 包合物分别制成乙醇溶液作为供试品溶液。吸取供试品溶液各 40 μl,分别点于硅胶 G 薄层板上,以石油醚-乙酸乙酯(25∶3)为展开剂上行展开,取出,喷以 5%香草醛硫酸液,105 ℃烘至斑点显色清晰。结果,β-CD 无斑点,白术挥发油中苍术酮斑点清晰可见,挥发油的包合物与挥发油具有颜色一致、Rf 值相同的 5 个斑点。表明白术挥发油经 β-CD 包合后其主要成分未发生明显变化,包合为物理过程。

此外还有核磁共振法、相溶解度法和紫外分光光度法等。在验证时,可以选用这几种方法。

(荆树英)

第三节　微型包囊技术

一、概述

(一)微型包囊技术的含义

微型包囊技术简称微囊化,系利用天然的或合成的高分子材料(囊材)将固体、液体或气体药物(囊心物)包裹形成囊壳型微囊的过程。所制得的微囊粒径为 $1 \sim 5\,000\ \mu m$,微囊的外形因囊心物、膜材的性质与制备方式不同,可以呈球状实体或平滑的球状膜壳形、葡萄串形、表面平滑或折叠的不规则结构等各种形状。通常可根据临床需要将微囊制成散剂、胶囊剂、片剂及注射剂等各种剂型。

(二)药物微囊化的应用特点

药物微囊化后具有以下特点:①掩盖药物不良气味。例如黄连解毒汤、大蒜素、沙棘油等药物。②提高药物稳定性。药物包封于囊材中,避免了外界氧气、水分等的影响,也可以防止挥发性成分的挥发损失。例如中药挥发油、易氧化的 β-胡萝卜素、易吸潮降解的阿司匹林等药物经微囊化可以增加稳定性。③防止药物在胃内失活或减少对胃的刺激性。例如酶、多肽类等易被胃内消化酶破坏的药物,吲哚美辛等对胃具有强烈刺激性的药物制成肠溶微囊,可以避免或减少上述现象的发生。④使液态药物固态化,便于贮存或再制成各种剂型。例如,可将油类药物制成微囊,改善制剂过程中的流动性与可压性。⑤能控制药物释放速率。例如选择可生物降解材料、亲水性凝胶材料或其他合适的囊材制备微囊,可延缓药物释放。⑥减少药物复方的配伍变化。例如,阿司匹林与氯苯那敏配伍后可加速阿司匹林水解,将两者分别包囊,再制成同一制剂可避免这种变化。⑦可将活细胞或生物活性物质包囊,使在体内发挥生物活性作用,且具良好的生物相容性和稳定性。此外,有些治疗指数低的药物或毒性大的药物制成微囊,可使药物浓集于靶区,从而提高药物的疗效,降低毒副作用。

二、微囊的制备

(一)囊心物与囊材

1.囊心物

微囊的囊心物包括主药与附加剂。附加剂主要有稳定剂、稀释剂、阻滞剂、速释剂等。囊心物的性质不同对微囊化的工艺要求亦不同。

2.囊材

用于包裹囊心物所需的材料称为囊材。对囊材的一般要求是性质稳定;无毒、无刺激性,注射用的微囊囊材应具有生物相容性和可降解性;能与药物配伍,不影响药物的药理作用及含量测定;有适宜的释药速率;成膜性好,能完全包裹囊心物,且囊壁有一定的强度、弹性及可塑性;有符合要求的黏度、渗透性、亲水性与溶解性等特性。

常用的囊材分为天然、半合成和合成的高分子材料。

(1)天然高分子材料:是最常用的囊材,无毒、稳定性及成膜性能好。如明胶,阿拉伯胶等。

①明胶：系动物的皮或骨骼中含有的胶原，经部分水解而得到的一种多肽。明胶因制备时水解方法不同分为 A 型明胶和 B 型明胶。A 型明胶系用酸法水解制得，等电点为 pH7～9；B 型明胶系用碱法水解制得，等电点为 pH4.7～5.2。两种明胶均可用于微囊化，但 B 型明胶凝聚时要求 pH 值低，故对 pH3 以下不稳定的药物不宜选用。微囊化时所用明胶液的浓度为 2%～10%。②阿拉伯胶：主要成分为阿拉伯酸的钙盐、镁盐、钾盐的混合物。常与明胶配合使用，一般使用浓度为 2%～10%。③海藻酸盐：系由褐色海藻经稀碱提取纯化制得，其主要成分为海藻酸的钠盐。溶于水，不溶于乙醇、乙醚及其他溶剂。海藻酸钠的黏度因规格不同而有差异。可与甲壳素或聚赖氨酸合用作为复凝聚法制备微囊的复合囊材。因海藻酸钙不溶于水，成囊后可用氯化钙固化。海藻酸钠的常用浓度为 0.6%～1.0%。④壳聚糖：是甲壳素在碱性条件下，脱乙酰基得到的一种天然聚阳离子型多糖，其中的—NH2 可结合水溶液中的 H+ 而带正电荷。壳聚糖可因脱乙酰化程度的不同或含游离氨基的多寡而具有不同的性质。壳聚糖可溶于酸或酸性水溶液，无毒、无抗原性，在体内能被溶菌酶酶解，具有优良的生物降解性和成膜性。⑤其他：淀粉衍生物可用作囊材，如羟乙基淀粉、羧甲基淀粉、马来酸酯化淀粉-丙烯酸共聚物等。还有蛋白质类如（人或牛）血清白蛋白、玉米蛋白等也可用于制备微囊。

（2）半合成高分子材料：多为纤维素衍生物，具有毒性小、黏度大、成盐后溶解度增大等特点。但因易水解，不宜高温处理，需要临用前现配。①羧甲基纤维素盐：属阴离子型的高分子材料，常与明胶合用作复合囊材，如羧甲基纤维素钠。CMC-Na 遇水溶胀后黏性大，在酸性溶液中不溶解，亦不会发酵，且有抗盐能力和一定的热稳定性，置空气中易吸湿，在大多数有机溶剂中几乎不溶。②醋酸纤维素酞酸酯：分子中含苯二甲酰基 31%～39%，在强酸中不溶解，但在 pH＞6 的水溶液中可因游离羧酸基离解而溶解，其游离基的相对含量影响成品离解或溶解时所需介质的 pH 值，用作囊材时可单独使用，也可与明胶配合使用。③羟丙基甲基纤维素：能溶于冷水成为黏性胶体溶液，且具有一定的表面活性，长期储存有良好的黏度和稳定性。④乙基纤维素：分子中含乙氧基 48%，化学稳定性高，适用于多种药物的微囊化，不溶于水、甘油、丙二醇，不同程度地溶于有机溶剂。遇强酸易水解，故对强酸性药物不适宜。⑤甲基纤维素：可单独用作囊材，亦可与明胶、聚维酮等合用作复合囊材。

（3）合成高分子材料：一般具有无毒、成膜性好、化学稳定性高等特点。这类囊材根据其降解性能分为生物可降解和生物不可降解两类。生物不可降解且不受 pH 值影响的囊材有聚酰胺、硅橡胶等；但生物不可降解在一定 pH 条件下可溶解的囊材有聚丙烯酸树脂、聚乙烯醇等；可以通过水解或降解在体内释药后可以无残留物的囊材有聚碳酯类、聚酯聚醚类、聚氨基酸类、聚乳酸、丙交酯-乙交酯共聚物，以及 ε-己内酯与丙交酯嵌段共聚物等。

聚酯类是目前研究最多、应用最广的可生物降解合成高分子材料，多为羟基酸或其内酯的聚合物。常用的羟基酸有乳酸和羟基乙酸。乳酸缩合得到的聚酯称聚乳酸（polylactic acid，PLA），由羟基乙酸缩合得到的聚酯称聚羟基乙酸（polyglycolic acid，PGA），由乳酸和羟基乙酸缩合而成的聚酯有丙交酯-乙交酯共聚物或乙酸-羟基乙酸共聚物（PLGA 或 PLG）。这些聚合物都表现出一定的溶蚀降解特性。聚酯因聚合比例不同，分子量不同，可获得不同的降解速率。如消旋丙交酯-乙交酯共聚物在共聚时，分别以 75：25 以及 85：15 两种比例共聚制备共聚物材料，其体内降解时间分别为 1 个月与 3 个月。

（二）微囊的制备方法

微囊的制备方法按其制备原理可分为物理化学法、物理机械法和化学法 3 大类。根据药物和囊材性质、微囊所需的粒径、药物的释放性能等,可选择不同的微囊化方法。

1.物理化学法

物理化学法在液相中成囊,即在囊心物和囊材的混合物中采用适当的手段使囊材的溶解度降低而凝聚在囊心物的周围,形成一个新的相,发生相分离,因此又称为相分离法。相分离法的微囊化步骤大体可分为囊心物的分散、囊材的加入、囊材的沉积以及囊材的固化四步。根据形成新相的方法不同,可分为单凝聚法、复凝聚法、溶剂-非溶剂法、改变温度法和液中干燥法。

(1)单凝聚法:系在高分子囊材溶液中加入凝聚剂以降低高分子材料的溶解度而凝聚成囊的方法。由于囊材胶体水化膜中的水与凝聚剂(如乙醇、丙酮等强亲水性电解质或硫酸钠、硫酸铵等强亲水性非电解质)结合,溶解度降低而凝聚形成囊。这种凝聚是可逆的,一旦解除凝聚的条件(如加水稀释、改变温度或电解质的浓度),就可发生解凝聚。利用这种可逆性,多次反复解凝聚和凝聚过程,获得满意的微囊后,再采用适当的方法加以交联固化成不可逆的微囊,以长久保持囊型,不粘连、不凝结。该法适用于水不溶性的固体颗粒或液体药物的微囊化。

可以作为单凝聚法制备微囊的囊材主要有明胶、琼脂、果胶、海藻酸盐、甲基纤维素、羧甲基纤维素、聚乙烯醇等。

(2)复凝聚法:系使用两种或多种带相反电荷的高分子材料作为囊材,将囊心物分散在囊材水溶液中,在适当条件下,带相反电荷的高分子材料间发生静电作用而相互吸引,产生交联,溶解度降低,产生相分离凝聚成囊的方法。这种凝聚同样是可逆的,当凝聚条件发生变化时可以发生解凝聚。因此凝聚成囊后应采用适当的方法固化。

可用作复合材料的有明胶与阿拉伯胶、海藻酸盐、羧甲基纤维素、醋酸纤维素酞酸酯、邻苯二甲酸化明胶,海藻酸盐与聚赖氨酸、壳聚糖,白蛋白与阿拉伯胶等。复凝聚法是经典的微囊化方法,适用于固体粉末或液体药物,其操作简便,容易掌握。

实现复凝聚需要两种电荷相反的聚合物,如以明胶与阿拉伯胶为囊材,其复凝聚机理如下:明胶分子结构中的氨基酸在水溶液中可以解离形成——COO-。阿拉伯胶分子结构中的羧基可以解离为—COO-,调节 pH 值至明胶的等电点以下,—数目多于—COO-,明胶带正电荷,与带有负电荷的阿拉伯胶发生分子交联形成不溶性的复合物,发生相分离,凝聚形成微囊。调节 pH 值至 4.0～4.5 时明胶正电荷达到最高,形成微囊的量最大。两溶液发生凝聚时,除 pH 值为主要条件外,浓度也是重要条件之一。

与单凝聚法相似,复凝聚法对囊心物有一定要求。由于微囊化是在水溶液中进行,因此要求药物不溶于水,但药物表面必须容易被囊材凝聚相所润湿,能够混悬于凝聚相中,随凝聚相的分离而成囊。为改善药物的润湿性,可根据药物性质加入适当的润湿剂。此外,还应使凝聚相保持一定的流动性,如控温或加水稀释等,亦是保证囊形良好的必要条件。

(3)溶剂-非溶剂法:系将囊心物分散在囊材溶液中,加入一种对囊材和囊心物均不溶的溶剂(非溶剂),引起相分离而将药物包裹成囊的方法。溶剂法-非溶剂法对囊心物的要求是可以是水溶性物质、亲水性物质、固体粉末、液体药物、油状物等,但必须对体系中聚合物的溶剂与非溶剂均不溶解,也不起反应。

(4)改变温度法:系在某些聚合物-溶剂体系中,因温度不同,聚合物溶解度有差异而成囊。该体系中,聚合物囊材在室温时几乎不溶,但随着温度升高其溶解度显著增大,且其溶解曲线的斜率非常陡峭。微囊化时,利用其溶解度随温度变化显著的特点,通过改变体系的温度引起有机溶剂的溶液体系中聚合物囊材发生相分离而制备微囊。该法不需加凝聚剂,而是通过控制温度成囊,为防止粘连可加入分散剂。例如以乙基纤维素(EC)作囊材将维生素 C 微囊化时加入浓度为 3% 的几种分散剂,其防止粘连的效率依次为:丁基橡胶＞聚异丁烯(PIB)＞聚乙烯＞空白(无分散剂);释放的速率依次为:丁基橡胶＞空白＞聚乙烯＞PIB。

(5)液中干燥法:系将囊材和囊心物以液滴的形式分散在液体介质(油或水)中形成乳状液,再利用加热、减压、溶剂萃取或冷冻等方法除去分散相中挥发性溶剂以制备微囊的方法,亦称为乳化-溶剂挥发法。本法不需调节 pH 值,不需较高的加热条件,不需特殊的反应剂,因此适用于容易失活或不稳定的药物。

2.物理机械法

该类方法是将固态或气态药物在气相中进行微囊化,主要包括喷雾干燥法、喷雾凝结法、空气悬浮法、多孔离心法、锅包衣法等,均需要一定的设备条件。

(1)喷雾干燥法:系将囊心物分散在囊材的溶液中,用喷雾法将混合液喷入惰性热气流中,使溶剂迅速蒸发,囊材凝固于囊心物表面将囊心物包裹起来。所得微囊粒径一般为 5～600 μm,近似球形,质地疏松,为自由流动的干粉。该方法具有工艺简单、成本低、生产可连续化、自动化等优点,适合于工业化生产。

常用的囊材有羟丙基甲基醋酸纤维素酞酸酯、CAP、HPMC、MC、EC、聚丙烯酸树脂等。常用的溶剂有水、丙酮及醇类,如丙酮与醇类合用是纤维素类及聚丙烯酸树脂的良好溶剂。选择溶剂时应考虑溶剂的毒性、流化床设备的防爆、污染空气的废气燃料与溶剂回收等问题。在微囊化过程中,微囊带电易粘连,尤其在最后阶段。因此需加入抗粘剂滑石粉、硬脂酸镁、微粉硅胶、二氧化钛、氧化铝、色淀及单硬脂酸甘油酯等,一般用量为 1%～3%,加至囊材溶液中制成混悬液,减少微囊粘连。

喷雾干燥的影响因素包括混合液的黏度、均匀性、药物及囊材的浓度、喷雾的速度、喷雾方法及干燥速率等。囊心物所占的比例不能太大,以保证被囊膜包裹,如囊心物为液态,其在微囊中含量一般不超过 30%。

喷雾干燥过程一般 5～30 秒内完成,比传统工艺快,适于工业化生产。喷雾干燥可间歇操作,也可连续操作,特别适用于耐热性差的囊心物和易相互粘连的微囊,可得到性能优良的粉末状微囊。其缺点是在微囊壁膜上易形成较大的空洞,设备成本高。

(2)喷雾凝结法:系将囊心物分散于熔融的囊材中,喷于冷气流中凝聚而成囊的方法。常用的囊材有蜡类、脂肪酸和脂肪醇等,在室温均为固体,而在较高温度下能熔融。

(3)空气悬浮法亦称流化床包衣法,是利用垂直强气流使囊心物悬浮于气流中,将囊材溶液通过喷嘴喷射于囊心物表面,热气流使溶剂挥干,囊材在囊心物表面形成薄膜而成微囊,所得微囊粒径一般在 35 μm～5 000 μm。囊材可以是多聚糖、明胶、树脂、蜡、纤维素衍生物及合成聚合物等。为防止黏结可加入第三种成分如滑石粉或硬脂酸镁,先于微粉化的药物粘结成一个单位,然后通过空气悬浮法制成微囊。

空气悬浮法制备微囊需注意几个问题:①调节气流速度使囊心物能从底部上升,并在顶部下落,从而使囊心物在装置中往复运动,与囊材溶液充分接触。②控制囊材用量及喷射时间与间隔,使囊膜既有一定的厚度又均匀。③选择合适的溶剂,应考虑溶剂的溶解性、挥发性、毒性、可燃性。④选择合适的囊心物的形状和大小。

(4)多孔离心法:系利用离心力使囊心物高速穿过囊材的液态膜形成微囊,再利用冻结、非溶剂法或挥去溶剂等方法固化制得微囊的方法。

（5）锅包衣法：系利用包衣锅将囊材溶液喷在固态囊心物上挥干溶剂形成微囊，导入包衣锅的热气流可加速溶剂挥发。

3.化学法

化学法系利用溶液中的单体或高分子通过聚合反应或缩合反应生成囊膜而制成微囊的方法，其优点是不加凝聚剂，先制成 W/O 型乳状液，再利用化学反应交联或用射线辐射固化。

（1）界面缩聚法也称界面聚合法，系在分散相（水相）与连续相（有机相）的界面上发生单体缩聚反应。通常将水溶性的固体或液体囊心物溶于含己二胺和碱的水溶液中，成为水相；另一相为己二酰氯的有机溶剂溶液，通常所用的有机溶剂为：四氯化碳、二氯己烷、二甲苯、己烷等。

界面缩聚法形成的微囊一般是单层膜，但也可通过多次界面缩合形成复合膜。若发生反应的单体都是双官能团的，则得到线性聚合物膜，这种膜有微孔，半透性良好。若发生反应的单体分子含 3 个以上的官能团，则得到交联聚合物膜，这种膜具有密封性好的特点。

界面缩聚法制备微囊应注意如下问题：①反应体系中使用的一些添加剂可能会与单体发生副反应，若这些副反应也发生在界面上，将会影响界面缩合反应的结果。②单体残留、单体与囊心物可能发生副反应；单体制备困难；膜的通透性高，不适合于要求密封的囊心物。

（2）辐射化学法：系用聚乙烯醇或明胶为囊材，利用^{60}Co 照射产生 γ 射线，使聚合物交联固化，形成微囊，然后将微囊浸泡在药物的水溶液中使其吸收，待水分干燥后即得含药微囊。该法适用于水溶性药物。此法工艺简单，不在明胶中引入其他成分，成型容易，不经粉碎就得粉状微囊，直径在 50 μm 以下。

（三）微囊中药物的释放

1.微囊中药物释放的机制

微囊中药物的释放的机制有 3 种，均与囊材性质有关。

（1）扩散：微囊进入机体后，体液向微囊中渗透而使药物溶解，但这时囊壁不溶解，药物则通过囊壁扩散出来，是一个物理过程。有时在囊壁表面溶解或黏附有少量药物，这部分药物与体液接触后可产生短期的快速释放，即出现突释效应，然后才是扩散过程。

（2）囊壁的破裂和溶解：这是一个物理化学过程，不包括酶的作用，囊壁可由压力、剪切力、磨损等因素而破裂或囊壁可溶解在体液中，而将药物释放出来。囊壁的溶解速度取决于囊材的性质及体液的体积、组成、温度和 pH 值等。

（3）囊壁的消化和降解：这是在酶的作用下的生化过程。当微囊进入体内后，囊壁可受胃蛋白酶或其他酶消化、降解，使药物释放出来。

2.影响微囊药物释放的因素

微囊的粒径、囊壳性质、药物性质、生产工艺条件、介质的性质、剂型、附加剂等均影响微囊中药物释放。

（1）微囊的粒径：在载体材料一定的条件下，粒径愈小界面积愈大，释放速率也相应愈高。

（2）囊壳的性质：囊壳对药物释放的影响取决于如下几个方面：①囊材性质和种类，囊材不同，所形成囊膜的孔隙度和扭曲性不同，囊膜的通透性也就不同，因而药物的释放速度不同。常用的囊材释药速度次序为：明胶＞聚乳酸＞EC＞乙烯-马来酸共聚物＞聚酰胺。有些囊材（如明胶）会吸收水膨胀而形成凝胶层，从而阻止药物向外扩散。某些可生物降解的囊材会因缓慢水解而降低其分子量，这些囊壁结构及外表的变化都会导致药物扩散阻力的变化，从而影响其扩散速率。另外，组成囊材的聚合物含有结晶区和无定形区，药物不能通过结晶区向外扩散，因此结晶度高的聚合物对药物扩散的阻力大;囊材中加入不同性质的附加剂,亦可调节释药速率,如磺胺嘧啶乙基纤维素微囊中加入不同量的硬脂酸为阻滞剂,随着阻滞剂含量的增加,体外释药速率降低。②囊壁的厚度,囊壁的厚度与制备工艺有关,其对药物释放速度影响显著。囊壁材料相同时,囊壁越厚释药越慢,或囊心物与囊壁的重量比越小,释药越慢。③囊壁的微孔,囊壁是不均一、不连续的,药物可通过微孔向外扩散,且速率较大,因此囊壁的孔隙率不同会影响药物的释放速率,孔隙率越大,药物的释放速率越大。④交联度,使用交联剂固化的微囊,药物通过交联的网孔向外扩散,交联度不同,药物的扩散阻力也不同。交联度越大,药物的扩散阻力越大。

(3)药物的性质:药物的性质对药物释放的影响取决于如下几个方面:①溶解度,药物的溶解度与药物释放速度有密切关系。药物在扩散通过囊壁之前必须以分子状态分散,即必须溶解在进入微囊的水中。在载体材料相同时,溶解度大的药物释放较快。②扩散系数,药物通过囊材的扩散速率符合 Fick's 第一定律,对易溶于水的药物,其在囊膜中的扩散速率是决定药物释放速率的决定性因素。药物分子结构与分子量大小不同,其扩散系数不同,其从微囊中释放的速率也就不同。③分配系数,药物不仅可以溶解在水中,也可以溶解在囊壁中。药物在囊壁与水之间的分配系数大小也影响其释放速度。如囊材为乙基纤维素的巴比妥钠、苯甲酸及水杨酸微囊,三者的乙基纤维素/水分配系数依次为 0.67、58 及 151,三者的释药 $t_{1/2}$ 依次为 22 分钟、70 分钟及 80 分钟,其中巴比妥钠释放最快,释放量也最多。

(4)工艺条件:搅拌速度、固化时间、囊材浓度、温度、电解质复凝时的 pH 值、添加剂的性质、分散剂及干燥方法等均会影响微囊中药物的释放速度。即使采用相同的成囊工艺,但干燥条件不同,释药速率也不同。

此外溶出介质的性质、剂型及附加剂也会影响释药速率。介质的 pH 值会影响囊壁的溶解或降解,从而影响释药速度。微囊与微囊片剂相比,后者的释药可能因压片使囊壁破裂而更快。

三、微囊的质量评价

(一)微囊的载药量与包封率

微囊中药物的百分含量为载药量。微囊中药物含量的测定一般采用溶剂提取法,溶剂的选择原则是应使药物最大限度地溶出而最小限度地溶解载体材料,溶剂本身也不应干扰测定。对于粉末状微囊,先测定其含药量后计算载药量;对于混悬于液态介质中的微囊,先将其分离,分别测定液体介质和微囊的含药量后计算其载药量和包封率。

(二)药物的释放速率

微囊中药物的释放速率可采用《中国药典》2005 年版二部附录 X D 释放度测定法,也可将微囊置薄膜透析管内进行测量。药物在微囊中可能以吸附、包入或嵌入的形式存在,进行体外释放试验时,表面吸附的药物会快速释放,称为突释效应。开始 0.5 小时的释放量要求低于 40%。

(三)有机溶剂残留量

凡工艺中采用有机溶剂者,应按照《中国药典》2005 年版相关规定测定有机溶剂残留量,应符合规定的限度。

(四)微囊的稳定性

微囊在放置过程中,尤其是微囊注射剂经过灭菌处理后,可能引起形态等的变化,因此必须考察微囊的稳定性,重点考察微囊的形态、粒径及分布、载药量、包封率和释药特性等。

(荆树英)

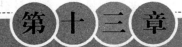

中药口服速释固体制剂

第一节 概　述

一、口服速释固体制剂的含义、特点与分类

(一)含义

口服速释固体制剂主要指服用后能够快速崩解或快速溶解的固体制剂。适用于需要快速发挥作用的药物、口服后容易在胃中灭活的药物,以及肝脏首过作用大而影响吸收的药物。它包括口腔速溶片与速崩片、舌下片、滴丸、咀嚼片、分散片等。

(二)特点

口服速释固体制剂既可以保持固体制剂中药物稳定性好,生产、贮存、运输、携带方便等特点,也有普通固体制剂所不具备的快速崩解、快速释药,吸收好,生物利用度高等特点。

口服速释固体制剂多数经口腔黏膜吸收,口腔黏膜血流量大,经舌下静脉、面静脉、后腭静脉通过颈内静脉直接进入大循环,可避免药物的肝脏首过效应。药物经过口腔黏膜吸收,主要是通过脂质膜被动扩散。药物和辅料的理化性质、口腔黏膜的生理特性会影响跨膜转运的速度。

(三)分类

口服速释固体制剂按制备方法的不同分为压制片和滴制丸。按药物溶出与崩解方式的不同,可分为 3 种类型,分别为口服速崩型固体制剂,如口腔崩解片、分散片;口服速溶型固体制剂,如口腔速溶片、舌下片;口服速释型固体制剂,如滴丸、舌下片等。

二、口服速释固体制剂常用的制备方法

(一)冷冻干燥法

冷冻干燥的产物颗粒细小,空隙丰富、结构疏松,能够快速吸收水分;同时冷冻过程中可以使某些药物的晶格发生改变,使结晶颗粒的粒径减小,比表面积增大;也会使某些药物产生亚稳态或无定性态。因此冷冻干燥法可以加速药物的溶解和吸收。该方法常用于制备口腔速溶片和速释片。

为了使冻干后的制剂具有一定的强度和形状,同时具有疏松多孔状态,促进药物的均匀分布,在冻干时常加入明胶、阿拉伯胶、甘露醇、右旋糖酐、聚乙烯醇、海藻酸类,以及表面活性剂如卵磷脂、吐温类、司盘类等。

(二)湿法制粒法

采用湿法制粒是口服速释片剂最常用的方法,可以改善药物分散的均匀性和流动性。湿法制粒法与冷冻干燥法比较,具有制备简便、成品率高,利用普通片剂设备即可制备的特点。

(三)粉末直接压片法

粉末直接压片法可以避免湿法制粒的湿热过程,减少操作环节。粉末直接压片法能够提高难溶性药物的溶出度。

三、口服速释固体制剂常用的辅料

常用的崩解剂有微晶纤维素(MCC)、交联羧甲基纤维素钠(交联 CMC-Na)、交联聚维酮(交联 pvp)、交联羧甲基淀粉钠(CCMS-Na)、处理琼脂(TAG)、低取代羟丙基纤维素(L-CPC)等。

(一)微晶纤维素

目前应用最广的一种辅料,具有海绵状的多孔管结构,受压时多孔结构由杂乱无章变为线性排列,再加之塑性变形,使之可压性好,适合于直接压片,用量可达 80%～90%。由于它溶胀性很弱,一般不单独用作崩解剂,往往与其他溶胀性能强的辅料(如 L-HPC)联合使用,所制得的片剂在 10 秒内即可崩解。

(二)交联聚维酮

白色粉末,流动性好。不溶解于水,但有引湿性,吸水量能超过其自身重量的 50%,仍能保持完整而不溶解。有较大的表面积。遇水其网状结构膨胀产生崩解作用,常用作片剂的崩解剂。

(三)交联羧甲基淀粉钠

CCMS-Na 具有良好的吸水性和吸水膨胀性,充分膨胀后体积可增大 200～300 倍,具有良好的可压性,常用于直接压片,可改善片剂的成型性,增加片剂的硬度而不影响其崩解性,用量一般为 4%～8%。

(四)处理琼脂

琼脂常温下吸水溶胀,但不会转变为凝胶。常温下琼脂吸水膨胀,再干燥处理,制成的 TAG 具有良好的崩解性能,将其用于口腔崩解片(ODT)的制备,效果良好,TAG 的速崩性是因为它有大的孔径和总孔体积,能使水分快速渗透,加快崩解。

(张燕明)

第二节　口腔崩解片

一、口腔崩解片的含义与特点

(一)含义

口腔崩解片(orally disintegrating tablets,ODT)是近年来发展起来的一种新型速释固体制剂。口腔崩解片是一种在口腔内不需水或只需极少量水即能崩解或溶解的片剂。由于其能够快速溶解或崩解,因而有诸多名称如口腔速溶片、速溶片、口腔速崩片、速液化咀嚼片、口腔崩解片等。为规范命名,将能在口腔中快速崩解(或溶解)的片剂,统一定义为"口腔崩解片"。

(二)特点

1.服用方便,患者顺应性高

口腔崩解片可以按普通片剂吞服,或放于水中崩解后送服,还可不需用水直接吞咽服药,因而特别适用于婴幼儿、老年人、某些精神疾病患者、抑郁症患者及卧床体位难变动的患者。据估计,35%的普通患者、30%~40%的老年患者、18%~22%的长期用药患者都有吞咽困难,口腔崩解片作为一种新型的无须用水、入口能迅速崩解的剂型,可解决吞咽困难的问题,且与传统片剂有生物等效性;另外工作紧张的上班族可随时服用,也是这一剂型受欢迎的原因之一。

2.药物的生物利用度高

口腔崩解片遇唾液迅速崩解,药物溶出速度快,从而可以加快药物吸收的速度与程度,提高生物利用度。口腔崩解片中的药物有相当数量通过口腔、咽喉和食管黏膜进入全身血液循环,因此适宜于需迅速起效的药物。

3.降低药物的胃肠道反应

口腔崩解片在口腔中迅速崩解的性能可以使药物在到达胃肠道之前能迅速崩解分散成细小微粒,从而在胃肠道中均匀分布,增大吸收面积,也避免或降低了因胃黏膜局部药量过大而产生的刺激作用,避免了普通片剂在口服过程中可能引起的食管阻塞和组织损伤。

4.减少首过效应和胃肠道的破坏作用

口腔崩解片在口腔中迅速崩解后,除大部分药物随吞咽动作进入胃肠道外,也有相当一部分药物经口腔黏膜吸收,药物对肝脏首过代谢敏感性降低,从而减少首过代谢作用和胃肠道对药物的破坏。

5.其他

口腔崩解片的体内行为基本与普通片剂一致;与舌下片不同,起效并不依赖于口腔黏膜吸收;主要用于一些特殊人群的使用,如老人、儿童、吞咽困难或特殊环境下的患者等,主要考虑临床需要和使用的顺应性;一般不是针对某些特定适应证而研发。

二、口腔崩解片的辅料选用

口腔崩解片组成包括主药、适宜的快速崩解剂及填充剂。口腔崩解片制备的关键是选择合适的辅料,以及控制药物和辅料的粒径。在所选择的辅料作用下可以使制成的片剂具有适宜的硬度和疏松度,能在口腔中1分钟内迅速崩解成微小颗粒,而且不需用水即可完成服药过程。最主要的辅料有崩解剂和矫味剂。

(一)崩解剂

常用的有低取代羟丙基纤维素、微晶纤维素、交联羧甲纤维素钠、交联聚维酮、交联羧甲淀粉钠及处理琼脂等。其中低取代羟丙基纤维素是较新型的辅料,它在水中不溶解但有强吸水性和溶胀性,可使片剂易成型,又能增加崩解和崩解后颗粒分散度,是国外制备口腔崩解片应用最广泛的一种辅料。微晶纤维素在加压过程中成塑性变形,另有毛细管作用,崩解效果好,可压性好,但溶胀性差,因此常与其他溶胀性强的辅料如低取代羟丙基纤维素联合作为崩解剂。交联羧甲纤维素钠、交联聚维酮、交联羧甲淀粉钠这3种崩解剂被称为超级崩解剂,具有较强的吸水膨胀性,有优良的崩解性能。

(二)矫味剂

常用的有甜味剂(如蔗糖、阿斯帕坦)、芳香剂(各种香料或香精)、酸味剂等。口腔崩解片处方由药物与至少一种崩解剂和适宜的填充剂等配伍组成。

目前美国 FDA 已经批准口腔崩解片用的辅料主要有甘露醇、微晶纤维素、交联聚维酮、阿斯帕坦、碳酸氢钠、无水柠檬酸、胶状二氧化硅、硬脂酸镁、橘味香精、白明胶、羟苯甲酸甲酯钠、对羟基苯甲酸丙酯钠、染色红等。

三、口腔崩解片的制备工艺

口腔崩解片制备工艺有冻干法、压模法、直接压片法、湿法压制沄和湿法制粒后压片法,以及半湿法压片法、熔融制粒直接压片法、干法制粒直接压片法等。

(一)冷冻干燥法

冻干技术最早应用于口内速溶片的制备,目前至少有十多家国外公司采用此种方法生产口腔崩解片。该方法的优点是制得的口腔崩解片质地疏松、多孔,入口即溶,崩解时限短,一般可以在 20 秒内,口感好,制剂稳定,长时间放置不会出现崩解时间变长的问题。不足之处是需要冷冻干燥设备,制备工艺较复杂,成本较高;制得的口腔崩解片成型性差,容易碎裂和吸潮。

(二)直接压片法

该方法工艺简单,不需特殊的生产设备,成本较低。对于流动性好的药物粉末采用直接压片法可加快难溶性药物的溶出。为满足口腔崩解片的质量要求,直接玉片法制备口腔崩解片时多采用具有较强可压性及崩解性的辅料,如微晶纤维素、低取代羟丙基纤维素及交联聚维酮等。

(三)湿法压制法

该方法是利用特殊的压片机,在压力约 15kg 下把湿药粉压成片后干燥。此法制得的片剂口感好,而且在干燥之前就可以刻痕和打印字样,但该法制备的口腔崩解片载药量不大,制剂设备复杂。

(四)湿法制粒法

国内目前已有许多厂家使用这一技术制备口腔崩解片。为满足口腔崩解片快速崩解的需要,通常在处方中需要加入较大量的崩解剂,但该方法采用的压片力较大,片剂硬度大,而且口感较差,同时崩解剂在吸水膨胀后容易在口腔中黏附。因此崩解剂的种类和用量、片剂的压力和片径等都对口腔崩解片的润湿时间和崩解时间有影响,需要经过适当的筛选。同时湿法制粒的方法对崩解时限也有显著的影响。

目前国内大多采用微晶纤维素加上超级崩解剂。微晶纤维素具有良好的流动性和可压性,且具有一定的润滑和崩解作用,但颗粒较大,不溶于水,大量使用容易产生沙砾感。甘露醇在溶解时吸热,口感清凉,应用于口腔崩解片可以部分掩盖沙砾感。

(五)喷雾干燥工艺

将含有静电荷的聚合物及增溶剂、膨胀剂等加入乙醇及缓冲液等,以喷雾干燥的方法制得多孔性颗粒作为片剂的支持骨架,再与增溶剂和膨胀剂、填充剂、矫味剂等直接压片,也可以最后包一层薄膜衣。采用该方法制成的口腔崩解片遇到唾液后,水分可迅速进入片剂内芯,由于颗粒中同性静电荷的排斥作用而立即崩解,一般 20 秒左右。

（六）其他

采用固态溶液技术将载体物质完全溶解于第一种溶剂中，经冷冻后加入第二种溶剂，将第一种溶剂置换出来，获得高孔隙率的载体骨架。该载体骨架经一定的方法固化后，直接压片即得。该工艺需要考察溶剂残留等问题。

四、口腔崩解片的质量要求与评价

（一）崩解时限

在 2003 年 8 月口腔崩解片的全国剂型特点和质量控制会议纪要中确立介质首选用水，用量应＜2 mL，温度为 37 ℃，采用静态方法，崩解时间应在 1 分钟以内。另应有粒度控制项目，应小于分散片的粒度（710 μm）。

（二）溶出度

对于含有难溶性药物的口腔崩解片应进行药物的溶出度检查。

（三）口腔刺激性

口腔崩解片不应对口腔黏膜产生刺激性。

（四）味觉

在口腔内迅速崩解、口感良好、无沙砾感，容易吞咽。

（张燕明）

第三节 分 散 片

一、分散片的影响因素

（一）药物粒度

由于分散片中药物的溶解性能差，因而将药物进行微粉化是常用的措施。分散片制备时将药物微粉化后，不仅可以大大提高药物的崩解与分散，而且能够极大提高药物的溶出度和生物利用度。药物的粒度越细，吸收越好，但有的药物疏水性很强，药物的粒度过小，药物粒子容易发生聚集，对药物的崩解反而不利。制备时为防止或减轻粒子聚集，一般把药物和亲水性辅料一起研磨，增加粒子表面的湿润性。

（二）辅料种类与用量

分散片的处方组成对分散片的影响主要体现在分散片所采用的辅料种类与用量。中药分散片的研究、开发与应用，在很大程度上依赖于辅料的不断发展，特别是一些性能优越的崩解剂、黏合剂及填充剂等。选择崩解剂和填充剂的种类及其用量时应充分考虑中药提取物、有效部位、有效成分的理化性质及临床应用。优良的分散片处方既能良好地成形，又能使其外观好，快速崩解、溶出，且口感好和质量稳定。为此应当满足两方面的要求：具有一定的空隙率，能够使水分快速渗入；二是能形成均匀、稳定的分散体。分散片常用的辅料有填充剂、崩解剂、润滑剂、助流剂、溶胀剂材料、表面活性剂等。

1.崩解剂

选择优质的崩解剂是保证分散片质量的关键。中药分散片的崩解度与崩解剂的性能、用量与用法密切相关。崩解剂选择时,需要对分散片的抗张强度、崩解时间、分散程度等几项指标进行全面评判别。通常应用一种崩解剂很难达到理想效果,需要考虑将几种崩解剂联合应用。崩解剂的加入有外加法和内加法,也有内外混合加入,内外混合加法是最为常用的方法。外加法所用的辅料过多,有导致片剂的硬度和脆碎度产生变化的可能。

有实验研究表明崩解剂用量在 $1\%\sim2\%$ 时对崩解的影响不明显,$3\%\sim7\%$ 能明显加快崩解,$8\%\sim10\%$ 则反而延迟了崩解。崩解剂的用量一般为 $2\%\sim5\%$ 左右。

优质的崩解剂一般宜选用吸水溶胀度 >5 mL/g 的崩解剂。在分散片中广泛使用的有交联羧甲基淀粉钠(cCMS-Na)、低取代羟丙基纤维素(L-HPC)、交联聚维酮(PVPP)、交联羧甲基纤维素钠(cCMC-Na)、微晶纤维素(MCC)等。

(1)交联聚维酮、交联羧甲基淀粉钠和交联羧甲基纤维素钠:这 3 种崩解剂是最为常用的,有"超级崩解剂"之称。它们有优良的崩解性能和强的吸水膨胀性、流动性好、堆密度小、比表面积大,在处方中容易与药物均匀分散。同时它们又都具有纤维状结构,可通过强烈的毛细管作用迅速使水进入片剂中,促使膨胀而产生崩解。通常用量在 $3\%\sim8\%$。用量过多反而会延长片剂的崩解时间。应用过程中常加微晶纤维素(MCC)作为辅助崩解剂。

(2)低取代羟丙基纤维素:具有黏合和崩解作用,作黏合剂,可使片剂易于成形并增加片剂的硬度;作崩解剂可以加速崩解和增加崩解后药物的分散。具有很大的表面积和孔隙率,吸水速度快、吸水量大,其吸水膨胀率为 $300\%\sim700\%$。常用量为 $2\%\sim5\%$。

(3)微晶纤维素:由于其具有良好的流动性、可压性,故在分散片中常用,用量达 20%时能够促进片剂的崩解并使崩解后的药物颗粒细小。

2.溶胀剂

分散片中使用的溶胀剂是可以间接地促进分散片的崩解,增加药物混悬性的溶胀材料。分散片至少有一种崩解剂和溶胀材料配伍应用。溶胀性辅料多为亲水性高分子化合物,常用的有羧甲基纤维素钠(CMC-Na)、海藻酸钠。此外有羟丙基纤维素(HPC)、羟丙基甲基纤维素(HPMC)、瓜耳胶、苍耳胶、黄原胶、果胶、葡聚糖、预胶化淀粉、多糖类等。常在分散片中加入氯化钠、柠檬酸、碳酸氢钠、山梨醇等附加剂,其目的是为了促进分散片的崩解。

3.填充剂与助悬剂

填充剂的选择应和崩解剂一起考虑。在制备中药分散片时,还应根据提取物的物理性质、化学性质、临床用量、提取物是否和辅料发生反应等来选择适当的填充剂。

分散片中使用的填充剂分成两类:一是水溶性辅料,如乳糖、蔗糖、甘露醇、山梨醇、麦芽糊精等,二是水不溶性的辅料,如淀粉、微晶纤维素(MCC)、硫酸钙、磷酸氢钙等。

中药提取物一般黏性较大,以乳糖作填充剂时可以很好地压缩成形,片重差异小,成品光洁美观,有良好的药物溶出速率。但乳糖对崩解分散不利,因此对于黏性强的中药常采用硫酸钙作为填充剂。

为保障分散片分散的均匀与稳定,在分散片的处方中常选用聚乙二醇、海藻酸钠等作为助悬剂,在起到助悬作用的同时,也发挥填充、崩解、润湿的作用。

4.黏合剂

含有中药提取物的药物,只要加入适当水、乙醇就会产生足够黏性。对于本身黏性较差的药物常采用聚维酮和羟丙基纤维素等的稀醇或水溶液。分散片中多采用亲水性黏合剂,有利于片剂被水分润湿以及崩解和药物溶出。一般不宜采用淀粉浆作黏合剂。

(1)聚维酮:可用作片剂黏合剂、崩解剂,用于水溶性或水不溶性物料以及对水敏感性药物的制粒,还可用做直接压片的干燥黏合剂。对于疏水性药物,采用聚维酮 K30 的水溶液作黏合剂能使疏水性药物颗粒表面变为亲水性,促进分散片的润湿,从而有利于片剂崩解和药物溶出。常用量为 3%~5%。用聚维酮制备的分散片稳定,能延缓氧化、分解等反应的发生。

(2)羟丙基甲基纤维素:易溶于冷水,加热至 50 ℃发生胶化或溶胀现象。可溶于甲醇、乙醇、异丙醇和丙二醇中。本品既可做湿法制粒的黏合剂,亦可做粉末直接压片的干燥黏合剂。

5.润滑剂和助流剂

润滑剂和助流剂常用的有滑石粉、硬脂酸镁、聚乙二醇-6 000、微粉硅胶等。其中滑石粉密度大,硬脂酸镁偏碱性,聚乙二醇-6 000 和微粉硅胶是亲水性润滑剂。能加速片剂的崩解和溶出。微粉硅胶常用于含中药浸膏片的分散片中。在制粒压片或粉末直接压片工艺中,加入适量微粉硅胶可有效改善颗粒或粉末的流动性,同时硅胶表面的硅醇基吸附药物后能提高难溶性药物的崩解与溶出速率。通常用量在 0.5%~1.0%左右。

6.表面活性剂

表面活性剂在分散片中起崩解辅助剂作用,可以促进分散片的浸润、崩解和溶出。常用的表面活性剂有聚山梨酯-80、十二烷基硫酸钠、泊洛沙姆、聚乙二醇-6 000 等。中药中提取的有效部位、有效成分多数难溶于水,表面活性剂的添加可以显著促进片剂的润湿、崩解和药物的溶出。用量一般为 0.1%~0.3%。

7.矫味剂

分散片具有可直接吞服、嚼服或投入水中分散后服用的特点,容易存在口感差、有沙砾感,通常加矫味剂以克服。常用的矫味剂包括芳香矫味剂和甜味剂。芳香矫味剂主要有薄荷油、薄荷醇、人造香草及各种果味。一般用量为 0.5%~3.0%。甜味剂包括天然和人造甜味剂,主要有蔗糖、糖精钠(钙)、甘草甜素、阿斯帕坦等,通常天然甜味剂的用量不超过 5%,人造甜味剂的用量不超过 1%。采用泡腾矫味剂在一定程度上也可以改善分散片的口感。

(三)制备方法

分散片的制备方法会影响到崩解时间和分散的均匀性。分散片常用的制备方法包括粉末直接压片、湿法制粒压片、干法制粒压片。其中不同的压片压力对片剂的崩解影响较大,压片压力增大,崩解速度减慢,但随着崩解剂用量的加大,片剂的硬度对崩解时间的影响逐渐减小。在分散片质量合格的前提下,硬度越大,片面越光洁。

二、分散片的制备工艺

分散片的制备工艺与一般片剂相同,但由于分散片的特殊质量要求也有其自身的特点。

(一)分散片制备的特殊要求

1.原辅料微粉化

对原料和辅料进行微粉化处理是分散片制备时通常采用的操作,通过微粉化处理能够使原辅料粒径减小,表面积增大,加速药物的溶出并可以得到更加细腻、更均匀的分散体。但由于粒子的表面自由能也随之增大,达到一定程度后物料微粉会产生聚集,反而阻碍药物的溶出。因而药物微粉化的粒径应适当。粒径一般控制在 100 μm 以下。

中药提取物、有效部位、有效成分多具有吸湿性和容易黏结的特点,微粉化处理的难度大,分散片的崩解和质量也会受到影响。

药物微粉化的方法有机械粉碎法、微粉结晶法、固体分散法等。

2.药物与亲水性辅料共研磨

研究表明,将药物与亲水性辅料共研磨是提高药物溶出度的有效方法。将小剂量药物与较大剂量的亲水性辅料共同研磨混合时,亲水性辅料的存在可避免或减少药物的聚集,增加润湿性,最终达到提高药物溶出的目的。

3.崩解剂的加入方法

研究表明,崩解剂的加入方法会影响到分散片的分散情况,目前崩解剂的加入方法有内加法、外加法、内外加法 3 种。采用何种加入方法,可根据具体药物实验来确定。内外加法最为常用。

4.颗粒压片物料的粒度

药物溶出速度与颗粒大小有关,颗粒粒径越小,药物溶出越快。分散片的颗粒要求比一般片剂颗粒要细,通常在 0.6 mm(30 目)以下,少数可到 0.305 mm(约 50 目)。如此细小的颗粒要保障有良好的流动性,满足高速压片的需要,通常采用微粉硅胶为助流剂。

5.固体分散技术

对于难溶性药物多采用固体分散技术使药物与载体材料混合后,药物可以分子状态、胶体状态、微晶状态分散于载体材料中,构成一种均匀的高度分散体系,从而增加难溶性药物的溶出速率和吸收速率;同时由于固体分散物中药物多以无定形和亚稳定型存在,这些亚稳态分子扩散能量高,溶出速率快。载体材料对已分散的药物再聚集的阻止作用,也有利于药物的溶出和吸收。

(二)分散片的压片方法

1.粉末直接压片

粉末直接压片的工艺过程比较简单,有利于生产的连续化和自动化。其优点是省去了制粒、干燥等工艺;节能、省时,适于对湿热不稳定的药物;产品崩解或溶出较快。该方法在应用时必须解决好药物的流动性和可压性问题,一般适用于有适当的粒度、结晶形态和可压性好的药物,并应选用适当黏结性、流动性和可压性的辅料。中药提取物、有效部位、有效成分大多数不具有良好的流动性和可压性,限制了该方法的应用。

2.湿法制粒压片

用于对湿热稳定的药物与辅料,是目前最为常用的制备方法。一般要求采用湿法制粒所得的湿颗粒在 1 mm(18 目)以下、干颗粒在 0.6 mm(30 目)以下。流化床一步制粒可大大提高颗粒的质量,很好地保障分散片的崩解和药物溶出。湿法制粒时根据药物情况也可以采取非水液体(如无水乙醇、异丙醇等)制粒。

3.干法制粒压片

干法制粒的最大优点在于物料不需经过湿和热的过程。能够缩短工时,减少操作环节和生产设备,尤其对湿、热敏感的药物可保障其产品质量。但干法制粒各种物料的性质、结晶形状不一,给干法制粒带来困难;滚压法压成大片粉碎制成颗粒时容易产生较多的细粉;干法制粒需要特殊的设备等。同时干法制备的颗粒较硬,压片时需要较大的压力,在一定程度上会影响分散片的崩解和药物溶出。

分散片压制过程中压力的大小会影响片剂的孔隙率,从而影响片剂的崩解与药物溶出。通常情况下,压片的压力越大,片剂的孔隙率越小,崩解时间延长,溶出速度减慢,因此在分散片的压制过程中应通过实验优选出适宜的压力范围,保障较快的溶出速率。

（张燕明）

第四节 舌 下 片

一、舌下片的影响因素

(一)药物性质

舌下片中药物首先要考虑的是其溶解性能,为了达到经舌下黏膜迅速吸收并发挥药效的要求,舌下片中药物应当是易溶性的。脂溶性非离子型药物容易透过口腔黏膜吸收。一般认为舌下给药时,非离子型药物的油/水分配系数在 40～2 000 之间吸收较好,油/水分配系数超过 2 000 的药物,则脂溶性过高而不溶于唾液中,油/水分配系数低于 40 则跨膜透过性差,不容易吸收。亲水性药物在口腔黏膜的吸收情况则与药物分子量大小有关,相对分子量＜100 的可迅速透过口腔黏膜,随着药物分子量的增大,药物的透过性能迅速下降。解离成离子型的药物在口腔黏膜中几乎不能被吸收。

舌下片中的药物剂量不能太大,剂量较大的药物不适于制成舌下片,一般剂量在 10 mg 以下的才可考虑制成舌下片。药物的嗅味、刺激性也是考虑的因素之一,使人难以接受的口感或气味,经过矫味等技术的应用不能有效改善的药物,不宜制备成舌下片;药物的刺激性会促使唾液的分泌而容易使药物随唾液吞下。

(二)pH 值

pH 与口腔黏膜吸收有关,研究表明,当 pH 小于 5 时药物的吸收较好,因此在舌下片处方的设计时应考虑 pH 值。

(三)辅料性质

为发挥舌下片迅速溶化的特点,应首先考虑辅料的溶解性能,选用易溶解的辅料。常用辅料有乳糖、葡萄糖、蔗糖、甘露醇、山梨醇、聚乙二醇。常用的黏合剂或润湿剂为不同浓度的乙醇,也可用缓冲剂调节 pH。为了增加药物的稳定性常加入抗氧剂,如亚硫酸钠等。

1.乳糖

白色结晶性粉末,略有甜味,易溶于水(1∶5),在空气中稳定,不易吸潮,与大多数药物不起作用,性质稳定。制备时不易出现粘冲、脱片等现象,片重差异小,是优良的填充剂。一般生产中采用的乳糖大多是 α-乳糖,含一分子结晶水。其中 β-乳糖是 α-乳糖的浓溶液在 93.5 ℃以上结晶而成,在水中的溶解度比 α-乳糖大。

为满足直接压片的需要,国内外陆续出现了喷雾干燥乳糖、球状乳糖和无水乳糖,其流动性和可压性能普遍增强。

2.葡萄糖

白色结晶性粉末,甜度约为蔗糖的 70%,易溶于水。可以发挥填充剂和黏合剂作用。具有还原性质,可以增强某些易氧化药物的稳定性,但容易吸湿,并且在储存过程中会使片剂硬度逐渐增加,使用时要特别注意。

3.蔗糖

无色或白色柱状结晶或结晶性粉末。极易溶于水(1:0.5)。可以发挥填充剂和黏合剂作用。但容易吸湿,并且在处方中用量过多会增加片剂的硬度。

4.甘露醇

白色或无色结晶性粉末,化学稳定性好,没有吸湿性,易溶于水(1:5.5)。甜度约是蔗糖的70%。与蔗糖、乳糖等可以形成具有良好流动性和可压性的低共熔混合物,满足直接压片需要。

5.山梨醇

白色结晶性粉末,无臭味,具有爽口的甜味,甜度约为蔗糖的60%~70%。极易溶于水(1:0.5)。价格比甘露醇低,但引湿性强,在相对湿度65%以上即失去流动性,并会结块、黏冲等,因此常与甘露醇配合使用。在舌下片中常将山梨醇采用喷雾干燥法制成速溶山梨醇,其可压性提高,压片所需的压力小,口感更佳。

6.聚乙二醇

常用聚乙二醇4 000和聚二乙醇6 000。其能溶于水,为水溶性润滑剂。

二、舌下片的制备工艺

舌下片制备工艺可采用膜制法、湿法制粒法、直接压片法。近年来有采用冷冻干燥法制备的舌下片的报道。

(张燕明)

第五节　咀　嚼　片

一、咀嚼片的影响因素

影响咀嚼片质量的因素主要是药物和辅料。其中辅料主要是关了保持其成形、适当硬度和改善口感。

(一)药物性质

咀嚼片中药物首先要考虑的是其溶解性能,对于难溶性药物一般要采取各种增加溶出和释放的措施,如采用固体分散技术等。咀嚼片在口腔中通过咀嚼或吮服应能溶化,因此避免难溶性药物产生沙砾感也是需要考虑的方面,为此可以采取将药物微粉化处理等措施。

(二)辅料性质

咀嚼片的特性是在口腔中咀嚼或吮服后溶化,因此应选用溶解性能良好的辅料。常选用乳糖、葡萄糖、蔗糖、甘露醇、山梨醇、聚乙二醇等水溶性辅料作填充剂和黏合剂。为改善口感也可以加入甜味剂(如蔗糖、阿斯帕坦)、芳香剂(各种香料或香精)、酸味剂等矫味。有的还可加着色剂等附加剂。

1.黏合剂

常用PVP、甲基纤维素、明胶、聚乙二醇(PEG)等的溶液;也可月淀粉浆为黏合剂,选择黏合剂时应注意不宜将颗粒制得太硬。

2.填充剂

甘露醇的可压性好,可以作为咀嚼片的填充剂、黏合剂,也起到了一定的矫味作用。甜度大约是蔗糖的 70%。甘露醇溶解吸热作用的产生会在口腔中有清凉感,咀嚼时没有硬颗粒感觉。许多咀嚼片中,甘露醇超过片重 50%。甘露醇没有吸湿性,适用于对水敏感的药物;制成的颗粒容易干燥,压制出的药片光滑美观。生产中也经常采用乳糖、山梨醇、葡萄糖等部分或全部取代甘露醇。

3.甜味剂

有天然甜味剂和合成甜味剂两大类。天然甜味剂中以蔗糖和单糖浆应用最广泛,具有芳香味的橙皮糖浆、桂皮糖浆、甘草糖浆及枸橼酸糖浆等果汁糖浆可以起到矫味和矫臭的双重作用。合成甜味剂有糖精钠和阿斯帕坦。阿斯帕坦的甜度比蔗糖高 150~200 倍,而且无后苦味,不致龋齿,可以有效降低热量,适用于糖尿病、肥胖症患者。糖尿病患者还可以选择甜菊苷、甘草苷、蛋白糖、麦芽糖醇、木糖醇、乳糖、山梨醇等甜味剂。其中木糖醇和山梨醇都可以使口腔有凉爽感。

4.酸味剂

枸橼酸对咸味的掩蔽能力较好,常用量为 0.3%~2.0%。

5.芳香剂

主要是为了改善制剂的气味。通常采用香料或香精,分为天然香料和人工香料两种。天然香料包括植物性来源的柠檬、陈皮、茴香、薄荷等挥发油和动物性来源的麝香等。合成香料包括苹果香精、橘子香精、香蕉香精等。小儿施尔康、小儿维生素咀嚼片、板蓝根咀嚼片等均添加了果味香料,香甜可口,便于咀嚼服用。

二、咀嚼片的制备工艺

咀嚼片通常采用湿法制粒压片、粉末直接压片。压片过程中压力的控制非常关键,压制的片既要有一定的硬度,又要比较松软。为了增加美感和患者的顺应性,特别是为了青少年和儿童使用,咀嚼片经常会有多种形状,如椭圆形、三角形、心形、菱形等。

为提高药物的溶出速率、生物利用度和临床疗效,国外研究中有采取固体分散技术进行制备的报道。对于难溶性药物可以采用固体分散技术制备后压片。

咀嚼片的辅料应该是易溶性的,经常应用甘露醇、蔗糖、乳糖等辅料。该类辅料在使用过程中存在容易吸湿、老化、黏性强等问题。制备过程中对湿度等环境的要求比较严格。

(张燕明)

第六节 滴 丸

一、滴丸的影响因素

(一)药物性质

滴丸每丸大多在 100 mg 以下,且每丸中所含药物量一般为 10%~60%,为了解决滴丸载药量小,保障药物的有效性,用于制备滴丸的中药除少量贵重细料药可以原粉形式加入以外,一般都要经过提取、分离与纯化后以有效成分、有效部位或提取物的形式加入。这些物料与制剂相关的黏性、吸湿性、稳定性、粒度、分散性、溶解性等理化性质是影响滴丸制备的重要因素。从药剂学的角度来讲,要制备质量优良的滴丸有两个方面,一是药物的量越少越好,二是药物与基质的相容性要好。

(二)基质的选用

基质的选择应遵循对人体安全无害;与药物不发生任何化学反应,不影响药物的疗效和检测;熔点较低,在较低温度下能熔化成液体,而遇冷又能迅速凝成固体,在加入药物后仍能保持这一特性。常用的基质分为水溶性和脂溶性两大类,滴丸的研发中还使用混合基质。

1.水溶性基质

常用的有聚乙二醇类、硬脂酸钠、明胶、聚氧乙烯单硬脂酸酯(S-40)、聚醚等。

(1)聚乙二醇(PEG)类:为大多数难溶性药物的理想基质,高分子量的 PEG 可以与许多药物形成固态溶液。适用于在口腔中不溶化,但能缓缓溶于唾液中而释放的药物。滴丸中常用的是PEG-4 000、PEG-6 000 及二者适当比例的混合物,少数情况下也加用 PEG-1 000、PEG-400 等。不同分子量的 PEG 以一定比例混合应用,可以满足不同性质药物制备滴丸的需要。PEG 为结晶性载体,本身无生理活性,易溶于水,能容纳部分液体,熔点较低(PEG-4 000、PEG-6 000 的熔点分别为 53～56 ℃、55～63 ℃)。

(2)硬脂酸钠:系用脂肪酸和碳酸钠反应而成,为硬脂酸钠和棕榈酸钠的混合物。能缓慢溶解于冷水或乙醇中,用于含挥发油的滴丸。

(3)聚氧乙烯单硬脂酸酯(S-40):呈白色或微黄色,无臭或稍有脂肪臭味的蜡状固体。本品熔点为 46～51 ℃;可溶于水、乙醇、丙酮等,不溶于液体石蜡;是具有表面活性的水溶性基质,能与 PEG 混合使用,可制得崩解、释放性能较好的稳定的滴丸。

(4)聚醚:聚醚-188 是一种离子型表面活性剂,易溶于水,能与许多药物形成固溶体。是优良的离子型表面活性剂,能增加药物溶解度,提高药物生物利用度。引湿性强,须密闭保存。

2.脂溶性基质

常用的有硬脂酸、单硬脂酸甘油酯、虫蜡、蜂蜡、石蜡、氢化植物油等。

(1)硬脂酸:白色针形块状物,熔点为 69～70 ℃;不适用于某些碱性药物。

(2)单硬脂酸甘油酯:白色蜡状固体,熔点为 56～58 ℃;分子中含有两个亲水与亲油基团,具有较弱的乳化力,具有较好的稳定性。稠度适宜,易于药物混合均匀。

(3)虫蜡、蜂蜡、石蜡:虫白蜡为介壳虫科昆虫白蜡虫分泌的蜡精制而成,呈白色或类白色块状,质硬而稍脆,熔点 81～85 ℃;蜂蜡又称黄蜡,白(蜂)蜡由黄蜡精制而成,主要成分为棕榈酸蜂蜡醇酯,熔点 62～67 ℃,不易酸败,含少量游离的高级脂肪醇;固体石蜡为各种固体烃的混合物,熔点 50～65 ℃,其优点是结构均匀,与其他基质熔合后不会析出,故优于蜂蜡;液状石蜡为液体烃的混合物,主要用于研磨药粉使成糊状,有利于药物与基质混匀。它们之间的配合使用可以起到调节药物与基质混合后的稠度,便于药物与基质混合均匀和滴制。

(4)氢化植物油:系植物油与氢起加成反应而成的饱和或部分饱和的脂肪酸甘油酯。完全氢化的植物油呈蜡状,不易酸败,熔点较高。部分氢化的植物油呈半固体状,较植物油稳定,但仍能被氧化而酸败。全部氢化者熔点较高,稳定性较好。本类基质释药性较差,加适量表面活性剂后可得到改善。

3.混合基质

同类基质之间的混合使用已非常普遍,例如 PEG-4 000 与 PEG-6 000,虫蜡与硬脂酸,硬脂酸与单硬脂酸甘油等以适当比例的混合使用。有研究表明,不同类型基质的混合使用,即采用一定比例的水溶性基质与脂溶性基质混合使用,如 PEG-6 000 与硬脂酸混合使用,能够互补各自的不足,增加药物溶化时的溶解量,调节药物溶出或溶散时限,同时有利于制备时成形。

4.基质用量

滴丸中基质的用量越大,制备越容易。但是由于中药滴丸多数是用提取物制备,因其量大,为了满足服用要求,不得不尽可能减少基质用量。通常药物与基质的比例为 1∶(1～5)。所以中药及其复方能否选择滴丸剂型,关键是提取物量不能太大。

(三)制备过程的工艺参数

滴丸制备要经过熔融、混合、滴制、冷却等过程。受影响的因素很多,如基质的种类与用量、滴制温度与速度、冷凝剂的种类与温度等。因此滴丸的质量评价需要采用多个指标进行综合评价。目前多采用正交试验法或均匀设计法,采用量化的丸重差异系数、丸型与溶散时限、滴制的难易程度的综合评分进行评定。

二、滴丸的制备工艺

(一)工艺流程

滴丸采用滴制法制备,其工艺流程如下。

将药物溶解、混悬或乳化于加热熔融的基质中,混匀,保温 80～100 ℃,经过一定大小管径的滴头,滴入与其不相溶的冷凝液中,凝固收缩而形成丸粒,取出,洗去冷凝液,干燥,即成滴丸。根据药物的性质与使用、贮藏的要求,在滴丸制成后可包衣。

(二)冷凝剂

水溶性基质的冷凝剂常用液体石蜡、植物油、甲基硅油及其按一定比例混合的混合液。脂溶性基质的冷凝剂多用水、一定浓度的乙醇等。冷凝液要安全无毒副作用,不与药物和基质发生作用,有适宜的相对密度和黏度,使滴丸在冷却液中缓缓下沉或上浮,有足够的时间凝固,确保丸形圆整。

(三)滴丸机

滴丸机由贮液罐、保温罐、滴头、冷却柱、滴丸收集器、电机等组成。冷凝方式有静态和动态,以动态应用为多;熔化可以在滴丸机的保温器中或融料锅中进行。其中滴头的内外径大小决定了滴丸的重量,理论丸重为 $2\pi r\gamma$,r 是滴头的半径,γ 是药液的表面张力。初滴时 r 是滴头的内径,随后药液对管壁的湿润和冲涌而越来越大,最后变大为滴头的外径。滴丸滴头的内外径,即管壁的厚度一般 3 mm 以下,过厚则不容易制备成稳定丸重的滴丸。滴丸滴头的内径一般为1～6 mm,可以制备 20～100 mg 的滴丸。

针对中药黏度大、药物比例量大、不易分散、滴制困难等情况,滴丸机在原来自然滴制的基础上,通过设备改进增加了气压脉冲滴制、减压自动控制滴制等,从而很好地适用了中药滴丸的制备要求。

(四)操作关键

在滴丸制过程中能否成丸形,取决于丸滴内聚力是否大于药液与冷凝液之间的黏附力,只有当丸滴内聚力大于药液与冷凝液之间的黏附力时,液滴才能成丸形。加入适当的表面活性剂可以使液滴易于成丸形。

滴丸制备过程中有两个问题需要特别注意,一是丸重,二是丸的圆整度。

1.滴丸丸重问题

影响滴丸丸重的因素主要有以下几个方面。

(1)滴头口径:在一定范围内滴头口径越大,滴制的丸也越大。

(2)滴制温度:滴制物料的温度直接影响到表面张力。温度升高,表面张力下降,丸重减少;温度降低,丸重增大。滴制的温度在整个制备过程中应当恒定。

(3)滴距:滴头与冷凝剂液面的距离过大容易使滴出的液滴因重力作用而被跌碎,从而影响丸重的一致性。通常滴距在 10 cm 以内。

(4)其他:造成滴丸丸重差异的其他因素包括滴制的速度产生变化、储液容器内料液量的液位改变导致滴管口的静压发生改变、料液中有不溶物产生或有分层现象等。

2.滴丸圆整度问题

滴丸的圆整度不仅会影响到成品的外观,在许多情况下也可能影响到丸重。常见的有叠丸、拖尾等现象。影响滴丸圆整度的因素主要有以下几个方面。

(1)液滴与冷凝液的密度差:二者的密度差会影响液滴在冷凝液中的移动速度:移动速度越快,受到来自冷凝液的阻力影响越大,滴丸越容易呈扁形;液滴与冷凝剂的密度相差大或冷凝液的黏度小都能增加移动速度,影响其圆整度。

(2)冷凝液的温度:一定范围内降低冷凝液的温度,有利于滴丸迅速成形,而且在较低的温度下,冷凝液的黏性提高,滴丸移动速度减慢,有利于提高滴丸的圆整。

冷凝液呈梯度冷却有利于滴丸的圆整。滴出的液滴带着空气到达冷凝液的液面时,再下降的同时逐渐冷却收缩成丸并逸出所带入的气泡。如果冷凝液上部温度太低,液滴未收缩成丸前就凝固,会导致气泡来不及逸出而产生不圆整、有空洞、带尾巴等。梯度冷却的温度一般上部温度在 40～60 ℃,中部温度在 20～30 ℃,下部温度在 4 ℃左右。

(3)液滴大小:表面积大的液滴收缩成球体的力量较强,圆整度较好。小丸表面积大,因而小丸的圆整度比大丸好。

(张燕明)

第十四章

中药黏膜给药制剂

第一节 概　述

一、黏膜给药的含义与特点

(一)黏膜给药的含义

黏膜给药(Mucosal drug delivery,MDD)是指生物黏附系统给药。生物黏附系统给药是指药物(直接或使用适宜的载体)与生物黏膜表面紧密接触,通过该处上皮细胞进入循环系统的给药方式。中药黏膜给药是指将中药(包括总提取物或单体、中药材细粉等)直接或加入适宜的生物黏附剂制成一定剂型后,通过黏膜给药,起到局部或全身治疗作用的给药方式。

(二)黏膜给药的特点

黏膜给药主要有以下特点:①可发挥局部作用,也可发挥全身作用;又因靶向性强,能使药物释放吸收更加精确,可减少全身作用。②黏膜抗机械刺激性强,修复更新快。③延长给药特定部位的滞留时间,提高生物利用度;又由于黏膜不易角质化,且黏膜下毛细血管丰富,较透皮吸收有更好的生物利用度。④药物由黏膜毛细血管直接吸收,不经过肝门系统内酶的灭活,避免了肝脏的首过效应。

黏膜存在于人体各个腔道内。除胃肠道黏膜外,可利用的黏膜给药部位主要包括口腔、鼻腔、直肠、呼吸道、眼部和阴道等,因而产生了相应的黏膜给药制剂。

二、黏膜给药制剂的类型

(一)口腔给药制剂

近年来,口腔黏膜给药制剂日益受到人们的重视,它不仅可起到局部治疗的作用,也可通过黏膜下血管的吸收而起到全身治疗作用。在黏膜给药系统中,口腔黏膜给药占有比较重要的地位,具有以下特点:①与口服给药相似,给药方便,能随时停止给药;②口腔内面积约 200 cm²,有丰富的血管,药物可以通过毛细血管直接进入体循环,较皮肤更易为药物穿透;③与口服给药相比,口腔内酶的活性较低,避免胃肠道酶和酸对药物降解作用及肝脏首过效应;④与鼻黏膜相比,口腔黏膜不易损伤,修复功能强。

(二)鼻腔给药制剂

鼻腔给药制剂,经鼻黏膜吸收可发挥局部或全身治疗作用,适用于除注射外其他途径给药困难,且可发挥全身作用的药物,尤其适合口服难以吸收的极性药物、在胃肠道中不稳定的药物、肝脏首过作用强的药物和蛋白及多肽类药物等。鼻腔给药具有以下特点:①鼻腔黏膜有较大的表面积,血流丰富,起效快;②与口服给药相比,鼻腔给药可避免药物在胃肠液中降解和肝脏首过效应,生物利用度高。小分子药物生物利用度接近静注,大分子多肽类药物加入渗透促进剂也有较好的吸收;③鼻腔给药后,既有局部治疗作用,亦可经鼻黏膜吸收进入体循环,可制成脑靶向制剂;④使用方便,患者顺应性好。

(三)直肠给药制剂

直肠给药是指将药物注入直肠或者乙状结肠内,经肠壁周围丰富的血管、淋巴管进入体循环,从而发挥局部或全身治疗作用。直肠给药与口服给药比较具有显著特点:①直肠黏膜,吸收迅速,起效快;②避免了肝脏的首过效应;③避免了药物对胃黏膜的刺激作用;④提高药物的生物利用度;⑤避免了药物因口感差而不易被接受的缺点。

(四)肺部给药制剂

肺部给药制剂是指将一种或一种以上的药物经特殊的给药装置后,以喷雾或其他形式进入呼吸道,发挥局部或全身治疗作用。由于药物是通过肺部丰富的毛细血管吸收进入血液循环,与口服给药和注射给药相比,具有以下特点:①无胃肠道降解作用;②无肝脏首过效应;③吸收迅速,起效快;④大分子药物肺部给药可以通过加入渗透促进剂等方式提高药物生物利用度;⑤小分子药物尤其适用于呼吸道直接吸入或喷入肺部给药;⑥药物吸收后直接进入体循环,达到全身治疗目的;⑦可用于胃肠道难以吸收的水溶性大的药物;⑧患者顺应性好,特别适用于需长期注射治疗的患者;⑨起局部作用的药物,给药剂量明显降低,毒副作用小。

(五)眼部给药制剂

中药用于眼部给药具有悠久的历史,中医眼科在其发展进程中积累了丰富的用药经验。中药通过眼部给药而吸收进入体循环有许多优点:①与注射给药相比简单、经济;②避免肝脏首过作用;③眼部组织与其他组织或器官相比,对于免疫反应不敏感。随着生物药剂学的发展和眼部用药药物动力学的深入研究,传统的眼部给药剂型存在眼部刺激性强、药物剂量损失大和药物生物利用度低(1%～10%)等问题,特别对于长期治疗的眼部疾病,反复使用也很难达到特效的目的,且容易引起全身毒性反应。

(六)阴道及尿道给药制剂

阴道或尿道给药制剂是指将药物置于阴道或尿道内,通过阴道或尿道黏膜吸收进入局部或全身血液循环,用于杀菌消毒、治疗癌症等。中药阴道和尿道给药具有以下特点:①阴道和尿道黏膜有丰富的毛细血管,且透过性好,有利于药物吸收;②属于非侵入性给药途径,可自身给药,能延长给药系统的滞留时间;③可避免肝脏首过效应;④阴道内药物的吸收及代谢酶的活性与月经周期密切相关。因此有给药不方便、局部耐受性差、药物疗效差,药物吸收重现性差等缺点。

(七)耳腔给药制剂

耳腔给药为一些急慢性耳科疾病的治疗和预防提供了一种简单、方便和行之有效的给药方式,具有以下特点:①药效作用平稳、持久;②避免了口服给药的肝首过效应及胃肠灭活,提高了治疗效果;③用药方便、安全,且患者顺应性好;④患者可以自主用药,减少个体差异。但耳腔给药也有一定局限性：耳腔容量及黏膜吸收面积有限，一次性给药剂量少；耳腔黏膜易受药物刺激，容易引发耳毒性。

综上所述，中药黏膜给药制剂的类型较多，各有其特点，合理的研发和应用中药黏膜给药制剂，可以丰富中药药剂学科的内容，也是中药药剂现代化研究发展的重要方面。

（张燕明）

第二节　黏膜给药制剂常用的辅料

黏膜给药是利用材料对生物黏膜表面的黏附性能，使药物在生物膜的特定部位滞留时间延长，或达到在特定部位吸收的目的。黏膜部位血液循环丰富，人体的黏膜系统，包括眼、耳、鼻、口腔、呼吸道、胃肠道及阴道等，几乎都可以成为给药的选择途径。但在实际应用中，这些给药途径常遇到药物难以吸收或吸收缓慢的问题，需借助辅料以增加药物的吸收速度和吸收量。

一、黏膜给药制剂常用的辅料

（一）黏膜黏附材料

眼、耳、鼻、口腔、呼吸道、胃肠道及阴道等黏膜表面的上皮细胞能分泌一种主要含糖蛋白的黏液，不同的黏膜所分泌糖蛋白的量及其相对分子质量稍有差异。黏膜黏附材料就是能够和生物黏膜表面的糖蛋白相互作用，产生生物黏附作用的一种生物材料。其黏附作用机制主要有：①电荷理论：是指材料和黏膜表面物质的电荷扩散，在表面形成一个电荷双电层而产生黏附；②吸附理论：是指材料和黏膜表面物质通过范德华力、氢键、疏水键力、水化力及立体化学构象力等相互作用产生黏附；③润湿理论：是指材料溶液在黏膜表面扩散，润湿黏膜产生黏附；④扩散理论：是指材料和黏膜表面物质的相互扩散，导致分子之间的相互缠绕产生黏附。不同材料与生物黏膜产生黏附的机制可用一种或几种理论进行解释，目前被广泛接受的是扩散理论。黏附制剂的黏附性能直接影响药物的生物利用度，因此黏附材料的选择是制备黏膜给药制剂的关键，目前常用的黏附材料主要有以下几种。

1.天然黏附材料

其具有生物相容性好、毒性低等优点，有些天然材料还具有生物降解性。

（1）明胶：是一种动物胶原蛋白的水解产物，生物耐受性与生物降解性好。明胶分子有较多氨基、羟基及羧基可与黏液糖蛋白亲和。

（2）淀粉：是一种生物降解多聚糖，应用广泛，具有强的亲水性，体内可避免淋巴内皮系统的吞噬。淀粉分子上羟基、羧基可与黏液的糖蛋白之间以氢键结合而黏附。

（3）羧甲基淀粉：该胶液透明、细腻、黏度高、黏结力大，流动性和溶解性好，且具有较好的乳化性和稳定性。

（4）甲壳胺：是由甲壳类动物提取的氨基葡萄糖和乙酰氨基葡萄糖组成的多聚糖，其分子中的氨基、羟基能与黏膜层形成氢键，有效渗透至黏膜层，与黏膜层产生电荷效应，对黏膜产生黏附性。研究表明，甲壳胺具有良好的生物黏附性、生物相溶性及安全性。

（5）透明质酸：是人体组织自然存在的一种由葡萄醛酸-N-乙酰氨基葡萄糖为双糖单位组成

的直链高分子多糖,具有良好的生物相容性、较强的生物黏附性和保水性。

2.半合成黏附材料

主要是纤维素的衍生物,以及天然材料衍生化的产物。这类材料来源广、成本低、具有生物惰性。

(1)纤维素衍生物:应用较广的是羧甲基纤维素钠(CMC-Na)、羟乙基纤维素(HEC)和羟丙甲纤维素(HPMC)。它们和黏液糖蛋白之间以氢键、范德华力及疏水键力产生生物黏附。

(2)甲壳胺衍生物:甲壳胺是一种天然黏附材料,其多种衍生物也具有黏附性能而常作为黏膜给药制剂的药物载体。如甲壳胺-EDTA-酶抑制剂复合物可作为肽类药物口服给药的载体,复合物中酶抑制剂可抑制蛋白水解酶对肽类药物的降解,其黏附性可使给药系统和胃肠上皮细胞紧密接触,降低给药系统和上皮细胞界面之间的间隙,促进吸收,同时延长给药系统在胃肠道的滞留时间,提高生物利用度。

3.合成生物黏附材料

(1)卡波姆:如卡波姆940,1342,934p等,其中以卡波姆934p毒性最小,应用最广。卡波姆在水中呈离子型,微酸性,用碱中和易形成水凝胶。用卡波姆作为黏附材料可控制碱性药物的溶出速率。卡波姆的黏附力主要来源于分子中的羟基、羧基和表面活性作用。

(2)甘油单酸酯:是生物体内的一种天然代谢产物,毒性低、生物相容性好,常作为黏膜给药制剂的药物载体。

(二)黏膜渗透促进剂

随着现代药学技术的发展,通过黏膜给药发挥全身治疗作用已成为一种重要的治疗疾病的手段。药物在黏膜吸收部位的代谢及黏膜渗透性差是黏膜给药制剂生物利用度低的主要原因,因此要获得理想的生物利用度,必须抑制药物在黏膜部位的代谢,增加黏膜对药物的渗透性。

黏膜渗透促进剂能改变黏膜脂质双分子层结构,降低黏膜黏度,提高黏膜细胞渗透性。一般可分为化学渗透促进剂和物理渗透促进剂。化学渗透促进剂是通过改变黏膜的结构来促进药物的吸收。物理渗透促进剂是通过维持黏膜部位的药物浓度来增加药物的吸收。黏膜渗透促进剂在促进药物渗透的机制方面与经皮渗透促进剂相似,不同之处在于经皮渗透促进剂必须有穿透角质层的功能,因黏膜不具有角质层结构,故黏膜渗透促进剂无需此功能。目前常用的黏膜渗透促进剂主要有以下几种。

1.环糊精及其衍生物

环糊精及其衍生物具有良好的生物相容性,能够增强药物对生物膜的渗透性,因此环糊精作为渗透促进剂广泛应用于黏膜给药系统,尤其是在蛋白质及肽类药物鼻黏膜给药系统的研究中应用广泛。环糊精是分子量相对较大的(分子量从1 000左右到2 000以上)亲水性物质,具有亲脂性的内部空腔及亲水性的外表面,能与药物分子形成非共价键的包合物,环糊精及其包合物并不能有效透过亲脂性的生物膜,但环糊精能与药物及生物膜产生相互作用而增加疏水性药物对生物膜的渗透性,从而促进药物的黏膜吸收,提高生物利用度。同胆酸盐类、表面活性剂等其他渗透促进剂相比,环糊精具有安全性高、毒性低等特点,但存在种属差异。环糊精种类不同,亲水性及内部空腔的亲脂性都有所差异,而空腔与亲脂性药物的结合能力存在密切关系。

2.磷脂及其衍生物类

其作为体内磷脂的代谢产物,主要应用于蛋白质和多肽类大分子药物的促进吸收,常用的模型药物有胰岛素、生长激素、降钙素、加压素和大分子抗原等。在磷脂类衍生物中应用最为广泛的是溶血磷脂酰胆碱(LPC)。

3.壳聚糖

它是一类由 2-脱氧-2 氨基-葡萄糖通过 β-1,4 糖苷键联结而成的带正电荷的直链多糖,可由甲壳素脱乙酰化后得到,具有生物黏附性和多种生物活性。壳聚糖能与黏膜层形成氢键结合,使黏膜上皮细胞之间的紧密连接暂时疏松,促进药物通过黏膜屏障,有效渗透至黏膜层,与黏膜层产生静电作用而形成较强的黏附。壳聚糖的黏附性与其分子量的大小相关,通常分子量越大黏附性能越好,因此可通过选择具有合适的脱乙酰度和分子量的壳聚糖,使药物具有最大的吸收和最小的毒性。

4.皂苷类

皂苷类渗透促进剂能增加细胞间和细胞内的渗透性。如甘草中的皂苷、甘草甜素及甘草次酸衍生物等常被用来促进药物的黏膜吸收。胰岛素等肽类激素的经眼黏膜吸收的多种促进剂中即以皂苷为最强。

5.表面活性剂类

其可改变制剂与黏膜间界面性质从而促进药物吸收,如鼻黏膜给药中,能够提高鼻黏膜药物浓度梯度及药物的转运速度从而促进药物吸收。在眼用制剂中,能够增强药物对角膜的渗透性而促进药物的吸收。表明活性剂增强渗透性的作用以阳离子型最强,但刺激性和毒性亦最大;非离子型对眼的刺激性和毒性最小,但增强渗透性作用亦较小;阴离子型介于二者之间,以硬脂酸、油酸、月桂酸和癸酸的盐较为常见。

6.胆汁酸及其衍生物类

胆汁酸是动物胆分泌物的主要成分之一,因具界面活性作用,常被用作黏膜渗透促进剂。常用的有胆汁、去氧胆酸钠、鹅去氧胆酸钠、甘氨胆酸钠及牛磺胆酸钠等。

渗透促进剂广泛用于黏膜给药制剂中,近年来随着对其使用方法和机理的深入研究,一些渗透促进剂表现出不同程度的局部或全身毒性,这在一定程度上限制了它们的广泛使用。如胆酸盐、表面活性剂、磷酯等渗透促进剂对鼻黏膜有一定毒副作用,如纤毛毒、灼烧感、疼痛等,皂苷类促进剂也对黏膜有强烈刺激性,能够引起红细胞的破坏,甚至导致溶血。因此在使用时要慎重选择。

二、黏膜给药制剂新型辅料

黏膜给药制剂是近年来发展较快的新剂型,是利用辅料对生物黏膜表面的黏附性能,使药物在黏膜部位滞留时间延长,或达到使药物在特定部位吸收的目的,因此选择适当的辅料非常重要。随着黏膜给药技术的不断发展,对新型辅料的需求也日渐增强。

植物凝集素作为第二代生物黏附制剂的代表,是目前研究的一大热点,能够特异性识别细胞表面的糖残基,并与之结合,为靶向于细胞内的研究提供了新途径。除植物凝集素外,其他生物黏附均缺乏特异性,这种非特异性黏附在实现药物的缓释及提高药物的生物利用度方面具有重要的意义。然而要实现使生物黏附达到靶向于细胞内的目的,现有黏附材料都很难达到。所以新型生物黏附材料的发展将是借助于细胞生物技术,人工合成工艺的改进,合成一些带有特定糖基或肽段的聚合物使其能和特定细胞、组织和器官发生黏附。同时,如何找到一个非常有效的评价黏附性能的标准,如何建立黏附性能的体内外的相关性等方面也值得深入研究。黏附材料的毒性评价方面,体外细胞培养提供了一条有效的途径。随着各种新型辅料的出现,各种研究手段的完善,生物黏附在药物剂型的设计中将有着广阔前景。

(张燕明)

第三节 黏膜给药剂型的设计与评价

一、黏膜给药剂型的设计

黏膜给药是一种新型的给药途径,是指药物借助于黏附性的高分子聚合物与黏膜产生黏附作用,从而使药物经黏膜吸收,进入循环系统,避免胃肠道的酶代谢及酸降解和肝脏的首过作用。目前黏膜给药主要包括口腔给药、鼻腔给药、肺部给药、眼部给药、直肠给药及阴道给药等。本节着重介绍口腔黏膜给药与鼻腔黏膜给药剂型的药物性质、辅料选择及剂型种类等。

(一)口腔给药

口腔黏膜黏附制剂主要通过口腔黏膜所吸收,口腔黏膜的渗透性较好,血流量丰富,且口腔黏膜可分泌黏液。当黏附制剂作用口腔黏膜时,黏膜层可与溶胀的高分子材料接触,从而黏附材料的分子渗透到组织表面的缝隙,与黏液中的黏性链段分子互相穿透,通过疏水链、氢链、静电吸引力、范德华力等综合作用而产生黏附特性,从而利于药物吸收,并具有缓释、控释作用。

口腔黏膜黏附制剂具有生物黏附特性,使用方便,起效快;可使药物与口腔黏膜较长时间地接触,延长药物在口腔的滞留时间,使组织的渗透性改变而有利于药物的吸收;可使药物直接进入大循环而避免肝脏首过效应和胃肠道对制剂的酶解、酸解;口腔黏膜耐受刺激的能力较强、容量大、在遇到不适宜情况时,口腔给药系统易于移除而终止给药。

1.药物性质

药物的脂溶性和分子量大小对黏附给药在黏膜的吸收也有影响.若药物的脂溶性越大,非离子形式越多,其穿过口腔黏膜的能力越强,但药物的脂溶性太强,药物难以在唾液中达到有效水平;脂溶性太弱,则不能透过脂质屏障吸收。药物本身分子量的大小对黏附制剂的黏附吸收也有影响。Ebert 等用不同分子量的肝素为模型药物,研究对口腔颊黏膜的渗透性,结果大分子肝素采用口腔颊黏膜给药较为理想。

2.黏附剂

制备口腔黏膜黏附制剂的关键是黏附剂的选择。具有黏附特性的辅料大多为高分子聚合物,而带较多阴离子的,特别是带较多羧基与羟基键的聚合物,黏附特性优于中性或阳离子型多聚物,同时水不溶性聚合物性能比水溶性聚合物好。在阴离子聚合物中,聚丙烯酸类具有很好的黏附性,如聚羧乙烯、羧甲基纤维素钠、羟丙基纤维素、透明质酸、聚天门冬氨酸、聚谷氨酸、硫酸右旋糖酐、聚苯乙酸磺酸、硫酸软骨素等。这些高分子聚合物应具有以下条件:无毒性,不易被消化道溶解吸收,能很好地黏附于口腔黏膜上,易与药物混合且对药物释放无显著影响,具有一定柔性、分子量大小适宜、含有亲水性功能团、高电荷密度、有适宜的溶胀速率等。

3.剂型种类

(1)口腔黏附片:可制成单层黏附片和多层黏附片。单层黏附片系药物与黏附辅料混合后制粒压片,制备工艺简单,其药物容量大,但黏附时间较强,药物单向释放,释放到唾液中的药物可随唾液吞咽从口腔中进入胃肠道,故可将单层片非黏膜接触的部分包上衣膜,能使药物只在接触黏膜处单向释放。多层黏附片有2~3层结构,可将药物和黏附剂组成黏附层,外覆不含药物的惰性层,限制药物向黏膜释放,黏附层直接与口腔黏膜接触,可通过调节黏附层的处方,使黏附片在口腔黏膜停留较长时间。

(2)口内速释片:可在唾液中在几秒之内快速溶解,或在口腔内快速崩解。此种剂型对儿童、老年、卧床不起和严重伤残患者最适宜。

目前速释型口腔黏膜给药剂型技术,速崩的有分散型,用高效崩解剂和表面活性剂,促使片剂分散。速溶的有口溶型,加入结晶水较多的药物和少量崩解剂作辅料;冷冻干燥型,通过冷冻干燥,得到多空骨架;喷雾干燥型,通过喷雾干燥,得到多孔颗粒压片;微型致孔型,压片后除去挥发成分,得到多微孔结构,可促使片剂速溶。

(3)口腔黏附膜剂:是一种将药物包裹在聚合物薄膜隔室内,或溶解、分散在聚合物膜片中制成的膜状剂型,可供口服、口含和舌下给药,也可外用于黏膜和腔道等部位。目前口腔药膜的药物层选用的成膜材料主要有PVA05-88和海藻酸钠、PVA17-88、阿拉伯树胶粉、PVA04-86、CM-CNa、琼脂和聚丙烯酸树脂等,其中以PVA应用较多。利用壳聚糖的成膜性亦可制得涂膜剂,其他新型材料如卡波姆等亦有应用。合理选用新型生物黏附聚合物是提高药膜黏附性的一个重要因素,口腔药膜隔离层(保护层)多选用水不溶性的成膜材料如PVA等覆盖在药物层上面,以避免唾液对药物层的冲洗,并明显增加药膜的黏附时间。

(4)口腔黏附性凝胶剂:凝胶是包含液体的半固体胶冻和其干燥体系(干胶)的通称,它具有由胶粒黏合和交联而成的立体网状结构,所含液体分布在网状物间,液体可以是水、醇或其他有机溶剂。凝胶剂是近年来为满足临床需要而发展起来的一种新型制剂,它是利用一些新型的高分子药用辅料(如卡波姆、羧甲基纤维素钠)等将药物制成凝胶,从而达到提高药物局部浓度,延长药物的释放或扩散过程的目的。凝胶剂具有良好的生物相容性,对药物具有缓释、控释作用。将药物制成凝胶剂,可增强黏附性,提高局部药物浓度,使疗效得以提高。卡波姆是制备凝胶剂最常见的主要原料之一。

(二)鼻腔给药

鼻腔给药被认为是药物能快速高效吸收的给药方式,是能取代注射给药的较为理想的给药途径。鼻腔给药制剂处方的设计是根据药物或提取物的性质、剂型特点、临床要求等选择适宜的辅料及确定制剂处方的过程。合理的鼻腔给药剂型应有在鼻黏膜的浓度高、与鼻黏膜接触面积大、不影响鼻腔正常的生理功能等特点。目前研究的剂型主要有滴鼻剂、喷雾剂、粉雾剂、微球制剂、凝胶制剂、脂质体等。

1.药物性质

若药物只能以注射途径给药,或其普通剂型使用不方便,或药物口服吸收慢,不良反应强时,可考虑鼻腔给药。但并不是所有药物均能从鼻腔吸收。目前对鼻黏膜吸收的研究主要集中在两类药物:①虽有口服剂型,但口服个体差异大而生物利用度低的药物;②口服易破坏或不吸收,只能以注射给药的药物。

鼻腔黏膜对药物的吸收与其他生物膜吸收机制相似,脂溶性的药物、非解离的药物更易被鼻腔吸收。亲水性药物的鼻腔吸收与分子量密切相关,分子量<1 000的药物较易被鼻腔吸收。随分子量的增加鼻腔吸收减少。例如,分子量为5200的胰岛素,吸收量约为15%,分子量为

7 0000的葡聚糖吸收量约为3％。应用渗透促进剂后,分子量为6 000的药物可获得很好的鼻腔吸收。

2.常用辅料

(1)渗透促进剂:当鼻用制剂不能达到理想的吸收,则需加入渗透促进剂。渗透促进剂的选择必须考虑对鼻生理功能的影响,当药物膜渗透性差,相对分子质量大、亲脂性差及易被氨肽酶降解时必须加入渗透促进剂。一般来说,渗透促进剂的作用机制主要是:抑制酶的活性、减小黏液黏度、降低黏液纤毛清除作用、打开上皮细胞间的紧密连接、增加药物的溶解度或稳定性。渗透促进剂一般分为物理促进剂和化学促进剂,化学促进剂通过不可逆的方法破坏鼻黏膜,物理促进剂通过形成凝胶影响鼻腔清除率。化学促进剂包括螯合剂、脂肪酸、胆汁酸、表面活性剂等。表面活性剂、胆酸盐、脂肪酸和大多数磷脂均可改变细胞磷脂的双分子层结构,滤去蛋白,破坏黏膜外层,从而提高药物的细胞转运。由于渗透促进剂能提高药物的生物利用度,同时对黏膜有一定的破坏作用,故应选择那些既可以使细胞间通道打开,又对鼻黏膜的损伤或刺激性较小的渗透促进剂,如壳聚糖、β-环糊精和磷脂等。

近年来,对壳聚糖、环糊精(CD)作为鼻腔给药的渗透促进剂受到了越来越多的关注。动物和人体试验结果皆显示,壳聚糖对鼻黏膜无毒、无刺激性。环糊精由于其特殊的空间结构,能与许多物质特别是脂溶性物质形成包合物,以增加其水溶性;鼻腔给药中,可作为鼻黏膜渗透促进剂、增溶剂或稳定剂直接或间接促进药物的吸收。CD的促吸收机制有3种:①降低鼻黏膜的屏障功能,暂时性地增加鼻黏膜上皮细胞的渗透性,可将上皮细胞膜脂类如胆固醇、磷脂从鬓毛中溶解、提取出来。②可增加药物稳定性,抑制鼻黏膜对多肽类的酶解降解。③CD作为脂溶性药物的增溶剂,可明显增加药物的生物利用度。

(2)稳定剂:药物的水溶性常是鼻用制剂的一个限制条件,常规溶剂或共溶剂如乙二醇、少量乙醇、中链甘油酯等能增强药物的稳定性。表面活性剂、环糊精(如HP-β-环糊精)与亲脂性渗透促进剂联用可作为生物相容性增溶剂和稳定剂,但同时必须考虑其对鼻腔刺激性的影响。

(3)缓冲剂:鼻腔给药剂量较小,通常为25～200 μL,常用量为100 μL。然而,鼻内分泌物可能改变给药剂量的pH值,这将影响非离子型药物的浓度,因此,必须加入足量的缓冲剂以维持原药的pH值。鼻用制剂的pH值对药物吸收的影响也有非常大的作用,适宜的pH值可避免刺激鼻黏膜使药物以非离子型状态而吸收。预防鼻腔内致病菌的生长,维持如防腐剂等辅料的功能,维持鼻黏膜纤毛正常的运动。溶菌酶是鼻内分泌物,于酸性pH值环境下能杀灭细菌,而在碱性环境下则不起作用,导致鼻内组织易受细菌感染。因此,保持制剂的pH值维持在4.5～6.5,并以非离子型状态存在,则药物最容易吸收。

(4)抗氧剂及防腐剂:鼻用制剂中需加入少量抗氧剂以防止药物氧化,常用抗氧剂有焦亚硫酸钠、亚硫酸氢钠、丁羟甲苯及维生素E等。多数鼻用制剂为液体制剂,需加入防腐剂以防止细菌生长,常用防腐剂有苯扎氯铵、苯乙醇、EDTA等。

3.剂型种类

除了选择低毒、高效的渗透促进剂外,通过改变剂型以延长药物在鼻黏膜的滞留时间,增加药物的吸收效果,也是提高肽类和蛋白类药物鼻黏膜吸收的新途径。根据药物不同的理化性质选用合理的剂型,可以有效地提高生物利用度。

(1)滴鼻剂:是指专门滴入鼻腔内使用的液体制剂。该剂型配制简单,无需特殊的给药装置。以水、丙二醇、液体石蜡、植物油为溶剂,多制成溶液剂,也有的制成混悬剂和乳剂使用。鼻用水溶液容易与鼻腔内分泌物混合,易分布于鼻腔黏膜表面,但维持药效短。为促进吸收,防止黏膜水肿,应适当调节渗透压,pH值和黏度。油溶液刺激性小,作用持久,但不与鼻腔黏液混合。正常人鼻腔pH值为5.5~6.5,炎症病变时则呈碱性,有时高达pH9,易使细菌繁殖,影响纤毛正常运动。所以,碱性滴鼻剂不宜经常使用,滴鼻剂的pH值应为5.5~7.5,应与鼻黏液等渗,不改变鼻黏液的正常黏度。

(2)喷雾剂:喷雾剂不含抛射剂,仅通过雾化装置借助压缩空气产生的动力使药液雾化并喷出的一种剂型。其优点是喷出的雾滴较细,在鼻腔内分布均匀、不易流失、吸收快、生物利用度高。给药时药液直接均匀分布到鼻黏膜上,药物的分散度和分散面积广,主要以小液滴分散在鼻腔前部,有时还需要逆向转运,清除速率慢,不像滴鼻剂那样需要液滴的流动逐渐分布到黏膜上,可减少药液的用量并不需头部后仰,故生物利用度较滴鼻剂高。

目前,采用的雾化装置常用的有定量定压气雾器、干粉吸入器和雾化器。通气参数、潮气量、气流速度和呼吸频率都会影响到雾粒在气道的沉积。雾粒的特性如雾粒的直径、形状、质量、体积、携带电荷的吸湿特性也都会影响雾粒在气道的沉积。另外,鼻腔喷雾剂对于药物的溶剂没有特殊的要求,现有滴鼻剂都可按照原来的处方组成与配制工艺制备,只要分装时采用喷雾器即可。

(3)粉雾剂:是将药物与辅料混合成均匀的、粒径符合要求的粉末后,直接吸入或通过特定的装置喷入鼻腔给药的一种剂型。该剂型在鼻腔给药较为常用,且能提高某些药物的生物利用度。如胰岛素粉雾剂就比液体制剂经鼻腔给药生物利用度高,并可避免用抛射剂所引起的环保等问题。药物常通过研磨粉碎或喷雾干燥制成干粉。常用的载体材料为无毒、惰性的可溶性物质,如乳糖、阿拉伯胶、木糖醇、葡聚糖、甘露醇等。

(4)微球制剂:微球是近年来发展起来的新剂型,是指药物分散或被吸附在高分子聚合物基质中而形成的微粒分散体系,是用白蛋白、明胶、聚丙交酯、淀粉等材料制成的球形载体给药系统。应用较多的是可降解淀粉微球、白蛋白微球。微球促进药物吸收、增加生物利用度的因素有多种:①生物黏附性影响鼻腔吸收的因素是鼻腔黏膜纤毛对异物的清除速率,普通的溶液、固体粉末消除半衰期只有15分钟。凝胶物质如淀粉,白蛋白,DEAE-葡萄糖制成的微球,具有生物黏附性,消除半衰期可达3小时。②微球的溶胀能力。③保护药物不被降解。多肽、蛋白质类等药物包裹入微球后不易被酶降解,有利于吸收。④微球的粒径。实际应用中,直径10 μm以下的粒子虽能避免鼻腔滤过作用,沉积在呼吸道前部,却容易被空气流带入支气管,故用于鼻腔给药的微球粒径以控制在40~60 μm为宜。

(5)凝胶制剂:凝胶剂是在药物的溶液中加入水溶性高分子聚合物增加溶液黏度,达到减慢药物在鼻黏膜的清除速度,增加药物与鼻黏膜的作用时间,提高生物利用度的目的。一方面,凝胶能增加黏膜对药物(如胰岛素和降钙素)的吸收,可能是通过增加鼻黏膜对水的渗透性而引起的。另一方面,通过对鼻黏膜组织学检查,发现凝胶不损害黏膜表面,可能是药物随水的流动经细胞旁路途径通过。

(6)脂质体:通常使用脂质体作为基因药物和鼻腔免疫的载体。脂质体可以保护包封在其中的药物免受鼻黏膜中的酶降解,使给药部位保持高的药物浓度,加速药物通过鼻黏膜吸收。带正电的脂质体具有较强的生物黏附特性,鼻腔给药后能在较长时间内保持有效血药浓度,提高药物的生物利用度。脂质体膜的材料及膜的性能对药物的释放性能有很大的影响。目前,长效脂质体的研究已取得了一定的进展。

（三）肺部给药

肺部给药能产生局部或全身治疗作用,涉及的剂型有气雾剂、喷雾剂和粉雾剂。这些剂型主要经口腔给药,通过咽喉直接进入呼吸道的中、下部。由于呼吸道的结构较为复杂,药物到达作用或吸收部位的影响因素较多。

1.药物性质

呼吸道上皮细胞为类脂膜,药物从肺部吸收以被动扩散过程为三。药物的脂溶性和油水分配系数影响药物的吸收。水溶性药物主要通过细胞旁路吸收,吸收较脂溶性药物慢。要求药物对呼吸道无刺激性,且能溶于其分泌物中,否则不能吸收;对呼吸系统有刺激性的药物,将导致更严重的炎症。药物的分子量大小是影响肺部吸收的因素之一,小分子药物吸收快,大分子药物吸收相对慢。分子量$<1\ 000$时,分子量对吸收速率的影响不明显。肺部给药时,药物粒子大小影响药物到达的部位。粒子愈细进入肺部愈深,粒子较粗,大部分落在上呼吸道的黏膜表面,不能进入肺部。一般直径$>10\ \mu m$的粒子沉积在上呼吸道中并很快被咳嗽、吞咽及纤毛运动清除;直径$2\sim10\ \mu m$的粒子可到达支气管与细支气管,其中直径$8\ \mu m$的粒子可能有50%在停留喉部,直径$3\sim5\ \mu m$的粒子则主要在下呼吸道沉积,直径$2\sim3\ \mu m$的粒子可到达肺泡;太小的粒子容易通过呼气排出,不能停留在呼吸道。吸入气雾剂的微粒直径大小在$0.5\sim5.0\ \mu m$最适宜。药物的吸湿性也能影响粉末吸入剂的吸收,吸湿性强的药物,在呼吸道运行时由于环境的湿度,使其微粒聚集增大,妨碍药物进入深部。故要使药物到达肺的深部,应选择吸湿性慢的药物;要使微粒分布到呼吸系统的上部,选择吸湿性快的药物。

2.抛射剂

是喷射药物的动力,有时兼有药物的溶剂作用,多为液化气体,在常压下沸点低于室温。对抛射剂的要求是:①在常压下的蒸气压大于大气压;②无毒、无致敏反应和刺激性;③惰性,不与药物等发生反应;④不易燃、不易爆炸;⑤无色、无臭、无味。抛射剂一般可分为氟氯烷烃、碳氢化合物及压缩气体3类。

3.剂型种类

（1）气雾剂:主要由药物和抛射剂组成,具有剂量小,分布均匀,奏效快,使用方便等特点。吸入时可减少胃肠道不良反应,外用则避免对创面的刺激性,并可用定量阀门控制剂量,具有速效和定位作用。中药气雾剂改变了中药制剂只能治疗慢性疾病的传统观点。

气雾剂应在避菌环境下配制,各种用具、容器等须用适宜方法清洁,整个制备过程应防止微生物的污染。制备气雾剂的一般工艺流程为:容器与阀门系统的处理和装配、药物的配制、分装和填充抛射剂。

（2）喷雾剂:是指将药材提取物装在密闭容器中,使用时借助手动泵的压力将内容物以雾状等形态喷出的剂型。与气雾剂不同的是它不含有抛射剂,也不必使用耐压容器。灌装完毕后装上手动泵即可。

喷雾剂的制备比较简单,配制方法与溶液剂基本相同,可按药物的性质添加适宜的溶剂、增溶剂、抗氧剂、表面活性剂、防腐剂等附加剂,所加的附加剂对呼吸道、皮肤或黏膜应无刺激性。溶液型喷雾剂应澄清;乳状液型喷雾剂的液滴在液体介质中应分布均匀;混悬型喷雾剂应将药物细粉和附加剂充分混匀、研细,制成稳定的混悬液。在制备过程中,应严格控制水分,防止水分混入影响成品的稳定性。喷雾剂的药粉粒度应控制在$10\ \mu m$以下,其中大多应为$5\ \mu m$以下,一般不使用药材细粉。

喷雾剂应在避菌环境下配制,各种用具、容器等须用适宜方法清洁、消毒,在整个操作过程中应注意防止微生物的污染。

(3)粉雾剂:是一种借助患者的吸气气流、将装载于吸入装置内的药物或(和)载体微粉,经气流雾化吸入呼吸道或肺部而起治疗作用的剂型。可分吸入粉雾剂、非吸入粉雾剂和外用粉雾剂。吸入粉雾剂也发展至治疗哮喘的各环节及全身其他疾病的药物。组方也由单方制剂向复方制剂发展。

(四)眼部给药

药物溶液滴入结膜内主要通过经角膜渗透和不经角膜渗透(又称结膜渗透)两种途径吸收。眼部用药大多数期望作用于眼组织内部,因此角膜吸收是眼局部用药的有效吸收途径。药物与角膜表面接触并渗入角膜,进一步进入房水,经前房到达虹膜和睫状肌,主要被局部血管网摄取,发挥局部作用。另一条途径是药物经结膜吸收,并经巩膜转运至眼球喉部,结膜内血管丰富,结膜和巩膜的渗透性能比角膜强,药物在吸收过程中可经结膜血管网进入体循环,不利于药物进入房水,同时也有可能引起药物全身吸收后的不良反应。

1.药物性质

一般脂溶性药物经角膜渗透吸收,亲水性药物及多肽蛋白质类药物不易通过角膜,主要通过结膜、巩膜途径吸收。眼用药物大多是有机弱碱形成的水溶性盐。制剂中为增加药物溶解性和稳定性,常调节 pH 值至弱酸性。有些角膜透过性差的药物有明显的非角膜吸收,如菊粉、庆大霉素、前列腺素等。

2.渗透促进剂

眼部给药剂量有限,且药物停留时间短,易流失,因而眼部用药生物利用度较低。为了提高眼部给药的生物利用度,常常需要使用渗透促进剂。眼渗透促进剂对刺激性的要求较高。Brij-78 等聚乙烯醚非离子表面活性剂及烷基多糖能促进肽类药物的眼部吸收,且没有刺激性。烷基糖苷中,具有 12～14 碳链的麦芽糖衍生物作用最强。

渗透促进剂的种类不同,增加药物眼内透过性的作用部位也有区别。例如 EDTA、牛磺酸、癸酸及皂苷都能显著增大 β-受体阻断剂的角膜透光性,对结膜渗透也有一定的促进作用。角膜和结膜对渗透促进剂的反应不同,癸酸和皂苷对角膜的作用明显,而对结膜作用较弱,牛磺胆酸则对结膜的作用比角膜强。

3.剂型种类

(1)插入剂:分为不溶性和可溶性两类,不溶性眼内插入剂可恒速释药,直至药物释放完全,最后可以取出空插入剂;可溶性眼内插入剂,其载体可在释放药物的过程中逐渐降解,最终不用取出空插入剂。

眼部插入剂是将药物制备成膜状、片状、小棒或小丸状的固体剂型,放于眼穹隆处,使其以一定速度缓慢释放的药物制剂。眼用膜剂材料有聚乙烯醇(PVA)、邻苯二甲酸醋酸纤维素钠(CAPNa)、乙烯-醋酸乙烯共聚物(EVA)、聚环氧乙烷(PEO,poly(ethylene oxide))等。PVA 有一定黏度且对眼无刺激性,药液不易溢出,因此能在结膜囊内维持较久的有效治疗浓度。最早上市的产品为 Alz 公司生产的毛果芸香碱周效眼膜插剂(Ocusert),以海藻酸为内层药膜储库,外层 EVA 膜为控释膜层制备成厚 0.55 mm,长短径为(0.5×13)mm 的椭圆形复合膜,置于穹隆处,可维持药效 1 周。现应用较多的是胶原罩(Collagen shields,商品名 Minidisc),为由动物结缔组织中提取的胶原所制成的半透明、可溶性的柔软薄膜,外形类似角膜接触镜,具有促进角膜创口愈合及药物递质等作用。

（2）亲水凝胶：凝胶是一种交联的高聚物或共聚物吸收大量水分形成的溶胀状态的半固体，其中，水溶性的即为亲水凝胶。亲水凝胶适于眼部等敏感性部位的给药。药物以眼用亲水凝胶方式给药的特点如下：延长药物的释放时间；保持药物在结膜囊内的有效浓度；降低某些药物的刺激性；避免普通油脂性眼膏剂产生的"糊视现象"。其中，生物黏附亲水凝胶较常用，由于生物黏附聚合物能与覆盖在角膜表面的黏蛋白形成较强的非共价键结合，因而能较长时间地停留在黏膜表面，提高眼的生物利用度。壳聚糖作为眼用凝胶的成分能增加溶液黏度，并与黏膜阴离子相互作用，降低鼻泪管引流导致的药物清除，延长角膜前药物滞留时间。不同来源的材料（黄原胶、果胶、羟丙甲纤维素和聚乙烯醇）制备毛果芸香碱水凝胶，通常聚合物黏度较大，生物黏附性较强，以及溶解度小的毛果芸香碱鞣酸复合物凝胶比毛果芸香碱硝酸盐凝胶，生物利用度（泪液中）均较高。

（3）脂质体：作为一种新型眼用药物载体，具有增加角膜渗透性、缓释、降低毒性等优点。影响脂质体中药物释放的因素包括类脂构成、表面电荷、药物生理化学特性、药物与脂质的相互作用等。通过选择不同的制备方法，制成脂质体粒径为 0.02 μm～5.00 μm 之间，进入眼部无异物感，不影响眼睛的正常生理功能。带正电荷的脂质体较易与负电荷丰富的角膜和结膜糖蛋白结合，可提高滞留时间与疗效。一般眼用脂质体的给药途径有静滴、玻璃体内和结膜下注射，近年来也可通过角膜的靶向定位及基因药物以脂质体形式经眼传递。

（4）微球和纳米粒：是粒径在微米和纳米范围内的胶体药物载体。以聚乳酸、聚丙交酯及其共聚物为载体材料制备的微球和纳米粒，可以包裹在水溶液中不稳定或水溶性差的药物，作成长效制剂，通过玻璃体内或结膜下注射给药。治疗青光眼、炎症和眼部感染的药物适于制成微球。眼用微球和纳米粒制备要求聚合物具有生物降解性、生物黏附性和生物相容性。一般采用乳化-溶剂蒸发技术或其改良法来制备，可通过改变单体比例或聚合条件来改变聚合物的释药性能。

（五）直肠给药

直肠黏膜也能吸收药物，是一种有效的给药途径。优点是比口服给药吸收更快，多用于避免药物在胃肠道被破坏或经门脉入肝解毒者。在治疗肠道疾患时，通过直肠给药以发挥局部作用是比较常用的方法，如治疗细菌性痢疾时采用大蒜液灌肠；直肠给药也能起全身作用，如氨哮素栓剂在哮喘发作时使用，就有很好的平喘疗效。缺点是直肠吸收面积较小，仅适用于直肠易于吸收的药物，使用不够简便，在应用上受到一定限制。

1.药物性质

对胃有刺激性的药物可采用直肠给药；有些遇酸易分解的药物，如红霉素，口服给药需制成肠溶片，但该片易发生生物不等效的问题，肛门栓是较好的替代制剂。但也有些药物如四环素等，人的直肠吸收率远远低于口服。

药物从直肠中的吸收符合一级动力学速度过程，遵循 pH-分配学说。脂溶性好，非解离型药物能够迅速从直肠吸收，非脂溶性的、不解离的药物不易吸收。由于直肠液体容量小，不足以使药物很快溶解，因此药物的溶解度对直肠吸收有较大影响。对难溶性药物可采用其溶解度大的盐类或衍生物制备栓剂以利吸收。

药物的溶解度可用来选择基质类型。水溶性药物混悬在油脂性基质中，或脂溶性较大的药物分散在水溶性基质中，由于药物与基质之间的亲和力弱，有利于药物的释放，且能够降低药物在基质中的残留量，可获得较完全的释放与吸收。水溶性较差的药物呈混悬状分散在栓剂基质中时,药物粒径大小能够影响吸收。

2.基质

栓剂基质一般分为油脂性基质与水溶性基质两类。油脂性基质有天然的脂肪酸与半合成甘油脂肪酸酯。半合成甘油脂肪酸酯类是目前一类较理想的基质。水溶性及亲水性基质主要品种有甘油明胶、聚乙二醇类、聚山梨酯-61等。

基质的种类和性质不同,释放药物的速度和影响药物吸收的机制也不同,很大程度影响药物生物利用度。水溶性基质如PEG类在给药后,主要借亲水性、吸水膨胀、溶解或分散在体液中进而释放药物发挥作用。油脂性基质进入直肠后,在体温时能很快熔化,涂展在黏膜表面,增大药物与体液的接触面积,从而促进药物的释放。脂溶性药物较易从水溶性基质中释放,水溶性药物易从脂溶性基质中释放。

渗透促进剂对于直肠吸收差的药物,如抗生素和大分子多肽或蛋白质类药物,制成栓剂时可适当加入渗透促进剂。离子型表面活性剂和络合剂对黏膜毒性大,一般不宜采用。用作直肠渗透促进剂的物质有非离子表面活性剂;脂肪酸、脂肪醇和脂肪酸酯;羧酸盐、胆酸盐、氨基酸盐类、环糊精及其衍生物。

渗透促进剂对药物的吸收有时也呈现抑制作用。一般在油脂性基质中加入少量表面活性剂时能促进药物的释放与吸收。加入量多时,吸收反而降低。

3.剂型种类

(1)直肠中空栓:是指将药材提取物(总提取物或单体)或药材细粉直接放置于由基质制成的空栓模型内,再进一步用基质封固得到的固体剂型。中空栓可达到快速释药的目的,中空部分填充各种不同的固体或者液体药物,溶出速度比普通栓剂要快。并且可以通过对栓壳的调整将其制成控释中空栓剂。

中空栓主要作用于全身治疗,作用于局部的较少,故要求其能迅速释放药物,作用于全身。主药所选用的药材提取物(总提取物或单体)或药材细粉,应要求其能被黏膜很好地吸收。应考虑到具体药物本身的解离度,非解离型药物容易透过直肠黏膜吸收进入血液,当酸性药物 pK_a 在4以上、碱性药物 pK_a 低于8.5时,可被直肠黏膜迅速吸收,故可以增加非解离药物的浓度来提高其生物利用度。基质一般使用油脂性的,特别是具有较强表面活性作用的,这类基质能在体温下很快熔化并很好地分散。根据主药的性质选择与之溶解性相反的基质,这样更有利于药物的释放,吸收,使有效成分释放速度快,体内峰值高,达峰时间短。附加剂可以根据药物吸收需求选择渗透促进剂、吸收阻滞剂、增塑剂和抗氧剂等。此外,栓剂的大小、形状及患者的生理状况等均是影响吸收的因素,在处方设计时要考虑在内。

中空栓的制备一般采用热熔法。热熔法是将微热熔化的基质搅拌均匀,迅速倾入内壁已涂好润滑剂的栓模内,栓模中央插有一个体积一定的不锈钢棒,使基质能形成空腔,待基质凝固后除去不锈钢棒,将主药灌封于空腔之中,尾部用基质密封,待完全凝固后刮平,从栓模中推出即得。要注意基质温度的控制。

(2)微型灌肠剂:是指近年发展起来的新剂型,是指每次用量小于5 mL,起全身或局部治疗作用的小剂量液态制剂。微型灌肠剂具有特殊的优点:用量小,浓度高,因其为液体制剂,给药后溶液与直肠黏膜接触面积较大,使药物吸收迅速,达峰时间短,起效快,具有与静脉注射相似的疗效,是理想的中医急症速效剂型。其生物利用度远高于口服制剂,并能避免肝脏首过效应,减少药物在代谢中的损失。

按中医方剂组方原理,将中药材制成溶液型、胶体溶液型、乳状液型、混悬液型等微型灌肠剂。根据黏膜吸收的需求,可以在制剂中加入增溶剂、助悬剂等药物帮助吸收,注意制剂对黏膜的刺激性。并按照中药直肠给药制剂工艺标准,用食品级软塑料制成瓶装外用药液,每支 5 mL,便于临床使用。

(六)阴道给药

与鼻腔、直肠黏膜比较,药物从阴道吸收速度较慢,时滞较长。原因主要是阴道上皮具有多层细胞,形成了吸收屏障。除了剂量小、作用强的激素类药物外,一般药物很难从阴道吸收发挥全身作用。但某些可发挥全身作用的药物能有效地通过阴道黏膜吸收,经阴道给药能够避免口服给药造成的肝脏首过作用和胃肠道不良反应。阴道给药制剂多为局部作用,如阴道栓剂、膜剂、凝胶剂、泡腾片剂、气雾剂,常用于抗炎、杀菌、灭滴虫、杀精子等作用。要求这些制剂能够完全铺展在阴道黏膜表面,以利于发挥药效,制剂的铺展性能取决于辅料的亲水性和黏度。

1.药物性质

药物的脂溶性、解离度、溶解度、分子量大小等对阴道黏膜的吸收有一定影响。一些大分子药物如胰岛素、促性激素释放激素等能够经阴道黏膜吸收,其生物利用度比口服高数十倍。但是目前为止,大分子药物经阴道黏膜吸收仍不能达到治疗要求。大多数药物经阴道黏膜吸收后生物利用度低而不稳定。

由于阴道内液体量较少,欲经阴道给药后发挥全身作用的药物,特别是难溶性药物,吸收的限速过程是药物在阴道液体中的溶出速率。溶解有药物的水性凝胶剂吸收比固体状阴道片剂快得多。

2.剂型种类

(1)泡腾栓:泡腾栓是在栓剂的基质中加入柠檬酸、碳酸氢钠等发泡剂制成的一类栓剂,在阴道给药中运用较多,其优点是在临床应用过程中可产生泡沫,从而延长药物与黏膜的作用时间和接触面积,提高局部组织的药物浓度,进而增强了药物治疗效果。

栓剂的处方应包括主药、基质、附加剂等。栓剂的处方设计要考虑用药的目的,同时要考虑到药物的理化性质、基质、附加剂与药物间的相互作用,多采用正交设计法优选处方。

中药阴道泡腾栓的主药多是中药和中药复方的总提取物或药材细粉,常用于配制中药栓剂的主药来源于传统方剂和临床验方,在处方设计中要考虑方剂配伍君、臣、佐、使之间的关系,同时因为中药复方成分复杂,要充分考虑药物与辅料之间的关系。目前,栓剂基质一般分为油脂性基质与水溶性基质两类。附加剂除了常用的渗透促进剂、吸收阻滞剂、增塑剂和抗氧剂外,阴道泡腾栓主要的附加剂为发泡剂,一般以乙二酸、柠檬酸、碳酸氢钠等为发泡剂,有时还要加入稳泡剂,如表面活性剂等。在剂型设计中可以通过正交设计来选择。尽量选择那些发泡效果好,稳定的发泡剂。同时要考虑发泡剂同主药和基质间的相互作用。

(2)海绵栓:一般用明胶为基质制成阴道海绵栓,这是由于明胶海绵在阴道内可以被酶解吸收,使用方便;可避免一般栓剂因基质熔化而流失的缺点;还具有缓释作用。

(3)凝胶剂:是指中药提取物与适宜基质制成的具有凝胶特性的半固体或稠厚液体制剂。凝胶材料具有生物黏附性、良好的生物相容性,药物可黏附在阴道黏膜上,从凝胶缓慢地扩散到黏膜。应用于阴道内给药的凝胶主要是功能水凝胶。

凝胶的制备通常是将高分子材料在溶剂中溶胀后再加入药物溶液及其他附加剂,使其充分溶胀和吸收药物。

凝胶剂的处方包括主药、基质、附加剂等。其主药的选择和应用注意基本与以上提到的栓剂相同。凝胶给药系统的释药机制比较复杂,影响因素多,其中基质对于药物从制剂中的释放有着重要的影响。凝胶剂的基质分为两类:水性凝胶基质一般有水、甘油、丙二醇与纤维素衍生物、卡波姆和海藻酸盐、西黄蓍胶、淀粉、明胶等;油性凝胶基质由液状石蜡与聚氧乙烯或脂肪油胶体硅或铝皂、锌皂构成。必要时可加入保湿剂、防腐剂、抗氧剂、渗透促进剂等附加剂。基质和附加剂的选择和用量与药物释放速率密切相关。选择的基质不能影响主药药效的发挥,并能有效控制药物的溶出速率,对阴道黏膜无刺激性、无毒性。

(4)泡腾片:阴道泡腾片由3部分组成:主药;2种或2种以上的物质产生生理上可以接受的气体,如CO_2;稳泡剂,通常是表面活性剂。其制备方法与一般外用片剂相似,在辅料中要加入泡腾崩解剂和稳泡剂,而且辅料的选择要考虑对阴道黏膜的刺激性和释放、吸收快慢等方面的因素。

(5)双层阴道片:为了恢复生殖器被感染妇女的正常的阴道固有菌群,给予乳酸杆菌,将阴道片制成具有不同释放特性的双层片:一层含有泡腾崩解剂,以确保活性药物快速、完全地分布于整个阴道上皮;另一层具有缓释特性,使药物更持久地发挥疗效。

(6)膜剂:中药膜剂是近年来研发的一种较新剂型。其制备方法是将中药提取物或粉末溶解或混悬于适宜的合成或天然成膜材料中加工制成的薄膜状制剂。膜剂与黏膜可以紧密接触,给药面积大,可直接覆盖整个阴道黏膜,稳定持续地释放药物。

二、黏膜给药剂型的质量评价

黏膜给药是指药物与生物黏膜表面紧密接触,通过该处上皮细胞进入循环系统的给药方式。黏膜给药的部位可以是口腔、鼻腔、眼、直肠及阴道等,剂型根据需要可以是片剂、膜剂、栓剂、粉雾剂、凝胶剂及软膏剂等。各剂型不仅要满足其通则项下的质量要求,还应考虑黏膜给药的特点,建立黏膜给药系统的质量评价体系。现就体外评价(黏膜给药系统中黏附材料、体外溶出、体外黏附强度、体外黏膜渗透性能)和体内评价(即体内过程)两方面对质量评价方法与指标进行介绍。

(一)体外评价

1.黏附材料

可用作黏膜给药系统的黏附材料有天然或合成的聚合物。在众多的黏附材料中以卡波姆的生物黏附性最强。其他常用的黏附材料还有聚乙烯醇、羧甲基纤维素、乙基纤维素、羟丙基纤维素、羟丙基甲基纤维素、海藻酸钠、聚乙二醇等。

用作黏膜给药系统的黏附材料要求具有很好的生物相容性,包括组织相容性、血液相容性。事实上,除非使用新的聚合物材料,其生物相容性已经过严格考察,因而在黏膜给药系统中重点是考察聚合物、药物、小分子添加剂及整个给药系统的生物学特性。一般是刺激性考察,观察有无充血、红肿,甚至细胞坏死及疼痛感,可借助光学显微镜或电子显微镜,进一步对黏膜组织的形态、结构进行考察。此外,用作黏附材料的聚合物还应无毒,不被吸收,与黏膜上皮细胞形成很强的非共价结合,很快黏附在润湿组织上。

2.体外溶出度

可以了解药物的释放速率、持续时间、释放规律,并可用于推断释药机制,用累积溶出量对时间进行拟合,得到释药动力学方程,得出药物的释放表达式,可用于寻找与体内参数相关的体外参数,作为制剂质量的控制指标。实际上由于配方的不同,释药可呈现复杂性,或在不同的阶段表现出不同的释放规律。影响药物溶出的因素主要是制剂配方、溶出条件、释放介质等。

对于固体制剂的体外溶出实验,由于《中国药典》已有规定的方法,因此大多按药典方法进行,或根据实际情况稍加改进,但一般都不超出转篮法和桨法。对于非固体制剂的体外溶出,由于药典没有规定具体的操作方法则需自行设计,设计时以能最大限度地模拟体内条件为基础。如软膏的溶出实验可将其放入一可渗析的纤维管内,加入一定量的生理盐水,两头扎紧,并置于可恒温振荡的释放介质中,定时取样测定。根据药物在体内释放环境的不同,溶出介质采用不同pH 的缓冲液或蒸馏水等。

3.生物黏附强度

由于药物是与生物黏膜组织黏附,因此又被称为生物黏附或黏膜黏附。对生物黏附强度的研究方法较多,大体可分为体外法和体内法。由于体外黏附强度实验的简单、方便,故仍被广泛用于制剂黏附强度的初步判断,但目前尚无关于黏贴力大小、黏附时间评价的指标及方法。而黏附强度是黏贴制剂的一项重要指标,只有具有适当大小的黏贴力,并在黏膜处保持一定的黏附时间,药物才能达到预期的释放效果,如能建立体外黏膜的生理模型,设计黏贴力测定的方法,建立体内外黏贴力大小的相关性,则可通过体外实验控制其体内黏附强度。

生物黏附强度的体外测定通常采用 90°或 180°的剥离实验,直接用剥离力的大小来评价黏贴力,即将大鼠、小鼠或兔的腹黏膜分别牢固黏贴于上、下两块平台上,固定下平台,再将制备的制剂用水湿润后置两块黏膜中间,压紧 2 分钟左右,沿 90°或 180°的方向拉其中一块平台,直到贴膜与黏膜完全分离,此时的剥离力即为黏贴力。大多数的黏贴力测定仪均自行设计,也可在万能材料试验机或张力试验仪上进行。对于软膏等不能通过剥离实验测定黏贴力大小的剂型,可通过测定其剪切黏贴性来评价其黏附强度,方法是将软膏置于两块玻璃板之间(软膏厚 0.3～0.4 mm),沿平行方向拉其中一块玻璃板直至拉开,拉力越大,表明黏附越强。

4.体外黏膜渗透性能评价

体外黏膜渗透实验对于预测药物黏膜渗透性能、选择渗透促进剂、筛选处方及研究透膜机制等都有很大作用。体外黏膜渗透实验涉及黏膜与扩散装置的选用及数据处理方法等。

(1)生物膜的选用:根据所需给药部位,通常选用动物的相应黏膜组织进行渗透实验。黏膜的制备直接从处死的动物体分离,除去黏液下的大部分皮下组织,用手术刀小心分离,得到带有上皮细胞的黏膜层,浸泡于适当的缓冲液中备用。为避免黏膜层中的某些成分对含量测定的干扰,可将黏膜层安装于扩散池后,在接受池中加入接受液浸泡一定时间后再正式实验。在鼻腔和口腔黏膜给药途径下,药物都是通过上皮细胞而转运,因而选用的动物模型基本相似,对实验结果影响不大。

(2)扩散装置的选用:由于黏膜下有丰富的毛细血管,药物渗透后立即进入体循环而使该部分浓度接近为零,因而扩散装置应尽可能满足漏槽条件,即接受池中药物浓度始终接近为零。与透皮扩散装置类似,黏膜渗透扩散装置也包括两个小室:供给室和接受室,分别盛放供给介质和接受介质(根据情况调节至不同 pH),中间固定黏膜层,黏膜一边面向供给室,绒毛一边面向接受室。装置需有水浴夹层,保持 37 ℃恒温。目前使用最广泛、最适用的扩散装置是一种被称为 Ussing 室的扩散装置。它最初是设计用于角膜的渗透研究,后来经过简单改造用于黏膜给药的渗透研究。Ussing 室扩散装置与一般扩散装置不同之处在于其两室都能通入卡波金气体,以保证溶液的循环,能更准确地模拟体内情况,同时结合 Krebs-Ringer 溶液,能保持黏膜的生物活性。

（3）实验数据处理：间隔一定时间取出一定量的接受介质，同时补充等量的新鲜介质，测定药物的渗透量，并求得累积渗透量（Q），作出 Q-t 曲线，曲线的斜率即为稳态渗透速率（Js）。从 Js 可以预测药物渗透性的大小，将 Q 对 t 进行一定的拟合，可以得出体外渗透的动力学方程，求出所需参数，即可进行药物黏膜透过性能的比较与评价。药物的性质、生物黏附材料的选择、释放介质及渗透促进剂等对药物的黏膜渗透有影响，据此还可进行处方筛选，优化处方及工艺。

（二）体内评价

对体内过程的研究是评价制剂质量的重要指标。黏膜给药系统体内过程的研究可采用以下4 种方法。

1.化学法

直接测定黏膜给药后体液中不同时间的药物含量，通常是血中药物浓度。这种方法适用于体液中药物浓度达到一定量，且具有一定的稳定性，能够用化学方法检测出的制剂。

2.剩余量法

测定不同给药时间后制剂中的剩余量，与标示量之差则为被吸收的量。此方法通常适用于药物吸收量少，血药浓度低而无适宜的检测方法的制剂。

3.生理效应法

根据给药后产生的生理反应如血压升高或降低、血管扩张或收缩、皮脂腺的生长或分泌等来判断药物的释放与吸收，例如，通过测定血中葡萄糖浓度的降低来反映胰岛素的吸收。

4.放射性示踪测定法

利用放射性标记的示踪物质来评定药物的释放与吸收。此法灵敏度高，检测限低，可用于痕量物质的检测，但存在药物的标记，操作麻烦，不便于在一般实验室推广的缺点。

（三）鼻黏膜毒性作用的评价方法

1.评价药物对纤毛清除作用的影响

纤毛清除作用是纤毛及其黏液层机械作用的结果，是机体抵御外界的一道屏障。鼻腔给药后不应对纤毛清除作用造成不良影响。评价方法有多种，有些将黏膜纤毛系统作为一个整体来研究，有些则研究其主要组成，纤毛运动及黏液转运功能。

（1）测定纤毛摇动频率：体外测定 CBF 最常用的技术为透射光电技术。重视性好，灵敏度高。此外，还有反射光电技术、摄像或视频技术。体外测定常用的离体组织为人体黏膜组织。无需麻醉从次鼻甲或前鼻壁都可刷下黏膜纤毛组织。

（2）测定纤毛持续运动时间：常用光学显微镜观察纤毛持续运动时间。动物模型主要有鸡胚胎气管黏膜纤毛或蛙、蟾蜍上腭黏膜纤毛，均与哺乳动物鼻黏膜纤毛相似。体外法操作如下：取带纤毛的黏膜上皮于载玻片上，滴加药液，光学显微镜观察，记录从给药开始至纤毛运动停止所持续的时间。洗净药液，继续观察纤毛运动是否恢复，判断药物对纤毛的静止作用是否可逆。体外法不足之处是：难以正确评价混悬型或黏稠药物制剂的纤毛毒性。分离黏膜时会破坏黏液层，忽略了黏液层对纤毛的保护作用。

体内法可弥补不足：将蛙或蟾蜍固定，于上腭黏膜滴加药液，接触一段时间后洗去，分离黏膜观察纤毛运动情况。此实验条件更接近实际给药情况，结果更可靠。与测定 CBF 相比，记录纤毛持续运动时间带有一定主观性，不如前者精确。但显微镜观察较直观，可同时观察纤毛数量、脱落情况、黏膜完整性等形态学变化。

（3）测定黏膜纤毛转运能力：蛙上腭是常用的体外模型。可用立体显微镜测定石墨微粒在黏膜表面移动一定距离所需时间,计算转运速率。动物体内黏膜纤毛转运能力的研究采用荧光球、荧光乳胶微粒为清除标记物。鼻腔给药后一定时间给予标记物,定时从鼻咽部收集被清除的标记物,并绘制时间荧光强度曲线,与给药前进行比较,可考察药物或制剂对同一动物纤毛清除作用的长期影响。评价人体内黏膜纤毛转运能力可选用多种标记物,包括放射性物质、染料,此外,较常用的是糖精。糖精法简单易行,对人体无害,被广泛采用。鼻腔给予糖精,当其被清除至鼻咽部时志愿者即可感觉出甜味。这段时间(T)的长短可反映黏膜纤毛转运速度的快慢。比较用药前后的 T 值,即能评价药物对纤毛清除作用的影响情况。人体糖精实验的结果个体差异很大,必须作自身对照。

2.评价黏膜形态的变化

考察给药后黏膜组织结构及表面纤毛形态的变化是鼻黏膜毒性最直接的评价方法。大鼠、兔、狗可使用光学或电子显微镜观察。以大鼠为例,光学显微镜观察方法为:将大鼠麻醉,单侧鼻腔给药后处死,取中隔黏膜染色,观察黏膜组织结构的变化,包括给药侧中隔黏膜上皮的厚度、黏液释放量、上皮细胞排列的有序程度、上皮细胞核的大小及规则程度等。扫描电子显微镜主要考察黏膜表面纤毛形态的改变,包括数量、排列情况等,相对较易掌握。共聚焦激光扫描显微镜是一种新兴的技术,可观察生物标本的三维图像,已被用来确定药物通过鼻黏膜转运的通道,研究促进剂对药物转运和细胞形态的影响。人体的鼻黏膜形态学评价可用鼻内窥镜观察。上述几种形态学评价均适用于单次或多次给药后鼻黏膜毒性的考察。

3.溶血实验考察药物对生物膜的作用

鼻黏膜组织受损的原因之一是药物或辅料对细胞膜有破坏作用,因此通过考察药物或辅料对生物膜的作用可间接评价鼻黏膜毒性。常用的天然生物膜是红细胞膜,通过溶血实验来考察。达到完全溶血所需浓度越小,膜破坏作用就越大。将二棕榈酰磷脂胆碱(DDPC)分散至水中可制成模拟生物膜,常温下呈凝胶状,用差示扫描量热仪能测定 DDPC 双层结构的晶格转化温度。渗透促进剂与 DDPC 作用后会使其晶格转化温度发生改变,由此可定量考察不同促进剂对 DDPC 膜的破坏作用。

4.用生化指标进行评价

鼻黏膜受损时会释放出膜蛋白及酶,通过测定一些特定蛋白和酶的释放量,即可检测黏膜受损的情况。通常用大鼠在体鼻腔灌流技术进行,将含药溶液通过鼻腔循环灌流,灌流一定时间后收集循环液,测定其中蛋白质和酶的总量,或特定酶的量。有人认为此模型与实际给药条件相差太大,包括灌流时间过长;灌流时会造成对黏液层的破坏;灌流体积远大于实际给药体积。因此建议使用体内法:大鼠鼻腔给药后 15 分钟,通过食管插管,用生理盐水冲洗鼻腔并收集、测定冲洗液中酶和蛋白质的量。

以上 4 种评价鼻黏膜毒性的方法各有侧重点:①评价药物对纤毛清除作用影响的方法相对较简单,适用于处方筛选阶段。药物或辅料的纤毛毒性与其对鼻黏膜组织结构和形态的影响有很好的相关性,能较好地预测药物及辅料的鼻黏膜毒性。②黏膜形态考察最直观,但方法复杂不适于大量筛选,可用于处方确定后,评价其急性、亚急性及慢性鼻黏膜毒性。③溶血实验简单易行,可筛选的药物较蛙上腭模型更多。在蛙冬眠的季节可考虑以此法代替,缺点是无法考察纤毛毒性是否可逆。④生化评价法虽然操作烦琐不适于大量筛选,但在评价药物或辅料对膜破坏作用的同时,可对药物透膜吸收机理进行考察。

(张燕明)

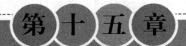

常用中药

第一节 清热凉血药

一、赤芍

(一)常用量

常用量为 6～15 g。

(二)临床应用

1.慢性胃炎

赤芍 15 g,蒲黄 3 g(冲服),五灵脂 15 g,甘草 6 g。水煎服,日服 1 剂。

2.疝气

赤芍 15 g,小茴香 15 g(另包),橘核 6 g,干姜 3 g,桂枝 4 g,陈皮 10 g。水煎服,日服 1 剂。

3.慢性胆囊炎

赤芍 15 g,白芍 10 g,柴胡 12 g,香附 10 g,蒲公英 30 g,大黄 5 g。水煎服,日服 1 剂。

4.偏头痛

赤芍 15 g,醋延胡索 15 g,川芎 15 g,山楂 30 g,天冬 15 g,沙参 15 g,黄檗 10 g,木贼 3 g,白芷 6 g,菊花 10 g。水煎服,日服 1 剂。

5.癫痫

赤芍 12 g,大黄 6 g,全蝎 6 g,蜈蚣 1 条,红花 6 g,当归 10 g,莪术 6 g,大青叶 10 g,琥珀 3 g(研末冲服)。水煎服,日服 1 剂。

6.冠心病

赤芍 20 g,三七 10 g,红花 10 g,佛手 6 g,当归 10 g,桃仁 10 g,泽泻 6 g,葛根 15 g,生甘草 3 g。水煎服,日服 1 剂。

二、紫草

(一)常用量

常用量 6～20 g。

(二)临床应用

1.扁桃体炎

紫草 30 g,黄芩 15 g,蒲公英 30 g。水煎服,日服 1 剂。

2.黄疸型肝炎

紫草 15 g,茵陈 15 g,柴胡 12 g,黄芩 12 g,白茅根 30 g,五味子 6 g,生姜 6 g,大枣 6 枚。水煎服,日服 1 剂。

3.预防麻疹

33％紫草根糖浆口服,6 个月至 1 岁每次 10 mL;2～3 岁每次 20 mL;4～6 岁每次 30 mL。每隔天服 2 次,共服 3 天,计 6 次。

4.玫瑰糠疹

紫草 15～30 g(小儿用 6～15 g),煎服,每天 1 次,10 天为 1 个疗程。

(杨小红)

第二节　利水消肿药

一、猪苓

(一)常用配伍

1.配茯苓

增强利水渗湿功效。用于治疗肾炎、心脏病、贫血、脾虚等导致的水肿、尿少、食少倦怠等症。

2.配大腹皮

行气消胀。用于治疗肝硬化所致腹水、脘腹胀、小便不利等症。

3.配玉米须

清热止渴。用于治疗糖尿病,口渴尿赤、烦躁不宁、下肢乏力等症。

(二)临床应用

1.肾炎水肿

猪苓 15 g,云苓 15 g,泽泻 12 g,炒白术 15 g,金银花 15 g,连翘 15 g,白茅根 15 g,地黄 15 g,枸杞子 10 g,川续断 10 g,藕节 10 g,桑白皮 12 g,车前子 15 g(另包),陈皮 6 g,大腹皮 6 g。水煎服,日服 1 剂。

2.肝硬化腹水

猪苓 20 g,大腹皮 12 g,泽泻 15 g,阿胶 15 g(烊化),滑石 10 g,白芍 10 g,茵陈 10 g,白茅根 18 g,冬瓜皮 30 g。水煎服,日服 1 剂。

3.尿潴留

猪苓 20 g,云苓 30 g,防己 6 g,金钱草 20 g,桃仁 10 g,红花 6 g,赤芍 15 g,白芍 10 g,滑石 10 g,车前子 30 g(另包),阿胶 10 g(烊化),生姜 6 g。水煎服,日服 1 剂。

二、薏苡仁

(一)常用炮制

1.薏苡仁

取原药材,拣净杂质,筛去破壳及灰渣,洗净,晒干。

2.炒薏苡仁

取薏苡仁置热锅中,用微火炒至黄色。

(二)临床应用

1.慢性肾炎

薏苡仁30 g,白术15 g,蒲公英30 g,赤芍15 g,桃仁10 g,大黄3 g,石斛6 g,金钱草10 g,芦根12 g,藕节6 g,桂枝3 g,琥珀3 g(冲服)。水煎服,日服1剂。

2.慢性肝炎

薏苡仁20 g,柴胡10 g,鸡内金10 g,猪苓15 g,白芍15 g,桑寄生10 g,茵陈6 g,神曲15 g,生姜6 g,甘草3 g,太子参15 g,葛根10 g。水煎服,日服1剂。

3.下肢无力

黄檗10 g,薏苡仁30 g,苍术10 g,川牛膝12 g,炒杜仲10 g,菟丝子15 g,黄芪10 g,红花6 g,天花粉12 g。水煎服,日服1剂。

(王国利)

第三节　利尿通淋药

一、石韦

(一)常用配伍

1.配瞿麦

清热通淋。用于治疗泌尿系统结石小便不畅、尿时疼痛,以及尿道炎症所致小便黄赤不爽等症。

2.配生蒲黄

清热止血。用于治疗血淋、小便涩痛等症。

(二)临床应用

1.肺热咳嗽

石韦12 g,黄芩15 g,杏仁10 g,生石膏15 g,陈皮10 g,金银花15 g,麦冬15 g,五味子6 g,炙甘草3 g。水煎服,日服1剂。

2.痔

石韦10 g,大黄8 g,地榆12 g,知母12 g,桃仁6 g,槐花9 g。水煎服,日服1剂。

3.鼻出血

石韦15 g,黄芩15 g,白茅根30 g,生地黄30 g,栀子10 g,小蓟30 g。水煎服,日服1剂。

4.白细胞下降

石韦 12 g,菟丝子 15 g,桑寄生 12 g,阿胶 15 g(烊化),白芍 15 g,生地黄 18 g,熟地黄 15 g,黄芪 15 g,太子参 30 g,炒杜仲 12 g,当归 8 g,茜草 6 g,炙甘草 6 g。水煎服,日服 1 剂。

二、地肤子

(一)常用配伍

1.配苦参

清热止痒。用于治疗湿疹、皮肤疮疡瘙痒等症。

2.配蛇床子

祛风除痒。用于治疗荨麻疹、湿疹等皮肤瘙痒之症,以及妇女带下恶臭、外阴瘙痒等症。

(二)临床应用

1.泌尿系统感染

地肤子 15 g,白茅根 30 g,大黄 6 g,桃仁 6 g,蒲公英 30 g,金钱草 30 g。水煎服,日服 1 剂。

2.湿疹

地肤子汤:地肤子 15 g,黄檗 15 g,知母 12 g,瞿麦 10 g,猪苓 15 g,枳实 6 g,甘草 6 g,冬葵子 15 g,薏苡仁 30 g。水煎服,日服 1 剂。

3.足癣

地肤子 30 g,蛇床子 20 g,苦参 20 g,白鲜皮 20 g,黄檗 20 g,每天 1 剂,水煎后泡患足30分钟。

(张晓红)

参考文献

[1] 刘丹,吕鸥,张兰.临床常见内科疾病与用药规范[M].北京:中国纺织出版社,2021.

[2] 刘晓东,刘李.药物代谢与药物动力学系列学术专著[M].北京:科学出版社,2022.

[3] 徐协群.协和临床用药速查手册[M].北京:中国协和医科大学出版社,2020.

[4] 尹彤,周洲,张伟.临床心血管药物基因组学[M].北京:科学出版社,2022.

[5] 王伟,梁启军.中西药物配伍与合理应用[M].北京:人民卫生出版社,2022.

[6] 肖激文.临床用药监护指南[M].北京:化学工业出版社,2020.

[7] 余敬谋,黄建耿.生物药剂学与药物动力学[M].武汉:华中科技大学出版社,2019.

[8] 苏冠华,王朝晖.新临床用药速查手册[M].北京:人民卫生出版社,2021.

[9] 王博.药物学基础[M].重庆:重庆大学出版社,2021.

[10] 秦文敏.现代药物基础与临床用药[M].哈尔滨:黑龙江科学技术出版社,2019.

[11] 王文萱.现代药学基础与临床用药[M].上海:上海交通大学出版社,2019.

[12] 丛晓娟,杨俊玲,韩本高.实用药物学基础[M].石家庄:河北科学技术出版社,2021.

[13] 白秋江,黄正明,丁小英,等.临床用药指导[M].北京:科学出版社,2019.

[14] 郭勇.实用临床用药常规[M].北京:科学技术文献出版社,2019.

[15] 刘则宗.临床内科疾病诊疗与合理用药[M].长春:吉林科学技术出版社,2020.

[16] 郭成金.临床合理用药[M].长春:吉林科学技术出版社,2019.

[17] 时慧.药学理论与药物临床应用[M].北京:中国纺织出版社,2021.

[18] 郭成金.临床合理用药[M].长春:吉林科学技术出版社,2019.

[19] 肖洪涛,李国辉.抗肿瘤药物超说明书用药参考手册[M].北京:人民卫生出版社,2023.

[20] 陈剑钊.临床用药与药学管理规范[M].哈尔滨:黑龙江科学技术出版社,2020.

[21] 刘传夫.临床常见病诊断与用药[M].长春:吉林科学技术出版社,2020.

[22] 涂宏,刘丽英.常见病联合用药手册[M].北京:中国医药科学技术出版社,2021.

[23] 张艳秋.现代药物临床应用实践[M].北京:中国纺织出版社,2021.

[24] 李永梅.现代药物学基础与临床用药[M].上海:上海交通大学出版社,2019.

[25] 顾万红.临床合理用药[M].昆明:云南科技出版社,2019.

[26] 张文.心脑血管疾病临床治疗用药[M].成都:四川科学技术出版社,2020.

［27］陈广栋.外科医师处方手册［M］.郑州:河南科学技术出版社,2020.

［28］刘芳霞.临床常见疾病用药技术［M］.长春:吉林科学技术出版社,2019.

［29］贾文魁,樊东升.西学中临床处方用药手册［M］.北京:人民卫生出版社,2020.

［30］陈日新,唐言利.临床常见疾病合理用药指导［M］.北京:中国医药科技出版社,2019.

［31］史志勤.临床内科常见病诊护与用药［M］.北京:科学技术文献出版社,2019.

［32］张喆,朱宁,陈爱芳.临床药理学［M］.长春:吉林科学技术出版社,2020.

［33］靳淑委.现代临床用药诊疗学［M］.延吉:延边大学出版社,2019.

［34］王文浩.神经内科医师处方手册［M］.郑州:河南科学技术出版社,2020.

［35］姚雷娜,胡宾.抗结核药物所致肝损伤的不良反应分析及风险因素研究［J］.临床肺科杂志, 2022,27(1):62-67.

［36］王涛,李凤惠,梁静,等.直接抗病毒药物治疗慢性丙型肝炎合并血小板减少患者的效果分析［J］.临床肝胆病杂志,2022,38(1):91-96.

［37］梁静,刘芳,张亚萍,等.慢性丙型肝炎应用直接抗病毒药物治疗后血尿酸水平的变化［J］.中华肝脏病杂志,2022,30(1):30-37.

［38］牛宇辉,李向茸,冯若飞.人类疱疹病毒逃逸宿主抗病毒固有免疫应答机制的研究进展［J］. 中国人兽共患病学报,2022,38(1):62-68.

［39］兰博,胡才友,杨泽,等.老年人心血管用药现状调查研究［J］.中国老年保健医学,2021,19 (4):5-8.

［40］鲁进.抗结核药物致血小板减少1例分析［J］.医师在线,2022,12(1):21-22.